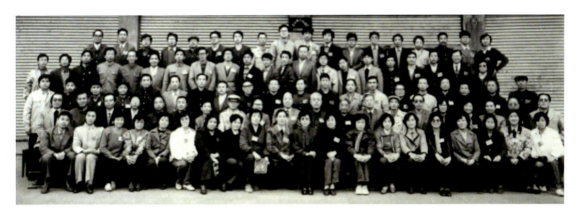

中华全国中医学会中药学会首届全国中药炮制学术会议代表合影留念（1988年11月24日，药都樟树）

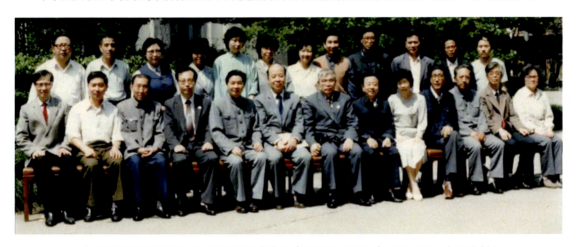

中药炮制科学研究会成立暨首届学术会议合影留念（1988年5月17日，浙江杭州）

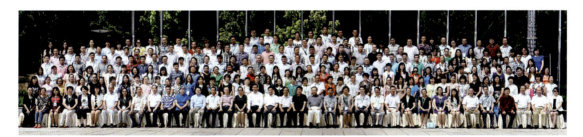

2015年全国中药炮制分会学术年会暨换届选举会议合影留念（2015年7月，辽宁大连）

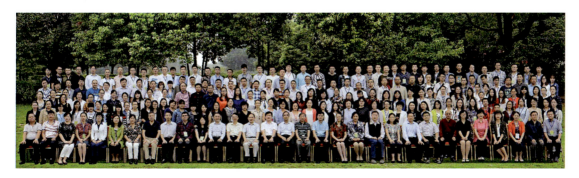

2016年中药炮制分会学术年会合影留念（河南禹州）

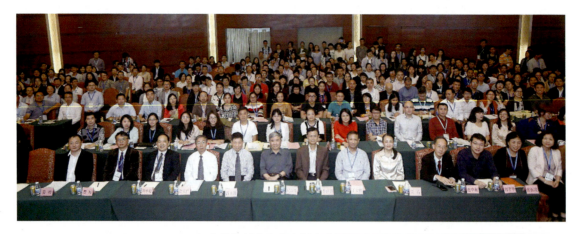

2017年中药炮制分会学术年会合影留念（广州）

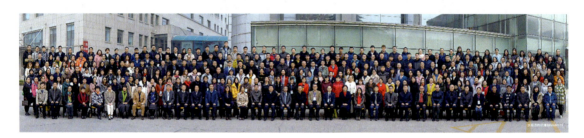

2018年中药炮制分会学术年会合影留念（2018年12月1日，山东济南）

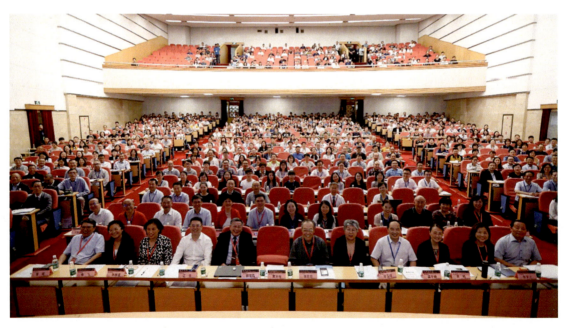

2019年中药炮制分会学术年会暨换届选举会议合影留念（2019年9月21日，天津）

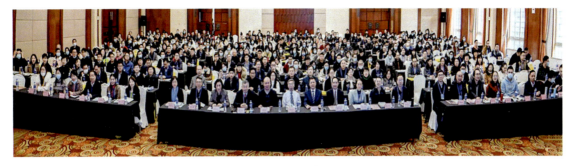

2020年中药炮制分会学术年会合影留念（浙江杭州）

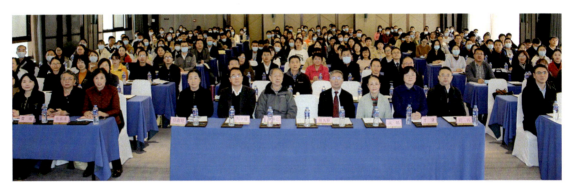

2021年中药炮制分会学术年会合影留念（2021年10月16日，甘肃兰州）

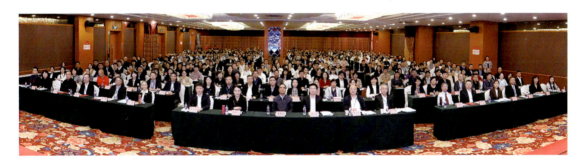

2023年中药炮制分会学术年会暨换届选举会议合影留念（2023年10月13日，辽宁大连）

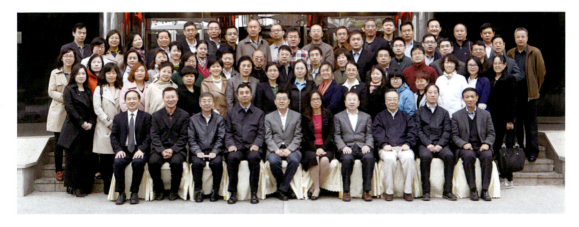

中华中医药学会中药炮制分会首届雷公论坛合影留念（2016年4月16日，辽宁大连）

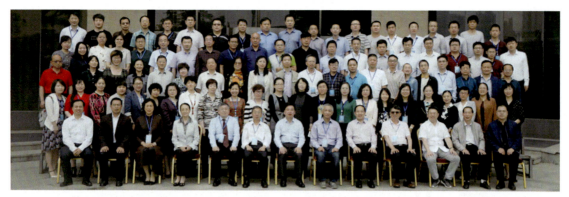

中华中医药学会中药炮制分会第三届雷公论坛合影留念（2018年5月5日，陕西咸阳）

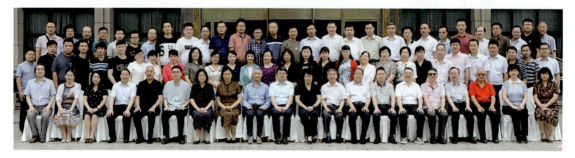

中华中医药学会中药炮制分会第六届雷公论坛合影留念（2021年6月26日，安徽亳州）

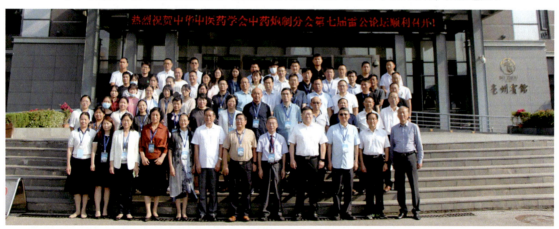

中华中医药学会中药炮制分会第七届雷公论坛合影留念（2022年9月，安徽亳州）

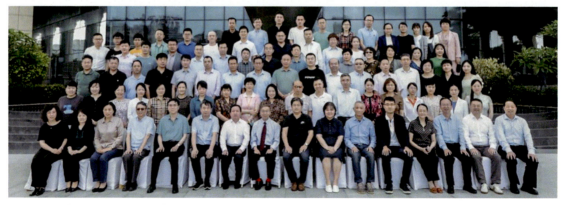

中华中医药学会中药炮制分会第八届雷公论坛合影留念（2023年4月27日，海南海口）

国家科学技术学术著作出版基金资助出版

中药炮制学科发展集萃

主编 贾天柱 丁安伟

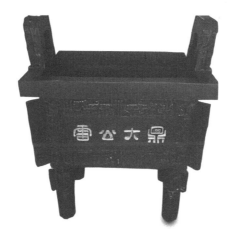

科学出版社

北京

内 容 简 介

本书首次组织来自全国的中药炮制教学科研人员,对新中国成立以来至2023年末各个炮制学科在教学、科研、人物、教材、专著、研究述评等方面的情况进行了较为详尽的介绍。

本书可作为中药专业、药学专业及相关专业的本科生、研究生及教师的参考用书。同时也可供饮片生产企业、饮片设备生产企业及相关智能企业参考。

图书在版编目（CIP）数据

中药炮制学科发展集萃 / 贾天柱,丁安伟主编 . -- 北京：科学出版社,2025.6. -- ISBN 978-7-03-082152-2

Ⅰ. R283

中国国家版本馆 CIP 数据核字第 2025G12C24 号

责任编辑：鲍　燕　于　淼 / 责任校对：刘　芳
责任印制：徐晓晨 / 封面设计：陈　敬

科 学 出 版 社 出版

北京东黄城根北街 16 号
邮政编码：100717
http://www.sciencep.com

北京建宏印刷有限公司印刷

科学出版社发行　各地新华书店经销

*

2025年6月第 一 版　开本：787×1092　1/16
2025年6月第一次印刷　印张：30 1/2　插页：2
字数：725 000

定价：218.00元
（如有印装质量问题,我社负责调换）

编　委　会

序 一

  中药炮制源自中医临床用药经验，是经历代医家不断改进、完善、发展起来的一门制备饮片的独特传统技术，至今有三千多年的悠久历史。早在南北朝刘宋时期（公元5世纪）就出现专论中药炮制技术的著作《雷公炮炙论》。宋代更进一步将"炮制"列为法定的制药技术，特制定出185种中药炮制技术标准，附载在当时颁行的规范性成药方典《太平惠民和剂局方》之中。继后，明代《炮炙大法》和清代《修事指南》等炮制专著先后出版。这些专著都是当时炮制技术经验的总结，有力地促进了中药炮制技术的发展。

  20世纪50年代以来在振兴中医政策的导向下，中药炮制这一传统的制药技术得到很好的继承和总结，初步成为一门新兴的学科。中药炮制的科研工作亦始于此，主要是针对炮制文献和生产制作技术经验进行整理和总结。到60年代，在继承总结炮制技术并结合中医临证用药特点的基础上，开始试用药化、药理等现代实验方法，观察炮制对饮片内在成分和药效的影响，并从中得到了有益的启示，初步表明中药炮制这一古老制药技术确有其科学内涵，1963年《中国药典》正式收载中药炮制通则和中药饮片成为法定药品。到了80～90年代，为配合《中华人民共和国药品管理法》的实施，药政管理部门组织编写了全国性与地方性中药炮制规范和饮片标准，国家逐渐立项开展中药炮制的文献、工艺与设备、物质基础与药效及临床等多学科合作研究，取得了宝贵的经验，提示了运用现代科学技术改进、创新炮制工艺技术，提高中药饮片质量和探明中药炮制的科学原理是可行的。此等措施促进了中药炮制科研与生产规范化管理。在此基础上，中药炮制学成为现代中药学的一个专业学科。进入21世纪，对常用中药炮制的品种开展了炮制沿革、炮制工艺、炮制化学、炮制药理、饮片质量、炮制设备与生产机械化、自动化、智能化以及炮制品临床应用等较为系统的综合研究与中药饮片GMP规范化管理，初步阐释了中药炮制最核心的科学内涵与价值。这对实现中药炮制工艺规范化，饮片质量标准化，炮制生产集约化等有极大的促进作用，中药炮制现代化研究展现出可喜的前景。

  时至今日，在现代药学各学科中，尚未见有一门学科与"中药炮制学"这门学科对应，世界各国药典中除《中国药典》外，也没有收载与饮片同类的法定药品标准。这正是彰显中医辨证用药特色与优势所在，也可以说中药炮制是中国最具有原创性自主知识产权的一门传统制药技术。

　　自新中国成立70余年以来，经过几代炮制人的努力探索，中药炮制学科在学术建制、人才培养、重点学科与平台建设、中药炮制传承基地建设、科学研究及奖励、论文发表与专著出版、专利申请与授权、中药炮制相关法规、临方炮制和中药饮片产业等方面均取得了巨大成就。尤其可喜的是在中华中医药学会炮制分会第四、五届主任委员贾天柱教授的带领下，组织全国20余个省份中医药大学、药科大学及科研院所专家完成出版了中国科协学科发展研究系列报告之《2018—2019中医药学科发展报告：中药炮制》。同时又通过2020年一年时间组织线上发布了全国炮制学科建设成果，并以此内容为基础，编撰为《中药炮制学科发展集萃》，举凡学科发展、教学、科研、学术人物、论文专著、学会等内容均有所收载，可谓汇集我国70年中药炮制学科耕耘之精萃，具有划时代的意义。我虽年长贾天柱教授二十多岁，却曾在参加中药炮制学会（研究会、协会）相关工作等方面获得过他的建议，今贾天柱教授领衔编撰的力作《中药炮制学科发展集萃》即将问世，不揣固陋，乐为之序。

一目老人　王孝涛

2023年初夏于北京

序 二

中药炮制是根据中医药理论，依照临床辨证施治用药的需要和药物自身性质，以及调剂制剂的不同要求，所采取的一项传统制药技术。早在公元5世纪南北朝刘宋时期，就有医药学家在总结前人炮制经验和学说的基础上撰写《雷公炮炙论》，这本专著问世以来一直流传至今，现在仍是炮制专业的必读经典。

新中国成立以后，得益于党的正确领导和国家政策的大力扶持，中药炮制从原来仅是中医馆前堂后坊的小作坊式饮片制备逐步发展成今天工业化大生产的饮片行业，中药炮制行业成为中药的三大支柱产业之一，同时中药炮制也经过自身的不断发展、总结、提高，成为目前最具中医药特色、链接中医临床应用和企业饮片生产、支撑中药专业人才培养、阐明中药临床功效科学内涵、保障临床用药安全有效、彰显中药学一级学科优势特色的二级重点学科。

2024年是新中国成立75周年，同时是在1954年就建立的中医药院校中开设中药炮制学课程70周年，更是中药炮制高等教育、高层次人才培养发展70周年。在这70年的时间长河中，高层次人才培养从最初只为中医专业、中药专业开设中药炮制学课程到国家单列中药炮制学硕士点、博士点、博士后流动站；教材编写从20世纪60~70年代个别高校自编试用教材，发展到目前国家本科行业规划教材、国家本科规划教材、国家研究生规划教材、国家重点图书教材高级辅导用书等在内的教材体系；技术传承从原来师带徒式的传承方式到国家中医药管理局分别在2015、2021年在全国中医药院校、医院及企事业单位、科研院所建设全国中药炮制技术传承基地。中药炮制学科经历了从无到有再到优，目前全国大多数中医药大学中均建有中药炮制学科，2009、2022年国家中医药管理局在全国遴选和建设中药炮制学重点学科；《中国药典》从1963年起开始收载中药炮制通则和中药饮片标准，更是在2010年版的《中国药典》中明确规定，饮片是应用于临床的法定药品，并在《中国药典》中将饮片标准单列，后续各版药典饮片标准不断增加；科技部从"七五"开始直至"十四五"，连续设立专项资助中药炮制的科学研究和技术发展；国家自然科学基金委员会在近十年中再次设立炮制解毒增效的重点项目，助力炮制科学内涵阐释、技术标准构建，推动饮片从规模化大生产向信息化、智能化控制发展。中华中医药学会自1988年起正式设立下属全国中药炮制分会，并在2003年进行第二届换届,目前已经进入到第六届,是全国中药炮制学者、企事业单位技术骨干、各级炮制从业人员的学术家园,代表了中药炮制全国最高学术水平,更是中华中医药学会的优秀学术分会。其他的如世界中医学会联合会中药饮片质量专业委员会、中国中药协会中药饮片专业委员会等涉及中药炮制技术标准、饮片生产等的团体不断涌现。

非常值得庆贺的是,中华中医药学会炮制分会第四、五届主任委员贾天柱教授立足全局,提议将中药炮制学科70年的飞速发展历程和成果汇集成稿,领衔并组织全国中医药大学中药炮制学科带头人、学术骨干等编撰成《中药炮制学科发展集萃》,集中药炮制学科发展、教育教学、科学研究、学术人物、论文专著、学会发展、各级标准、法律法规、政策条例等内容之大成,汇我国中药炮制学科70年耕耘成果于一书,该书的撰稿并出版将在我国中药炮制学科发展史上留下浓墨重彩的一笔,也必将惠及后世中药炮制传人乃至整个中药学科,作为各方面建设、发展之参考。有鉴于此,欣然提笔,特写此序!

2023 年岁末于南京

序 三

　　《中药炮制学科发展集萃》专著由贾天柱、丁安伟教授主持，组织全国各省市大专院校炮制学科的带头人作为主体编者，特约中国中医科学院中药研究所中药炮制研究室和山东省中医药研究院中药炮制研究所的部分科研人员参编，邀请四位顾问分别为该书作序，以"集七十耕耘之萃，汇历年制研精华""理清学会学科发展脉络，找准教学科研前进航标"为宗旨，全而不繁，简而不漏，实而可用，是谓史鉴。

　　该书收录了本科院校中药炮制学科的教学及科研发展情况，如学科建设、教学改革、教材建设及学科分化等内容，全面梳理了国家行业专项、中药现代化专项、国家自然科学基金等承担课题情况，以及1949～2023年业界编写的与炮制相关的教材、专著、新中国成立后涌现的炮制人物介绍、炮制学会的历史沿革等内容，尤其是将蒙古族、维吾尔族、藏族、回族、苗族等民族药的炮制规范以及港澳台地区的炮制规范也收入书中，让这部著作的内容更加丰富。该书必将成为每位从事中药炮制的教师教案桌上的必备之书，真正达到"一书备、万书全"的编写初衷。

　　该书内容广泛丰富，全面系统，充分彰显了"中药炮制学科"砥砺前行的教学发展史和取得的巨大成就。尤其特意收录了四位全国著名的中药炮制研究专家的从业简介，更为该书内容增添了光彩，具有可读性、完整性、权威性，是一部难得的巨著，可喜可贺。

　　诚然，中药加工炮制贵在适中，减毒增效是主体，一为制剂提供原料，二为确保中药饮片安全效佳，为中医临床治疗服务。保证中药性味功效与其所含化学成分的一致性，搞清中药炮制原理是治本，此乃中药炮制研究"守正传承和创新发展"的重中之重，核心之核心，关键之关键，目标之目标。我坚信世上无难事，只要肯登攀，希望后来人勇于攻坚克难，路虽远，行必至！

王琦

2023年11月于济南

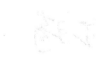

序　四

　　中药炮制是国内特色、国际独有的学科。由于人员少、条件差，且无国外可借鉴的内容，所以发展比较缓慢。但近年来，随着炮制从业者数量的增加、条件的改善、水平的提高，中药炮制学科有了快速发展，且成果逐年增加，这正是我们老一代炮制学者最想看到的事情。

　　作者做了一件非常有意义的事情，总结新中国成立以来中药炮制行业教学科研大事，理清发展脉络，指出前进方向，实为难得。正如作者所说"集七十耕耘之萃，汇历年制研精华"，真正把全国中药炮制学科的建设成果赫然于此，以飨读者。难得的是编写者首次将全国的中药炮制学科建设的精彩内容展现给中医药行业，一览无余。主编能把全国的炮制学者组织起来并编写炮制学科发展专著，实属不易。该书为首部炮制学科发展专著，填补业内空白，又获国家科学技术学术著作出版基金资助，值得称赞。

　　该书是作者对中药炮制学科发展一种诚挚热情、一种苦心追求、一种求新促变，是造福后世之作。重点从五大方面，即学科建设、教材专著、炮制人物、研究述评、炮制分会沿革等来阐述炮制学科发展的轨迹。其主要特点是：

　　系统总结发展历程　书中所述观点为我所认同，有中药就有炮制。《雷公炮炙论》的问世，标志着炮制学科雏形的产生。但真正形成炮制学科则是在中医院校成立之后，基本上是20世纪60～70年代起步，80～90年代中兴，迄今，炮制学科步入拔高阶段。各高校和研究院所的炮制学科都经历了这样一个发展历程。书中首次收录了港澳台地区的炮制学科发展情况，可以借鉴。

　　人物可鉴，专著突出　随着炮制学科的逐渐兴起，涌现了很多炮制专家，他们引领着炮制行业的发展。各家出版社出版的炮制教材、炮制专著更是逐年增加，质量不断提升，体现了炮制学科的明显进步。书中收录了新中国成立以来为炮制学科发展作出贡献的名人，记录了他们的业绩以及在编写教材和专著等方面的贡献，为后人提供了宝贵资料。

　　科研深入，成果众多　书中反映了近年所承担的国家科研项目和所取得的成果与奖励，极大地促进了教学、科研和生产的进步与发展，形成了产学研用检合作的良好模式和优势，推动了炮制学科和饮片行业的快速发展。

炮制分会日趋强大　中华中医药学会炮制分会从成立至今一直秉承"桥梁纽带,引领创新"的使命。尤其是第四届炮制分会成立以来,分会成员凝心聚力,开展了大量创新性工作,明显提升了炮制分会的地位和知名度。

传承创新,继往开来　中药炮制是特色学科,但尚未形成优势。因此,炮制人在传承的基础上更要重在创新,方能开创炮制学科的未来,使学科得到很好的传承。

学科建设并非一期一夕就能完成的,这是个系统工程,需要几代人的努力。从20世纪初到40年代之前的炮制人,奠定了炮制学科的基础,本书的炮制人物即是良好佐证;50~60年代的炮制人承前启后,让中药炮制学科上了一个新台阶,他们完成得很出色,本书亦有所体现;自20世纪70年代之后的炮制人,则是承担了拔高提升、扩大发展的任务。我相信,今后的炮制学科一定会发展得更好。

中华中医药学会炮制分会近年来非常活跃,开展了多种多样的活动,极大地促进了行业发展,不仅出版了中国科协《2018—2019中医药学科发展报告:中药炮制》,现在又组织全国的炮制学者编写科学出版社的《中药炮制学科发展集萃》,实在是业内一项大工程。

该书重点阐述了炮制学科的悠久历史及其发展轨迹,更反映了炮制学科这个跨世纪工程的特色和优越性。为中医药学界提供了一本非常有价值的参考书,让行业内外了解炮制、研究炮制、发展炮制,扬国药修事精华、创饮片治削新法,对炮制行业必将起到显著的推动作用。

应贾天柱、丁安伟教授之约,先览为胜。兴奋之际,欣然命笔,是以为序。

2023年12月于北京

前　言

　　中药炮制是一项古老的制药技术，可以说是有中药就有炮制，古称"㕮咀"。而后来的"㕮咀"多被指为切制。通过炮制可以降低毒性、增强疗效，可以改变或缓和药性，可以扩大用药范围。如一味半夏，可以炮制成清半夏、姜半夏、法半夏、半夏曲、京半夏、宋半夏、竹沥半夏、戈制半夏、仙露半夏等。一药而数制，各有其功，这就是炮制的奥妙所在。中医临床所用的饮片都是炮制而成的，因此，炮制与中医临床密切相关。药之效不效，全在炮制到不到。

　　所谓学科，就是"学术相对独立，理论相对完整"。中药炮制是独特的制药技术，有多样的炮制辅料，有完整的传统理论，所以，是一个完整的、特色的，并且是我国独有的学科。

　　编写此书，主要是回顾过去：总结经验，吸取教训；明晰当下：该做哪些、不该做哪些；展望未来：确定方向，鼓足干劲。中药炮制学科没有国外对应学科的经验可以借鉴，只能靠炮制人自己努力，发展到现在实属不易，有多少苦难，就有多少快乐。以往都是一支粉笔讲课，一块玻璃板做薄层，工艺简单而原始，设备粗大而落后，厂房破旧而简陋，炮制曾经是个又脏又累又受气的行业。各个学科均以一砖一炉而立屋，以一刀一铲而修事，以一水一火而炮炙。然而，真正的炮制人从无抱怨，做到了"烟熏火燎何所惧，雨打风吹不动摇"。既往无论是生产，还是教学科研，情愿做者不多，所有学校的炮制学科都是最弱势的，有的甚至迄今还没有独立的教研室。从而造成了人员少、人才少、条件差、发展慢的局面。而如今，经过一代又一代炮制人的艰苦努力，面貌已今非昔比，本书就是记录这个学科的发展轨迹。本学科与过去相比，真的是发生了天翻地覆的变化，然而，与其他学科相比，我们还有很大的距离。炮制仍是特色学科弱势群体，革命尚未成功，同志仍需努力，欲将特色变优势，须当全力转乾坤。

　　编写此书的契机是新冠感染期间，很多事情均不能办，出差开会更是不可能。炮制分会的工作怎么开展？于是，我想出一个办法，就是在分会500人大群里进行讨论。2020年的"雷公论坛"也是在群里展开讨论的，以"炮制研究是先研究工艺还是先研究原理"为题，老师们积极发言，热烈讨论。最后，我总结为：先初步稳定炮制工艺，再研究原理，根据清晰的原理指标，再精确优化工艺，制订标准。形成了工艺—原理—工艺—标准的研究模式。因为若使用一个基于不稳定工艺所生产的产品去研究其原理，这样的研究结果既不可靠，又难以重复。

之后，为了活跃炮制大群的学术气氛，我们在群里开展了全国各个炮制学科的成果发布，群里气氛顿时热烈，各校都把自己学科的成果和优势发送到群里共享，真正发挥了互相学习、互相帮助、互相促进的作用。这一点是炮制人团结向上的体现，更是学科凝聚的表征。从2020年8月到2021年8月正好一年的时间，全国31个省（自治区、直辖市）除5个边远地区外，都进行了成果发布。2所药科大学和2家科研院所也参与了炮制学科建设的成果发布。重庆尚没有独立的中医药大学，故与成都中医药大学的炮制学科一起发布。整个发布内容精彩而全面，成果多样而丰硕。在静默中推动学科发展，在起伏中促进研究进步。此后，大家仍感觉意犹未尽，考虑到如何把这些成果汇集起来，长期共享，我们萌发了将群发布内容编辑成书的想法，与有关专家商议，得到赞同。所以，就形成了《中药炮制学科发展集萃》的编写。目的就是：集七十耕耘之萃，汇历年制研精华；理清炮制历史渊源，探索炮制发展方向；手诊学科学会发展脉络，把舵教学科研前进航标。

本书主要内容分为七章：学科建设、教材专著、学术人物、研究述评、发展思路、发展轨迹、科普及相关文化等。其中学科建设又分为七个方面的内容：发展历程是说明学科的演进过程，反映了学科初始的艰辛，以及慢慢发展壮大的过程；以及学术队伍、科研研究、人才培养、教学改革、条件建设和学科管理等内容。

中药炮制学科最早从何时开始的呢？虽然说炮制几乎与中药同时诞生，但只有在陶弘景提出"合药分剂料理法则"后才形成了炮制的雏形。但《五十二病方》和《黄帝内经》都记载了"㕮咀"，这应该是最早的炮制方法，并演变成后来的饮片切制。饮片是中医临床最早的配方原料，中医没有饮片，无法祛病除疾，可见饮片的重要性不言而喻。然而在历史的长河中，药剂学因引入国外的新辅料和新剂型，迅猛发展，相比之下，饮片的优势不再明显。尽管如此，饮片仍然在临床上发挥着不可替代的作用。可以说，大部分国医大师或中医院士都是用饮片成名的，通俗地讲就是汤方开得好。《中国药典》2020年版将饮片单列，并提出饮片是中医临床的处方药，可谓是一大进步。然而中药炮制学科仍面临着艰难的问题和严峻的挑战，当然也与机遇并存。

历史上真正集炮制之大成者是雷敩。他写就了历史上第一部炮制专著《雷公炮炙论》，既有很多炮制技术，又有一些简单的炮制理论，在我看来，这应该就是炮制学科的第一次总结。尽管《雷公炮炙论》的成书年代尚有争议，但雷敩被尊为炮制的鼻祖却是公认的。直至明代，缪希雍、庄敛之合著了《炮炙大法》，进一步丰富了炮制学科的内容，即"以益前人所未逮"，这应该是炮制学科内容的第二次增补。至清代张仲岩出版了《修事指南》，虽然在炮制技术方面贡献不大，但是其"炮制论"写得蛮有韵味。历代本草医书都大量记载了各种炮制技术和理论，《神农本草经》不仅记载了15种中药的7种炮制方法，还记载了"若有毒宜制，可用相畏相杀者，不尔勿合用"的七情炮制理论。再如明代陈嘉谟《本草蒙筌》的辅料作用论，傅仁宇《审视瑶函》的用药生熟各宜论，以及最著名的清代徐灵胎《医学源流论》记载的制药论，使炮制学科成为在所有中药学科当中，除中药学的理论之外，炮制传统理论最多的学科。此后，炮制学科的内容不断完善。当今的炮制技术可用14个字表述：净切炒炙飞霜煅，蒸煮燀提芽酵干；炮制辅料可概述为：酒醋盐酱油汁蜜，麸滑蛤土矾米砂。

至现代，新中国成立后20世纪60年代后期起，随着中医院校的相继成立和中药专业的设置，炮制课程也陆续开设，逐渐形成炮制学科的雏形。在教学方面，南京中医学院1960年于江苏人民出版社出版了首部自编《中药炮制学》。但首开中药炮制课程的则是北京中医学院的谢海洲先生，1958年，他在中药研究班教学中，自编《中药炮制学》讲义并授课，开始了中药炮制学的教学。

此后在20世纪70年代，北京中医学院、上海中医学院、成都中医学院、河南中医学院等校相继印行了油印本《中药炮制学》，用于内部交流。

1980年由成都中医学院主编的首部《中药炮制学》统编教材，由上海科技出版社出版。1985年成都中医学院徐楚江教授主编首版全国统编《中药炮制学》教材，成为底本。之后陆续修订，叶定江教授曾任主编。后来的炮制学教材便由多个出版社组织编写发行。叶定江教授等还编写了《中药炮制学》等大型教学参考书。

各校在实验教学方面也有了较大的改善和进步，由原来只开传统实验，到1980年之后陆续开设理化实验，从实际操作到解析原理，各校的炮制实验体系已经比较系统。部分高校还开设了设计性炮制实验和虚拟炮制实验。

特别值得一提的是，有的学校率先开设了临床中药炮制学课程，如成都中医药大学、河南中医药大学和广西中医药大学等，也出版过相应的教材，为临床辨证施治、饮片配方提供了有利依据。第一个出版《临床中药炮制学》的是张炳鑫先生。由此提示，所有中医专业都应该开设临床中药炮制学课程。

在炮制专著方面，1963年卫生部中医研究院中药研究所和卫生部药品生物制品检定所合编《中药炮炙经验集成》，是由王孝涛先生等在全国调查研究的基础上编写而成，奠定了新中国成立以来的炮制学科的理论与研究基础。1981年王孝涛先生首先出版了专著《中药饮片炮制述要》，该书的特色是体现了饮片在不同方剂中的应用。1984年冯宝麟、王琦等在自己的学习体会和研究成果的基础上，联合出版了《古今中药炮制初探》。李大经教授对矿物药及其炮制品采用显微鉴定法、热分析法、化学分析法及X射线分析法等，进行了定性、定量等方面的研究，出版了我国第一部《中国矿物药》专著，颇具影响力。

1984年和1989年，王孝涛和叶定江等相继编写出版了《历代中药炮制法汇典》，上册为古代部分，下册为现代部分，是很有价值的炮制历史沿革和现代研究参考书。1988年王孝涛先生组织专家编写出版了《全国中药炮制规范》。2005年叶定江教授主编的《中药炮制学辞典》，是业内很好的工具书。后来的炮制相关著作越来越多，此不赘述。

2015年贾天柱、许枬出版了业内第一本《中药炮制化学》，该书是业内第一部获国家科学技术学术著作出版基金资助的专著。书中总结了过去炮制研究中中药的化学成分变化，提出中药炮制的实质就是化学成分的转化，简称"炮制转化"，它远比生物转化快捷且成本低廉。炮制研究应该从化学成分转化的角度去解析原理并创新工艺。同时提出中药炮制的"碱制、酸制和生物炮制"等观点。

河南中医学院首先采用低浓度的碱炮制斑蝥，这是最早的化学炮制实例。原思通教授首创"单体化学成分模拟炮制法"，更是炮制化学研究的良好例证。由炮制分会组织编写的《2018—2019中医药学科发展报告：中药炮制》，是中华中医药学会92个分会首个单科发展报告，介绍了中药炮制学科2018～2019年的发展情况，2020年由中国科学技术出版社出版，该书具有划时代的意义。同年12月，陈缤等出版了《中药炮制简史》，列举各个历史时期炮制技术、辅料及理论的演变情况，厘清了中药炮制发展脉络，为继承炮制文化提供了丰富素材。该书是业内第二部获得国家科学技术学术著作出版基金资助的专著。

王孝涛先生于1978年开始招收国内第一个炮制专业的研究生，后来成都中医学院、南京中医学院、辽宁中医学院也开始招收炮制研究生。随着各校陆续更名为大学，并获得中药学硕士和博士学位点，各校招收研究生的数量逐渐增加，质量逐年提高，炮制学科遂不断兴旺。

江西中医药大学中药炮制学科2008年获批全国首门中药炮制学国家级精品课程，在此之后，江西中医药大学成为中药炮制学课程联盟的牵头单位，发挥了带头作用。

改革开放以后，各高校都拼命引进人才，后来发现，人才的流动性太大，遂加强学科建设。学科是基地、是堡垒。所谓铁打的营盘，流水的兵。国家中医药管理局的重点学科建设是从1989年开始，1993年建设了第一批，2001年建设了第二批，2009年学科建设概念清晰、目标明确后又遴选一批。经过20年的发展，确实建设出一部分优秀学科。

2001年南京中医药大学的中药制药学科和辽宁中医学院的中药生药学科分别获得国家中医药管理局重点学科，以一托五的形式建设。其中南京中药制药学科以炮制为主，辽宁中药生药学科是中药鉴定与中药炮制共同申报。在此基础上，2009年国家中医药管理局正式进行重点学科建设，南京、辽宁、江西的相关院校和中国中医科学院中药研究所的炮制学科，同时获得了第一批重点学科，之后又遴选第二批重点学科进行建设。至2023年国家中医药管理局重新遴选高水平重点学科，南京、辽宁、江西和黑龙江相关院校的炮制学科榜上有名。南京、辽宁、江西中医药大学的炮制学科一直保持领先地位，发挥了引领作用，特别是南京中医药大学炮制学科。

科研方面则是中国中医科学院中药研究所的王孝涛先生早在1963年首先组织建成了炮制研究室，并开始对苦杏仁、半夏、黄芩等中药的炮制进行了研究。其中黄芩的炮制研究还获得了1978年全国科学大会奖励。

其实中药炮制的科学研究，规模较大的是从1986年"七五"国家重点科技攻关项目开始，该项目进行了20个中药品种的炮制研究。到1991年"八五"国家重点科技攻关项目"常用中药饮片研究"，逐渐进入了研究状态。"九五"期间又研究了20个品种。至"十五"期间则开展炮制工艺规范化研究，含50～80种饮片，分三组进行，由蔡宝昌、肖永庆、贾天柱分别担任组长。而到"十一五"国家科技支撑项目则是全国一个大组，由贾天柱负责，并获得了科技部科技支撑计划执行突出贡献奖。到"十二五"项目减少了，转而为公益性行业专项。"十三五"科技部开辟了中药现代化专项，2017～2019年分列了3个饮片智能调剂与煎制、饮片智能生产和饮片净切智能生产项目，力图推动饮片企业智能化生产，得到了初步进展。

陕西中医学院、辽宁中医学院分别于2004年、2005年获批省级中药饮片工程技术研究中心和中药炮制工程技术研究中心，2007年南京中医药大学首次获批"中华人民共和国教育部中药炮制规范化及标准化工程研究中心"，这是目前炮制学科的最高研究平台。

经过多年的炮制研究，科研人员建立了炮制新工艺，如冻干饮片、压制饮片、微型饮片、发酵饮片、定性炮制、定向炮制、生物炮制等；提出了诸多新理论和新观点，如减毒、增效论，解毒论，药性变化论及四新八化等等。具体而言，饮片要实现智能生产、智能仓储、智能调剂、智能煎制等目标。如此，方能推动学科进步，促进行业发展。中药炮制的未来，必须是与新质生产力的融合，在此过程中，要做到国医大师王琦所说的"中医药要转型不转基因"。

港澳台地区炮制学科是指香港特别行政区、澳门特别行政区和台湾地区的炮制学科。其饮片大量通过转港贸易获得，本地几乎没有生产。学科建设方面，香港浸会大学中药学学士（荣誉）学位课程始办于2001年秋季，是全港唯一获得大学教育资助委员会资助的全日制中药本科学位课程。该课程开办伊始就设立了中药炮制学科目，主要由禹志领教授负责讲授理论及实验课，禹志领教授还参加了"十四五"教材《中药炮制学》的编写，同时进行了炮制工艺规范化、增效减毒的化学及药理基础研究，以及米醋及白酒的质量标准研究。禹志领教授还被选为中华中医药学会炮制分会的副主任委员。澳门特别行政区的澳门科技大学于2012年开办了中药专业并设立中药炮制科目。台湾地区的炮制课开设较多，台湾大学、成功大学、台北医学大学、阳明交通大学、高雄医学大学、台湾中国医药大学、嘉南药理大学、大仁科技大学等多所大学开设了中药炮制学科目。同时对苦杏仁、地黄、附子、半夏、厚朴、大黄、白术、白芍等中药的炮制工艺和原理进行了较为深入的研究。

中药炮制分会于20世纪80年代依附于中国中医药学会，1988年11月张世臣教授于江西樟树组织召开首届中药炮制学术会议，之后与王孝涛先生1988年5月成立的炮制研究会合并为中华中医药学会炮制分会。2003年10月在北京换届选举，王孝涛任名誉主任委员，原思通任第二届主任委员，肖永庆任秘书长，挂靠在中国中医科学院中药研究所，其间每年都召开学术年会进行交流。

2007年10月在河南焦作，中药炮制分会换届改选，产生第三届中药炮制分会委员会，原思通任名誉主任委员，边宝林任主任委员，任玉珍任秘书长。

2015年7月，中药炮制分会在大连换届选举，组成第四届中药炮制分会委员会，贾天柱任主任委员，高慧任秘书长。新一届炮制分会首次制订了分会宗旨：禀雷公之法，扬炮炙精华；发展目标：实现中药炮制的四新八化；分会精神：亲力亲为、自强自立、团结团队、共兴共祺；核心思想：树正气、立规矩、干实事。从此，每年3个学术活动，除正常年会外，2016年创办了"雷公论坛"，之后每年举办。隔年举办青年教师授课与技能大赛和教研室主任培训，各办两期。中药炮制分会步入一个新的发展时期。2019年在天津炮制学术年会上同时换届选举，贾天柱连任主任委员，并获得优秀主任委员称号，高慧任秘书长，开启了炮制分会向更高水平发展的进程。

2020年学术年会在杭州举行，会上还举行了《2018—2019中医药学科发展报告：中药炮制》的首发式。2021年学术年会在兰州举行，其间发布了中药炮制分会的会徽和会歌。2023年10月中旬在大连召开学术年会，并进行换届选举，高慧教授任主任委员，贾天柱为名誉主任委员，并获得了第五届的优秀主任委员称号。至此，第四、五届炮制分会奋斗的八年结束，第六届炮制分会的深度跋涉开始。

到目前为止，炮制相关的主要学术组织仍然是3个，分别为中华中医药学会中药炮制分会、中国中药协会中药炮制专业委员会和世界中医药联合会中药炮制专业委员会，都在为中药炮制的发展作贡献。

中药炮制学科首次编写此书，奉献给读者，温故而知新，奋斗而知向。传承精华，守正创新，是炮制学科永恒的主题。故对2023年12月末以前，全国各炮制学科的工作做一个系统总结，这是炮制学科的发展历程回顾，具有划时代的意义。非常关键的是该书既有对古代炮制技术和理论的传承，又有各学科的创新技术和理论。一个学科的发展，关键在理论的提炼和技术的革新，如此，学科才能螺旋式上升。2023年是一个良好的节点，是疫情结束之年，也是新战斗开始之时，更是新一届炮制分会的起点，也将是中药炮制学科的龙兴之年。

回首炮制旧事，沧桑喜悦相牵。展望未来道路，披荆斩棘向前。过去虽然取得了一点点成绩，渺可慰藉前辈，尚难启示来者。炮制学科还没有国家重点学科和重点实验室，这正是新一代炮制人需要奋斗的重要任务。相信通过炮制人的努力奋斗，展现在中药炮制学科面前的无疑是一片湛蓝的天。

中药炮制学科研究必然要朝着"从测其变到让其变，从知其用到解其用"的方向发展，秉承"四新八化"的目标，去建立新工艺、寻找新辅料、制订新标准、研制新设备；实现饮片的智能生产、智能调剂、智能煎制，开辟中药炮制的新天地。

　　本书有幸请到学科泰斗级人物王孝涛、叶定江、王琦、张世臣作序,初稿在申报国家科学技术学术著作出版基金时已经完成。因此,得以提前请老先生作序。不幸的是在2024年3～4月期间,王孝涛、张世臣两位前辈在半个月之内,相继仙逝,所以本书也是对他们最好的告慰。

　　此书全而不繁,简而不漏,实而可用,明而可鉴。虽然不是鸿篇巨制,却是炮制学科发展史上的首部习作,是一个新的里程碑。

　　中药炮制学科不因特色而自居,不因古老而卑微;将因特色而奋起,将因古老而升华。

　　此书的编写,得到业内老专家的指点,更得到所有炮制学科同仁及撰稿、审稿人的鼎力相助,更得到四川新荷花中药饮片股份有限公司和安徽普仁中药饮片有限公司的大力支持,并致谢忱!

　　在科研方面要感谢科技部、感谢国家中医药管理局、感谢各省负责部门的大力资助!

　　感谢国家科学技术学术著作出版基金的资助,感谢科学出版社的支持,感谢书中涉及的所有成果的创作者,以及相关著作和论文作者们所付出的辛勤劳动!

2025年2月

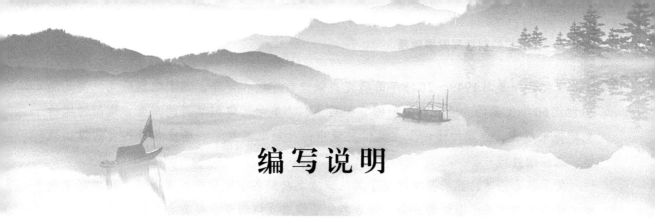

编写说明

    为了对全国中药炮制学科的相关发展历程进行全面总结，以利后人，特编写此书。

    本书首次集中了全国的炮制教学科研人员，对新中国成立至2023年12月31日期间的炮制教学、科研、人物、教材、专著、研究述评等，以及炮制分会成立以来的沿革情况进行全面回顾。

    由于学科大多随学校一同成立，受多种因素影响，其建设程度参差不齐。在相关资料的编写方面，绝大多数学科是按照学科自身的体系进行撰写的，但也存在按照学校、学院和省份的维度来编写的情况。难能可贵的是，参与编写的人员都呈现了各自内容中的精华与亮点。因此，对于编写方式未作强行统一的要求。其中重庆尚未成立中医药大学，所以与成都中医药大学的炮制学科合而述之，名为"川渝中药炮制学科"。中药炮制学科自新中国成立以来，内容丰富，受篇幅和字数所限，只能述其要，不能展其全。

    学科建设及学术人物，均按笔画排序，教材专著和研究述评均按出版或发表时间排序。

    学科建设主要是从学术队伍、人才培养、科学研究、学科管理等方面进行回顾，找出优缺点，提出发展方向。各个学科成立的时间不同，发展情况自然不同。本书首次收录港澳台地区的炮制学科建设情况，但根据他们的特色，写作格式并未要求与其他地区统一。

    教材专著很多，为避免重复，只收录主编公开出版的教材和专著，多版本的以最新版本为主。各校自己编写的内部教材及研究资料并未单列，可参考各个学科发展历程的介绍。教材专著均为各自所在学科推荐，因此，尚有部分书籍没有收录。教材和专著的简介内容均由所在学科提供，并未署名，审校由赵荣华教授负责。由于教材存在同名情况，故附上作者姓名。

    学术人物主要是收录了20世纪40年代以前出生的老一辈炮制学者，而且是对学科建设有突出贡献的炮制学者，体现炮制人对学科发展从一而终的不懈追求。如炮制界公认的五老：徐楚江、付宝庆、许志明、陈绪纶、郭润康，均是20世纪20年代前生人，他们是炮制学科的先行者、奠基人，是第一版全国统编教材的主编或编委，他们永远是炮制人学习的榜样。

研究述评是对 1949～2023 年的研究成果进行综述和评介，其实炮制研究主要是从 20 世纪 60 年代开始。经过前辈们的日积月累，才有今天炮制学科的兴盛。炮制研究的文献越来越多，后期的述评，在类似文献中，只能取其要者。尊重各位作者的撰稿风格，未作硬性统一。

关于学会沿革，我们基本理清了其从成立之初到各个阶段的发展脉络，20 世纪末期成立了中华中医药学会炮制分会。随后各省陆续成立炮制专业委员会，到现在已有 10 多个省成立了炮制专业委员会。各省专业委员会及学科分论坛材料均为自家提供，且按成立和召开时间排序。

学科发展思路及炮制学科文化等内容，均为全国炮制 500 人大群征集的结果。

由于全国各省、自治区、直辖市的炮制规范已公开发行，且属于标准范畴，故本书未将其作为专著收录。

因篇幅所限，本书只收录高等院校和医疗院所相关的炮制教学及研究内容。企业内容众多，故暂未列入。

本书并没有强调千篇一律，在编写大纲和模板的框架下，也有各自发挥。

为体现"传承精华、守正创新"的精神，又遵循"中医药要转型不转基因"的原则，本书没有收录传统饮片之外且类似制剂的"无形饮片"。原则上符合"饮者喝也、片者型也"。

编写过程中召开多次会议，统一思想，部分稿件先由副主编把关，最后由主编审定。其间，张凡、刘蓬蓬和张丽老师帮助审改，之后他们还交换互审稿件，以及统稿，做了大量相当于副主编的工作。

编写水平有限，错漏之处在所难免。但本书是集萃，不是大全。不期望发挥多大作用，只想给行业留下一个美好的回忆，同时也希望它能成为行业发展的助推剂。

但愿您见到此书时，能多多赐教。或许稍有亮目之感，再读亦可成书中之人。

目　录

1

第一章
学科建设

1 上海中医药大学中药炮制学科

一、发 展 历 程

上海中医药大学中药炮制学科是随着学校中药学专业的开设而成立的，始于1972年，经历50多年的建设，已经具有了稳定的师资队伍，是多层次中药炮制学人才培养的基地。建设初期，以王爱芳教授为学科带头人，到现在已经形成四代传承谱系。回顾中药炮制学科发展情况，可以分为三个阶段：

1. 创建发展阶段（1972～1999年）

1972年，学校设立了植物化学炮制学教研组，王爱芳任副主任，没有单独的炮制教研室。直到1979年初，才成立了独立的炮制教研组，王爱芳任主任，上海中医学院药厂厂长郑祥利兼任炮制教研室副主任，王兴法参与建立了炮制实验室，编写了《炮制实验讲义》。1985年底至1986年初，上海市中医药研究院中药研究所成立，实行"系所合一"的管理体制，成立了炮制（一）和（二）研究室。炮制（一）研究室由沈道修、王兴法、任晓瑛组成，王智华任研究室主任；炮制（二）研究室是与教研组合并而成，王爱芳任教研室主任，与华卫国、吴溢敏、虞桂珍、董志颖等人从事与炮制相关的教学与科研工作。学科在炮制课程教学中注重理论与实践并重，积极开展炮制研究，对炮制前后的香附、陈棕炭、莲房炭、羚羊角、三七等，从化学成分、药效学、临床应用与资源开发方面开展了较为系统的研究；每年负责带教2～3名本科学生完成毕业专题。王爱芳于1988年3月退休。1993年2月学校成立制药学科组，随着老师们的退休、出国、岗位变动等，只有董志颖留在制药学科组负责炮制学课程的教学。1996年，随着中药学院的成立，董志颖被安排在药剂教研室，继续负责炮制课程相关的工作，开设了《炮制与临床用药》选修课；同年，炮制（一）研究室改组成炮制研究室，由王兴法、任晓瑛组成，以中药炮制的文献、原理、工艺及质控标准为研究方向。这期间，王爱芳、王兴法分别负责了"八五"国家科技攻关课题"香附和甘遂的炮制研究"，对香附和甘遂的炮制工艺和原理开展了系统的研究。

2. 持续推进阶段（2000～2015年）

2000年，董志颖调任学校行政管理岗位，修彦凤于山东中医药大学硕士毕业后入职上海中医药大学中药学院药剂教研室，通过跟从董志颖学习，后续独立承担了中药炮制学的教学与科研工作，并参加了本校中药研究所承担的"十五"国家科技攻关课题中药饮片瓜蒌子、紫菀、党参的规范化研究，也承担了上海市教育委员会课题甘遂和补骨脂的炮制原理及质量控制方法研究。2005年，张永太于南京中医药大学硕士毕业后入职上海中医药大学中药学院药剂教研室，和修彦凤一起承担中药炮制学的相关工作。2008年，本学科招收了第一个中药炮制研究方向的研究生。2012年6月，董志颖回到中药学院药剂教研室，炮制学科的力量得到了加强。

从2005年开始，炮制教学团队老师参加了《中药炮制学》教材以及相关教材的编写。针对中医临床专业的学生，2007年开设了中药传统制药技术选修课，2009年在炮制与临床用药基础上，继续开设临床中药炮制选修课；对中药炮制学课程多媒体网络课件、实验技术录像和试题库、课程考评指标体系进行了建设；基于认知教学理论中的"情境认知教学理论"，提出了《中药炮制学》SPSL（scene processing simulated learning）教学法以"模拟'炮制'情境"进行教学，是学科教学改革的一种尝试。

3. 快速提升阶段（2016年至今）

在学校的高度重视下，中药学院于2015年12月恢复组建炮制教研室，教研室由董志颖、修彦凤组成，张永太留在药剂教研室，炮制学科建设开始了新的发展时期。2017年11月，孙连娜从第二军医大学（现为中国人民解放军海军军医大学）转岗入职炮制教研室，充实了师资力量。学科围绕专业培养目标，积极开展教学改革，拓展校外资源，先后建立8家炮制传承教学实践基地，培育校外企业技术骨干与本校教学团队成员组成的双师型师资队伍，人数逾30人。2016年至2022年，连续开展6届"雷公杯"传统炮制技能赛项，2023年，该赛项升级为上海市级的赛项。通过"雷公杯"与"匠心传承杯"传统技能赛项的举办，形成了中药炮制特色技能人才培养的长效机制。邀请行业专家、劳模、工匠进入课堂，开展"匠心传承、践行教学"的课程教学公开课。围绕中药炮制学教学模式与形成性评价考核方法的共建、在线课程教学方案的研究、PBL教学设计及评价方法改革、实践类课程的创建和教学模式的探索、中药炮制学科产教融合下的匠心传承与创新发展、基于传承的古法炮制元素解析的主题案例等开展课程建设。除了中药炮制学理论和实验课程，本学科还开设了饮片生产实习、模拟中药房实训等课程，已经形成理论—实践—实习—应用的课程体系，具有鲜明的产教融合的特点；创建了中药炮制学——品味炮制慕课，新建通识课程说文解药；主编和参编了《中药炮制学实验指导》《中药调剂学》《中成药学》《中药炮制学专论》《临床中药炮制学》等教材；中药炮制学被评为校级精品课程、上海高校市级重点课程和上海高等学校一流本科课程。

2017年开始，上海中医药大学成为国家中医药管理局中药炮制技术传承基地建设单位，学科承担了国家药典委员会的中药标准制修订工作，以及上海市自然科学基金、上海市进一步加快中医药传承创新发展三年行动计划（2021年—2023年）等多个项目。2022年，青年教师夏振江入职教研室，学科师资队伍更加合理，炮制学科团队意气风发、砥砺前行。

二、学术队伍

（一）学科带头人

王爱芳（建设周期：1972～1988年），副教授。先后担任植化炮制教研组副主任、炮制研究室主任、炮制教研室主任等职，中国药学会上海分会中药炮制分科学会第一届委员会委员。1985

年被评为上海中医学院优秀教师，1988年被评为上海中医学院"教书育人"奖三等奖；参与编纂1985年版《中药炮制学》统编教材和《全国中药炮制规范》，参加了1985年版《中国药典》炮制部分的审定稿工作；系统考证了中药炮制的起源和发展，提出炮制的历史发展分为萌芽、形成、发展、停滞和整理提高五个时期并探讨了中药炮制研究方向问题；发表科研论文20余篇。王爱芳教授的"香附炮制工艺研究"在1982年获上海市医药卫生成果奖，1984年获上海市重大科技成果奖三等奖。她的陈棕炭燃气焖煅新工艺的研究成果，在上海中药行业中得到了全面推广，带动了行业饮片生产的科学进步，为运用大学科研成果解决行业生产实际问题起到了示范、引领作用。

　　董志颖（建设周期：2016年至今），教授。中华中医药学会中药炮制分会常务委员，中国民族医药学会药材饮片分会副会长，上海市非物质文化遗产保护工作专家委员会委员，上海市药学会中药学专业委员会第三届委员兼秘书、第六届委员、第七届委员，炮制学组组长，国家中医药管理局上海中药炮制技术传承基地建设项目负责人，上海市卫健委、中医药管理局立项的"董志颖上海市中药专家传承工作室"专家兼负责人，荣获上海市总工会2022年"上海工匠"称号。带领教学团队建立了产教融合的中药炮制学课程体系；主编主讲了人卫慕课中药炮制学——品味炮制、人卫富媒体资源库古法炮制技术、科普慕课炮制话科学、中草药兴趣体验，共同主编了《中药调剂学》《中成药学》教材，参编了《上海市中药饮片炮制规范》（2018版），编制全国职业院校技能大赛中药传统技能赛项审方机考系统。主持上海市卫健委立项的中医药流派发展高地建设-海派中药炮制技术传承创新平台建设，创建了"海派炮制"微信公众号，利用新媒体对上海炮制学科的建设和发展起到了很好的总结和宣传作用。2022年，指导了"百年中药老字号的守与创——海派炮制特色技艺的传承与发展调研"的社会实践项目，荣获"知行杯"上海市大学生社会实践项目优秀指导老师称号；药"沪"千万家，共筑健康梦项目，获得上海市首届药学科普大赛特等奖；依托上海中药炮制技术传承基地、上海市中药专家传承工作室的建设，集聚行业资源，多措并举，开展产教融合、非遗立项、师承延续、工匠培育等工作，带领炮制学科发展进入"快车道"，匠心传承在行业形成广泛社会辐射效应。

（二）学科梯队

　　目前上海中医药大学中药炮制学科共有成员4人，由教授1名，副教授2名，讲师1名组成，形成了老中青专业人才合理分布的格局。上海中医药大学的炮制学科队伍，创建发展阶段人员较多，有王爱芳、王兴法、郑祥利、王智华、华卫国、吴溢敏、董志颖、虞桂珍、任晓瑛等，但人员波动性大，有退休的、转行政岗的、出国的；持续推进阶段主要有董志颖、修彦凤、张永太，人员虽然减少，但学位有所提高，实验条件有所改善；快速提升阶段主要由董志颖、修彦凤、孙连娜、夏振江组成，人员比较稳定，实验室条件有所改善，研究成果也逐渐增加。

三、科研研究

（一）研究方向

1. 中药炮制技术的传承研究

　　近现代以来，传统炮制方法的应用逐渐减少，地方特色炮制方法更是逐渐淡出主流，为了弘扬海派文化，传承中药炮制技术，学科在进行上海中药炮制技术传承基地建设过程中，通过查阅上海地方志，走访雷允上、蔡同德堂、童涵春堂等海派中医药老字号，了解海派文化；为各区多家老字号建立师承；涌现出了"上海工匠"王平和董志颖；将中药饮片生产企业技术骨干培育成大学生炮制技术生产实践实训导师；成立了上海中医药大学-上海雷允上中药饮片厂有限公司校企合作中药质量研究中心，在毒性中药半夏特色炮制工艺、临方调剂特色技术、特色炮制技术与文化非遗建设等方面开展合作研究；建立了上海中医药大学-上海万仕诚药业有限公司中药制药技术传承创新联合实验室，携手企业开展传统工艺革新、生产设备技术优化、代表性品种质量标准提升，推动实现特色炮制技术的传承创新。本研究方向承担相关国家和上海市研究课题3项：上海中药炮制技术传承基地建设、董志颖上海市中药专家传承工作室和上海市进一步加快中医药传承创新发展三年行动计划（2021年—2023年）项目、中医药流派发展高地建设——海派中药炮制技术传承创新平台建设。

2. 中药炮制原理的研究

本方向是炮制学科的核心研究方向。本学科从中药炮制前后成分和药效的差异，探究中药的药效物质基础，验证炮制的意义，特别是在有毒中药和炭药的炮制原理方面进行了探索，比较研究了中药炮制前后的成分和药效的差异，如槐米炭、陈棕炭、莲房炭、乳香、香附、甘遂、半夏、藤黄、朱砂、木瓜、葛根、鸡内金、萸黄连、紫菀、补骨脂等，优选出多种饮片的炮制工艺，结合体内药动学、组织分布、肠吸收及代谢组学等探讨了中药炮制原理。本学科主持完成"八五"国家科技攻关、卫生部药典委员会、国家自然科学基金项目以及上海市科学技术委员会、上海市教育技术委员会等6项相关课题的研究，分别对香附、甘遂、朱砂、藤黄、补骨脂和鸡内金进行了研究，发现中药炮制后中药的成分发生了质或量的改变，有效成分在体内的动态过程也存在差异，炮制品的毒性降低，保留或增强了疗效，为阐明中药炮制的科学意义奠定了基础。

3. 中药材和饮片的品质评价研究

中药的质量直接影响中药的疗效，建立和完善中药材和饮片的质量标准，对于保证饮片的安全、有效具有至关重要的作用，是上海中医药大学炮制学科的重要研究方向。本学科承担了银杏饮片、肝苏颗粒、头花蓼药材、滋肾丸的质量标准的建立和完善工作，上海市进一步加快中医药传承创新发展三年行动计划（2021年—2023年）项目丹参饮片质量分级标准体系建设研究；建立了香附、姜半夏、甘遂、补骨脂，鸡内金、藤黄、广藿香的单一成分或多个指标成分的质量控制方法；对大麦、藜麦、赶黄草、鼠曲草、刺山苷及更年颗粒、肾平颗粒、牛蒡子合剂等开展了成分的分离与药效验证、新药临床前药学研究等工作。本研究方向承担了相关的国家药典委员会课题4项，上海市科学技术委员会课题1项。

（二）研究成果

本学科自成立以来先后完成了国家自然科学基金、国家科技攻关计划项目、国家药典委员会课题7项，同时完成了上海市市级课题7项，与饮片企业等相关企业的横向课题多项。学科研究人员共发表文章150余篇，其中SCI收录文章近30篇，出版专著6部，开发慕课和富媒体课程3项，授权国家发明专利6项。

经过多年的科学研究，本学科提出了以下观点。

（1）探索适应中药炮制研究的新技术、新途径，是促进其发展的重要手段（1983年，王爱芳在《试谈中药炮制的研究方向问题》文中提出）。

（2）古代炮制文献资料的查阅方法，可以分三步进行：查阅古代的炮制专著，查阅古代的本草药书，查阅古代汤头方书（1992年，王兴法在《中药炮制历史沿革研究的思路和方法》文中提出）。

（3）研究炮制历史沿革，必须做到"一真二早三全"，真者，真实也；早者，创始者也；全者，齐也（1992年，王兴法在《中药炮制历史沿革研究的思路和方法》文中提出）。

（三）学术交流

1989年11月18日中国药学会上海分会中药炮制分会成立，由许锦柏担任主任委员，王智华为第一届副主任委员，王爱芳为委员，分会成立后积极组织学术活动。1995年12月9日上海市药学会第七届会员代表大会选举产生第七届理事会，并通过决议，将中药炮制分会改为中药专业委员会，王智华为第二届委员兼秘书。后来，董志颖分别当选为分会第三届委员兼秘书、第六届委员、第七届委员、炮制学组组长，修彦凤为第七届委员会炮制学组成员。学科老师积极参加全国炮制分会的学术活动，2015年修彦凤当选为中华中医药学会中药炮制分会常务委员，张永太为青年委员；2019年董志颖、修彦凤、孙连娜成为新一届炮制分会委员，董志颖、修彦凤当选为常务委员；2023年3月，董志颖当选为中国民族医药学会药材饮片分会副会长；2023年10月，修彦凤当选为中华中医药学会中药炮制分会第六届委员会常务委员，孙连娜为委员，夏振江为青年委员。

2017年，学科承办了第十届全国中药材、中药饮片质量高峰论坛暨中药炮制传承（实训）学术大会；同年，上海炮制技术传承基地首次召开项目推进会议和建设方案论证会，国家炮制基地建设学术委员会七位专家前来参与论证；2019年主持召开了"上海市中药特色技术传承人才培养计划"方案专家咨询会、中药临方调剂与中药饮片质量提升工作研讨会；自2016年开始，举办上海市"雷公杯"中药炮制技能大赛，中国人民解放军海军军医大学、上海健康医学院和行业企业、医院专业技术人员与本校学生同台竞技；2019年举办了沪浙大学生中药炮制技能大赛暨上海市第三届"雷公杯"炮制技能大赛，浙江中医药大学学生也参与竞赛，加强了与兄弟院校的交流；2020年举办了首届上海市"匠心传承杯"中药调剂传统技能大赛暨上海中医药大学与上海雷允上中药饮片厂有限公司中药质量研究校企合作启动仪式；2021年举办了中药老字号传承谱系与特色技术传承调研征询会暨第二届上海市"匠心传承杯"中药传统制药技能展示大赛；2023年承办了上海市卫生健康委员会和上海市总工会主办的上海市中医药职业技能竞赛，以及由共青团上海市委员会指导的2023年"奋斗杯"上海市青年技能大赛暨第三届"匠心传承杯"药学（中药）职业技能大赛，主办了炮制传承教学成果展示暨上海劳模工匠进校园主题交流会。上海中药炮制技术传承基地在建设进程中，得到了全国和上海行业专家的大力支持，对于上海中医药大学炮制学科的快速成长起到了助力作用。

四、人才培养

上海中医药大学中药学学科为国家双一流建设学科。1985年批准为全国首批中药学博士点，1997年设立博士后流动站。2001年被教育部评为高等院校重点学科，2007年成为国家一级学科重点学科。自2008年开始，炮制学科在中药学专业项下招收硕士研究生，每年1名；2017年开始，每年招收2～3名专业或学术硕士生。共培养硕士研究生38人，毕业27人，目前在读11人。学科每年带教科创项目2～5项，带教本科毕业生3～8名。另外，承担了全国中医（临床、基础）优秀人才"强素养"培训班等中医药高层次人才培养项目的饮片辨识教学与考核项目，为优秀中医药人才的培养提供了优质的培养平台和有益的实践探索。积极带教大学生的社会实践项目：海派炮制文化传播与科普、百年中药老字号的守与创——海派炮制特色技艺的传承与发展调研、"探索中医药实践之源，拓展匠心人才培养之路""中医流派发展的范式构建——基于海派流派的现状与思考"主题调研活动等；进行中小学科普教育课程课件"寻宝——厨余垃圾里的中草药"开发，为传播中医药文化作出贡献。

五、教学改革

（一）课程设置

1972年起，学校可以正式招收三年学制"工农兵学员"，分设中医学专业和中药学专业，1977年中药学专业学制为4年。中药学专业学生应掌握中药学基础理论、基本知识和实验技能、中药及其制剂的药理作用、常用实验方法和操作技能，能够应用现代的分析技术对中药和中成药进行质量分析、中药鉴定和炮制加工的技能，毕业后能够从事中药鉴定分析、炮制加工、制剂制备、质量检查和中药研究等工作。

炮制学科的教学计划经历了不同阶段的完善和发展。中药学专业1976年级在第四学期开设中草药炮制学课程，总学时76学时；1977年级在第三学年开设中药炮制学，总学时98学时，在第四学年进行为期一周的中药炮制学教学实习。我校由学年制改学分制后，教学计划也进行了相应的调整，中药学专业1986年级中药炮制学的总学时变为80学时。目前炮制学科为中药学专业学生开设了中药炮制学（35学时）、中药炮制学实验（35学时）、饮片生产实习（2周）、模拟中药房实习（14学时）；建立了8家教学实践基地，分别为上海雷允上中药饮片厂有限公司、上海德华国药制品有限公司、上海养和堂中药饮片有限公司、上海虹桥中药饮片有限公司、上海康桥中药饮片有限公司、上海真仁堂药业有限公司、上海万仕诚药业有限公司和上海余天成中药饮片有限公司，聘请了实践基地的一线从事生产和质量检验或管理的指导老师，在学生的理论学习、实验和实习过程中给予指导，保证了教学效果。已经形成了产教融合的教学模式，涵盖了理论、实验、实习和应用四个板块的课程。

中药炮制传承教学团队连续5年获得上海中医药大学中药学院骨干教师教学激励计划团队项目建设最具特色奖和成果显著奖；中药炮制学课程被评为2019年上海市高校本科重点课程、2020年上海中医药大学精品课程、2022年上海高等学校一流本科课程；中药炮制学线上线下混合式课程荣获2021年上海市高等学历继续教育"优秀在线课程"三等奖。到目前为止，发表有关教学研究论文13篇。

（二）课程改革

中药炮制学主要对专科、本科、继续教育的中药专业和中医专业的留学生开设，包括了理论、实验、生产实习、中药饮片的识别与应用等教学课程，对于研究生主要是以阅读文献的形式教学。炮制学科课程改革注重教学效果的达成，不断改进教学理念和教学方法，坚持"走出去""请进来"并举，将校长、科学家、企业家请进课堂，为学生们打开炮制技术传承创新与中药产业发展的新视野。如聘请上海中药行业协会会长杨弘等行业专家为中药炮制技术传承基地的客座教授，聘请国家非遗项目六神丸制作技艺传承人张雄毅、上海工匠王平和、全国技术能手周耀斌等为授课专家，为学生解读中药炮制技术科学内涵、阐释开展中药全产业链质量工程的意义，让学生领略行业专家、工匠们倾心尽力、爱岗敬业的精神，甘为中药事业的守正创新而砥砺奋进的足迹和作出的科学贡献，引领学生树立热爱中医药事业的家国情怀，传承匠心；以赛促教创办赛项，开展"雷公杯"传统炮制技能赛项和"匠心传承杯"传统调剂技能赛项，使学校中药特色人才培养模式得到了社会主流媒体的广泛关注，传承匠心，形成了极好的辐射效应；创建了人卫慕课"中药炮制学——品味炮制"，演绎工艺、释义理论，解析原理、呈现品质，实现了传统文化的数字化创新，提供了在线学习和线上考核的炮制教学资源；在课程考核方面，进行了形成性成绩的评价方式探索；在中药炮制学的理论与实践教学过程中有效地进行思政教育的融入，促使学生端正了学习态度，提高了自主学习的热情，增强了专业的自豪感和责任感。

六、条件建设

上海中医药大学炮制学科依托8家教学实践基地，开展产学研相关研究。学科拥有自己的实验室，拥有中药炮制常规的炮制设备，学院平台拥有安捷伦三重四极杆液质联用仪、安捷伦1260高效液相色谱仪、Lyovapor™L-200冷冻干燥机等大型设备，动物实验可以在学校的动物中心开展，实验条件能够满足中药炮制各个研究方向的需要。

七、学科管理

围绕学校的建设目标，中药炮制学科受到了校、院、学科三级管理。学校中药学科建设委员会负责对中药学科的发展规划制定、学科发展及交流等进行总体规划和指导，并协调校职能部门开展相关工作。中药学院对中药炮制学科建设的实施进行指导、监督和检查等工作。中药炮制学科制定学科建设规划，以学术带头人为中心、以骨干教师为生力军，以青年教师为后备军，在教学、科研、专业建设等方面发挥"集团军"的作用，承担学科建设的具体工作，深化教学改革和开展科研工作，助力上海中医药大学中药炮制学科的传承与创新发展。学校对不同级别职称的老师有不同的教学与科研要求，每4年为一个聘期。

上海中医药大学炮制学科经历了50多年的发展，经历了创建发展、持续推进、快速提升阶段。炮制学科在发展过程中，随着学校管理机制的改革，从业人员不断变动。学科从教材、实验室的从无到有，到现在拥有了稳定的教学科研团队，形成了产教融合的教学课程体系和稳定的研究方向。炮制学科的发展，凝聚了中药炮制人的不懈努力和心血，为不同层次的中医药人才的培养和中医药文化的传播发挥着不可或缺的作用。海派中医药文化源远流长，中药炮制特色技术的传承任重道远，需要一代代中药人吸取精华、弃其糟粕。学科将继续围绕人才培养、专业建设、教学改革和科学研究，面向行业实际和中医临床用药需求，积极推进中药炮制技术的匠心传承与创新发展，团队成员凝心聚力，建设一支契合中药行业发展的特色团队，将炮制学科进一步发扬光大，为人类的健康事业贡献力量。

撰稿：修彦凤　董志颖
审稿：刘蓬蓬　贾天柱

2 山东中医药大学中药炮制学科

一、发展历程

山东中医药大学创建于1958年，1976年成立中药系，自中药系成立开始招收中药学专业本科生，开设中药炮制学课程，全国名老中药专家张兆旺是中药炮制学科奠基人，1985年至今分别由孙秀梅、张学兰、李慧芬担任中药炮制教研室主任。学科发展大体可归结为三个阶段：初始探索阶段（1976~2000年）、逐渐成长阶段（2001~2012年）和平稳发展阶段（2013年至今）。

1. 初始探索阶段（1976~2000年）

学科建设之初，没有单独的中药炮制教研室和中药炮制实验室，中药炮制学课程由药剂教研室张兆旺负责授课。1979年至1984年，孙秀梅、吕文海、南云生、张学兰先后加入中药炮制团队，1985年成立中药炮制教研室，从此开始了中药炮制学科建设的新阶段。当时教学和实验条件极为薄弱，只有一间约50 m^2 的实验室和简单的炮制工具，实验内容以传统操作为主，教师没有单独的科研实验室。这一时期的炮制研究项目以自主选题、单位资助为主，主要开展文献整理和中药炮制原理研究。

2. 逐渐成长阶段（2001~2012年）

在学科带头人孙秀梅的带领下，学科人员围绕当时中药领域研究热点——中药炮制原理、炮制工艺规范化及新药研发开展研究。自2001年开始，学科人员先后承担了"十五"国家科技攻关计划、"十一五"国家科技支撑计划、国家自然科学基金、科技部国际合作重大专项等科研课题，学科人员科研水平显著提升。2006年获批山东省中药炮制工程技术研究中心。2007年学校搬迁至济南长清新校区，教学和科研条件得到极大改善，实验室面积约500 m^2，教师有自己单独的科研实验室，先后购置了粉碎机、切药机、紫外分光光度计等现代化设备，实验内容包括传统实验和现代实验两部分，并开始采用多媒体进行教学。2012年"中药炮制学"课程被评为山东省精品课程。

3. 平稳发展阶段（2013年至今）

在学科带头人张学兰的带领下，学科人员立足中医药特色，利用现代科学技术手段开展炮制相关研究，进一步凝练中药炮制学科研究方向。先后主持承担国家重点研发计划课题、国家公共卫生专项、国家自然科学基金、国家中药标准化专项、国家科技基础性工作专项等国家级课题，承担《中国药典》《全国中药炮制规范》中30余种中药饮片质量标准的制定工作。学科建立了中药炮制中试车间、古法炮制室和中药炮制虚拟仿真教学平台，炮制实验室面积约1000 m²，新增了液相色谱仪、蛋白电泳仪、色差仪、酶标仪等现代仪器和设备，中药炮制教学和科研条件进一步完善。2015年，学科获批国家中医药管理局中药炮制技术传承基地建设单位，张学兰当选中华中医药学会中药炮制分会副主任委员；2018年，建设山东省精品在线课程中药炮制学，张学兰牵头的"中药饮片质量控制科研创新团队"获批山东中医药大学首批科研创新团队；2020年，山东中医药大学成为教育部高等学校中药炮制学课程联盟副理事长单位，科学出版社"十四五"普通高等教育本科规划教材《中药炮制学》主编单位，张超教授牵头的"中药炮制青年科研创新团队"获批山东中医药大学青年科研创新团队；2022年中药炮制学科入选山东省中医药重点学科；2023年"中药炮制机理研究创新团队"获批山东省高等学校"青创团队计划"。

二、学术队伍

（一）学科带头人

张兆旺（建设周期：1976～1984年），男，汉族，1940年6月生，教授，博士生导师，山东中医药大学第一任中药炮制学科带头人。山东省知名技术专家，山东省名中医药专家，山东省专业技术拔尖人才，享受国务院政府特殊津贴。主要从事中药药剂与中药炮制的教学与科研工作。获省高校十大优秀教师提名奖2次，荣记三等功1次。主编教材10部；发表学术论文110余篇；获省级优秀教学成果奖二等奖1项，省级优秀实验成果奖二等奖1项。主持研制成功3种新药：阿胶泡腾冲剂、妇血宁片、补肾宁片，获中华人民共和国教育部科技进步奖二等奖1项，省科技成果奖二等奖1项，省科技成果奖三等奖1项。主持中药炮制现代研究，获省科技进步奖二等奖；新混合型卷烟双得乐的研制，获全国第七届发明技术奖银牌奖；获授权阿胶泡腾冲剂等3项发明专利。利用"灰思维方式"，从生物药剂学的角度，于1995年首创符合中医治病特点的中药"半仿生提取法"新技术，该法已被"十五"国家级火炬计划项目申报指南列为重点项目。

张兆旺认为中药炮制研究设计必须坚持中药作用的整体观和系统观，并总结中药炮制研究选题的途径。针对困扰中医药发展的困境，提出了"从'中药的体内命运'来探讨酒制中药的作用"观点，认为应从追求体外物质基础研究的思路中解放出来，对酒制中药在体内的吸收、分布、代谢、排泄等体内过程作深入研究。提出全面思考中药饮片改革，提倡"百花齐放，百家争鸣"，认为"中药饮片改革既要坚持用中医药理论指导，又要充分利用现代科学知识和手段，同时要克服急功近利的思想，更不能以行政命令代替学术研究"。

孙秀梅（建设周期：1985～2012年），女，1948年2月生，教授，博士生导师，山东中医药大学第二任中药炮制学科带头人。山东省知名专家，山东省第四届教学名师，山东省高校优秀共产党员。兼任国家食品药品监督管理局新药审评专家，国家自然科学基金委员会通讯评审专家，中华中医药学会中药炮制分会副主任委员等。主要从事中药炮制的教学与科研工作，主持国家自然科学基金项目、科技部"十一五"国家科技支撑计划、国家中医药管理局中医药行业科研专项、全国中药炮制技术规范研究等项目10余项，省部级课题多项。获山东省科技进步奖二等奖1项，中华人民共和国教育部科技进步奖二等奖1项，山东省第二届发明技术奖一等奖1项，全国第七届发明技术奖银牌奖1项，省级优秀教学成果奖二等奖1项，山东省教委科技成果奖三等奖1项，中华中医药学会科学技术奖一等奖1项，华夏医学科技奖一等奖1项。主编、参编普通高等教育"十五""十一五"教材《中药炮制学》及专著《中药炮制现代研究》等10余部；发表论文140余篇；获中国发明专利3项。

孙秀梅在中药炮制研究方面首先系统提出设计思路：①以临床疗效为设计的出发点和落脚点；②以"证"的模型研究中药的炮制原理；③将中药炮制纳入方剂中进行研究设计。

张学兰（建设周期：2013~2023年），女，1963年10月生，硕士，三级教授，博士生导师，山东中医药大学第三任中药炮制学科带头人，山东省中医药重点学科中药炮制学科学术带头人。国家中医药管理局省级中药炮制技术传承基地主任，山东省中医药炮制工程技术研究中心主任，山东省五级中医药师承传承导师，山东中医药大学首批科研创新团队"中药饮片质量控制科研创新团队"首席专家，山东中医药大学123人才工程第二层次人才，山东省优秀研究生指导教师。兼任中华中医药学会中药炮制分会副主任委员，中国中药协会中药饮片质量保障专业委员会副主任委员，世界中医药学会联合会中药饮片质量专业委员会常务理事，教育部高等学校中药炮制学课程联盟副理事长，国家自然科学基金同行评议和会评专家，国家中医药管理局中药炮制技术传承基地建设项目组专家，山东宏济堂制药集团股份有限公司配方颗粒事业部顾问。

张学兰致力于中药炮制的科研创新，在中药增效减毒炮制机理的阐释、客观化炮制工艺、个性化生熟饮片质量标准体系的系统研究及中药饮片质量控制方面作出了突出贡献，科研水平居全国前列。从活性/毒性成分转化-体内吸收代谢-药效/毒性关联角度揭示了远志、女贞子、荷叶等中药的炮制原理；研究制定了50余种中药的炮制工艺；采用电子性状检测、显微成像等技术开展中药饮片质量标准和分级标准研究，研究建立具有生、制品个性特点的中药饮片质量标准。先后主持国家重点研发计划课题、国家自然科学基金项目、国家基本公共卫生服务项目、国家中药标准化项目、科技部科技基础性工作专项分项目、"十五"国家科技攻关计划项目等国家级课题14项；主持省级课题4项，主持厅级和横向课题20余项；参与《中国药典》2020年版和《山东省中药饮片炮制规范》2022年版中药饮片质量标准的制定工作。获得省级科技进步奖3项，厅级奖励4项；获授权发明专利5项、计算机软件著作权14项；主编出版科学出版社"十四五"普通高等教育本科规划教材《中药炮制学》和《齐鲁中药炮制技术辑要》著作，参编出版《中药炮制学》等教材10余部；发表研究论文300余篇，其中，SCI论文30余篇。

（二）学科梯队

几代人的传承和创新发展，造就了一支师德高尚、素质优良、团结奉献、结构合理、具有较强的教学与科研能力的团队。学科共有成员15人，其中，具有博士学位9人，硕士学位2人，学士学位4人；具有高级职称10人，中级职称5人；博士生导师3人、硕士生导师9人。学科人员具有中药学、药物分析学等学科专业背景。

目前学科已构成了梯队合理的五代传承谱系，第一代学科奠基人张兆旺，长期致力于中药炮制学和中药药剂学的学科交叉研究，开展中药炮制工艺规范化研究及炮制研究设计探索；第二梯队孙秀梅、吕文海，在中药炮制原理、炮制工艺规范化、饮片质量标准研究和中药炮制学课程建设方面颇有建树；第三梯队张学兰，长期致力于中药炮制技术传承、炮制机理及中药饮片质量控制研究；第四梯队李慧芬、张超、刘江亭、朱立俏，主要开展中药炮制药性变化原理、减毒增效原理和中药饮片质量标准研究，与第五梯队陈智、赵盼、张晓平、姜秋、赵鑫、吴鹏等，共同在前辈们的示范引领下，正逐渐成长为国内先进的优秀团队。

学科现有山东省优秀研究生指导教师1人，山东省五级中医药师承传承导师1人，山东省五级中医药师承继承人2人；全国中医药创新骨干人才1人，齐鲁卫生与健康杰出青年人才1人，山东省中医药重点学科中药炮制学科带头人1人，山东省中医药高层次人才学科带头人1人，山东省高等学校"青年创新团队发展计划"团队带头人1人，山东中医药大学首批科研创新团队首席专家1人，山东中医药大学青年科研创新团队召集人1人。形成了一支由炮制经验丰富的传承导师、学科带头人、炮制传承人组成的多学科交叉的炮制传承创新队伍。

三、科研研究

（一）研究方向

1. 中药炮制技术传承与转化应用研究

中药炮制技术的传承与转化应用研究是结合自身优势特色开展中药传统炮制技术传承、理论传承、文化传承、人才传承及其成果的转化应用研究。本学科对中药传统特色炮制技术和特色炮制品不断深化传承、挖掘和创新。

挖掘整理齐鲁中药炮制传承脉络和发展概况，总结归纳齐鲁中药炮制理论、炮制技术特色、炮制方法、炮制辅料和齐鲁名中药炮制专家的学术经验，梳理齐鲁特色炮制品和山东道地药材的加工炮制方法、炮制作用及临床应用，制作中药炮制技术影像资料，撰写出版《齐鲁中药炮制技术辑要》，促进齐鲁中药炮制技术传承、创新和推广应用。通过线上和线下方式建设中药炮制展示馆，建立中药炮制虚拟仿真技术平台，并在教学中推广应用；创立齐鲁炮制公众号，举办中药炮制培训班和中药炮制技能大赛，传承中药炮制技术，宣传中药炮制文化。开展中药传统蒸制、炆制技术与设备研究，研发九蒸九晒一体机和电磁炆药设备，实现了蒸晒和炆制自动化生产。研究制定了17种齐鲁特色饮片质量标准，并被收录于《山东省中药饮片炮制规范》2022年版。承担了国家重点研发计划课题"多种热力学形态的传统蒸制、炆制技术与装备研究"，国家中医药管理局中药炮制技术传承基地建设项目、齐鲁医学中药炮制技术传承整理项目等。

2. 中药炮制原理研究

中药炮制原理是指药物炮制的科学依据和药物炮制的作用，即探讨在一定工艺条件下，中药在炮制过程中产生的物理变化和化学变化，以及因这些变化而产生的药理作用的改变和这些改变所产生的临床意义，从而对炮制方法作出一定的科学评价。中药炮制原理研究多围绕中药炮制减毒、增效、调整药性或产生新药效的机制来开展，这是炮制原理研究的关键问题。

本学科围绕女贞子酒蒸、丹参酒炙、荷叶制炭、栀子炒焦炮制增效机理，远志甘草制、蒺藜炒制减毒增效机理，千金子制霜减毒机理，莱菔子"生升熟降"，黄芩"炒炭止血"等科学问题，采用中药化学、药理学、药剂学、代谢组学、肠道微生态学、分子生物学等多学科技术，从毒/效成分转化-吸收代谢-效应-靶点关联等角度深入阐释中药炮制的科学内涵。承担了中药炮制原理研究相关的国家自然科学基金、山东省自然科学基金等省级以上项目20余项。

3. 中药饮片炮制工艺与质量标准研究

中药饮片炮制工艺研究围绕炮制目的和临床应用，结合生产要求，提高中药炮制工艺的技术含量，研究适合机械化、规模化生产的炮制工艺，使其向自动化、智能化发展。中药饮片质量标准研究是应用现代科学技术将客观量化的指标与经验性指标相结合，建立更为合理的质量标准评价体系，不断提升中药饮片质量。

本学科在中药饮片炮制工艺研究中，注重结合企业生产实际，对传统炮制工艺及其技术参数进行优化、改进；注重炮制新装备在企业的推广应用，结合新装备优选炮制工艺；采用红外测温技术建立中药炒制饮片炮制终点快速判断方法。在中药饮片质量标准研究中，充分利用现代科学手段，实现传统质量标准客观化、数据化，使其适应新时代需要，如借用色差仪使饮片色泽数字化，采用显微成像技术使饮片显微特征颜色数字化，采用电子鼻、电子舌技术量化饮片气味；研究建立中药炮制品中辅料成分检测方法，建立具有生、制品个性特点的饮片质量标准；研究建立中药标准饮片制备技术规范和中药饮片分级标准，开展中医经典名方中药饮片炮制系统研究。目前已研究制定适于工业化生产的中药炮制工艺50余项，建立中药饮片质量标准70余项，制定4种中药标准饮片制备技术规范，制定6种饮片分级标准。有4种饮片质量标准收录于《中国药典》2020年版，20余种饮片质量标准收录于《山东省中药饮片炮制规范》2022年版。积极承担国家药典委员会牵头的全国中药炮制技术规范研究，针对诃子肉、香附、百合、莱菔子、黄精、桑枝、瓜蒌等20种饮片进行炮制技术规范研究，研制饮片炖制、煨制、发酵和发芽等通用技术规范及操作规程。协助饮片企业申报优质饮片品种2个、制定饮片内控标准180余种，助推产业化发展。

（二）研究成果

1. 科研成就

学科的"中药炮制现代研究"项目于1996年获山东省科技进步奖二等奖，"新药阿胶泡腾冲剂"项目于1997年获中华人民共和国教育部科技进步奖二等奖，"山东道地中药材加工炮制一体化与规范化基础研究"2005年获山东省高等学校优秀科研成果奖一等奖，"用灰思维构建中药及其复方药效物质'半仿生提取法'的技术平台"2012年获华夏医学科技进步奖一等奖。获得授权专利20余项，获得计算机软件著作权20余项，以第一作者或通讯作者发表高水平学术论文600余篇，其中SCI论文60余篇。山茱萸、香附、栀子、黄精等21种饮片炮制工艺及质量标准研究成果已对饮片企业进行了技术转让，提高了中药饮片企业的生产能力及规模化、现代化水平，创造经济效益400余万元。张学兰牵头的"中药饮片质量控制科研创新团队"获批山东中医药大学首批科研创新团队，张超牵头的"中药炮制青年创新团队"获批山东中医药大学青年创新团队。

2. 学科人员提出的中药炮制新理论、新观点

张学兰在研究基础上，提出了以下新观点：①远志经甘草汁煮制后毒性皂苷类成分水解为毒性较低或无毒的次级苷和苷元，甘草汁可促进毒性皂苷类成分的水解转化；甘草制远志通过调控肠道神经系统网络和 TLR4/NF-kB 信号通路，缓解生远志所致的肠动力障碍和肠道炎症，重塑肠道黏膜屏障功能，从而降低远志肠毒性；②荷叶制炭后具有抗凝血作用的生物碱类成分受热升华而含量降低，而具有止血作用的黄酮苷类成分分解为止血作用更强的黄酮苷元，从而导致荷叶炒炭后止血作用增强；③女贞子酒蒸后大分子环烯醚萜苷类成分水解生成次级苷或苷元，更利于机体吸收且药效增强，从而增强女贞子补益作用。

张超提出蒺藜炒制"杀酶减毒"和"脱糖减毒"新观点：生蒺藜室温贮存过程中，在共存酶β-葡萄糖苷酶作用下，无肝肾毒性的呋甾皂苷向具肝肾毒性的螺甾皂苷转化，蒺藜炒制后可破坏β-葡萄糖苷酶，阻止这种转化，避免具肝肾毒性的 terrestrosin D 等螺甾皂苷在贮存中含量升高。蒺藜炒制过程中，具有显著肝肾毒性的螺甾皂苷蒺藜皂苷 D 自外向内依次脱去糖链上的多个糖基，生成4种次级苷和海柯皂苷元，达到减毒目的。

陈智提出了中药制炭产生促进"存性"成分吸收的水溶性碳点纳米止血成分，从而增强止血作用的"炭药止血"新观点：黄芩、槐花、侧柏叶炒炭过程中产生的水溶性碳点纳米成分是发挥止血作用的关键物质，其直接作用于出血病灶；黄芩炭、槐花炭、侧柏叶炭存留的黄酮类成分是其"存性"的主要组成部分，其主要针对引起出血的血热病症，"炭化"与"存性"密不可分，水溶性碳点可促进"存性"成分在体内的吸收转运代谢，间接增强凉血止血作用，两者通过多维度协同效应共同发挥凉血止血功效。

（三）学术交流

2016年8月，山东省第一期中药炮制技术传承培训班在济南开班；2017年6月，承办第一期全国中医师中药炮制理论和技术培训班；2018年3月，举办山东省中药炮制技术传承基地现场交流会。举办山东省中药炮制工培训班，承担了山东省五级中医药师承中药类培训班中药炮制学的教学任务。张学兰作为中华中医药学会中药炮制分会连续两届副主任委员，多次作学术报告。选派优秀教师外出访学，组织学科人员参加国内外高层次学术会议和中药炮制技术培训班。举办省级和校级中药炮制技能大赛12次，派出10余人参加省级以上中药炮制大赛执裁，对饮片生产提供技术指导，协助饮片企业制定饮片内控质量标准。大大提高了学科人员的学术水平，为我国中药炮制事业发展作出了重要贡献。

四、人才培养

山东中医药大学中药学学科，1981年首批获得一级学科硕士学位授予权，1998年获批中药学博士学位授予权，2005年建立中药学博士后科研流动站。构建"以文化人，以德立身，以术彰业"的本、硕、博高素质复合人才培养体系。本科开设了创新实验班（中药凤梧班），实行导师制管理，增加科研专项训练，开设双语课程，支持学生开展跨学科学习与研究，提升综合素养与能力，注重发展潜能和创新潜质培养，努力探索创新型中药人才培养模式。试行"申请-考核"制博士与硕博连读研究生招生制度。

中药炮制学科已培养博士后1人，博士13人、硕士114人，师承人员2人。研究生中有3名获得国家奖学金，5名研究生的毕业论文获山东省优秀博士/硕士学位论文，多名学生获得"山东省优秀毕业生"等称号。研究生毕业后，大多工作于高校、科研院所等，爱岗敬业、工作扎实，成为单位的业务骨干，受到用人单位和社会的广泛赞誉。

五、教 学 改 革

（一）课程设置

山东中医药大学中药炮制学科为本校中药学、中草药栽培与鉴定、中药资源与开发、药学、制药工程、药物制剂等本科专业及中药学专业博士、硕士研究生开设中药炮制相关课程。

我校中药炮制学科在校内外建立了用于学生认知实习、生产实习、毕业实习的实践基地。校内建有包括中药标本馆、中医药博物馆、炮制中试车间、古法炮制室等认知实习场所；建设了中药炮制虚拟仿真实验教学平台，为中药炮制的实验实践教学提供在线虚拟仿真实训资源。校外与山东百味堂中药饮片有限公司、山东宏济堂制药有限公司等单位建有生产实习和毕业实习实践基地。

教学成果方面，孙秀梅2008年被评为山东省第四届教学名师；吕文海教授2007年获得中华中医药学会全国首届中医药学术传承高徒奖；张学兰2016年被评为山东省五级中医药师承传承导师，2019年被评为山东省优秀研究生指导教师；1989年建立中药炮制学教学新体系获得山东省优秀教学成果奖；李慧芬获得中华中医药学会首届"雷公杯"中药炮制青年教师授课与技能大赛一等奖、国家中医药管理局首届中药炮制技术传承基地理论与技能比赛二等奖。本学科是科学出版社"十四五"普通高等教育本科规划教材《中药炮制学》主编单位，是首版研究生教材《中药炮制学专论》的副主编单位。主编、参编高等教育"十五"至"十三五"教材《中药炮制学》及专著《中药炮制现代研究》等40余部。

（二）课程改革

本学科承担了山东中医药大学本科、硕士、博士各层次的中药炮制相关课程。中药炮制学和中药炮制学实验是我校中药学专业最早设立的专业课。20世纪90年代，张兆旺、孙秀梅、张学兰教授自编《中药炮制现代研究》教材，为中药学专业开设中药炮制现代研究选修课程，该课程为中药炮制学课程的重要分支课程。随着专业的进一步分化和教学改革，为了进一步培养学生的中医药思维和科研思维，中药炮制现代研究现已建设成为中药学（专升本）专业的必修课程。2019年，中药学本科专业开设中药炮制实训选修课程，2022年本课程已改为中药学本科专业必修课程，该课程采用现代炮制设备结合饮片厂见习进行教学。另外，为中药学专业硕士研究生开设中药炮制学专论，为中药学专业博士研究生开设中药炮制现代研究。

六、条件建设

学科现有国家中医药管理局中药炮制技术传承基地和山东省中药炮制工程技术研究中心2个省部级科研平台。学科建有320 m^{2}的中药炮制研究室，另建有4个面积共600 m^{2}的炮制实训室，实验室配置了录播系统和多媒体教学系统，以及蒸药箱、炒药机、切药机、高效液相色谱仪等炮制设备。本学科依托山东中医药大学药学公共服务平台、医学公共服务平台和实验动物中心等，配备有Q-Exactive高分辨液质联用仪、600 M核磁共振波谱仪、基质辅助激光解析电离串联飞行时间质谱仪、激光显微拉曼光谱仪、三重四极杆液质联用仪、共聚焦显微镜等大型仪器44台套，科研仪器设备总值达3亿多元，这些仪器设备均可在仪器共享管理平台预约使用，且配备专人维护，为中药炮制学科的产、学、研、教提供了坚实的硬件保障。

七、学科管理

学校建立了学科建设专家委员会，制定了《山东中医药大学重点学科建设工作实施方案》，对学科建设目标和任务进行论证、监督执行和绩效评价。本学科制定了学科快速发展规划，建立了学科带头人、后备学科带头人岗位职责、经费使用管理等管理制度。团队人员分工明确，岗位责任明确，检查督导措施到位，充分调动团队每个人的积极性和潜能，确保团队的活力与战斗力。以学科为基础，制定科学合理的绩效评价办法，开展中期和期末评价，加大经费动态支持力度，形成激励约束机制，增强建设实效。加强过程管理，实施动态监测，及时跟踪指导。学科统筹安排建设和改革任务，综合考虑各渠道资金和相应的管理要求，设定合理、具体的分阶段建设目标和建设内容，细化具体的执行项目，提出系统的考核指标，避免平均用力和工作碎片化。

山东中医药大学中药炮制学科自成立以来，秉承"厚德怀仁、博学笃行"的校训，坚持"以文化人、厚重基础、注重传承、勇于创新"的发展理念，立足山东、面向全国，为"健康中国"战略实施、中药产业发展提供了有力的技术服务和人才支撑，助推中医药高质量发展。经过40余年的科研探索和学术积淀，在中药炮制学科队伍建设、人才培养、科研创新、社会服务等方面取得了显著建设成效。展望未来，我们将立足学科优势，进一步加强条件建设和学科内涵建设，丰富教学资源，打造高水平课程，加大高层次人才引进力度，提升学科人员的科研创新能力和社会服务能力，争取学科水平再上新台阶。

撰稿：张学兰　赵　鑫
审稿：张　凡　贾天柱

3　山东省中医药研究院中药炮制学科

一、发展历程

山东省中医药研究院是全国最早从事炮制研究的两个单位之一，成立于1958年。成立之时就设立了中药炮制研究室，冯宝麟与庄立品开始了中药炮制研究工作。冯宝麟等老一辈科学家作为中药炮制研究领域的开拓者，在探索中药炮制研究方法和途径等方面做了大量工作，为中药炮制研究奠定了基础并起到了引领作用，在全国中药炮制领域享有较高声誉。

1970年至1987年，王琦任炮制组负责人；1987年至1990年，庄立品任炮制研究室主任、王琦任副主任；1990年至1993年，王琦任主任；1991年至1994年，卢充伟任副主任。其间先后主持承担多项"七五""八五"国家科技攻关计划项目并取得了一系列科研成果，尤其是庄立品与王琦等人研制的中药减压冷浸软化装置，是当时国内饮片生产浸润软化工序的最新设备。该设备在保证中药药性、符合中药炮制理论的前提下，提高了中药材软化效率，为确保中药饮片质量、实现中药饮片的机械化生产奠定了坚实基础，该设备的研制开创了中药炮制设备现代化的先河，至今仍是中药饮片生产浸润软化工序的常用设备，该项工作于1985年获卫生部科学技术进步奖乙等奖。"八五"期间中药炮制学科为国家中医药管理局重点学科，炮制研究室为国家中药饮片攻关协作组副组长单位，由王琦为副组长主持承担总体攻关方案的制定和项目指导工作。

1994年至1997年，孙立立任副主任；1997年至2012年，孙立立任主任。在"十五""十一五""十二五"期间，孙立立多次作为专家参评国家中医药管理局中药炮制相关项目。2003年以后，中药炮制研究室在探索钻研进程中不断地开创进取、总结创新，研究水平不断攀登新的台阶，科研工作不断取得佳绩。

2013年至2020年，葛秀允任副主任；2020年至2021年，石典花为临时负责人；2021年，中药炮制研究室更名为中药炮制研究所；同年至今，石典花任所长，戴衍朋任副所长。

炮制所经过65年的建设和发展，具备了坚实的研究基础，积累了丰富的经验，形成了稳定的研究方向。现拥有"国家中医药管理局中药蜜制和制炭炮制技术与原理重点研究室""国家中医药管理局全国名老中医药专家冯宝麟传承工作室""国家中医药管理局中药炮制技术传承基地""山东省医药卫生中药炮制研究重点实验室""全国著名中药炮制专家王琦传承工作室""名老中药鉴定专家姚廷芝传承工作室""名老中药炮制专家姜保生传承工作室""山东省中医药中药炮制学重点学科""石典花中药炮制科普工作室"等学科平台。此外，2021年中药炮制研究所依托齐鲁医派中医学术流派传承项目在全省建立了12家传承推广工作站，2022年发起成立了由20家单位参加的山东省黄河流域中药炮制联盟，2023年牵头成立了山东中医药学会中药炮制专业委员会和山东省中药炮制人才培训中心。

二、学术队伍

（一）学科带头人

冯宝麟（建设周期：1958～1970年），详见学术人物章。

王琦（建设周期：1970～1993年），详见学术人物章。

孙立立（建设周期：1994～2015年），女，1953年生，山东莱西人，研究员，知名中药炮制专家，第七批全国老中医药专家学术经验继承工作指导老师，第三批和第五批山东省中医药五级师承指导老师。国家中医药管理局中药蜜制和制炭炮制技术与原理重点研究室主任，国家中医药管理局全国名老中医药专家冯宝麟传承工作室负责人。曾兼任《中成药》杂志编委，中华中医药学会中药炮制分会副主任委员、特聘顾问，中国中药协会中药饮片专委会特聘专家，世界中医药联合会中药饮片质量专委会副理事长等。

孙立立研究员从业40余年来，一直在中药炮制研究工作第一线，具有较高学术水平和科研能力，取得了较为丰硕的成果。先后主持及主要承担了"七五""八五""十五"国家科技攻关计划和"十一五"国家科技支撑计划、国家自然科学基金项目、国家中药标准化项目、科技部科技基础条件平台建设专项、国家药典委员会项目、国家中医药管理局项目等20余项以及多项山东省中医药科技发展计划项目、2012年版《山东省中药饮片炮制规范》研究制订项目，其中10余项成果获国家中医药管理局、中华中医药学会、省人民政府、省科学技术厅及省卫生健康委员会一、二、三等奖。20余项成果通过国家验收和鉴定，发表学术论文100余篇，主编著作1部，参编教材3部，授权国家发明专利14项，培养硕士研究生10人。曾连续四年被评为山东省中医药研究院"科研标兵"，2012年获"齐鲁巾帼发明家"荣誉称号。

石典花（建设周期：2020年至今），女，1981年生，山东平度人，研究员，博士，硕士生导师，现为中药炮制研究所所长，国家中医药管理局中药炮制技术传承基地建设项目负责人（2022年），山东省科普专家工作室负责人，山东省中医药中药炮制学重点学科负责人。为全国中药特色技术传承人才、第七批全国老中医药专家学术经验继承人、山东省高层次人才、山东省中医药高层次人才（学术带头人）、齐鲁卫生与健康杰出青年人才、山东省卫生系统青年岗位能手、山东省五级中医药师承继承人、山东省中医药文化科普巡讲专家。兼任山东中医药学会中药炮制专业委员会主任委员、中华中医药学会中药炮制分会常务委员、山东省中药协会中药饮片分会副会长、山东中医药学会中药分会副主任委员等。工作至今，主持国家自然科学基金、山东省自然科学基金、山东省重点研发计划、鲁甘科技协作计划、国家中医药管理局科技司共建科技项目、齐鲁医派中医学术流派传承项目、山东省卫生健康政策研究课题、山东省中医药特色疗法挖掘整理项目、山东省中医药科技发展计划等课题10余项，《山东省中药饮片炮制规范》制订项目6项，主要参与国家科技支撑计划、中医药行业科研专项、国家自然科学基金等课题30余项，获各级奖励14项，鉴定或验收成果40余项，授权发明专利15项，主编著作1部，参编6部，发表论文70余篇。

（二）学科团队

1958年至今，在山东省中医药研究院从事中药炮制研究的工作人员有冯宝麟、庄立品、王琦、赵小桐、孙立立、郭长强、张典瑞、卢充伟、胥戈、李群、赵新芝、石典花、周倩、戴衍朋、葛秀允、张乐林、卢琪、朱娟娟、曲珍妮、周巧、吕畅。

炮制所现有团队人员：石典花、戴衍朋、李群、朱娟娟、卢琪、曲珍妮、吕畅、周巧。

三、科研研究

（一）研究方向

1. 中药炮制理论与原理研究

以中医药理论为指导，明晰炮制历史、炮制原始意图，研究炮制对药效物质的影响，从化学成分变化的角度揭示中药炮制前后药性、功效变化的物质基础，用现代药理与分子生物学等手段研究炮制增效减毒、生熟异治（用）的作用机制，通过多学科交叉，综合分析，揭示炮制原理的科学内涵，丰富其炮制理论。

围绕该方向开展的代表性项目包括国家自然科学基金项目5项：地榆炭炮制原理研究；艾叶炭炮制原理研究；基于ADME和灰色关联分析的地榆制炭止血物质基础和炮制原理研究；基于共有药效物质的四种来源郁金饮片临床用药等量性研究；基于谱效关系及代谢组学技术解析甘草蜜炙增效炮制原理。此外还有山东省自然科学基金青年项目、面上项目、重点项目及山东省重点研发计划项目等。

2. 中药炮制工艺与质量标准规范化研究

以中医药理论为指导，在继承传统、明晰炮制原意的基础上，利用现代技术手段和新的工艺方法，规范饮片炮制工艺技术和质量标准，探寻可针对炮制品质量评价的专属性评价标准指标，建立可有效评价饮片炮制程度和饮片质量的科学化饮片炮制工艺技术和质量评价标准，保证中药饮片质量、疗效的稳定性和可靠性。

围绕该方向，开展了大量工作，有效促进了中药饮片工艺的规范和质量控制标准提升。先后承担"七五"国家科技攻关计划4项，"八五"国家重点科技项目（攻关）计划4项，"十五"国家科技攻关计划4项，"十一五"国家科技支撑计划7项，2008年中医药行业科研专项1项，2010～2011年中医药行业科研专项4项，2015年中医药行业科研专项2项，国家药典委员会项目6项，国家中药标准化项目、科技部基础专项、国家中医药管理局项目、国家中医药管理局科技司共建科技项目各1项及山东省重点研发计划项目6项。

3. 中药炮制学术思想与经验传承、创新研究

构建以人才培养为主体，以学术和技术传承为两翼的体系，探索理论和实践相结合的人才培养模式，通过传承项目、传承工作室、传承基地的实施与建设，梳理传承脉络，明确学术和技术传承谱系，建立官方、民间双拜师双培养的人才传承模式，在继承老一辈名中医药专家、老药工炮制学术思想和炮制技艺的基础上，促进中药炮制的传承创新发展。

围绕该方向开展的代表性项目有国家中医药管理局中药炮制技术传承基地建设项目；"十一五"国家科技支撑计划项目：冯宝麟先生中药炮制研究经验、学术思想研究；国家中医药管理局分项目：中药炮制技术；国家中医药管理局全国中药特色技术传承人才培训项目（2019年和2023年各1项）；国家中医药管理局第七批全国名中医药专家学术经验继承项目；山东省中医药高层次人才培育项目（学术带头人）；山东省五级中医药师承项目（第三批和第五批）；齐鲁医派中医学术流派传承项目——中药蜜制和制炭中医药特色技术；山东省中医药特色疗法挖掘整理推广应用项目2项（中药制炭技术、中药蜜制技术）等。

（二）研究成果

1. 科研成就

自"七五"至今，炮制所先后主持承担"七五""八五""十五"国家科技攻关计划和"十一五"国家科技支撑计划24项，国家自然科学基金项目5项，国家中医药行业科研专项7项，国家中药标准化项目、科技部科技基础专项分项目、国家药典委员会项目等课题10余项，省部级课题20余项，厅局级课题40余项；通过国家、省和厅局验收和鉴定成果100余项；获卫生部乙级科学技术成果奖1项和国家中医药管理局科技进步奖一等奖2项、二等奖2项，中华中医药学会科学技术奖一等奖2项、二等奖1项、三等奖1项，中国民族医药协会科学技术奖一等奖1项，山东省、辽宁省科技进步二等奖3项、三等奖3项，厅局级科技奖励近20项，此外还获得华东地区科技出版社优秀科技图书二等奖1项，首届全国优秀医史文献图书及医学工具书银奖1项；授权国家发明专利28项，转让专利1项；参与了多版《中国药典》《全国中药炮制规范》及历版《山东省中药饮片炮制规范》的编纂工作，主编出版《古今中药炮制初探》《中药饮片炮制研究与临床应用》《现代中药炮制与质量控制技术》《中药饮片炮制彩色图谱》《实用中药饮片炮制彩色图谱》《冯宝麟中药炮制研究之路》《新编实用中药彩色图谱》《姜保生中药炮制与调剂经验辑要》《王琦中药研究学术思想述要》《姚廷芝传统中药鉴别经验辑要》等著作；发表学术论文400余篇；培养研究生30余人；筹划和组织了一系列山东省中药炮制培训和学术交流活动，从2012年至今先后举办9期国家级中医药继续教育项目和省级中医药继续教育项目，培训人数达1100余人，有效促进了全省中药炮制技术、饮片鉴别水平和临床用药水平的提升，为中医药强省建设作出了积极贡献。

2. 学科提出的新理论、新观点

冯宝麟　①中药炮制的发展情况大体可分为三个时期：春秋战国至宋代是中药炮制技术的起始和形成期；元、明时期是炮制理论的形成期；清代是炮制品种和技术的扩大应用期。②中药炮制研究可按炮制的基本技术分类研究。③创造新的炮制法和新型炮制品。

庄立品　①中药饮片应制定"表""里"并重的质量标准，如以煎出率为指标制定中药饮片厚度标准。②老药工的鉴定、炮制经验应采用现代研究方法进行诠释。③注重炮制设备现代化研究和应用。

王琦　①炮制研究可分为"两个时期三个阶段"：文献研究期、实验研究期，治标阶段、标本兼治阶段、治本阶段。②饮片现代质量标准（成分定性与定量）应与传统质量标准（形、色、气、味）相吻合或一致（判断标准和根据为功效）。③饮片功效应进一步验证、筛选，形成准确、速效、高效的适应证，改变目前多种功能、主治，炮制前后主治相同及针对性不强的弊端。

（三）学术交流

鼓励和支持科室成员通过参加中华中医药学会中药炮制分会、中国中药协会中药饮片质量保障专业委员会年会、世界中医药学会联合会中药饮片质量专业委员会、中药分析专业委员会以及山东中医药学会中医药科研产业化分会、中药分会、中药饮片质量控制工作委员会，山东省药学会药剂专业委员会、山东省中药协会中药饮片分会等学术会议和国家级、省级中医药继续教育项目，到饮片企业、医疗机构、高校科研院所调研等方式开展学术交流。

四、人才培养

（一）对外人才培养

1. 本科生、硕士、博士培养情况

山东省中医药研究院是山东中医药大学、济宁医学院等院校本科生实习带教单位，中药炮制研究所累计带教本科实习生200余人。2004年至今，4人被遴选为山东中医药大学硕士生导师，1人为山东大学硕士生合作指导老师，共计带教硕士生26人，其中3人考取了北京大学、中国中医科学院和山东中医药大学的博士研究生，均已顺利毕业。

2. 举办国家级和省级中医药继续教育项目进行人才培养

炮制所分别于2012年、2013年、2014年、2016年、2020年、2021年、2022年、2023年举办9期国家级和省级中医药继续教育项目，培训学员1100余人次，通过开展培训和学术交流，有效提升了山东省中药从业人员中药炮制技术水平和饮片鉴别水平。

3. 进修和专题培养

通过对外接收进修生和指导山东中医药大学扁鹊班学生进行炮制实践等形式讲授中药炮制知识。

4. 师带徒培养

2023年，通过传统收徒的方式，带教培养炮制学术传承人。

（二）科室人才培养

1. 基于各级人才项目培养

（1）全国中药特色技术传承人才培训项目，石典花（培养周期：2019～2022年），通过国家中医药管理局组织的结业考核，2023年3月获结业证书；2023年戴衍朋入选该项目（培养周期：2023～2026年）。

（2）山东省五级中医药师承项目，指导老师：孙立立，第三批继承人：石典花，周倩

（培养周期：2015～2018年）；第五批继承人：戴衍朋，孙付军（培养周期：2017～2020年）。两批继承人均已通过山东省卫健委组织的出师考核，获得结业证书。

（3）齐鲁卫生与健康杰出青年人才培育项目，石典花，周倩（培养周期：2020～2025年）。

（4）山东省中医药高层次人才培育项目，学术带头人：石典花（培养周期：2021～2022年），2022年12月完成考核。

（5）第七批全国名老中医药专家学术经验继承项目，指导老师：孙立立，继承人：石典花，戴衍朋（培养周期：2022～2025年）。

2. 跟师及传承工作室

2015年6月，石典花、周倩、戴衍朋、张乐林4人拜姜保生（全国第一批老药工）和姚廷芝（知名中药鉴定专家）为师，通过师带徒方式，跟师学习传统中药炮制技术和饮片鉴别经验。此外还以国家中医药管理局全国名老中药专家冯宝麟传承工作室、全国著名中药炮制专家王琦传承工作室、名老中药鉴定专家姚廷芝传承工作室和名老中药炮制专家姜保生传承工作室为传承平台，以《冯宝麟中药炮制研究之路》《王琦中药研究学术思想述要》《姚廷芝传统中药鉴别经验辑要》《姜保生中药炮制与调剂经验辑要》为主要学习教材进行人才培养。

五、社 会 服 务

炮制所通过助推全省中药饮片生产企业的饮片质量与品牌提升、协助山东医学高等专科学校等兄弟院校平台建设、在全省医疗机构、饮片企业建立传承推广工作站、通过举办国家和省级中药炮制继续教育项目、进企业进行专题讲座等形式提高专业人员炮制和饮片鉴别技术水平，提升中药炮制行业服务能力；通过进校园、社区、企事业单位开展专题讲座、展示炮制技术、录制电视和广播节目、参加中医药文化节、文化夜市、重阳节义诊等多种方式，提升中药炮制的社会健康服务能力，上述活动取得了良好的经济和社会效益。

六、条 件 建 设

（一）国家、省、市研究平台及学科介绍

1. 国家中医药管理局中药蜜制和制炭炮制技术与原理重点研究室

国家中医药管理局中药蜜制和制炭炮制技术与原理研究重点研究室于2009年由国家中医药管理局批准建设，是全国三个炮制重点研究室之一，研究室主任为孙立立。

研究室以现代科学技术为手段，以传承创新为目标，建立传统与现代相结合的中药蜜制和制炭研究技术平台，建立符合中医药特点的中药炮制原理研究思路和方法。在研究室建设期间以蜜制和制炭中药炮制课题为依托，在中药炮制对药效物质影响研究、中药炮制对药效作用影响机理研究、中药炮制技术及原理研究、中药炮制工艺及质量标准研究等方面开展了大量工作，经过10余年建设，取得了一系列研究成果，切实提升了研究水平，促进了中药蜜制和制炭领域纵深发展，同时在人才队伍、硬件设施、科研管理等方面均取得长足发展。

2. 国家中医药管理局全国名老中医药专家冯宝麟传承工作室

全国名老中医药专家冯宝麟传承工作室于2010年7月由国家中医药管理局批准建设，是全国第一批仅有的两家中药方面工作室之一，工作室主任为孙立立，工作室于2014年10月通过国家中医药管理局验收。

工作室建设期间，工作室成员从整理开创我省中药炮制研究先河的冯宝麟研究员的学术思想、研究经验入手，收集整理了冯宝麟研究员论文35篇，专著3部，查阅科研课题原始记录20余项。总结了冯宝麟等名老中药专家中药炮制研究经验和学术思想，并传承运用于科研，通过传承炮制研究经验，工作室在规范炮制工艺和质量标准方面做了大量工作。发表相关论文40余篇；主编出版专著3部，参编4部；完成炮制科研课题16项，其中国家级3项，厅局级13项；中标科研项目17项，其中国家级8项，省部级2项，厅局级7项；获山东省科技进步奖二等奖1项；授权发明专利6项；建设"全国名老中医药专家冯宝麟传承工作室"网站，录制传统中药炮制技术影像50余部并拍摄相关照片。此外还分别于2012年、2013年和2014年举办了2期国家级、1期省级中医药继续教育项目。传承工作室的建设对于继承和发展冯宝麟炮制学术思想、传承传统中药炮制技术、培养中青年炮制学科人才、提高科研人员素质具有重要意义。

3. 国家中医药管理局中药炮制技术传承基地

中药炮制技术传承基地于2015年8月由国家中医药管理局批准建设，我院是全国首批24家建设单位中唯一一家科研院所，负责人为于宗渊（副院长），第一轮建设工作于2019年12月通过国家中医药管理局验收。2022年4月获批为第二轮国家中医药管理局中药炮制技术传承基地建设单位，负责人为石典花研究员。

基地以炮制学术、技术传承和发展为核心，通过建设，在人才、硬件建设和社会宣传、服务能力等方面得到了全面的提升。建立了学术和技术传承谱系和官方、民间双重拜师的人才传承模式；主编出版著作3部，参编出版著作10部；举办培训班8期，培训人数900余人；挖掘地方特色炮制工艺14种，录制传统炮制技术视频100余段，协助拍摄东方卫视《本草中华》、南京中医药大学姜保生老药工焖煅荷叶炭、山东省卫健委宣教中心非遗宣传片煅莲房炭等视频；与企业共建传统中药炮制技术传承实验室，挂牌成立全国著名中药炮制专家王琦传承工作室、名老中药鉴定专家姚廷芝传承工作室、名老中药炮制专家姜保生传承工作室；收集或仿制炮制相关古物40余件；通过接待外宾，与电视台、节目电台等媒体合作录制节目，走进山东省卫健委等10余家企事业及媒体单位、社区、校园等方式宣讲推广中药炮制文化；建立了山东省中药饮片数据库；通过连续三年对山东省121家二级以上中医院中药饮片质量进行抽查、对全国6省市14家中药饮片企业进行调研等方式了解掌握饮片产业及临床应用中存在的问题；通过专利转让，与企业联合申报科研项目，协助企业申报优质饮片品种及临方炮制研究等方式全面提升基地的服务能力。

4. 山东省医药卫生中药炮制研究重点实验室

中药炮制研究重点实验室是2013年5月由山东省卫生健康委员会批准的首批山东省医药卫生重点实验室，主任为闫雪生。

中药炮制研究重点实验室以中药炮制基础研究及应用基础研究为主，解决中药炮制学科共性关键问题，在推动中药炮制学科学术理论向纵深发展的基础上，重点加强中药炮制学术思想与炮制经验传承和创新研究、中药饮片炮制工艺和质量标准规范化的研究和中药炮制理论及原理研究，致力于饮片炮制新工艺的开发，切实服务山东省健康产业。

5. 山东省中医药中药炮制学重点学科

中药炮制学重点学科是2022年10月由山东省卫生健康委员会批准的山东省中医药重点学科，学科带头人为石典花。

中药炮制学重点学科以传统中医药理论为指导，以人才培养为核心，以提高临床疗效、降低毒性为目的，运用化学、药理、毒理、分子生物学等多学科交叉方法，在传统中药炮制经验传承创新、炮制原理和理论及中药炮制工艺与质量标准规范化等方面开展深入研究，推动中药炮制学科传承和创新发展。

6. 山东省科普专家工作室

石典花中药炮制科普工作室是2023年12月由山东省科学技术协会和山东省科技厅批准的山东省科普专家工作室，领衔专家是石典花。

石典花中药炮制科普工作室主要通过积极搭建炮制科普宣传平台，建立炮制相关微信公众号；制作炮制原创性视频，撰写科普图文，开发科普资源；参加公益活动、参与全国科普日活动、进校园、进企事业单位、录制公益节目等方式科普宣传中药炮制。加强科普队伍建设，通过加强学习交流和培训等形式，增强科普意识，提升科普服务能力。

（二）自建平台

1. 全国著名中药炮制专家王琦传承工作室

王琦研究员是全国著名中药炮制专家，是我国中药炮制研究的先行者、开拓者和长期实践者，形成了山东中药炮制研究的学者风格。王琦研究员工作经验颇丰，科研成果、学术论著颇多，具有独到的学术观点和较系统的学术思想。为更好地推动我院中药炮制研究工作传承创新，加快培养炮制中青年人才，助力我省中药炮制事业进一步发展，2021年12月揭牌成立了"全国著名中药炮制专家王琦传承工作室"。工作室采用视频、参观、学习、阅读、讲座、研讨、讨论等多种形式，传承、培养、提高科研人员智慧、能力和水平。

2. 名老中药鉴定专家姚廷芝传承工作室和名老中药炮制专家姜保生传承工作室

姚廷芝、姜保生老先生都已过耄耋之年，是饮誉齐鲁中药界、学验俱丰的中药大家，济南建联中药的终身顾问。姚老长期致力于中药鉴定工作，尤擅鉴别贵细药材，著有《中药真伪经验鉴别》《姚廷芝传统中药鉴别经验辑要》。姜老是知名中药炮制专家、我国第一批国家颁发证书认可的老药工，拥有丰富的中药传统炮制经验，著有《饮片炮制规程》《姜保生中药炮制和调剂经验辑要》等，其煅荷叶炭特色技艺在东方卫视《本草中华》播出，为中药炮制学科发展作出了积极贡献。自20世纪70年代起，两位老专家经常应邀到我院指导中药饮片鉴定和炮制工作，2015年至今带教炮制所4名徒弟，传授传统饮片鉴别和炮制特色技艺，有力促进了中药饮片鉴定水平的提高、炮制学科的发展和科研水平的提升。为进一步传承好、挖掘好两位老先生特色技艺和经验，推动中药鉴定和炮制领域的守正创新，2021年11月揭牌成立了"名老中药鉴定专家姚廷芝传承工作室"和"名老中药炮制专家姜保生传承工作室"。

七、学科管理

炮制学科自成立以来，在学习借鉴院内外优秀单位相关经验基础上，不断总结经验、修订完善，形成了系统的管理制度。每年组织科室人员进行管理制度的修订，在实验室安全、信息保密、人员培养、团队建设、试剂管理、仪器管理、知识产权、科研诚信、经费使用、学科发展、规划设计等各方面加强制度建设。此外，结合依托单位山东省中医药研究院出台的相关政策和制度，对运行机制进行补充完善，充分调动炮制所成员的工作积极性，营造良好的学术科研氛围，为课题申报、团队建设、人才培养、成果产出及平台建设等方面提供机制保障。

65年来，炮制所历代前辈克服困难，顽强拼搏，辛勤付出，刻苦钻研，孜孜以求，为炮制所的发展奠定了坚实的基础，为全省乃至全国中药炮制研究工作和学科发展作出了重要贡献。65年来，炮制所不断完善人才培养机制，积极开展学术交流，注重平台与学科建设，逐渐形成了稳定的研究方向，取得了一系列研究成果和建设成效。未来，我们将秉承老一辈专家勇于探索的科研精神和脚踏实地的敬业精神，坚定走好中药炮制研究之路，肩负起传承中药炮制精华、促进中医药创新发展的责任和使命，让中药炮制薪火相传，通过进一步加强炮制人才的学术和技术培养，强化科研成果产出，促进产学研合作融合，积极推进中药炮制学科建设，使其在完善中医药产业链和服务百姓健康中发挥更大作用！

撰稿：石典花　周　巧
审稿：刘蓬蓬　贾天柱

4 山西中医药大学中药炮制学科

一、发展历程

山西中医药大学中药炮制学科成立于2000年，同年组建实验室开展教学及研究工作；2006年开展山西省中药饮片地方标准的研究；2011年开展研究生教育，张朔生教授获批国家自然科学基金面上项目"基于峻泻逐水及毒性与商陆皂苷甲变化相关的商陆炮制科学内涵的构建"，实现国家自然科学基金项目零的突破；2012年成为校内重点建设学科，同年组建了中药炮制与方药配伍科技创新团队。2021年12月，在山西中医药大学中药炮制学科带头人张朔生教授的带领下，经过山西省科学技术厅组织的专家组论证答辩和现场考察，获批中药炮制山西省重点实验室。经过23载不懈奋斗，本学科以传统中药炮制理论为指导，以山西省道地药材加工炮制研究为重点，借鉴其他交叉学科知识与技术手段，以中药炮制药效毒理研究、中药炮制工艺参数客观化表征、中药饮片质量标准研究为主要目标，在"传统炮制火力/火候-温度-关联物质基础-增效减毒科学内涵的相关性"研究方面取得一定成绩，并形成本学科研究特色。

近年来在张朔生教授的带领下，中药炮制研究团队在对传统中药炮制理论与炮制方法进行传承的基础上，采用生物效价评价方法、热分析技术等现代科技手段和方法，对炮制工艺、炮制减毒增效的机理进行研究。其中，采用热分析技术对传统中药炮制火力、火候进行客观表征的研究方法在中药炮制领域处于领先地位。

二、学术队伍

（一）学科带头人

张朔生（建设周期：2000年至今），教授，博士生导师，现任我校中药与食品工程学院院长、第七批全国老中医药专家学术经验继承工作指导老师、山西省学术技术带头人，山西省中药材产业技术体系首席专家，兼任中国中药协会中药质量与安全专业委员会副主任委员、中国中药协会中药发酵药物专业委员会常务副主任委员等职务，主要从事山西道地中药材炮制工艺规范化、产品标准化及中药炮制机理等研究。张朔生在注重传承的基础上，应用现代科学技术对中药传统炮制理论和技术进行进一步地挖掘、整理和研究，探讨炮制理论，解析炮制原理，采用热分析技术开展对传统中药炮制火力、火候客观表征的创新性研究，规范、改进并创新炮制工艺。相关项目及其研究成果在传承与创新发展我省中药产业、指导相关企业规范化生产以及临床用药的安全有效方面起到了重要的作用。

近年来，张朔生主持国家和省部级项目8项，发表学术论文90余篇（其中SCI收录10篇），申请专利10项，已授权1项，培养研究生26人，近三年科研经费累计295.773万元。讲授本科中药炮制学课程以及研究生中药炮制学专论等课程。

（二）学科梯队

我校中药炮制学科组建以张朔生为负责人，以中药化学、中药鉴定、药剂、分析、药理等多学科专业背景的骨干教师为主要成员的研究团队。目前中药炮制研究团队由29名专业技术人员组成，其中拥有博士学位19人，硕士学位8人，学士学位2人；教授6人，副教授9人，高级职称人员占52%；博士生导师5人，硕士生导师9人，人才梯队构建合理。

三、科研研究

（一）研究方向

1. 中药炮制理论与炮制原理研究

深入挖掘山西道地药材道地或独特的炮制工艺精髓，采用热分析及其联用技术对饮片炮制工艺关键因素（火力、火候）和炮制机理（热解特性）进行深入研究；同时利用色谱及色谱质谱联用等技术，研究炮制过程中的成分变化规律，寻找差异成分及结构转化的原因。通过药效研究及谱效相关的方法，联合炮制前后成分变化进行相关性研究，从而确定功效物质基础，阐释炮制机理。上述工作成功申请并主持国家自然科学基金面上项目"基于代谢组学及热分析技术的地黄炭止血'存性'与制炭工艺相关性研究"（81673601，2017-01至2018-12）和青年项目"基于成分与归经关联的'活性化学成分群模拟炮制'探究川芎酒制治疗脑血栓的科学内涵"（81703704，2018-01至2020-12）以及省级项目1项。

2. 中药炮制减毒与安全性评价研究

研究有毒中药化学物质组成和毒性表现、作用特点、影响因素，探究有毒中药化学物质组成和毒性表征的共性规律。通过体内外药效、毒理实验验证中药炮制前后对机体的影响，通过代谢组学联用技术，探明中药通过炮制后对体内代谢途径的影响，建立了有毒中药"毒性—功效"的关联毒性评价研究模式和安全性评价方法。上述工作成功申请并主持国家自然科学基金面上项目"基于峻泻逐水及毒性与商陆皂苷甲变化相关的商陆炮制科学内涵的构建"（81173555，2012-01-01至2015-12-31）及省级项目共2项。

3. 中药饮片质量标准规范化及炮制共性技术研究

以传统中药饮片炮制理论为指导，以现代科学领域中与生命科学有关的评价方法和技术为支撑，研究炒制、酒炙、醋炙等炮制减毒增效共性方法和规律。同时采用智能感官和液相/气相色谱质谱联用等技术对饮片炮制前后的主要性状特征和内在成分进行数字化评价，建立和完善中药饮片质量标准研究方法、检测技术、操作规程和标准规范体系，重点建立客观化数字化炮制工艺体系及其在线控制数据库模型，进一步创新饮片炮制工艺研究模式。此方向承担山西省重点研发计划（中医药科技创新工程）项目"山西道地药材炮制'火力火候'客观化表征与饮片药性变化相关性研究及应用示范"（CZ2023041_019，2023-01-01至2025-12-31）等省级项目共3项。

（二）研究成果

中药炮制学科近3年共承担国家级、省部级等科研项目49项，研究团队2016年发表的"熟地黄炮制（九蒸九晒）过程中药效化学成分量变化及炮制辅料对其影响研究"入选《中草药》杂志2021年度"中国精品科技期刊顶尖学术论文（F5000）"TOP22。本学科近三年来获得山西省科学技术奖（自然科学类）三等奖2项：基于代谢组学及热分析技术的地黄炭止血"存性"与制炭工艺相关性研究、峻泻逐水及毒性与商陆皂苷甲变化相关的商陆炮制科学内涵的构建；山西省科学技术奖（技术发明类）三等奖1项："质量可控的蛋黄馏油精制方法"；专利2项：一种醋炙柴胡的炮制方法、一种醋炙甘遂及其炮制方法；制定标准4项；发表中文核心论文51篇，其中SCI文章9篇，在研项目科研经费共计510.1万元。山西省重点研发计划重点项目："12种优质中药饮片规范化炮制加工工艺及质量标准研究"研发成果在项目合作单位和仁堂中药饮片公司、振东制药中药材公司得到转化应用。

（三）学术交流

着力打造国内一流的中药炮制学科，积极开展和参加相关学术活动。成功举办"中日韩传统药物炮制加工学术论坛"，论坛围绕"传承与创新并举，助推传统药物加工炮制高质量发展"主题，针对中药炮制研究新思路、新技术与新方法、炮制机理、中药材与饮片质量标准研究、天然产物药效物质研究、仿生系统与分子诊断工具开发、天然产物品质保证、品质评价等多个领域进行了学术交流，论坛的召开对于促进传统中药加工炮制的传承与创新，加强国际传统医药合作产生了积极的影响。举办"中药炮制传承基地（山西）/中药炮制山西省重点实验室（培育）建设暨炮制技术传承应用学术研讨会"，中国中医科学院、北京中医药大学、南京中医药大学、浙江中医药大学、河南中医药大学和我校专家共商中药饮片产业技术创新发展路径。参加中华中医药学会中药炮制分会学术年会，并针对"黄芪及蜜炙黄芪的炮制-药性-物质能量代谢相关性研究"进行交流等。中药炮制科研团队面向健康中国的战略需求，聚焦中药材产业加工炮制共性关键技术瓶颈问题，通过互相交流中药炮制学术经验、共享学术成果，相信会更好地促进传统中医药事业的发展，更好地传播中医药文化。

四、人才培养

中药炮制学科于2018年获批山西省中药传统炮制技术研究生教育创新中心（与山西广誉远国药有限公司共建）；2021年获批山西传统炮制技术产教融合研究生联合培养示范基地（与山西振东制药集团有限公司共建），为山西省中药炮制专业技术人才培养作出了突出贡献。山西中医药大学与山西省中医药研究院等"政产学研用"单位共同建立具有自身科研创新优势、全方位服务于社会的产学研模式，充分利用学校与企业等多种不同教学环境和教学资源以及在人才培养方面的各自优势，联合培养研究生，在为培养应用型、复合型人才搭建良好平台的同时，也为中药的传统炮制技术传承与创新发展注入新鲜的活力。本学科近三年培养本科生40名，硕士研究生20名，培养团队成员4名。与北京中医药大学、南京中医药大学、江西中医药大学、韩国东国大学均有合作，与南京中医药大学药学院签署学科共建协议。本学科建立"1+1"（资深研究人员＋青年研究人员）的"传帮带"机制，每年选派不少于2～3名学科骨干成员到国内外一流科研机构开展学术交流或进修培训。

五、教 学 改 革

（一）课程设置

山西中医药大学中药学专业自2000年开始招生以来，中药炮制学课程作为重要的专业课得到学校和学院的大力支持。2000年中药炮制学科成立，经过二十多年的发展，在课程体系建设和教学方法改革等方面取得了良好的成效。2012年成为校内重点建设学科，现依托超星泛雅平台（学习通），建立了中药炮制学课程网络教学平台，构建了线上线下融合和课内课外交叉的混合式教学模式，积极开展了课程思政和中医药自信教育，课堂教学质量和育人水平有了明显提升，深受学生们的欢迎，得到了校内外同行的赞誉。在教学方面，2021年，"基于热分析技术的传统炮制火力火候客观化表征以山楂炮制为例"被山西省教育厅认定为省级一流虚拟仿真实验教学课程，依托线上虚拟教学，学生自主完成交互式虚拟实验操作，虚拟实验过程中穿插通关题目，提升项目的趣味性，多次反复练习，强化实验流程。此外，深挖中药炮制技术课程思政元素并引入课堂，比如十大名医的故事等，形成全新的课程思政教育理念和教育方法。让学生不仅学到知识和技能，更培养了家国情怀和对中医药文化的热爱，形成中国特色课程思政教育理念。本学科获得教学奖励2项；主持省级教学改革课题2项，分别为"基于虚拟仿真模拟系统的'中药炮制'课程教学改革"和"基于'政产学研用协同创新'的中药学科专业学位研究生培养模式的构建"；获批"晋药综合开发利用虚拟仿真实验教学平台"精品课程1项、研究生教育改革及创新创业项目：中药炮制学在线精品课程1项。

（二）课程改革

中药炮制学为中药学专业本科三年级学生专业必修课程，设置63学时、3.5学分，教学方式采用线上线下混合式教学。在本课程教学中，将每一单元的内容分解为"知识目标、能力目标和价值目标"三大部分，在中药炮制学课程中得以展现。以中药学职业道德基本原则和基本要求为指导，将专业知识的学习与思想道德修养相结合，注重将中医药文化的传承与创新相结合、人文精神与科学精神相结合能力的培养，取得良好的教学效果，得到师生的一致好评。

六、条 件 建 设

中药炮制学科拥有三大平台——代谢组学平台、细胞学平台及药理学平台，共计

1060 m²。代谢组平台下设热分析平台及仪器分析平台，共计760 m²；细胞学平台下设分子生物平台及病理形态学平台，共计150 m²。

2021年获批国家中医药管理局中药炮制技术传承基地。围绕学科建设、科学研究、人才培养、产业促进等方面优化布局，为持续推进中药炮制技术传承基地建设，以特色技术、饮片为核心，进一步强化中药炮制技术传承、文化传承、人才传承、成果转化应用，2022年中央财政安排资金100万元，全部拨付山西中医药大学，主要用于中药炮制技术传承基地建设。

本学科设备齐全，拥有液-质联用仪、激光共聚焦显微镜、流式细胞仪、高效液相色谱仪、气相色谱仪、同步热分析仪等设备。

七、学科管理

中药炮制学科实行学科带头人负责制，由山西中医药大学聘任，每届任期5年，学科带头人全面负责重点学科的建设和运行工作，对学科的科学研究、研究生培养、专职和兼职人员聘任、开放基金资助项目管理、学术交流、固定资产财务及其他行政工作等进行统一管理。组织召开重点学科年度工作会议，做重点学科年度工作总结，并组织制定下一年度工作计划，定期召开重点学科行政、学术会议，听取、协调和决策学科重大事项。

本学科设置由北京中医药大学、南京中医药大学、中国药科大学、韩国东国大学、山西省中医药研究院、山西振东制药集团有限公司、山西广誉远国药有限公司等优秀专家组成学术委员会，学术委员会负责研究和决定学科的建设及研究方向、课题指南，审定学科开放基金申请指南，评审资助项目及资助金额，组织成果评定、审议、项目管理及其他重大事宜。

山西中医药大学中药炮制学科经过23载不懈奋斗，拥有国家中医药管理局中药炮制技术传承基地、山西省中药炮制重点实验室、山西省中药传统炮制技术研究生教育创新中心、山西传统炮制技术产教融合研究生联合培养示范基地等科技创新平台。仪器设备齐全，拥有用于中药炮制药效毒理研究、中药炮制工艺参数客观化表征、中药饮片质量标准研究的各种先进仪器设备。本学科具备了良好的教学与科研环境，并注重将人才培养与"政产学研用"相结合。本学科已成为山西省中药炮制专业人才培养和科学研究的重要基地，未来将积极响应国家鼓励建设中药炮制技术传承基地号召，聚焦中医药强省战略，结合"中医药+X"学科融合发展理念，充分挖掘山西道地药材资源丰富的优势，加强科教融合，开展中药炮制理论和炮制机理、工艺及质量标准规范化、共性技术及其相关设备等方向的研究，促进产学研用一体化发展，踔厉奋发，笃行不怠，在传承中创新中药炮制新技术，助推山西中医药事业高质量发展。

撰稿：张朔生　孟祥龙
审稿：刘蓬蓬　贾天柱

5 川渝中药炮制学科

一、发展历程

　　川渝中药炮制学科包括成都中医药大学和重庆医科大学的中药炮制学科。成都中医药大学的中药炮制学学科建设始于20世纪60年代，由徐楚江创建。徐楚江原就职于成都市中药材公司，于1962年被成都中医学院特聘为教师，1964年4月从成都市中药材公司正式调入成都中医学院，担任中药炮制教研室主任，同期教研室有黄维良、曹国彬、李文惠、朱训富、刘成龙、胡昌江等教师。从1988年3月到2010年10月，由胡昌江担任中药炮制教研室主任，同期教研室有余凌英、许润春、瞿燕、黄勤挽等教师。2012年胡昌江作为学科带头人，带领学科首次获批国家中医药管理局重点学科。从2010年11月到2023年3月，由黄勤挽担任中药炮制教研室主任，同期教研室新增有彭伟、陈志敏、贺亚男、何亚聪等教师。从2023年4月至今，由陈志敏担任中药炮制教研室主任。从2014年至今，国家中医药管理局重点学科建设由吴纯洁负责，进一步凝练了现在的3个主要研究方向，本学科已成为成都中医药大学"双一流建设"重点学科——中药学学科的重要组成部分之一，并将持续进步。

　　1975年重庆医科大学开始招收中药学专业学生（中专），并开设中药炮制学课程，首任主讲教师为刘玉香。2001年，重庆市中医学校并入重庆医科大学组建中医药学院，于2001年招收中药学专业学生（专科），2004年开始招收中药学本科专业学生。该校（学院）中药炮制学课程一直由中药综合教研室承担，2020年组建中药药剂与炮制教研室，该教研室现有教师6人。该校（学院）2021年获批中药学硕士专业学位授权点，2022年获批中药学硕士学术学位授权点；2021年中药学专业获批国家一流本科专业建设点。

　　重庆市中药研究院中药炮制学科创建于1985年，依托于中药制剂研究所"重庆市中药药学评价工程技术研究中心""中国合格评定国家认可委员会（CNAS）重庆市中药质量分析检测中心"科研平台，具有国家中医药管理局科研三级实验室资质。炮制学科自成立以来，在炮制工艺优化和饮片质量评价上，具有较深厚的研究基础；近年来，随着分子生物技术与高通量、高分辨检测技术的发展，科研人员对炮制机理机制有了逐步深入研究，重点开展传统特色炮制品的系统研究工作。

二、学术队伍

（一）学科带头人

成都中医药大学炮制学第一代学科带头人是徐楚江，第二代学科带头人是胡昌江，现任学科带头人吴纯洁。

徐楚江（建设周期：1962～1987年），著名中药炮制学家，中药炮制学科创建人之一，全国首批国家级名老中医。徐老不仅在中药、炮制、鉴定、制剂等方面有很深的造诣，有"药王菩萨"之美誉，在遣方用药方面亦有丰富的理论知识和临床经验，是当时医药结合的典范。（详见学术人物章）。

胡昌江（建设周期：1988～2013年），男，成都中医药大学二级教授、博士生导师，享受国务院政府特殊津贴专家，国家级非物质文化遗产"中药炮制技术（中药炮制技艺）"代表性传承人，四川省学术和技术带头人，国家首批名老中医药专家徐楚江教授学术经验继承人，彭州市首届"最美科技工作者"，成都中医药大学教学名师。为国家中医药管理局中药配方颗粒质量与疗效评价重点研究室主任、四川省科技厅中药配方颗粒工程技术研究室主任、四川省发改委中药配方颗粒研制技术工程实验室主任、中药炮制与配制工专业专家委员、中国非物质文化遗产保护协会中医药委员会常委、四川省科学养生促进会常务理事。主持国家自然科学基金、国家重大科技专项、科技部支撑计划重点项目、国家发改委中药标准化项目等各级课题20余项，主编《中药炮制学》教材及《临床中药炮制学》等专著7部，参编10余部，发表学术论文近300篇，主持研究的30个品种纳入国家《中药配方颗粒品种试点统一标准》，获省科学技术进步奖一等奖、二等奖等各类奖项10余项，获发明专利授权30余项。

吴纯洁（建设周期：2014年至今），男，研究员，博士生导师，四川省学术技术带头人，享受国务院政府特殊津贴专家。主要研究方向为中药饮片"性状"和"炮制经验"客观化研究，解决行业关注"火力火候"等核心关键共性技术问题，水平居国内领先；为中药饮片炮制国家地方联合工程中心副主任、国家中医药管理局中药炮制技术重点研究室主任、中药炮制三级实验室主任，为牵头科技部认定的饮片产业技术联盟组建、国家基药饮片生产示范基地（资阳）授牌建设、打造创新团队、学科建设等提供强有力的智库与技术支撑；作为课题负责人承担"十二五"国家科技支撑计划、国家自然科学基金、国家中医药管理局中医药行业科研专项等各级课题20余项；获省级科技进步一等奖（排3）、二等奖（排1）、三等奖（排1），获专利7项，公开发表文章100余篇（SCI 25篇），参编教材等著作9部。

（二）学科梯队

学科现有人员28人，50岁以下24人，占比85%；正高职称11人，副高职称12人，中级职称3人，师资博士后2人；具有博士学位21人，占比75%。年龄、职称、学历结构合理，学缘结构不断改进。骨干有江云、宋英、黄勤挽、瞿燕等。

三、科研研究

（一）研究方向

成都中医药大学炮制学科已经形成"应用、技术、原理"3个明确、稳定、持久的研究方向，即中药炮制原理及炮制技术非物质文化传承研究、中药炮制技术关键共性问题及新技术新工艺研究、中药饮片炮制工业化生产及临床应用研究，学科围绕每个方向均拥有相关的国家级课题，各级课题合计190项。

1. 中药炮制原理及炮制技术非物质文化传承研究

支撑该方向的国家及省部级课题共26项，包括国家自然科学基金24项、中国博士后科学基金会基金1项、教育部高等学校博士学科点专项科研基金1项。在中药炮制原理方面，融合"传承、继承、创新、应用"的理念，针对"川派"传统炮制特色技术和品种，以大黄、半夏、附子等为代表，开展复方炮制、复制炮制、解毒炮制、发酵等技术的炮制原理的科学内涵、传承与创新研究，如基于药物盐炙前后分别组成五子衍宗丸来研究"盐炙入肾-肾主生殖"的机理、清半夏"长于燥湿化痰"的"大分子"物质及作用机制研究、基于肠道菌群及其代谢产物从"肠-肾轴"研究"补命门之火力胜"的炮天雄对慢性肾脏病大鼠肾功能的保护机制等课题；在"川派"中药炮制技术非物质文化传承方面，拥有国家非物质文化遗产、四川省中药炮制传承基地、全国中药特色技术传承人才培训项目、川派中医药名家徐楚江教授学术思想和临床经验系统研究等。

2. 中药炮制技术关键共性问题及新技术新工艺研究

支撑该方向的国家及省部级课题共22项，包括"十一五"国家科技支撑计划课题1项、"十二五"国家科技支撑计划课题2项、中华人民共和国教育部科学技术重点项目1项、国家中医药管理局中医药行业科研专项3项、四川省科技厅重点研发课题11项、四川省药监局课题4项。从技术规范化核心问题，以四川省中药饮片炮制规范2015年版修订、全国中药饮片炮制规范2015年版修订、中药饮片品质评价与质量监控新技术研究与示范、《中国药典》2020年版标准修订等课题为支撑，在中药炮制工艺关键因素"火力火候"的经验客观化、中药饮片"形色气味"性状客观数字化和人工智能识别评价等方面，均为行业首创，取得中药炮制关键问题重大突破，相关方法纳入省级炮制规范，获得主管部门批准试点，并牵头起草了《四川省中药饮片冷冻干燥技术指导原则（试行）》。

3. 中药饮片炮制工业化生产及临床应用研究

支撑该方向的国家及省部级课题共38项，包括国家发改委中药标准化课题7项、国家中医药管理局中医药行业科研专项11项、国家药典委员会标准提高课题4项、四川省科技厅重点研发课题6项。围绕中药饮片生产工业化，中药饮片质量评价等问题，以医院代煎中药汤剂的内在质量控制技术和方法的研究、中药压制饮片质量标准研究、道地药材大黄、厚朴、川贝母产品开发研究与示范、30种中药饮片规格及其质量标准评价研究（牵头承担附子、川芎、黄柏、牛膝、黄连、天麻等6味饮片的研究）、中药压制饮片质量标准研究、中药饮片品质评价与质量监控新技术研究及示范、板蓝根及红花等中药材质量控制基地建设、白附子等

6种中药标准饮片制备技术规范研究、中药饮片标准化研究（牵头承担川贝母、川牛膝、丹参、莪术、麦冬、半夏、姜黄、僵蚕、白芷、郁金、黄连等饮片的研究）等多项国家级和省级课题为支撑，在饮片生产线的自动化、在线质量控制及精制小包装饮片中引入新技术和方法，在中药配方颗粒共性问题中有所创新，大大提高饮片生产质量，保证临床应用疗效。

（二）研究成果

近年来学科成员以第一作者、通讯作者身份，在国际、国内发表学术论文1005篇，其中SCI源刊论文296篇，中文论文709篇；授权发明专利51项，获得省部级以上奖励10项，作为主编编写学科相关专著6部。

学科提出的新理论新观点如下。

（1）采用非接触式在线红外测温技术，可将传统中药炮制的"火力"进行客观量化，解决行业共性问题，实现方法和技术创新。

（2）采用智能感官评价技术（包括电子眼、电子鼻、电子舌等），可以将传统的中药饮片的形色气味进行客观量化，实现方法和技术创新。

（3）系统挖掘整理川派中药炮制技术，针对大黄复制、附子炮制解毒开展炮制过程原理研究，实现知识创新。

（三）学术交流

学科对外交流活跃，学术影响广泛。2013年学科与奥地利、德国中医协会合作，举办了奥地利、德国中医师进修班，学习中药炮制学。2014年11月参加了在南京举办的全国中药炮制学术年会暨中药饮片创新发展论坛及协同创新联盟会议，胡昌江、吴纯洁等就中药炮制及质量标准等方面存在的问题做了学术汇报和交流。2015年7月参加了在大连召开的全国中药炮制学术年会暨炮制分会换届选举会议，吴纯洁等就中药炮制性状及经验客观化等问题进行了学术汇报和探讨。2016年9月参加了在河南召开的全国中药炮制学术年会，胡昌江等就新饮片、新标准、新设备等问题进行了学术汇报和探讨。2017年11月参加了在广东召开的全国中药炮制学术年会暨炮制分会换届选举会议。2019年12月参加四川省彭州市举办的中国中医药产业创新大会。2020年，胡昌江等参加在云南省昆明市召开的中医药科研成果研讨会。2022年，黄勤挽等参加中华中医药学会中药炮制分会学术年会并做学术汇报。2023年，黄勤挽、陈志敏等参加中华中医药学会中药炮制分会学术年会并做学术汇报。

近年来，学科派出人员到中国中医科学院中药研究所、四川大学、中国人民解放军海军军医大学、中国科学院上海药物研究所、澳门大学、新加坡国立大学考察交流，学习交流中药炮制传统技术传承、中药分析技术、代谢组学技术、智能感官评价技术、中药多糖提取和分析技术，此外学科还派出教师作为国家公派访问学者前往美国休斯顿大学进行学术交流。

四、人才培养

1. 研究生培养情况

目前学科已形成以本科教育为主体，大力发展研究生教育，其培养方式丰富，形成了

"依据不同层次和专业分级培养，注重人文素质和核心能力培养"的人才培养模式，有效体现了现代先进教育理念和中医药人才培养规律。2014年获得中药制剂学二级学科学位授权点，到2022年，本学科共培养研究生316名，其中博士研究生32名，硕士研究生284名。

硕士研究生培养模式：采取导师负责，研究生指导小组和教研室（研究室）集体培养相结合、理论与实际相结合、课程学习与科学研究相结合的方式。在确保基本要求的前提下，注意因材施教，充分发挥导师指导研究的主导作用和学术群体的作用，结合研究生个人的才能和特长，培养研究生独立学习、分析问题和解决问题的能力。

博士研究生培养模式：实行导师负责和集体培养相结合的方式。以学科/学院学术委员会成员组成博士生指导小组，在导师指导下开展工作。以科学研究工作为主，重点是培养独立从事科学研究工作的能力，结合科研课题的需要继续学习一些有关课程，以提高理论或实践水平。培养过程中注意充分发挥导师、指导小组和博士生的积极性，因材施教，注意发挥博士生的个人才能和特长，采取行之有效、灵活多样的方法，培养和造就高素质的创造性人才。

2. 教师获得人才称号

国务院政府特殊津贴专家（胡昌江、吴纯洁）。

国家级非物质文化遗产代表性传承人（胡昌江）。

全国中药特色技术传承人才（瞿燕、黄勤挽、李楠）。

四川省学术和技术带头人（胡昌江、吴纯洁）。

四川省五一劳动奖章获得者（吴纯洁）。

四川省学术和技术带头人后备人选（黄勤挽、陈鸿平、胡慧玲）。

四川省非物质文化遗产代表性传承人（黄勤挽）。

四川省海外高层次留学人才（李楠、胡慧玲）。

四川省中医药管理局学术和技术带头人（黄勤挽、李楠、陈鸿平）。

四川省"三区"人才（黄勤挽、瞿燕、李楠、陈鸿平、胡慧玲、王瑾）。

成都市非物质文化遗产代表性传承人（陈志敏）。

五、教 学 改 革

（一）课程设置

中药炮制学理论课程针对中药学、中药学基地班专业大三年级上学期学生展开。目前，中药炮制学专任教师团队由高年资专家教授、中层教学骨干和优秀青年教师组成，目前有正高职称的教师4人，副高职称的教师4人，中级职称的教师2人。课堂平均教学规模一般不超过100人，主要推行80人左右中班教学，在个别小班教学过程中多采用讨论的教学模式。除中药炮制学理论课程学习和中药炮制学实验课程实践以外，课程组还开设中药炮制学实习实训课程，包括专家讲座、饮片企业参观实习及虚拟仿真炮制实验实训3部分。其中，专家讲座主要是邀请知名企业负责人及科研工作者分享经验；饮片企业实习包括对新绿色药业、华神药业等企业的参观；虚拟仿真实训包括川派炼丹术白降丹的制作和青黛的炮制等。实习实训课程在理论课和实验课的基础上，展现了中药炮制学的应用现状，提高学生的文化自信和对中药炮制学的认同感。

（二）课程改革

学科始终坚持"精品课程-高水平教材"的教学建设主线。学科拥有中药炮制学四川省精品课程。学科将继续建设高质量、高水平的精品课程网站，实现教学资源网络化，提供"成都中药炮制技术"等视频录像，为学生的自主学习和师生间的互动教学提供优质平台。在优酷、哔哩哔哩等主流媒体网站上，本学科精品课程内容也面向大众免费共享。同时，学科将根据师承教育、实验室带教、进修生带教、继续教育等不同层次和不同类别的人才培养目标制订、完善学科各门课程的教学大纲。

本学科均已采用现代多媒体教学手段。中药炮制学是一门实践性学科，根据专业特点，在启发式教学方法基础上，充分利用现有中药炮制学教学素材，包括文本、炮制机械、饮片等图片、工艺操作动画、技术视频等多种素材资源及网络资源，制作高质量的多媒体教学课件，放在校园网上供同学们学习，使学生从感性上加深对中药炮制的认识，培养出浓厚的学习兴趣，解决了传统教学中的难点，加深了学生对教学内容的理解，扩大了想象空间。

六、条件建设

学科拥有科技部备案的"中药饮片产业技术创新战略联盟"、国家发改委"中药饮片炮制国家地方联合工程研究中心（四川）"、国家中医药管理局"中药炮制技术重点研究室"、国家中医药管理局中药炮制科研三级实验室、四川省非物质文化遗产保护传承基地、四川省发酵类中药（曲剂）工程技术研究中心、四川省高校中药炮制学重点实验室、重庆市中医药实验教学示范中心、重庆市科委中药产业联盟研究基地、三峡库区道地药材开发利用重庆市重点实验室、中医药防治代谢性疾病重庆市重点实验室等研究平台，具备与研究方向和研究内容相匹配的先进条件和设备。成都中医药大学对重点学科实施"特区政策"，先后通过"双一流"学科建设等多种途径加大对学科教学实验室和科研实验室的建设力度。本学科拥有 cNose 电子鼻、SC-900M 台式分光光度仪（色彩色差仪）、TA.TOUCH 质构仪、ASTREE II 型电子舌、Agilent 1260 超高效液相色谱仪、SuPerMax 3100 多功能酶标仪、自动机械搅拌不锈钢液体发酵罐、SCIENTZ-50FG/A 中试型冷冻干燥机等大型设备 50 余套。

七、学科管理

本学科制定了清晰的学科建设发展规划书，规定了明确的中长期和阶段性目标和任务，既切实可行，又具有鲜明的学科特色和优势。学科还制定了一系列运行管理和组织管理制度。鼓励人员合理流动，在流动中促进国内外的开放、交流与合作，以提升学科的国内外影响力。各项制度对学科人员的项目申请、技术创新、学术论文发表等重要成果执行有力的激励措施，保证重点投入，效益最大化，保护和激发了研究人员、技术人员的创新积极性。

　　回溯本学科几十年的发展历程，从无到有，在各级领导的重视、关怀、支持及本学科的自身努力下，取得了学科建设的一些阶段性成果，在学科的学术创新、人才培养、学科管理等方面初见成效。通过提升创新能力、加强学科间协作，解决了科研的理论及技术问题，形成了学科的优势和特色；在人才培养和队伍建设方面，通过加强人才引进，解决了学缘结构不合理问题，提高了整体素质；在管理方面，通过建立一系列运行管理和组织管理制度，保护和激发了研究人员的创新积极性。"雄关漫道真如铁，而今迈步从头越"，新时代迎来新机遇，新机遇创造新挑战。总之，学科的建设和发展壮大，需要不懈的努力，不断的探索，长期的工作。在各级领导的重视、关怀及大力支持下，本学科的全体成员有决心在不久的将来实现学科建设的总目标，建设高水平的学、教、研基地和具有中药特色的国内一流学科。

撰稿：黄勤挽　杨军宣

审稿：张　凡　贾天柱

6 广东省中药炮制学科

一、发展历程

目前广东省已形成较完备的中药炮制学科团队的单位主要有广州中医药大学、暨南大学、广东药科大学三家。三所高校各具特色，在广东省内炮制学科领域具有重要的影响力。

广州中医药大学成立于1956年，于1973年开办中药学专业大专班，1975年开始招收中药学专业本科学生，1984年在中药学专业的基础上成立中药系，1997年经国家中医药管理局批准更名为"中药学院"。自成立中药系后，即成立了中药炮制教研室。2019年11月，中药炮制教研室与中药营销教研室合并，更名为炮制与药事管理教研室。1984年至今，由潘三红、徐炎琛、陈康、夏荃4位老师先后担任教研室的主任。

暨南大学成立于1906年，于2001年成立药学院，2003年获批中药学本科专业，并招收首届中药学专业本科生，从此开始了暨南大学中药学本科人才的培养。因中药学专业本科生招生规模小，2015年以前专任教师只有1人，一直未单独成立中药炮制学教研室，也未形成中药炮制学科团队。2015年曹晖博士作为学科带头人被引进暨南大学药学院，并成立岭南传统中药研究中心，随后中心招聘吴孟华博士入职，原生药学教研室张英、药剂学教研室马志国加入中心，逐渐形成了以曹晖为学科带头人的中药炮制学科团队。

广东药科大学成立于1958年，中药学院始建于2003年，其前身为中药系，2005年更名为中药学院，中药学院成立之初就开设中药炮制学课程，2006年成立中药炮制学课程组，2017年成立中药炮制系。中药炮制课程组先后由孟江、王秋红负责。

二、学术队伍

目前3家单位炮制学科团队共15人，其中教授6人，副教授4人，讲师5人。

（一）学科带头人

曹晖 博士/博导，俄罗斯自然科学院外籍院士，中华中医药学会中药炮制分会名誉副主任委员，暨南大学岭南传统中药研究中心教授。作为第二批全国老中医药专家学术经验继承工作继承人，师从第一、二批全国老中医药专家学术经验继承工作指导老师、国家非物质文化遗产中药炮制技术国家级传承代表人王孝涛；为第六批全国老中医药专家学术经验继承工作指导老师，负责曹晖全国老中医药专家传承工作室。长期从事中药学科研工作，在中药炮制文献、饮片质量标准与评价、中药炮制工艺与机理等方面成绩显著。主持完成国家重点研发计划、国家科技攻关（支撑）计划等80余项国家和省部级课题，获省部级奖20余项；编纂出版学术著作20余部，发表专业论文200多篇；获得授权国际和中国发明专利30余件。先后获得全国首届中医药传承高徒奖、科技部中药现代化科技产业基地建设先进个人、科学中国人2015年度人物、2016年中国产学研创新成就奖、第十二届中国发明创业奖人物奖特等奖，并被授予"当代发明家"等荣誉称号。

（二）学科梯队

夏荃　博士/博导，广州中医药大学教授，炮制与药事管理教研室主任，中药学专业核心课程负责人，首批全国中药特色技术传承人。一直从事对岭南特色中药炮制技术的挖掘、整理与研究、中药炮制学等课程的教学和科研工作。主持或参与国家自然科学基金面上项目、广东省科技攻关计划、广东省自然科学基金、广东省教育厅等课题10余项。先后承担"广东特色南药广陈皮传统炮制技术调查与传承研究""清及民国时期岭南中药炮制文献研究"以及"中药枳壳岭南特色'发酵蒸制'炮制工艺及炮制机理研究"等课题。针对粤港澳地区中医药行业对人才的需求，探索人才培养新模式，制作在线课程岭南中药炮制，自主开发设计虚拟仿真实验软件中药巴戟天的加工与炮制，获得优秀教学成果等多项奖励。

孟江　博士/硕导，广东药科大学教授，师从国家非物质文化遗产中药炮制技术国家级传承代表人王孝涛，为第六批全国老中医药专家曹晖学术经验继承人，广东高校中药质量工程技术研究中心主任。兼任中华中医药学会中药炮制学分会的副主任委员，世界中医药学会联合会中药饮片质量标准专业委员会常务理事，广东省中药协会中药饮片专业委员会副主任委员，广东省中医药学会中药专业/中药炮制常务委员等。先后于2004和2014年在香港浸会大学、美国伊利诺伊大学访学。主持国家自然科学基金、国家药典委员会、广东省科技厅等项目10余项。编写教材及专著20余部，其中主编1部，参编3部，在国内外期刊发表论文130余篇，其中SCI论文30余篇。申请授权专利4项，转化1项。获得广东省科学技术进步奖二等奖、中华中医药学会学术著作奖三等奖。

马志国　博士/博导，暨南大学教授，一直从事中药炮制学的教学和科研工作，师承国家非物质文化遗产中药炮制技术国家级传承代表人王孝涛。现任广东省中药协会中药饮片专委会副秘书长、中华中医药学会中药炮制分会副秘书长及广东省中药标准化技术委员会副秘书长。主要研究方向为中药炮制原理与中药质量标准研究。先后主持了国家自然科学基金、国家重点研发计划课题、国家发改委中药标准化项目等国家级课题5项，以第一作者或通讯作者发表研究论文60余篇；申请发明专利3项，其中授权2项；获广东省教学成果奖一等奖1项、中国发明协会发明成果奖一等奖1项、中华中医药学会科研成果奖二等奖1项。参编教材2部，著作4部。

学科其他骨干成员有：广州中医药大学苏桃、汪金玉、王美琪、何卓儒；暨南大学张英、吴孟华；广东药科大学王秋红、王长福、王光宇、耿建亮、曾元宇。

三、科研研究

（一）研究方向

（1）岭南炮制文献整理与岭南特色炮制技艺挖掘：以国家中医药管理局第六批全国老中医药专家学术经验继承工作项目、2022年全国名老中医药专家传承工作室建设项目等为支撑，开展岭南本草文献研究，挖掘整理岭南中药炮制历史沿革资料、"粤帮"炮制经验、特色饮片等。围绕中药传统制药技术传承，以及岭南特色中药饮片炮制工艺的规范化和质量标准的制定开展研究，建立中药炮制传承工作室等平台，探索中药饮片功能主治与方剂配伍规律，以现代科学的方法来阐明炮制理论和原理，并指导生产实践。

（2）饮片数字化与质量标准研究：以国家重点研发计划"中药材净切制关键技术与智能设备研究及应用"、国家药典委员会"完善饮片标准"、国家发改委"地龙饮片标准化建设"、国家自然科学基金"基于传质过程的中药润制传统经验科学内涵研究"等项目为支撑，基于传统中药的质量评价是依据"眼看、手摸、口尝、鼻闻"等经验鉴别方法，主观性强，缺乏可量化的指标等，给实际操作者带来较大的误差范围这一现状。目前开展了利用电子鼻、电子舌、电子眼等仿生技术从性状、颜色、气味等进行客观量化的研究，同时结合近红外、中红外、色差计、图像处理等多元分析技术，并融合信息化学计量学的多元分辨技术，对中药生品与制品外在和内在质量进行相关性分析，阐明其现代科学内涵，建立数字化、客观化的质量评价标准。

（3）中药炮制机理研究：以国家自然科学基金"构建'成分-效应-靶点'网络体系探讨岭南特色饮片制枳壳'存效减燥'的炮制机理""基于凝血-炎症级联 PI3K-AKT/MAPK 通路融合微流控三相层流芯片技术的牡丹皮炭炮制机理的研究""基于 TRP/凝血级联通路融合生物信息学的姜炭温经止血作用机制的研究"等10余个项目为支撑，开展岭南特色饮片制枳壳"存效减燥"的炮制机理、基于定量代谢组学和 TRP/凝血级联通路融合生物信息学的姜炭与牡丹皮炭炮制机理、肉苁蓉与豨莶草酒制增效炮制机理、基于药代动力学和毒代动力学的制何首乌减毒增效机制、醋柴胡抗肝癌机制研究等体现现代研究技术和创新思维的炮制机理研究。通过中药炮制机理科学内涵解析，提出岭南特色的"蒸制降燥"炮制理论。

（二）研究成果

建立国家中医药管理局和文化部"非物质文化遗产传承"项目王孝涛传承工作室广东分部，整理总结王孝涛中药学术思想，整理500余种大宗常用类、毒性类、海洋类中药的采制、炮制历史沿革，先后整理出版《中药采制与炮制技术》《中药采制与炮制技术规范传承集要》《中药炮制技艺图典》《炮制大法》（点评本）《全国中药炮制经验与规范集成》（第三版）等专著10余部，完成了炮天雄、烫鱼鳔、法薏苡仁、蒸广佛手、制枳壳、蒸广陈皮等10余个岭南特色饮片工艺及质量标准、降燥机理等研究，发表论文100余篇，其中SCI文章20余篇，相关成果获中华中医药学会学术著作奖二等奖、广东省科学技术进步奖三等奖、中国产学研合作促进会产学研合作创新成果奖一等奖等20余个奖项。获得薏苡仁的炮制方法、一种枳壳的炮制方法、生黄芪饮片的炮制方法及生黄芪饮片等授权发明专利或软件著作权10余项，通过专利转化获得良好的经济与社会效益。

（三）学术交流

学科团队积极参加中华中医药学会中药炮制专业委员会年会及"雷公论坛"，与国内学者进行学术交流，分别作了"基于PK-PD融合神经网络的姜炭炮制机理的研究"（孟江2015年）、"岭南特色中药饮片炮制研究"（孟江2016年）、"牡丹皮炭止血药效物质基础及作用机制研究"（孟江2017年）、"基于网络药理学的牡丹皮炭止血物质基础及作用机制的研究"（孟江2018年）、"苍耳子与豨莶草生制饮片差异性的内涵——化学成分与药理作用变化"（苏桃2018年）、"关于中药产地加工与炮制一体化标准制定的思考"（曹晖2020年）、"基于多数据融合的莪术饮片数字智能化质量分析"（孟江2020年）、"肉苁蓉的质量评价与炮制机理研究"（马志国2020年）、"海洋中药饮片标准化思考"（曹晖2021年）、"高标准、严要求——聚焦中药饮片产业高质量发展之思考"（曹晖2021年）等大会报告。

四、人才培养

广州中医药大学于1981年获得中药学专业硕士学位授权点，1998年获得中药学博士学位授权点，2003年建立中药学博士后流动站。2000年中药学学科成为广东省重点学科，2003年成为国家中医药管理局重点学科，2015年成为广东省高水平大学重点建设学科，2017年作为中医学学科群纳入学校国家"双一流"大学建设，同年成为广东省"冲补强"重点建设学科。

暨南大学于2003年获得中药学专业硕士学位授权点，2012年获得中药学博士学位授权点和中药学博士后流动站，2017年药学学科入选中华人民共和国教育部"双一流"建设学科。

广东药科大学2008年获得中药学硕士学位授权点，2010年获批中药学专硕学位授权点。2018年中药学学科获批广东省高等教育"冲一流、补短板、强特色"提升计划重点建设学科，2019年中药学专业获批广东省一流本科专业建设点，2020年中药学专业获批国家级一流本科专业建设点，2020年新增为博士学位授予单位。

三家单位承担中药学、中医学专业本科生的中药炮制学教学任务，已培养中药学、中医学专业本科毕业生合计超过50000人。已培养硕博士研究生400余人；指导博士后15人。先后承担国家中医药管理局教育司举办的专业技术人才知识更新工程2014年高级研修项目-中药炮制技术传承高级研修班，9期国家中医药管理局中药优势特色教育培训，培训学员达600余人。

五、教学改革

（一）课程设置

广州中医药大学于1973年开办中药学专业大专班，1975年开始招收中药学专业本科学生，1984年在中药学专业的基础上成立中药系，目前开设的本科专业有中药学、中药资源学、药学。在教学中倡导基于学习产出成果的教育理念（OBE），明确课程目标，突出岭南特色。完善课程资源，建设在线课程，开发设计虚拟仿真实验，利用MOOC与虚拟仿真实验，开展全过程多维度的线上线下混合式教学模式，以学生为教学活动中心，重视传承与创新能力的培养。充分考虑岭南地区行业对人才能力和素质的需求，对教学内容进行了扩充与整合，对教材内容进行补充，增加岭南地方特色炮制的知识。

暨南大学于2001年成立药学院，2003年获批中药学本科专业，并招收首届中药学专业本科生，从此开始了暨南大学中药学本科人才的培养。结合"侨校+名校"战略和创新型人才培养目标，不断探索人才培养新模式。

广东药科大学中药学院始建于2003年，其前身为中药系，2005年更名为中药学院，目前开设的本科专业有中药学、中药制药、中药栽培与鉴定、中药资源与开发。在教学过程中紧贴行业需求，以科研促教学，注重创新驱动，不断提高人才培养质量。

（二）教学改革

广州中医药大学自主建设的在线开放课程岭南中药炮制，于中国大学MOOC平台上线并面向公众开放。自主开发虚拟仿真实验软件，用于线上实践教学。为弥补传统线下实践教学的不足，以岭南中药保护品种巴戟天为对象，自主开发设计系列中药炮制虚拟仿真软件，用于线上实践教学，为混合式教学提供有力支撑。以岭南特色炮制为切入点，开设综合设计性实验课程，鼓励本科生进实验室，进行科学研究工作，重视培养学生的传承与创新能力。该教改成果先后获批4项省市级、5项校级教改项目的支持，获校教学成果奖二等奖，发表教改论文4篇，获软件著作权1项。另外，教学团队在各级教学竞赛中多次取得较好成绩，获得教育部"中医药社杯"高等学校中药学类专业青年教师教学设计大赛二等奖1项；第一届全国医药院校实验教学改革大赛一等奖1项；广东省本科高校中药学类专业微课大赛一等奖1项。

暨南大学在中药炮制学教学中注重创新实践能力的培养，在实验课程资源建设和改革方面取得了一定的成果。2017年申报的"道地药材广地龙加工炮制的虚拟仿真实验教学项目"获批为首批国家级虚拟仿真实验教学项目，该项目2020年获批为国家级和广东省虚拟仿真一流本科课程，为中药炮制学科唯一的国家级虚拟仿真实验教学项目。为了使该课程应用范围得到充分拓展，推进共享使用，本课程与教育部高等学校中药炮制学课程联盟形成了常态化的课程共享机制，由课程联盟将中药炮制学虚拟仿真课程资源信息发布至联盟各理事单位，在线使用的高校除课程联盟理事单位外，还有众多其他高校，几乎涵盖了全国开设中药学专业的所有高校。从2021年的应用数据可看出，该课程的共享率极高，校外用户数占用户总数的96.2%，校外用户实验人次数占总实验人次数的97.3%，在共享机制方面具有一定的特色，因此入选虚拟仿真实验教学创新联盟2021年度实验教学应用示范课程。此外，学科团队充分利用现代化信息技术进行了课程资源建设，搭建一个虚实结合、理论实践相结合的"BB平台+虚拟实验室"的线上教学资源平台，为"虚+实""理论+实践""在线+线下"的中药炮制学三结合教学模式的改革和实践提供了资源保障。基于BB平台和虚拟仿真实验教学平台，为学生在线学习提供课程资源；利用线下创新型实验项目，训练学生综合运用理论知识和解决实际问题的能力，培养创新思维。构建"在线理论教学+虚拟仿真实验教学"结合"线下综合创新实验训练"的虚实结合教学模式，实现从在线基础教学目标向线下创新能力培养的跃升。该教改成果先后获批1项省级、2项校级教改项目的支持，获省教学成果奖一等奖1项，校教学成果奖一等奖、二等奖各1项，发表教改论文7篇，获软件著作权4项。

六、条件建设

广州中医药大学中药学院拥有教学科研实验室总面积40000 m²，其中本科教学近30000 m²，仪器设备总价值约2亿元，拥有设备总值超400万元的虚拟仿真实验教学平台，承担了中药学国家级实验教学示范中心、国家中药现代化工程技术研究中心广州分部、教育部国际联合实验室、教育部重点实验室、广东省重点实验室、广州市重点实验室等11个省部级以上重点实验室或科研平台的建设。其中，中药炮制学科拥有独立的科研实验室及教学实验室约700 m²。

广东省中医院与广州中医药大学分别于2016年及2022年先后获批为全国中药炮制技术传承基地建设单位。广东省中医院（广州中医药大学第二附属医院、广州中医药大学第二临床医学院、广东省中医药科学院、广东省中医药研修院）始建于1933年，是我国近代史上最早的中医医院之一，被誉为"南粤杏林第一家"。目前，医院已发展成为一家拥有大德路总院、二沙岛医院、芳村医院（广州市慈善医院）、珠海医院、大学城医院、琶洲医院（广州和睦家医院）六家医院及广州下塘、天河、罗冲围三个门诊部的大型综合性中医院。挖掘整理中药炮制技术12项；收集中药标本500余种；建成"广东省中医院岭南特色中药饮片信息平台"等数据库3个；建成中药多功能展示厅、炮制室、药检室各1个；出版《中药采制与炮制技术传承集要-毒性中药篇》等书籍2部，发表相关论文20余篇；建立"三级"中药传承人才培训体系。举办国家级继续教育项目11期，培训近900人。

暨南大学岭南传统中药研究中心成立于2015年5月，为国家中医药管理局全国名老中医药专家王孝涛炮制传承工作室广东分部、曹晖全国名老中医药专家传承工作室、国家中药现代化工程技术研究中心岭南资源分中心、广东省中医药信息化重点实验室中药信息化研究分中心、广东省中药协会中药饮片专业委员会、广东省药学会岭南中草药资源专业委员会等的依托单位，中心实验场地约230 m²，已建成本草与文献研究室、中药品质评价实验室和中药炮制实验室，有HPLC、显微镜及成像设备、PCR仪等精密设备和常用实验仪器。

广东药科大学中药特色传承人才培训基地于2014年成立，依托国家中医药管理局中药数字化质量评价重点研究室、广东省中药质量工程技术研究中心、岭南饮片炮制及质量评价特色研究室等技术平台，建有国家大学生文化素质教育基地，包括7000 m²的药用植物园、中药标本馆，与香港大学中医药学学部共建有现代中药研究中心，并建有中药模拟GMP车间。建立了100余个中药学校外教学实习基地，46个中药学研究生联合培养基地，36个产学研基地。

以广东省三家大学为代表的中药炮制学科的建设起步较晚，经历了逐步积累、教研并重的发展阶段。近年来取得了长足的进步，发展势头较好，团队之间保持良好的学术交流与合作。在文献挖掘，中药炭药、岭南特色饮片炮制机理研究等方面具有一定的优势和特色。但在学科沉淀积累、人才梯队建设、科研成果转化方面仍需进一步加强和提升。未来将立足于岭南地区，聚焦行业难点和痛点问题，开展岭南特色炮制技艺的挖掘整理，同时对其炮制特色的科学内涵加强研究，并形成岭南特色饮片产品和炮制规范，逐渐形成一支特色鲜明、研究深入、社会效益显著的炮制学科团队。

撰稿：曹　晖　马志国　孟　江　夏　荃
审稿：刘蓬蓬　贾天柱

7 广西中医药大学中药炮制学科

一、发 展 历 程

我校作为五个少数民族自治区中唯一独立建制的高等中医药院校，创建于1956年。在67年的办学实践中，我校中药炮制学科的发展历经了四个时期。

学科创建时期 1963年我校中药学专业开始招生，原思通分别担任了方药教研室、中药炮制制剂教研室主任。作为中药学专业的主干课，原思通负责中药炮制学的教学工作，建立了我校的中药炮制学学科。在广西中医学院工作的19年期间，他先后完成了中药学专业和广西中药炮制进修班的中药炮制学教学任务，兼任了药学系副主任、系党总支副书记、广西中医学院制药厂厂长兼党委书记。原思通为我校炮制学科的发展奠定了坚实的基础。

学科平稳发展时期 1983年至2004年，陈国佩担任教研室主任，组织重新编写实验教材。修订了中药炮制实验大纲，优化实验内容，增加现代验证性实验内容，明确实验考核细则。这些实验教学改革举措为学科实用型人才的培养提供了有力支撑。

学科课程体系构建时期 2005年至2012年，覃葆担任教研室主任。为适应不同专业的人才培养要求，开展了基于课程分化的教学改革并在全校范围尝试开设相关炮制内容的公选课，反响强烈，受到学生的一致好评。2005年秋季学期，正式在中医学专业开设了限选课临床中药炮制学，在首批招生的制药工程学专业开设了限选课中药炮制工程学，由此我校中药炮制学科课程体系基本构建完成。

学科发展壮大时期 2013年至今，曾春晖担任教研室主任及校级学科带头人。学科队伍不断壮大，其中曾春晖为中华中医药学会中药炮制分会副主任委员、周改莲为青年副主任委员。其间建立的中药炮制学资源共享课程为校级一流本科课程，并建立了传统特色中药炮制虚拟仿真平台。学科下设传统实验室、中药炮制实训中心等两个实操平台，2022年获批为国家中医药管理局中药炮制技术传承基地，2023年获批广西中医药管理局壮瑶药炮制技术重点研究室。学科队伍不断壮大，学历结构、学缘结构、职称结构比例优良。学科课程体系涵盖了高职、本科、研究生等三个不同教育层次，为打造高素质的复合型中药炮制人才搭建了较好的平台。

在历经67年的发展后，我校中药炮制学科已有效构建了以原思通、陈国佩、覃葆、曾春晖为代表的四代传承谱系。同时团队人员数量和学历水平达到了历史新高。实验室面积由原来的30 m² 增加到了1200 m²，实验设备金额从不到万元增加到200万元，学科建设的硬件条件得到了极大改善。可以说，学科的发展迎来了新的历史纪元。

二、学术队伍

（一）学科带头人

原思通（建设周期：1963~1982年），详见学术人物章。

陈国佩（建设周期：1983~2004年），副教授，1978年至1983年在广西中医学院药学系任教师；1983年至1984年在广西中医学院药学院任制剂、炮制学教研室副主任；1984年至2004年在广西中医学院药学系中药炮制学教研室任主任。

覃葆（建设周期：2005~2012年），教授，高级工程师，硕士研究生导师。毕业于广西中医药大学中药专业。曾任广西半宙制药集团总工程师、总经理，广西中医药大学药学院中药炮制教研室主任。承担中药炮制学、临床中药炮制学、药事管理学等多门课程的教学工作。主编《中药炮制学》1部，参编《药事管理学》1部。曾主持或参与各级科研项目9项，其中国家级科技特派员项目1项，省级项目1项，教学课题2项。公开发表学术论文6篇，获科技成果4项；曾主持开发国家级新药5个，取得国家中药保护品种2个。获广西壮族自治区新产品优秀成果奖三等奖，2010年获广西科技厅"广西壮族自治区科技特派员先进个人"奖励。

曾春晖（建设周期：2013年至今），教授，博士生导师，现任广西中医药大学药学院中药炮制教研室主任、中药炮制学科带头人。首届全国中药特色技术传承人，现为中华中医药学会中药炮制分会副主任委员、教育部高等学校中药炮制学课程联盟副秘书长、理事，中华中医药学会中药炮制科学传播专家、美国麻省大学访问学者。从事中药炮制教学工作20年，在高职、本科、研究生不同教学层次上均积累了丰富的教学经验，具有较高的教学水平。参编教材《中药炮制学》2部，获广西高等教育自治区级教学成果奖二等奖1项、广西中医药大学教学成果奖特等奖1项。主持国家自然科学基金项目3项，省部级课题2项。基于丰富深厚的专业背景，其主要科研思路为利用现代先进科学技术手段，以传承为基础，以创新为动力，阐释传统中药炮制技术的科学内涵。目前主持的在研国家自然科学基金项目"基于动态评价阿尔茨海默病改善效果研究黑豆汁制何首乌不同蒸晒程度的炮制原理研究"，在中医药理论基础上，采用药效学、毒理学、代谢组学及生物信息技术等多学科交叉的方法，明确古法"九蒸九晒"的科学内涵，解决传统"蒸法"关键共性技术瓶颈问题，体现了科学思维和中医药思维的高度融合。

（二）学科梯队

目前本学科团队成员共8名，其中教授2人，副教授3人，讲师2人，高工1人。具有博士学位6人，博士生导师1名，硕士生导师5人。学科成员的学历结构、学缘结构、职称结构组成比较合理。具有海外留学经历（访问学者）1人，博士后2人，全国中药特色技术传承人才1名、广西中药传承骨干人才3名、校级青年教学骨干1名。

2018.4—2019.4　曾春晖教授，美国马萨诸塞大学医学院访问学者；

2017.6—2019.6　周改莲副教授，康美药业-中山大学联合培养博士后；

2021.6至今　林青华讲师，桂林三金药业-广西医科大学联合培养博士后。

三、科研研究

（一）研究方向

1. 基于减毒增效作用的中药炮制原理研究

主要内容包括对毒性中药的炮制研究，通过药物炮制的历史沿革及国家药典和地方炮制规范确定药物的炮制解毒工艺；同时通过文献研究，确定毒性中药的临床中毒表现、可能存在的毒性成分，以建立合适的动物毒理评价模型；并且重视毒性中药的毒性与效应之间的相关性，包含有效成分的结构类型、药理作用、临床功效等，并结合药物的炮制工艺进行设计，确定炮制解毒研究的设计思路和方法。通过建立毒性评价模型和效应评价指标，对毒性部位进行筛选，纯化毒性成分，从整体、系统、器官、细胞、分子多水平和多层次研究有毒中药的毒性机制及毒性成分的毒性作用机制；此外对有毒中药的效应物质进行研究，阐明毒性物质与效应物质之间的相关性，阐明炮制前后毒性及药效变化与成分变化的相关性，从而揭示有毒中药炮制解毒、存效或增效的机制，并为炮制解毒工艺规范化及饮片质量标准研究提供科学依据。

支撑本方向的主要课题有国家自然科学基金项目：基于动态评价阿尔茨海默病改善效果研究黑豆汁制何首乌不同蒸晒程度的炮制原理；广西自然科学基金重点项目：不同蒸晒程度何首乌延缓衰老的物质基础及其炮制"增效"原理研究；广西自然科学基金面上项目：基于多元统计分析的炮制降低吴茱萸肝毒性的作用及物质基础研究、基于代谢组学对生槟榔毒性作用机制的研究、黄精蒸制后增强补脾阴虚作用的物质基础研究；不同蒸晒程度黑豆汁制何首乌对阿尔茨海默病模型小鼠的保护作用比较及机制研究、川楝子肝毒性的炮制减毒机制研究、广西壮瑶药特色炮制技术传承研究——以三十六荡炮制为例等。

2. 广西特色中药药材/饮片炮制工艺、质量规范化研究

主要是对炮制方法的合理性研究、炮制工艺的改革与创新研究、饮片的整体质量控制研究。在阐明炮制原理的基础上，运用现代化技术、方法和理论，研究传统炮制方法的科学合理性，进一步研究如何改进传统的炮制工艺和方法，创新炮制技术，提高炮制工艺的技术含量，适应炮制工业机械化、规模化生产的需要。同时应用现代化科学技术手段以客观量化的指标与经验性指标相结合，进行饮片质量控制指标及其标准的研究，建立起更为合理的质量标准评价体系，用以全面控制临床中药饮片质量，保证临床用药的安全有效。

支撑本方向的主要课题内容有：基于补肾阳功效的蛤蚧药材及饮片的"效-质"评价研究，肾茶等五种壮瑶药炮制技术规范的研究，基于多指标成分的不同产地、不同规格肉桂的质量控制研究，广山楂炭止血活性部位谱效关系研究，基于"血瘀出血"模型研究广山楂炭止血活性部位入血前后成分变化等。

3. 广西特色中药材产地加工与炮制一体化研究

围绕"桂十味"及广西区域特色药材，研究中药材产地加工与炮制一体化技术，将中药材产地加工与炮制的工序进行整合，实现工艺过程连贯性操作，摒弃传统的产地加工与炮制过程中的重复环节，提高中药饮片的生产效率、降低生产成本，并减少有效成分的损失，提

升中药饮片质量,构建中药材产地加工与炮制一体化技术体系。

支撑本方向的主要课题内容有:五种"桂十味"高质量生产关键技术及系列健康产品开发研究等。

(二)研究成果

获得发明专利2项、实用新型专利1项,发表论文共84篇(外文3篇,中文81篇)。

(三)学术交流

协办2022年中药炮制学术年会,1人为美国马萨诸塞大学医学院访问学者,1人为广州中医药大学访问学者。

四、人才培养

2017年,我校硕士研究生招生目录首次新增中药炮制研究方向,至今已培养硕士研究生共24名,其中2人获优秀毕业生,3人获优秀研究生,1人获第八届广西青年学术年会论文三等奖,2人获世界中联中药饮片质量专委会"首届中药炮制学研究生优秀论文评选活动"一等奖。

五、教学改革

(一)课程设置

1963年建校初期,本学科的机构管理分别经历了方药教研组、方药教研室、中药炮制制剂教研室三个阶段,2005年,学科独立归属于中药炮制教研室。在人才培养上主要采取"3+1"培养模式,"3"即课堂理论教学、传统实操教学、实训教学,"1"即生产实习教学。利用学校内的传统实验室、中药炮制实训平台,完成前三阶段培养;在实习阶段,利用饮片企业等后期教学实践基地,完成最后一阶段培养。多年教学实践证明,"3+1"培养模式能较好地适应中药饮片行业对于高素质人才的需求。

前期已开展了"应用型制药工程人才培养目标定位下的中药炮制学课程教学改革研究""传统特色中药炮制虚拟仿真系统""基于应用型创新人才培养目标下中药炮制技术课程的教学改革与实践""有毒中药炮制的虚拟仿真实验研究"等省级教学改革课题5项。取得的研究成果有:2019年广西高等学校教学成果奖二等奖、2018年广西中医药大学教学成果奖特等奖、第二十二届全国教师教育教学信息化活动高等教育组课件一等奖、第三届"梦之路杯"医学高等学校虚拟仿真实验教学软件大赛(成熟作品)二等奖等。

(二)课程改革

以中药炮制学为核心,与其他学科交叉融合形成支撑本学科发展的知识体系或研究方向,主要包括中药炮制工程学、临床中药炮制学、中药炮制技术等。学科课程体系涵盖了高职、本科、研究生等三个层次。包括研究生课程：中药炮制学专论、中药炮制技术，本科生课程：中药炮制学（中药学、临床药学专业）、中药炮制工程学（制药工程专业）、临床中药炮制学（中医学专业），高职课程：中药炮制技术（中药学专业），实验课程：中药炮制学实验（所有专业），实训课程：中药炮制实训课（中药学、制药工程专业）等。其中中药炮制学、中药炮制工程学为专业必修课程。

六、条件建设

我校中药炮制实验场地包括了 600 m² 的炮制实训中心和 300 m² 的传统炮制实验室，能开展炒、炙、煨、煅、蒸煮、发酵、水飞等传统炮制方法及现代炮制生产的教学实践。包括了切药机、炒药机、炙药机、真空润药机、发酵箱、煅药机、制霜机及联动生产线等。

我校 2022 年 7 月获批国家中医药管理局中药炮制技术传承基地建设，2023 年 5 月获批广西中医药管理局中药壮瑶药炮制技术重点研究室。依托这些平台建设，挖掘整理广西名老中药炮制专家传统炮制技术的学术思想、炮制经验、炮制理论，系统而深入地挖掘广西民族地域特色的炮制技术，总结其形成规律及技术特色，为传承传统炮制技术并进行创新整理奠定基础。

七、学科管理

主要管理制度为学校的两大类管理办法/规则：《实验室安全相关管理办法》和《教学实验室管理规则》。其中《实验室安全相关管理办法》包括实验室安全与环境保护管理办法、危险化学品安全管理办法、实验室危险废弃物管理办法、安全管制药品管理办法、易制毒化学品管理办法、辐射安全与防护管理办法等。《教学实验室管理规则》包括实验室安全、实验室管理规则、学生实验守则、仪器设备管理、大型精密仪器设备使用管理、低值耐用品管理、仪器设备损坏赔偿、教学仓库安全、实验技术人员职责等规定。

本学科经过近 60 多年的发展，已逐渐建立起了一支学风正派、科研技术过硬、人员结构合理的炮制学科团队。但由于学科发展中期人才断层严重，青黄不接，学科发展一度停滞不前。经过 10 多年的发展，虽然学科的软、硬件及建设水平有了较大提升，但与国内同专业的学科相比，差距还较大。因此，在今后发展中，本学科将以推动炮制学科发展和服务中医药产业化为宗旨，将传统炮制方法和现代科学技术相结合，以广西道地特色中药饮片为切入点，开展传统经验与现代技术相结合的饮片质量评价技术研究，以及基于炮制原理的饮片个性质量评价技术研究，探索建立中药饮片质量评价的研究模式，搭建一个具有较强研究能力、开发能力和人才培养能力的科研服务平台。

撰稿：曾春晖

审稿：刘蓬蓬　贾天柱

8　天津中医药大学中药炮制学科

一、发展历程

天津中医药大学中药炮制学科成立于1986年，经历近40年的建设，目前逐步形成了具有一定特色的研究方向和发展目标，以及稳定的人才队伍，在中央支持地方学科建设的资助下建立2个炮制科研室、2个教学实验室，总计面积260 m²，承担着教学、科研以及科普服务等任务，也是培养中药炮制学专门人才和中药学、中药资源与开发等专业综合素质人才的基地。2022年学科获得国家中医药管理局中药炮制技术传承基地项目的资助，建立了传承室和炮制研发平台及创新团队，使我们的工作更上一个台阶。但与其他兄弟院校比较，我校炮制学科起步较晚，大致的发展情况如下：

1. 起始阶段（1986～2003年）

自1985年建立中药系之后，于1988年下半年首次开设中药炮制学课程，当时学校没有该课程的授课教师，聘请张兆臣（当时任职于天津市中药学校）进行中药炮制学的教学工作，之后引入白宝成担任中药炮制学授课任务，1989年窦志英留校任教，从事该课程的教学工作，1986年陈新培入职负责中药制剂和中药炮制实验室管理工作。在1996年从制剂教研室划分出来成立了炮制教研室，由窦志英承担了教研室主任工作。讲授的课程主要有中药炮制学和中成药学，窦志英于2002年作为主编出版了《常用中成药》（人民卫生出版社），于2003年作为副主编出版了《临床常用百药精解》（天津科学技术出版社）。建中药系之始，中药系仅有中药学专业，该专业仅有一个年级，也仅有1个班（约30人），当时仅有教学任务，没有科研工作。

2. 中兴阶段（2004～2016年）

在此时期，白宝成退休，由窦志英、王艳、陈新培、李佳玮（2009年陈新培退休，李佳玮接替）等几位教师承担中药炮制学、中成药学教学工作，之后王晖、刘亚男进入炮制学科团队，课程也有所增加，包括中药材加工和炮制学、临床中药炮制学、药事管理学等课程。教材建设方面，窦志英参与了《中药炮制学》《中药炮制学导论》《中药炮制学实验》《临床中药炮制学》《中药炮制工程学》《中成药学》《中药炮制学习题指导》等教材的编写工作。窦志英2004年承担了天津市高等学校科技发展基金项目"延胡索炮制工艺规范化和饮片质量标准化研究"，开始了炮制工艺规范化和质量标准化的研究，在整个学校没有几台高效液相色谱仪的情况下，顺利完成该项目，并申报了科技成果。之后在此研究基础上，窦志英于2007年承担了国家自然科学基金面上项目"延胡索炮制机理研究"，于2011年承担了国家自然科学基金面上项目"延胡索、川楝子的不同炮制对金铃子散复方增效减毒的机制研究"。同时，窦志英还参与了国家中医药管理局中医药行业科研专项等项目，将科研经历和成果引入到教学中，为今后本学科的教学和科研工作奠定了良好基础。人才培养方面，2014年窦志英入选国家中医药管理局第一届全国中药特色技术传承人才；2014年王晖获"十二五"学科师资资助计划的资助，窦志英为导师。教学方面，积极将科研经历引入课堂，对实验课教学进行了大胆的改进，率先进行了"开放式"和"半开放式"实验教学模式，让学生在限定的范围内进行自主实验设计，锻炼了科研思维和动手能力。

3. 提升阶段（2017年至今）

自2017年我校成为国家一流学科建设高校后，炮制学科也得到了提升。在做好正常教学工作的同时，积极开展教改项目，进行了中药炮制学实验毒性中药的实验操作视频的录制；进行了"基于学生创新思维能力提升与课程思政建设的《中药炮制学》题库完善与更新"教改项目；借助教学网络平台（钉钉、智慧树、雨课堂、爱课程、青书学堂、超星等）满足疫情期间的线上授课的需要，通过QQ、微信等进行答疑、辅导，授课形式采用智慧树平台混合式教学方式。2021年，中药炮制学获天津中医药大学综合素质类课程思政示范培育课程。科研工作相较以前也有了长足进步，首先我们作为主研人员参加了国家科技基础性工作专项和国家标准化项目，其次，年轻教师王晖和刘亚男分别于2018年和2019年各获得国家自然科学基金青年项目1项，2022年窦志英获得国家自然科学基金面上项目1项。至此教研室教师的科研方向有所拓宽，科研水平也有所提高。两位年轻教师分别于2011年和2013年入职我校，从事炮制学科建设，获得天津市"131"人才称号，2017年王晖还获中华中医药学会中药炮制分会举办的"雷公杯"中药炮制青年教师授课与技能大赛个人技能奖和综合技能奖两项一等奖，青年教师成长为我校炮制学科的强有力的后备人才。我们共同努力获得了2022年国家中医药管理局中药炮制技术传承基地项目，为我们学科的进一步提升和完善提供了强有力的支持。我们在学校"本草经年"微信公众号创建了"卫药炮制"专栏，联合学校药研协会在QQ平台创建了"本草炮艺"公众号，发布有关炮制的科普文章和小视频以及文创产品等以宣传炮制知识和文化。

学科团队成员也致力于社会兼职和社会服务，窦志英兼职中华中医药学会中药炮制分会副主任委员、天津市医疗健康学会第二届中药专业委员会副主任委员、天津市中医药学会肿瘤专业委员会副主任委员，王晖、刘亚男也兼职中华中医药学会中药炮制分会青年委员。普及和宣传炮制知识和前沿动态，加强炮制技术和临床应用的交流。

二、学术队伍

（一）学科带头人

窦志英，天津中医药大学中药炮制学科带头人，教授，博导，自1989年以来从教30余年，一直致力于中药炮制教学和科研工作，主要研究方向是中药药效成分和质量控制、中药传统制药工艺研究。主持和参与国家级、省部级和局级课题10余项,发表科研论文50余篇,论著5本,编写教材10余本。获得校级"科研工作先进个人""最美女教师""四有好老师""教学名师"等荣誉,入选国家中医药管理局首批全国中药特色技术传承人才,兼任中华中医药学会中药炮制分会第五届、第六届副主任委员、天津市中医药学会第四届肿瘤专业委员会副主任委员。

(二)学科梯队

目前天津中医药大学专门从事中药炮制学科建设的成员有4人(窦志英、王晖、刘亚男、李佳玮),其中正高级职称1人,副高级职称3人,4人均具有博士学位。另外,有兼职从事中药炮制学科建设的成员9人,均具有博士学位。

在学科团队建设过程中成员逐步增加,其他专业有专长的老师也加入到炮制学科,多学科交叉共同建设炮制学科是我们的宗旨,也是拓展研究方向的必经之路。自2018年搬迁至团泊湖新校区后,我们的教学实验室较之前面积显著扩增,拥有了独立的科研实验室、仪器室等,为今后的教学和科研工作的进一步提升奠定了基础。

学科团队已经传承三代,起始阶段:白宝成、窦志英、陈新培,主要以教学工作为重;中兴阶段:随着白宝成和陈新培的退休,人员组成逐年增加,有窦志英、王艳、王晖、刘亚男、李佳玮,教学和科研并重;提升阶段:窦志英、王晖、刘亚男、李佳玮为炮制学科专职教师,另有刘二伟、任晓亮、王跃飞、常艳旭、韩立峰、何俊、胡静、王萍、王玉明、余河水、于洋、祁东利等老师加入,利用多种技术方法与炮制学科衔接,实现多学科交叉,促进我校中药炮制学科发展。

三、科研研究

(一)研究方向

1. 中药炮制机理研究

机理明确才能规范炮制工艺和制定质量评价指标。机理研究要依据中医药思维和理论,本着临床辨证施治用药的需要,多维度、多层次探究中药炮制机理。学科主持完成了国家自然科学基金项目2项,从化学、药效以及体内药代动力学方面明确了延胡索醋制机理,基于"炭药苦味-药效物质-止血效应"相关性初步明确了蒲黄炭炮制机理。

2. 炮制对饮片药效、毒性等影响机制的研究

传统和现代相结合的理念始终要贯穿中药炮制的研究,采用多种技术手段探索中药炮制前后药效、毒性变化规律,揭示生熟异用的差异所在,为临床合理选用中药炮制品提供依据。其理论体系需要完善,用现代观点来阐释其疗效作用机制。目前已完成国家自然科学基金项目、中医药行业科研专项、教育部高等学校博士学科点专项科研基金等项目7项,针对延胡索生熟异用、杜仲炮制"断丝为度"、吴茱萸"甘补药制"炮制减毒等进行了机制研究,还从复方角度探讨了延胡索、川楝子的不同炮制方式对金铃子散复方增效减毒的作用机制,

发表了相关论文12篇。

3."辨状论质""辨质修事"质控指标的研究

传统质量评价标准对保证中药饮片质量起到关键作用，但存在模糊、难以把控的缺点，通过寻找其质量标志物建立现代量化评价指标，考虑企业的成本和监管部门监控的简便性和可操作性，需要将传统质量鉴别标准和现代鉴别标准相对接，建立以简代繁的质量评价标准，达到"辨状论质""辨质修事"的快速鉴别的目的。目前已完成国家自然科学基金、国家科技基础性工作专项、国家中医药管理局标准化项目、中医药行业科研专项、天津市自然科学基金等科研项目5项，借助电子眼、电子舌、电子鼻技术实现色、味、气的可视化和量化，将量化的色、味、气与炮制过程技术参数和成分变化等进行关联，建立快速识别模型，为"辨状论质"提供更多科学依据与数据支撑，已进行了山茱萸、肉苁蓉、吴茱萸、干姜、蒲黄、柴胡等的研究。同时优化了白术、猪苓、麻黄的产地加工和炮制工艺，以多指标综合评价饮片的质量，实现"辨质修事"。另外，基于中药曲剂发酵调整对六神曲进行了"双维度"质量控制体系的开发，以弥补六神曲质量评价标准的缺失。目前还承担国家自然科学基金在研项目致力于产地加工和炮制过程中干燥环节关键技术的研究。

（二）研究成果

本学科自成立以来先后完成了国家自然科学基金、国家科技支撑项目、国家中医药管理局科研专项课题、天津市科技局、天津市教委等10余项课题的科学研究工作。学科研究人员共发表论文100余篇。参与的"中药生制饮片临床区分使用依据"获得2019年中华中医药学会科学技术奖二等奖，"以'蛛网'模式为核心的中药质量研究关键技术及其应用"获得2021年天津市科技进步奖二等奖，"基于'谱效代验计'五原则的中药质量评价体系的建立及应用""现代中药绿色质量评价关键技术体系建立及应用"和"基于体内过程分析快速筛选中药质量标志物技术体系的建立及应用"分别获得2015年、2017年和2019年天津市科学技术进步奖三等奖。

（三）学术交流

自中华中医药学会中药炮制分会建立以来，我校炮制团队成员积极参加学会活动，并作学术报告与同行专家交流学习。2022年和2023年以刘二伟和窦志英为带头人，成功举办了三期"津门炮制论坛"，主题分别为"炮制名家荟萃津门共论炮制传承创新""医药名家共论饮片应用与研究""共论中药炮制学科和饮片行业发展"，为地区学科发展起到推动作用。并联手学校药研协会成功举办了两届中药炮制知识和技能大赛，激发学生学习炮制知识和技能的兴趣和热情。

四、人才培养

本学科承担着硕士研究生、博士研究生的培养工作，是博士授予点4个主要研究方向之一，培养硕士研究生30余名，培养博士研究生6名。

五、教学改革

（一）课程设置

中药炮制学在我校中药学专业、中药制药专业、中药资源与开发等专业均为专业课，分别在本校研究生、本科生、专升本等不同层次开设该课程。目前在中药学专业、中药资源与开发专业中，将中药炮制学、中药材加工与炮制学作为专业课进行设置，理论课和实验课并重。面向研究生开设的课程为中药炮制学专论，另外还有面向全校各个专业（如中医、护理、针灸等专业）开设的选修课中药炮制学、临床中药炮制学、中成药学等。还面向多个专业的本科生开设了药事管理学，开设了选修课药品科学监管与药物警戒，针对研究生开设了药品科学监管。逐步形成了两大课程组，一是中药炮制学课程组，一是药事管理课程组。

在教学过程中，我们强调中药炮制工艺、饮片质量标准、炮制作用等基础知识是重点，多学科交叉阐释炮制原理是根本，也是难点，炮制研究过程中的疑惑是要解决的关键点。基于上述教学模式，学生通过掌握基础知识做好传承，明白运用多学科、多技术手段才能做好中药炮制的创新。2017年我校王晖老师在首届"雷公杯"中药炮制青年教师授课与技能大赛中获得综合一等奖和最佳切制技能奖。

（二）课程改革

目前，天津中医药大学大学本科中药炮制学课程在中药学专业的开设学时为理论课54学时，实验课45学时。在中药资源与开发专业开设的学时为理论课42学时，实验课21学时。在中药学拔尖学生培养基地班开设的学时为理论课36学时，实验课36学时。

教学过程中不断修订教学大纲，更新教材，逐步对本学科教学模式进行了改革：①理论课教学模式由以教师为主的授课方式向以学生为主的教学方式转变，除了教师讲授之外，增加了讨论式教学法、读书指导法、任务驱动法等教学方法，目的是培养学生自主学习和分析问题、解决问题的能力。②增加了读经典写读书笔记学习项目，加强炮制技术的传承。③充分利用了动画、视频等技术制作微课，丰富了教学内容，学生能更好地理解炮制的意义。④将专业课教学和思政元素相结合，首先做好思政元素的设计，再修订教学大纲增加思政元素，在教学环节准确引入思政元素，做到育才与育人有机结合。⑤实验教学中，在2007年之前就实行了自主设计性实验，并在2007年承担的校级课题"'开放式'和'半开放式'实验教学在中药炮制学实验教学中的尝试"中进一步完善。本学科是我校最早进行综合性自主实验设计的学科之一，一直坚持至今，目的是培养学生的科研思维和科研素养。我们的实验模式也纳入我校承担的天津市教育科学"十一五"规划课题"中药专业毕业前综合培训课程体系研究"，为其他课程提供了示范。⑥基于学生创新思维能力提升对《中药炮制学》题库进行了完善与更新，以科学考核体系促进学生自主学习能力。总计承担了各级教改项目5项，学科组成员发表教改论文12篇。

六、条件建设

天津中医药大学中药炮制学科初步形成了一定规模的科研平台，也是国家中医药管理局中药炮制传承基地。目前，拥有切药机、冷冻干燥机、微波干燥机、马弗炉等炮制设备及工具，同时拥有科研设备价值300余万元，包括气味分析仪、EZ-X质构仪、排式分光测色计、高效液相色谱仪、示差折光检测器、蒸发光散射检测器、酶标仪等，可用于分析中药炮制前后性状变化，测定中药炮制前后化学变化，进行中药炮制工艺、饮片质量标准和炮制机理的研究。依托国家中医药管理局中药炮制技术传承和创新基地（天津）建立了"卫药炮制"实训室，有筛分、润制、切制、炒制、制霜等手工和机械操作设备。

七、学科管理

天津中医药大学炮制学科总体目标是培养学生的专业素养，阶段性目标围绕着提升教学水平和不同时段的研究方向来制定。每年制订年度任务和计划，将任务分配到人，每年致力于发现和解释科学问题，并于年底考核课题申报数量、论文发表数量、专利申请数量等量化指标的执行情况，在完成学校规定的教学工作量之外，每人每年发表科研论文1～2篇，教学改革论文1～2篇。

学科管理制度由学校、学院与学科三级管理，由校级领导、院级领导、纪检书记、教研室主任以及校院两级督导组成员组成，针对学科的建设和管理履行各自的职责。

天津中医药在中国文化传统和历史传承中积淀升华，具有鲜明的"卫药"特色，上榜国家级非物质文化遗产的天津传统医药非遗项目有达仁堂清宫寿桃丸制作技艺、安宫牛黄丸制作技艺、隆顺榕卫药制作技艺等，其包含的炮制技术亟待进一步传承和发展。我校由多名工程院院士领衔、以天津药企为依托，集聚各学科高层次高素质人才，将推动我们炮制学科的发展，增强教学、科研和社会服务能力。今后我们的重点任务主要有以下三方面。

（1）以临床疗效为导向、以炮制和配伍相结合来探讨中药炮制的机理。

（2）针对企业需求加强应用研究。

（3）融合新技术新方法促进炮制产业向智能化、联动化、标准化发展。逐步形成具有"卫药"特色的炮制传承技术体系，切实以多学科交叉提升我们主要研究方向的学术水平，加强应用性学术成果的转化，共享科技发展红利，在促进中医药传承创新发展中贡献力量。

撰稿：窦志英　王　晖
审稿：刘蓬蓬　贾天柱

9 云南中医药大学中药炮制学科

一、发 展 历 程

云南中医药大学炮制学科建于1977年，历经40多年的建设，建成了一支老中青结合的炮制学科队伍，到现在已经形成四代传承谱系，立足云南边疆，开展炮制的传承、科研、教学工作，形成特色鲜明的学科，为云南中药炮制产业的发展和人才培养发挥了重要作用。学科发展可以分为两段。

起步阶段（1977~1997年）

云南中医药大学1977年招收中药本科学生，开始中药炮制学科的中药炮制教学和研究工作，仅江林一人承担教学、实验工作。起步阶段，条件极为简陋，传统炮制实验都在露天进行，靠烧煤生火炮制药材。中药专业在招收七七届、七八届两届学生后停招。1984年中药专业恢复招生，调入赵荣华、路玉才，配备一间专门的炮制实验室，购买高温炉、水分测定仪和一些常用的玻璃仪器和耗材，除开展传统炮制实验外，也开展自然铜、巴豆、苦杏仁炮制前后成分的含量测定，进行天南星、雪上一枝蒿、柴胡的炮制研究工作。后因江林长期患病，路玉才调去学校的专家门诊部，由赵荣华一人承担中药炮制学的理论教学、实验教学工作。

发展阶段（1997年至今）

1997年学校从白塔校区搬到关上校区，2009年又从关上校区搬到呈贡校区，中药炮制学科得到了长足的发展，先后增加戴万生、阮建林两位老师。2014年成立了中药炮制教研室，教学和科研条件得到了明显的改善，设置了传统炮制实验室和现代炮制实验室，开展系统炮制实验，也就是后来的"设计性实验"，建立了云南中医学院中药炮制研究中心，实验室面积300 m²，购置了适应传统中药炮制、生物炮制的设备和仪器，承担国家自然科学基金，教育部、国家中医药管理局、云南省科技厅等部门的项目。邱斌、马晓霞、陈林云、王泽峰、李茂茹先后引进、调整到中药炮制教研室，形成合理的人才队伍。几年来学科坚持"继承创新，跨越发展"的方针，结合云南的中药资源优势和区位优势，立足云南丰富的云药、滇南医药及少数民族医药资源，开展中药、民族药炮制技术的梳理，传承和推广中药、民族药特色炮制理论、技术与文化，并以此为基础进行创新。学科目前已经达到炮制四代传承，传承体系如下：江林，胆南星、童便制雪上一枝蒿；赵荣华，制何首乌、砂仁、天麻；戴万生，制滇黄精；阮建林、邱斌，醋红大戟；马晓霞，制黄草乌；鲍泥满，油炸三七。形成了以院校教育为主、谱系传承结合的人才培育体系，培育了一批优秀的中药炮制人才。

二、学术队伍

（一）学科带头人

赵荣华（建设周期：1992～2016年），云南中医药大学教授，硕士研究生导师，云南中医药大学中药炮制教研室原主任，云南南药研究协同创新中心主任，中国中药协会中药发酵药物专业委员会副主任委员，云南中医药大学中药炮制研究中心主任。长期从事中药炮制的教学和科研工作，主持国家自然科学基金项目"何首乌发酵及解毒机理的研究""何首乌生发、乌发的物质基础及作用机理研究"；主持云南省科技厅国家中药现代化重点项目：重要地道药材（何首乌）的中药饮片炮制研究；主持国家中医药管理局项目：19种生熟异用饮片临床规范使用研究子项目——三七、何首乌生熟异用饮片的临床规范使用研究；主持云南省科技计划重点研发项目：昭通天麻产业发展的关键技术研究——天麻炮制工艺研究。牵头中国科学院昆明植物研究所、广州中医药大学等六家单位组建南药研究协同创新中心，开展南药系统研究。主编《中国南药志》《中缅传统药物纲要》《南药古籍文献辑要》《龙血竭》《非典型肺炎与健康食品的预防作用》，作为副主编参与编写普通高等教育中医药类"十二五"教材《中药炮制学》以及《中药生制饮片临床鉴别应用》。"南药体系传承创新与应用"获得2020年云南省科技进步奖一等奖。"重要地道药材（何首乌）的中药饮片炮制研究"获得2007年云南省科技进步奖三等奖。"何首乌功效挖掘及产业应用示范"获得2018年云南省科技进步奖三等奖。

邱斌（建设周期：2016年至今），正高级工程师，硕士研究生导师，云南省技术创新人才，云南中医药大学中药炮制教研室主任，国家中医药管理局监测统计中心中医药监测统计专家委员会（政策研究方向）委员，云南省中药材种植养殖行业协会副秘书长，云南省农业农村厅"绿色食品牌"中药材产业专家组成员。主持、参与了国家、省部级项目30余项，如云南省生物医药重大专项"附子等重要中药材规范化种植与初加工技术升级及产业化""雪上一枝蒿中药材规范化种植与加工炮制一体化关键技术研究""云南道地药材产地标准化初加工和贮运技术研究与示范"、国家中医药管理局项目"三七等2种中药饮片标准化建设"等；作为副主编或编委编撰《云南天然药物图鉴》《云南重要天然药物》《云南民族药志》《滇南本草》（增补）、《南药古籍文献辑要》等专著10余部；发表研究论文30余篇。荣获2012年度国家科学技术进步奖一等奖（排名第7）、2011年度云南省科学技术进步奖特等奖（排名第6）、2005年度云南省科技进步奖三等奖（排名第6），中华中医药学会科学技术奖三等奖。

马晓霞，博士，学科骨干教师，副研究员，硕士研究生导师，云南省万人计划"青年拔尖人才"，国家中医药管理局"十一五"重点学科临床中药学、"十二五"重点学科傣药学学科组成员，"中药资源学"省级教学团队成员，国家中医药管理局中药药理（免疫）三级科研实验室化学研究平台负责人，"云南省中药饮片开发与质量检测公共科技服务平台"产品研究中心子平台负责人。目前主持云南省生物医药领域重大专项子课题"基于特殊镇痛作用机制的滇产草乌中高活性分子资源库构建及成药性评价"，已主持完成国家自然科学基金项目"基于物质基础的云南制黄草乌质量控制研究",云南省应用基础研究面上项目"制黄草乌中二萜生物碱转化产物及其镇痛活性研究",教育部科学技术研究重点项目"基于物质基础的黄草乌药材及炮制品质量标准研究",云南省科技厅-云南中医学院联合专项项目"不同炮制方法和辅料对黄草乌中主要生物碱成分的含量影响研究"。参与研究项目27项,包括国家自然科学基金5项、省级项目3项、教育厅重点项目1项,横向服务课题18项。研究成果"云南特色中药民族药饮片标准研究示范及应用"获云南省2017年科技进步奖三等奖(排名第2)。

戴万生,学科骨干教师,副教授,全国中药特色技术传承人才(2015年),全国中药炮制学中青年骨干教师(2016年),主要从事中药炮制学教学与科研工作。中药炮制学、临床中药炮制学等课程理论和实验主讲教师。参编中药炮制学教材4部。主持省级、校级基金各1项,参与国家自然科学基金、省部级各类基金多项。在学术期刊发表学术论文19篇。

(二)学科梯队

云南中医药大学中药炮制学科现有人员7人,其中教授2人,副教授3人;获得博士学位人员3人,硕士学位2人;全国中药特色技术传承人2人,云南省技术创新人才1人,云南省"万人计划"青年拔尖人才1人。教研室承担中药学、中药资源学,中药材种养殖与鉴定、中药制药工程、药物制剂等专业的中药炮制学、中药材加工学、临床中药炮制学等课程的理论和实践教学任务。

三、科研研究

(一)研究方向

云南是我国道地药材的主要产区,也是民族医药最丰富的省份,学科团队立足云南,经过多年的研究,逐步形成了具有地域特色的两个炮制研究方向,建立了相应的研究平台和专业化的研究队伍,为云南中药饮片产业的发展,特别是民族医药饮片的开发利用提供了重要的技术支撑。

1. 云南道地药材、民族药材的炮制研究

本学科团队在继承传统炮制理论和炮制技术的基础上,发掘收集、整理、归纳名老中医药专家和少数民族医药专家临方炮制品种,指导饮片临床使用。挖掘和抢救一批具有地域特色和民族特色的炮制方法及技艺,传承富有特色的地方药材传统炮制品种、方法和技术。应用化学和药理学等方法进一步诠释云南道地药材、民族药炮制机理的科学内涵,并在充分认识炮制科学原理的基础上,开展具有地域特色的饮片炮制工艺规范化研究和质量评价方法研究,制订饮片的炮制规范和质量标准;在传承的基础上加快创新,应用生物冻干技术等方法,解决传统炮制方法导致中药活性降低的问题;基于大健康和普及中医药的需要,开发系列"即食中药饮片"。本学科通过继承云南省中药炮制研究中心和国家中医药管理局中药炮制传承基地等平台的传统炮制理论及技术,利用现代科技手段开展了何首乌、黄草乌、三七、滇黄精、天麻和砂仁等道地云药品种传统炮制理论的现代科学内涵的研究,传承糊

米、焦糯米饭、滇制何首乌、油炸三七等云南特色饮片炮制工艺；采用现代保鲜技术（如冷冻干燥、生物保鲜等）开展三七、天麻的研究，实现传统与现代相结合的传承与创新；阐明何首乌、三七生熟异用以及黄草乌炮制降毒性的科学基础，何首乌"乌须发""化浊降脂"传统功效的科学内涵；开发黄精、天麻、三七等系列即食中药饮片，加快中药饮片的普及应用。

2."三发"——发芽、发酵、发汗的研究

"三发"与微生物密切相关，微生物中的酶具有高效性、专一性和温和性，是中药炮制的重要内容，能够促使中药产生新的活性成分，为创造新药提供了重要途径，是本学科研究的重要方向。通过承担国家自然科学基金项目"何首乌发酵及解毒机理的研究"，将传统的炮制方法与现代微生物技术相结合，从中药材的根际土壤、表皮等不同环境中分离菌株，经过纯化得到真菌，提取纯化真菌基因组，对其ITS序列进行PCR扩增，将ITS序列测序结果与GenBank数据库中的真菌ITS序列进行比对，结合形态学鉴定与分子生物学鉴定菌株，用确定的菌株通过固态和液态发酵，筛选出活性菌株，优化培养基，采用单因素、正交实验优化发酵炮制工艺，得到固态发酵条件，通过扩大发酵，对活效性产物和发酵产物进行成分和药理的研究，弄清作用机理。目前对何首乌、三七、天麻进行"三发"的研究，取得一系列的成果。天麻在加工中也存在着褐变的现象，褐变不仅影响了天麻的外观，还降低天麻的有效成分含量，从鲜天麻中分离到钩状木霉（*Trichoderma hamatum*）、白腐真菌（*Hypocrea lixii*）、厚担肉座菌（*Hypocrea pachybasioides*）、密丛毛霉（*Mucor plumbeus*）、皱褶青霉（*Penicillium rugulosum*）5个有害的真菌，为防治有害真菌感染天麻提供科学依据。将发汗方法应用于三七和何首乌，能够有效提高有效成分含量。以云南道地药材何首乌为主要原料，以二苯乙烯苷为指标，从众多的真菌中筛选出能减少泻下作用、保存功效的菌株——米根霉（*Rhizopus oryzae*），发现米根具有上糖基功能，在发酵的同时，能在大黄素的结构上增加一个葡萄糖，其作用为胞内酶所致；对具有转化功能的菌株进行分子生物学鉴定，一株为烟曲霉（*Aspergillus fumigatus*），一株为黑曲霉（*Aspergillus niger*）。申请发明专利1项。发酵过程中产生新的化学成分为中药炮制发酵法产生新的功能提供实验依据，通过项目的实施建立中药炮制发酵研究的技术平台，并以发酵法作为重要的绿色化学结构修饰方法进行有益的探索。

（二）研究成果

本学科自成立以来先后完成了国家自然科学基金、教育部科学技术研究重点项目、云南省教育厅重大专项课题等10余项课题的科学研究工作，同时完成了与饮片相关企业的横向课题多项。获得国家科技进步奖一等奖1项，云南省科技进步奖特等奖1项、三等奖5项。

经过多年的科学研究，学科除获得以上众多研究成果及相应奖励外，还提出了一些新观点，取得了一些新的成就。

（1）赵荣华在第三届岐黄论坛中药传承创新运用分论坛上首次提出了"即食中药饮片"这一概念，"即食中药饮片是一种用于预防保健、康复调养，经加工、包装后，打开即可食用的中药饮片，具有疗效可靠、安全性高、服用方便、可供品尝鉴赏和易于推广的特点"。并介绍了"即食中药饮片"的天麻冻干片、三七冻干片、制黄精系列产品等创新成果。"即食中药饮片"这一创新成果的提出，得到了贾天柱、张振凌等与会中药炮制专家学者们的肯定。他们认为，应以"即食中药饮片"这一创新成果的提出为契机，运用现代科研手段，提升中药饮片的便用性和实用性，让"即食中药饮片"这一新型饮片引领和推动饮片行业的整体发展。"即食中药饮片"创新成果也引发了媒体的广泛关注，中国中医药网、中医中药秘方网、健客网等国内医疗健康媒体争相以"即食中药饮片，中药炮制新突破"等为题报道或转发了这一创新成果。

（2）近几年在炮制年会和雷公论坛上提出了一些新的思路和观点，主要有：扩展中药饮片概念的外延和中药饮片发展的4个阶段，以及4个阶段主要解决的问题（2018年炮制年会赵荣华提出）；基于中医药特色的中药饮片创新思路与方法（2019年炮制年会赵荣华提出）；阐述"传承精华、守正创新"的"精华""正"的内涵（2020年炮制年会赵荣华提出）；在"基于中医西结合背景下做好中药炮制传承与创新"，解决面临的七大问题（2021年炮制年会赵荣华提出）；《中药炮制传承创新——以熟三七、菲牛蛭、天麻为例》，用实例分析如何坚持传承创新（2022年雷公论坛赵荣华提出）。

（3）赵荣华团队在何首乌的研究成果中发明了用于脂代谢调节药物的筛选和药理机制研究的病理模型"脂肪变性肝细胞病理模型"，该模型已广泛应用于中药、天然药物调节脂代谢异常的相关研究中，已有44篇SCI论文及12篇中文论文采用该方法。

（4）赵荣华团队关于何首乌研究的论文《何首乌活性成分二苯乙烯苷对肝细胞脂质合成、分解及转运的调节作用研究》2014年荣获第十二届全国青年药学工作者最新科研成果交流会优秀论文奖一等奖。

（5）赵荣华团队编写了《何首乌生熟饮片临床使用说明书》等指导临床的重要技术资料3份，对何首乌临床规范、安全、合理应用提供了重要指导，产生了重大社会效益。

（三）学术交流

学科带头人赵荣华积极参加学术活动，在岐黄论坛、雷公论坛、炮制年会等国内外学术会议上作报告10余场。2016年何首乌等单品种研究成果及整体研究成果分别先后在北京、天津、河南、云南等地的中医药传承工作中以会议报告的形式进行推广和培训，其中生熟饮片的炮制工艺、质量控制、药效作用等研究成果深受生产企业和临床医生的关注。"何首乌乌发生发"研究成果在由泰国高等教育部主办，泰国宋卡王子大学天然产物研究中心承办的"第五届健康及美容天然产物国际学术会议"上做了题为 Hair growth promotion activity and its mechanism of Polygonum multiflorum 的墙报展示，对云南省重要道地药材"何首乌"的生发、乌发活性、机理及开发思路等内容进行了较为详细的介绍，引起了与会者广泛的兴趣和关注，加强了与国内外高水平学术团体的交流，同时增进了云南中医药大学与泰国等国际同行的友谊和合作。

四、人才培养

学科于2022年正式取得硕士学位授予资质，自学科成立以来共培养与炮制研究相关硕士研究生30余人。拥有全国中药特色技术传承人2人，云南省技术创新人才1人，云南省"万人计划"青年拔尖人才1人。

五、教学改革

（一）课程设置

云南中医药大学中药炮制学科承担着全校中药学、中药资源与开发、中草药栽培与鉴定、制药工程等专业的中药炮制学课程的理论及实验教学任务。每学年实验实训学生人数300余人，本科毕业带教20余人。

（二）课程改革

中药炮制是中药传统制药技术的集中体现和核心，是最值得加以保护的具有中国特色的自主知识产权技术，这赋予了中药炮制学极其重要的历史使命。本学科自成立时起，即在教学方面基于中药炮制学的学科性质及中药炮制的特点，在遵循教学原则的基础上，积极探索和建立符合中药专业培养目标的课程教学方法，在实验讲义中增加系统实验，如自然铜、杏仁，除炮制方法以外，还增加含量测定，补充云南特色的炮制品如草乌炮制。中药炮制饮片感官性状是评价饮片质量的关键因素，但受火候的影响较大，学生难以掌握，采用实验后集中现场点评，现场评分的方式，作为学生实验成绩的一部分，弥补了传统只交实验报告的不足，加深了学生对炮制品的感官印象，提高中药炮制学教学质量。近年来教研室教师参编中药炮制学教材4部。

六、条件建设

云南中医药大学中药炮制学科十分重视科研平台的建设，经过多年的努力，目前已建立"云南省中药炮制研究中心""国家中医药管理局中药炮制传承基地""云南省中药饮片开发与质量检测公共科技服务平台""云南省高校中药饮片工程研究中心""中药民族药制药工程训练中心"等平台；中药炮制教学实验室现有实验用房3间，总面积350 m^2，配备有PG-5中药浸膏喷雾干燥机、RQXL-100真空气相置换式润药机、GD-2型冻干机、CR-400色彩色差计等炮制专用仪器设备，可供研究生、本科生炮制技术教学实验操作以及毕业实习；"云南省高校中药饮片工程研究中心"拥有专用实验室100 m^2，拥有炮制工艺小试研究用设备6台，以及高效液相色谱仪等饮片质量分析用仪器10余台；"云南省中药炮制研究中心"拥有专用实验室250 m^2，拥有超净工作台、发酵罐、高速管式离心机、冷冻干燥机等生物炮制专用设备，以及高效液相色谱仪等用于中药发酵的研究；"中药民族制药工程训练中心"建有专门的炮制车间，包括净制间、润药间等功能间。云南中医药大学中药炮制传承基地建有中药炮制展示厅和中药、民族药炮制学文献资料室，搭建了内容丰富、形式多样的中药炮制文化载体，通过中药饮片、炮制展示场馆以及网络等线下线上方式，对炮制工具、饮片标本、图文和多媒体资料进行展示。

在赵荣华的带领下，学科经过多年的建设，建成了以云南中医药大学中药炮制研究中心为代表的云南中药炮制研究和产业化发展平台，能够开展中药三发"发酵、发芽、发汗"的研究，能够承担建立中药饮片的质量标准和有害物质限量标准，制订中药饮片的规范化生产

（SOP），使中药饮片安全、有效、稳定、可控，全面提升云南省中药饮片的质量和市场竞争力，使云南优质中药材（含中药饮片颗粒剂）进入国外、国内市场。积极参与国家有关中药炮制的相关标准的制订，开展生物转化技术在中药炮制中的应用，使中药炮制的传统工艺科学化、标准化。学科立足云南丰富的云药、滇南医药及少数民族医药资源，开展具有地域特色的炮制工艺规范化研究，在继承传统炮制理论和炮制技术的基础上诠释炮制的科学内涵。此外，学科还参与审定《云南中药饮片标准》2005 年版，并通过项目的研究，诠释了三七、滇黄精、何首乌、草乌及附子等道地云药品种传统炮制理论的现代科学内涵，为临床应用提供了科学的依据。

七、学科管理

云南中医药大学中药炮制学科不断制定和完善了工作人员职责、教学研究活动制度、教学检查制度、教师听课制度、实验室用房管理制度、仪器设备使用管理制度、实验室开放制度、设备维修使用管理制度，制定了学科建设规划，每年年底及时上报学科统计报表，规范了中药炮制学科教学和科研的运行，为我校炮制学科的正常开展提供了有效保障。近年来承担实施国家自然科学基金、省重大科技专项、横向项目等 20 余项，获国家、省科学技术进步奖等 8 项。

中药炮制是祖国传统中医药学的一个重要组成部分，是中医药理论在中医临床用药上的具体表现，是中医药学中的特色和精华。中药炮制包含着人类与疾病作斗争的丰富实践经验，关系到广大人民防病治病、康复保健的医疗效果。中药通过炮制可以增强药效作用、转化药物性能、降低毒副作用，达到安全有效地使用中药的目的，这也是中药在制作方面与西药或其他"天然药物"的不同之处。宋代《太平圣惠方》载："炮制失其体性，筛罗粗恶，分剂差殊，虽有疗疾之名，永无必愈之效，是以医者必须殷勤注意"，强调了中药炮制对中医临床疗效的重要性。中药炮制学作为国家级非物质文化遗产，是我国独有的特色学科，是所有中药专业中唯——个与国外没有对应的学科，把这套技艺留下来，是对历史非常重要的贡献，表明了中药炮制的特色所在。作为一名炮制人，我们应该不断总结经验，开拓中药炮制的研究深度和广度，加快中药炮制学科的发展，使炮制更好地在防病治病中发挥作用。中药炮制学是一门古老而又年轻的学科，古老是指中药炮制的发生发展几乎伴随着人类文明的进程，已有上千年的发展史；年轻是因为对炮制的现代研究起步较晚，目前尚处于探索性阶段。相信在每一个炮制工作者的不懈努力下，中药炮制学科必将行稳致远。

撰稿：赵荣华

审稿：张　凡　贾天柱

10　中国中医科学院中药炮制学科

一、发展历程

中国中医科学院中药炮制学科依托中国中医科学院中药研究所，其前身为1958年由王孝涛研究员负责在全国率先组建的中药炮制研究组，是我国最早提出并设立炮制学科的科研机构，是中药炮制学科始创单位。中药炮制研究组经过发展壮大，于1963年成立了中药炮制研究室，在王孝涛研究员的推动和带领下，中药炮制发展成为60年代的新兴学科。其后，以王孝涛、原思通先生为代表的老一代的中药炮制科研工作者，在传统炮制技术的继承整理、中药炮制的现代研究、中药饮片法规的制定与完善等方面做了大量奠基性和前瞻性的工作。自20世纪60年代初开始，中药炮制研究室就在中药炮制的继承整理中做了大量的开创性工作，以《中药炮炙经验集成》等为代表的一批重要成果，为中药炮制近代研究积累了第一批重要的素材。同时与兄弟单位协作，对历代主要的医方书和本草等文献中有关炮制的资料作了初步的挖掘和整理，历经三年，编辑了《历代中药炮制资料辑要》（内部资料）一书。在此基础上，承担多项国家和部局级中药炮制科研课题，并着重毒性中药炮制的继承和创新，对传统炮制的化学、药理、机械设备、质量标准及炮制原理等方面进行了多学科、综合性的系统研究，引领炮制学科的发展方向，科研工作一直保持国内本学科的领先地位。同时也筹划和组织了一系列全国性中药炮制学术交流活动，承担并组织了《中国药典》1963年版、1997年版、1985年版和1990年版的中药饮片立法工作，1988年组织出版了《全国中药炮制规范》（人民卫生出版社），并负责筹建了"中药炮制科学研究会"。在"七五""八五""九五""十五"期间，作为组长单位连续承担了国家炮制攻关课题，获得多项国家及部局级科研成果。2002年，根据中药现代化和中药炮制学科的发展需求，在原炮制研究室的基础上成立了"中药炮制研究中心"，肖永庆研究员为首任中心主任。2018年12月，张村研究员任炮制中心主任。

炮制中心成立以来，以继承和挖掘传统中药炮制技术和理论为基础，以"产学研用"一体化为目标，坚持传统与现代、科研与生产相结合的研究模式，开展炮制学科建设、饮片生产技术的传承与创新。以构建中药饮片质量保障体系、确保中药临床疗效为主线，打造中药饮片科研成果转化平台和中药饮片炮制生产技术的传承、创新平台，推动中药炮制学术研究与饮片生产技术创新应用的深度融合，强化炮制学科对中药产业的服务和支撑作用。2006年入选首批国家非物质文化遗产"中药炮制技术"保护单位，2009年成为国家中医药管理局首批中药炮制重点学科建设单位，2022年入选国家中医药管理局中药炮制技术传承基地。作为牵头单位获得炮制领域首项国家自然科学基金重点项目资助，承担中医药行业科研专项、科技部基础性科研专项，以及国家自然科学基金项目等多项国家级课题研究；主编出版国家重点出版工程《中华医学百科全书——中药炮制学卷》（2016年），研究制定了80种标准中药饮片制备技术规范，100余种常用中药饮片炮制工艺规范和质量评价标准，制定了30种中药饮片分级标准，10余种中药炮制辅料标准，形成具有饮片"个性特色"的饮片质量评价模式；先后获得中华中医药学会科学技术奖一等奖、二等奖、李时珍医药创新奖，以及中国中医科学院科学技术奖一等奖、二等奖、三等奖等10余项科研奖励，取得了多项炮制领域标志性的研究成果，为中药炮制学科发展贡献智慧。

炮制研究中心历届主任：王孝涛（1958～1992年）；原思通（1993～1995年）；李铁林（1996～2002年），副主任毛淑杰；肖永庆（2003～2008年），副主任毛淑杰；肖永庆（2009～2014年），副主任张村；副主任张村（2014～2018年）；2018年至今张村。

主要科研人员：江文君、吴莲英、张静修、程明、麻印莲、李川、赫炎、夏坤、程立平、王祝举、李丽、李娆娆、唐力英、顾雪竹、钮正睿、于定荣、刘颖、王云、贾哲。

二、学术队伍

（一）学科带头人

王孝涛（建设周期：1958～1993年），荣誉首席研究员，中国中医科学院建院元老。详见学术人物章。

原思通（建设周期：1993～2002年），男，研究员，曾任中药研究所炮制室主任、中药所副所长、所长、党委书记等。详见学术人物章。

肖永庆（建设周期：2003～2020年），男，日本大阪药科大学药学博士学位，中国中医科学院首席研究员、正高二级，中国中医科学院科学技术委员会委员，博士生导师；国家中医药管理局中药炮制重点学科带头人，第六批全国老中医药专家学术经验传承导师，享受国务院政府特殊津贴，兼任中国中药协会中药饮片质量保障专业委员会主任。主要从事中药有效成分及其配伍研究、中药质量标准研究及中药炮制研究。作为项目负责人承担国家科技攻关计划重大项目、科技部基础性专项重点项目、国家文化部非物质文化遗产保护"中药炮制技术"项目、国家自然科学基金重点及面上项目共20余项课题。2008年首次提出立项建议并中标炮制领域的首项国家自然科学基金重点项目"炮制改变大黄药性的科学内涵变化规律研究"，相关研究成果获得中华中医药学会2014年度李时珍医药创新奖一等奖。在国际国内学术刊物上发表论文200余篇，其中SCI收录30余篇，作为主编出版专著9部。荣获中华中医药学会科技进步奖一等奖1项、二等奖2项，中华中医药学会李时珍医药创新奖一等奖1项，中国民族医药协会科学技术进步奖一等奖1项，获得中国中医科学院科学技术奖二等奖3项，三等奖2项。培养硕士研究生20余名，博士研究生3名，博士后1人。

张村（建设周期：2020年至今），女，博士、研究员，博士生导师，现为中国中医科学院中药研究所炮制研究中心主任，第十二届国家药典委员会委员，国家中医药管理局中药炮制重点学科后备学科带头人，为与北京同仁堂股份有限公司共建北京市中药炮制学重点学科带头人，兼任中华中医药学会中药炮制分会副主任委员，中国中药协会中药饮片专业委员会副理事长，国家中药品种保护审评专家，《中国中药杂志》《中国实验方剂学杂志》编委等。从事中药炮制、质量标准、中药化学以及中药新药研发的科研和教学工作，围绕中药炮制原理解析、炮制工艺评价和质量标准及中药药效物质研究等方面进行了多学科综合性的研究实践。作为课题组长或分题组长先后承担了国家自然科学基金面上项目、重点项目，"十五"国家科技攻关、"十一五"国家科技支撑计划，2010、2012中医药行业科研专项，国家中药标准化项目、科技基础性工作专项、全国中药炮制规范、中药饮片注册标准等30余项科研项目，对前胡、大黄、桔梗、栀子、白芥子、决明子等10余种中药材及饮片进行了系统研究，制定的白花前胡质量标准被《中国药典》2005年版收载，完成《中国药典》2020年版饮片标准"填平补齐"修订工作，制定栀子饮片行业分级标准，为国家药品监督管理局起草"中药饮片保质期研究制订技术指导原则"（已公开征求意见）。提出"表里关联"的中药饮片整体性质量评价模式，率先以复方为载体、构建基于临床疗效的炮制配伍研究思路，提出炮制"过程饮片"概念，探索建立符合饮片生产特点的工艺评价模式。作为主要完成人获省部级、局级奖励12项，获批保健食品2项和新药生产批准文号1项，授权专利8项、软件著作权4项。出版著作17部（主编《全国中药饮片炮制规范辑要》《中药饮片注册标准研究概要》等3部，参编4部）。以第一或通讯作者发表中、英论文100余篇。培养博士、硕士研究生30余名，并获中国中医科学院优秀学位论文二等奖等多项奖励。

（二）学科梯队

炮制中心现有专业技术人员8名，其中高级职称6名；博士生导师2名，硕士生导师3名，具有博士学位人员6名。中心人员具备中医药、化学、生物等多学科专业背景，学缘丰富，是一支具备较高科研素质、具有较强研究能力和科研行动力的学科团队。

中心拥有王孝涛、原思通、肖永庆等3名国内知名炮制学术经验继承指导老师和国家中医药管理局名老中医药专家传承工作室，传承谱系完备；现有学术继承人2名，国家中医药管理局全国中药特色技术传承人才2名。形成了一支由炮制学术经验指导老师、学科带头人、炮制继承人、多学科交叉人才组建的炮制传承队伍，为发挥炮制学科特色优势、培养复合型人才、建设高层次创新团队提供了强有力的支撑。

三、科研研究

（一）研究方向

本学科研究重点是在继承传统中药炮制理论和炮制技术的基础上，充分运用现代多学科的技术方法，深入解析传统炮制理论、诠释炮制原理；在揭示饮片炮制原理的基础上，用现代科学技术规范炮制工艺，以传统经验和现代科技内涵相结合评价饮片质量，制定中药饮片个性化的质量评价标准；与饮片生产实际相结合，加强科研成果的转化，促使中药饮片的规范化、标准化和现代化生产。炮制学科经过70余年的发展，逐步形成了较为稳定持续的学科研究方向。

（1）中药炮制理论及炮制原理研究：依据中医药理论，以炮制前后饮片药性变化为纽带，深入开展炮制理论和炮制原理研究，系统诠释炮制理论的科学内涵。

（2）中药饮片工艺及生产过程控制研究：以传承传统炮制技术为核心，开展饮片工艺规范化、标准化及生产过程控制研究，创新研究思路和方法，构建中药饮片生产工艺评价模式。

（3）中药饮片质量评价标准研究：继承饮片传统感官评价经验，融合现代科技手段，构建基于"表里关联"的饮片整体性质量评价模式，制定生、熟饮片个性化的质量评价指标和标准。

（4）中药炮制与中医临床疗效相关性研究：以复方（包括方剂及经典名方等）为载体开展临方炮制、复方炮制品配伍与临床应用研究，以"生熟异治""生熟异用"挖掘中医临床饮片炮制配伍应用特色。

近5年主要支撑的国家级课题有科技部基础性工作专项重点项目：中药标准饮片制备技术规范制定，常用道地药材及其产区的特征、标准及数字化——34个品种的炮制特性研究（分课题）；国家自然科学基金面上项目：黄芩栀子炮制配伍增强"宁肺火""止血热"科学内涵研究等7项；青年基金3项，中医药行业科研专项1项，国家重点研发计划分课题1项，国家中药标准化项目分课题1项。

（二）研究成果

近5年中心人员主持科技部、国家自然科学基金以及国家药监局、文化部、北京市自然科学基金等省部级以上项目30余项，作为分项目或子课题参与国家重点研发计划、国家中药标准化、中医药行业科研专项等省部级以上课题16项，承担中国中医科学院科技创新工程项目、自主课题等20余项，企业横向协作项目5项。到位科研经费2000余万元。

近5年本学科发表中、英论文150余篇，SCI最高影响因子9.23，作为主编出版《中国中药协会优质饮片质量标准汇编-首批优质饮片质量标准》《中药饮片注册标准研究》等10部专著，参编全国研究生教材《中药炮制学专论》等4部著作。获2019年度中华中医药学会学术著作奖二等奖，2021年中国民族医药协会科学技术奖一等奖及中医药著作奖各1项，授权专利及软件著作权15项，制订《中国药典》标准以及行业标准4个，起草的"中药饮片保质期研究确定技术指导原则"被国家药品监督管理局采纳，并于2025年8月1日正式施行。向科技部、国家中医药管理局等相关部门提出多项炮制科研项目建议，提出实施饮片区域化、专业化生产的模式，加强饮片分级管理、实行饮片优级优价的经营模式，以确保中药饮片的质量和临床疗效。

多年来，本学科始终将炮制学科与饮片产业紧密结合，建立了"将饮片生产一线技术人员的炮制经验数据化""具有地域特色的饮片炮制工艺规范化"以及"根及根茎类中药的产地炮制加工技术"等炮制工艺研究模式，"基于炮制前后科学内涵变化规律的饮片炮制原理研究模式"以及将传统经验鉴别与"多成分定量、指纹图谱定性"的现代科学方法相结合，建立了基于炮制原理的"具有饮片个性特色"的饮片质量评价模式。提倡以中药饮片区域性、专业化生产模式为根本，构建中药饮片质量保障体系、确保中药饮片的临床疗效。

（三）学术交流

通过炮制领域重大科研项目的实施，已与国内中医药大学、科研院所及饮片企业建立了优势互补、产学研联合攻关的科研合作模式，提升了炮制研究水平，促进了研究成果转化。

与中国北京同仁堂（集团）有限责任公司共建北京市"中药炮制重点学科"，建立所企合作炮制技术传承基地；与北京本草方源药业集团公司共建研究生炮制实践基地等，承担中药特色技术传承人才炮制专题的培训任务；与北京太洋树康药业有限责任公司协作共建2012年国家中医药管理局中药炮制技术传承基地。

学科十分重视并积极参与国内各类高水平学术交流活动，作为中国中药协会中药饮片质量保障专业委员会的挂靠单位，活跃学术气氛，为炮制学科和饮片产业搭建了沟通交流平台，促进了产学研用的融合和成果转化。同时鼓励科研人员参加国内外学术活动及相关培训交流，如中华中医药学会中药炮制分会举办的学术会议、雷公论坛等，对于提高学科国际学术影响力和竞争力、发挥学科在国内同领域的引领带头作用具有突出作用。

四、人才培养

中药炮制作为我单位特色学科，目前已形成了研究生学历教育、师承教育等多种模式并举的人才培养模式。自1978年首次招收全国第一位炮制硕士研究生，根据炮制学科特点，以理论讲授和饮片产业实践相结合，探索了教研产相结合的中药炮制研究生教学方式，为培养复合型中药人才进行了有益的尝试。2017年学科带头人肖永庆首席研究员被遴选为国家中医药管理局第六批全国老中医药专家学术传承导师，李丽研究员作为学术传承人跟师学习，张村研究员、刘颖研究员分别于2014年、2023年被遴选为国家中医药管理局全国中药特色技术传承人才培养对象。

近五年培养硕士研究生30余人、博士研究生5人、博士后2人，炮制学术传承人1名，全国中药特色技术传承人才1名。目前在读博士生、硕士生20余人。

五、条件建设

通过"十五"以来的科研实践和国家中医药管理局中药炮制重点学科建设，依托中药所科研条件支撑，构建了以炮制理论和原理研究为核心的中药炮制学科研究技术平台；在此基础上，以炮制技术传承和学科研究方法创新为带动，构筑集科学研究、复合型人才培养、基地建设为一体的中药炮制研究平台。

目前学科已建设平台情况如下。

1. 国家级平台

（1）"中药炮制技术"非物质文化遗产保护单位。

（2）中药质量控制技术国家工程实验室。

2. 省部级研究平台

（1）国家中医药管理局中药炮制重点学科。

（2）国家中医药管理局重点研究室"中药过程控制技术"。

（3）国家中医药管理局中药炮制技术传承基地。

3. 单位自建平台

（1）中国中医科学院"中药炮制技术传承平台"。

（2）中国中医科学院"中药炮制与饮片研究技术平台"。

中药研究所为炮制学科的始创单位，炮制研究多年来一直处于国内同学科领先地位。炮制研究中心现为国家中医药管理局中药炮制重点学科建设单位，国家非物质文化遗产"中药炮制技术"保护单位，中药过程控制国家工程实验室和国家中医药管理局重点研究室"中药过程控制技术和标准重点研究室"建设单位。拥有炮制中试车间，可开展切制、炒、炙、干燥等炮制研究。拥有全套的电子眼、电子鼻、电子舌等智能感官数字化分析仪器，在化学、质量分析方面拥有HPLC仪22台、LC-MS/MS仪4台、LC-IR、GC-MS、GC-ECD、GC-FPD、HPCE等分析仪器设备，以及Flash快速制备仪4台，中压制备色谱仪2台，高压制备HPLC仪2台、SFE仪3台、100L提取-回收设备1套、喷雾干燥仪、冷冻干燥仪、高速离心机等常规用于化学分离、分析的仪器设备。在新形势下将继续加强炮制科研和生产平台建设，助力炮制特色生产技术研究和提升；加强炮制学科各类资源统筹优化，实现人、财、物等资源效益最大化；充分激发各类人才积极性主动性、创造性，增强学科内生动力；积极完善本单位的人才培养机制，优化学科人员梯队，形成以中青年科技人员为主、具有良好的团队精神的人才梯队，支撑中药炮制学科高质量发展。

本单位持续开展炮制学科建设70余年，学术积淀深厚、研究基础扎实，取得了一批高水平的科研成果，一直是中国中医科学院重点支持的优势特色学科。形成了以炮制技术传承和学科研究方法创新为带动的发展模式，构筑了以科学研究、复合型人才培养、基地建设为一体的中药炮制研究平台。未来将围绕学科建设目标、瞄准国家重大需求，持续加强炮制生产平台建设、炮制科研条件建设，深入解读中药炮制技术科学原理，支撑中药炮制学科高质量发展。

撰稿：张 村 王 云

审稿：张 凡 贾天柱

11 中国药科大学中药炮制学科

一、发展历程

中药炮制学科是中国药科大学中药学一级学科里独有的二级学科，自1983年刘成基教授组建中药炮制教研室以来，历经刘成基、杨中林、张春凤、贾晓斌等4位学科带头人，通过内部培养及外部引进，建立了"专职+兼职"的中药炮制学教学、科研团队。

学科带头人刘成基聚焦乌头、甘草等中药炮制前后的化学成分，从成分变化视角解析炮制机理；杨中林主持了国家自然科学基金"中药炮制学科"首个重点项目，深入研究了"中药盐制入肾"的现代科学内涵与生物学基础；张春凤聚焦中药炮制机理研究，以"小清空膏"为研究载体，引入"分形理论"，探索酒炙增强治疗偏头痛的炮制机理；贾晓斌基于学科交叉优势，开展中药ADME的炮制原理研究、创建了基于体内多相态增加难溶性药效物质溶解度促进胃肠吸收的炮制辅料增效机制研究新技术，建立了中药炮制原理现代系统研究的技术体系。目前，中国药科大学中药炮制学科团队规模虽不大，但在教学、科研方面取得了长足进步，在中药炮制领域也一直逐步发展。

二、学术队伍

（一）学科带头人

刘成基（建设周期：1983～1989年），组建中药炮制教研室，并成为中药炮制学科带头人；为探究炮制过程对中药减毒、增效的影响，聚焦乌头、何首乌、甘草、延胡索等炮制前后的化学成分，对比中药炮制前后化学成分含量变化，从化学成分含量变化视角解析炮制机理。

杨中林（建设周期：1990～2006年），1990年加入中药炮制教研室，2006年成为中药炮制学科带头人；编写教材《中药炮制学（1版）》《中药炮制学实验与指导（双语教材）》；开展中药炮制机理及中药新药创制研究，深入开展中药盐制与咸入肾、肾主骨理论的相关性研究，阐明了入肾的物质基础，并发现了抗阿尔茨海默病的活性成分，衍生出抗阿尔茨海默病的重大新药创制项目。

张春凤（建设周期：2007～2019年），2007年加入中药炮制教研室，2014年成为中药炮制学科带头人；编写教材《中药炮制学（2版）》《中药炮制学（3版）》《中药炮制学实验与指导（双语教材2版）》；开展炮制机理及新型饮片研究，聚焦酒制，揭示"小清空膏（黄芩）"酒制治疗偏头痛的增效机理，丰富酒制升提理论的内涵。

贾晓斌（建设周期：2018年至今），2018年加入中药炮制教研室，2020年成为中药炮制学科带头人；编写教材《中药炮制学》；研究方向为中药炮制及特色制药技术的传承与创新，借助学科交叉优势，从药剂学及生物药剂学视角开展中药炮制机理研究，将 ADME 相关技术方法应用于中药炮制机理研究，提出并构建以药物变化及机体应答为双轨的中药炮制机理现代系统研究体系。

（二）学科梯队

学科建立以来，通过内部培养和外部引进，学科组成员逐渐增加，现有在职人员8人，其中教授3人（贾晓斌、张春凤、封亮），副教授2人（徐健、郭常润），讲师2人（李兴华、杨冰），实验师1人（张琳）。

三、科研研究

（一）研究方向

1. 基于临床价值的炮制原理现代系统研究

（1）羊脂油炙淫羊藿的炮制增效机理研究　贾晓斌团队以淫羊藿为研究对象，研究其炮制前后活性黄酮成分的转化规律和动力学特征，结合肠吸收屏障网络作用，系统研究淫羊藿炮制前后活性黄酮成分的吸收、转运、代谢、转化规律和动力学特征。根据羊脂油所含脂肪酸类成分具有脂肪长链和表面活性的特点，并结合自组装药物传递的理论基础，研究羊脂油作用下淫羊藿黄酮形成自组装胶束促进肠吸收的作用与机制，从整体动物、组织、细胞和分子水平，深层次阐释羊脂油炙淫羊藿的科学内涵。目前，已经围绕炙淫羊藿开展了系列研究，分别从黄酮成分转化-肠吸收屏障网络、黄酮成分药代动力学、辅料羊脂油作用机制、药效整体评价与增效机制等多个方面开展研究，并基本揭示了炙淫羊藿的科学内涵。

（2）中药盐炙与咸入肾、肾主骨理论相关性研究　中医临床用药，凡入肾者多盐炙。盐炙饮片是否发挥了咸入肾的功效，多限于历代的文献阐述，缺少现代实验研究。杨中林团队以肾主骨为切入点，研究盐炙与咸入肾、肾主骨理论的相关性规律，以整体观模式开展研究，即选择盐炙饮片及相应药对、复方为研究载体，以化学成分群/库整体动态变化相关图谱与药理活性的相关性为指标，建立化学成分群/库整体动态变化与相关药理活性的数据库，采用模糊聚类分析法提取数据库中的隐含规律，揭示盐炙与咸入肾、肾主骨理论的相关规律，阐明盐炙机理，探索中药盐炙的评价标准。

（3）小清空膏酒炙增效机理研究　酒炙是中药最常用的炮制方法之一，被药典收载的品种最多，中药酒炙后常用于治疗头面部疾病。据古籍记载，小清空膏用于治疗偏头痛。"小清空膏"中黄芩酒炙治疗偏头痛的作用强于"小清空膏"中黄芩生用者，但酒炙增效的机理尚不清楚。张春凤团队以"小清空膏"为研究载体，引入分形理论探索酒炙增强治疗偏头痛的炮制机理：①酒炙后黄芩是否发生分形结构特征变化，特征参数与传质行为间的关系如何；②酒炙后黄芩体外物质基础是否发生变化；③肠道菌群是否引起黄芩成分群发生质的变化；④肠道菌群代谢产生的新成分是否易于吸收入血、入脑；⑤治疗偏头痛增效的物质基础是什么。通过一系列关键性问题的研究，初步揭示了"小清空膏（酒黄芩）"酒炙治疗偏头痛的增效机理，丰富了酒制升提理论的内涵。

2. 结合信息化与智能制造的炮制工艺规范与技术创新

以化学计量学为基础，借助智能感官技术及在线检测系统将中药炮制经验客观化，将"文火""中火""武火"等模糊参数进行数字化表达，规范中药炮制参数；借助中药炮制装备的更新换代及中药饮片炮制计算机信息化管理系统构建中药饮片智能化生产技术体系。聚焦中药传统炮制技术的科学内涵，创新了红参的炮制技术；设计与发明现代化的智能炮制装备；紫金参（红参的创新品种）的稀有皂苷含量是传统红参的30～50倍，具有极大的抗癌潜力。

3. 中药饮片特色质量标准研究

基于"组分结构"特征的中药饮片特色质量标准研究：中药饮片质量评价中多采用"以点代面，以一代全"的单成分评价模式及"唯含量论"的指标选取方式，难以客观准确地评价中药饮片的质量。另外，中药饮片的质量标准多与其原药材相同，无法体现中药饮片的特点。中药加工炮制的主要目的包括增效减毒、缓和药性、改变药物作用趋向等，而其原理多为通过加工炮制，使药物的化学成分发生改变，即各成分间量比关系的改变。基于此，贾晓斌团队提出建立基于"组分结构"的中药饮片特色质量标准，探究炮制前后及不同炮制过程引起的组分结构特征变化，以多成分间的量比关系作为质量标准的评价指标之一，改变仅以某种成分的含量下限作为质量评价标准的现状，建立基于"组分结构"特征的中药饮片特色质量标准。

（二）研究成果

1. 提出并构建以药物变化及机体应答为双轨的中药炮制机理现代系统研究体系

以药物为研究对象需从炮制过程、制剂过程及体内生物药剂学过程3个层面探究中药炮制机理。以机体为研究对象时，机体应答研究应依据中药整体性的特点，将中药炮制机理的研究重心聚焦整体层面，建立从整体向微观的阶梯式研究模式，逐步阐释炮制机理。另外，药物变化与机体应答的关联性研究是阐明中药炮制机理的关键环节，中药炮制机理现代系统研究体系以药动学及药效学为桥梁，将化学成分变化、生物转化、体内代谢、肠吸收转运、药效机制等多环节相连接，构建了以"物质变化-机体应答"为双轨的研究模式，为中药炮制机理的研究提供了一种全方位、多层次的研究体系（图1-1）。

2. 学科科研成果

自中药炮制教研室成立以来，发表论文300余篇，其中SCI论文50余篇；获得学科科研奖项10余项。

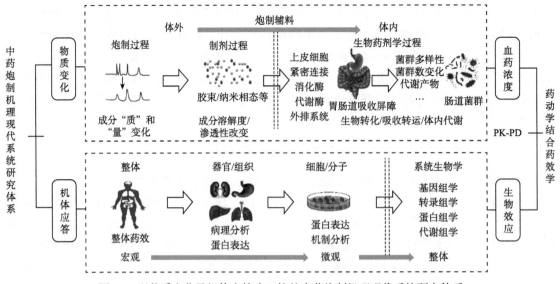

图1-1　以物质变化及机体应答为双轨的中药炮制机理现代系统研究体系

四、人 才 培 养

1. 本科生教学

学科组承担中药学院各专业本科生的中药炮制学理论和实验教学，每年本科生约400人。

2. 研究生培养

2020年，招收第1批硕士研究生3名，2021年招收第2批硕士研究生6名，2022年招收第3批硕士研究生6名，2023年招收第4批硕士研究生2名。

3. 博士后流动站

博士后流动站于2021年首次招收中药炮制方向博士后，现有博士后1名。

五、教 学 改 革

（一）教材建设

自学科组成立至今，编著及出版了《中药炮制学》及《中药炮制学实验与指导》等教材共7部。

（二）课程设置

本科中药学方向主要包括中药学、中药制药及中药资源与开发等专业。目前，学科组承担的本科教学工作主要包括面向中药学、中药制药专业的中药炮制学和中药炮制学实验2门课程，以及面向中药资源与开发专业的中药材加工与炮制和中药材加工与炮制实验2门课程，其中实验课程从2016年起开展了双语教学。

炮制教学紧跟产业及技术发展需求，积极联系相关企业，加强校企合作，并建立校外江苏省中医院、马鞍山井泉中药饮片有限公司、江阴天江药业等实践教学基地，在与企业的融合中实现教学变革。密切结合企业生产实际，将理论知识与实际操作相结合，形成课内实践、校园实践与社会实践三位一体的立体化教学模式，使学生了解饮片大生产状态下的炮制设备、炮制流程，培养其解决实际问题的能力，为从事中药饮片行业实际生产积累经验，更好地适应岗位人才需求。学科组各老师积极参加全国及江苏省教学及授课技能大赛。

（三）课程改革

学科组历来重视信息技术与教学的融合，先后在学校在线开放课程平台以及智慧树网站开设了慕课和虚拟仿真实验；并积极推进线上线下混合式教学的探索，线上安排基于平台的自主学习，线下安排前沿探索和汇报交流，促进学生自主学习意识和能力的提高，努力实现教学方法从"接受型"向"探究型"的转变。

六、条件建设

本学科组拥有UPLC-Q-TOF-MS液质联用仪等大型仪器设备，另外还依托"多靶标天然药物全国重点实验室"及学校大型仪器共享平台，可支撑学科深层次科研工作。

七、学科管理

本学科重视教学管理和质量保障，在教学过程中认真执行教学管理工作规章制度，全面规范教学管理工作，做到工作有计划、有检查、有总结，以确保教学秩序稳定和运行状态良好。坚持开展行之有效的教学检查制度，每学期都开展集体备课和课程、试卷、毕业论文等单项检查工作，及时了解和解决教学工作中存在的问题；课程负责人还实行定期听课制度，及时了解教师的教学状况和学生的学习状况，确保教学效果。

中药炮制是我国独特的一项传统制药技术，是中医药临床用药的特色与精华。中国药科大学在中药炮制理论的基础上，综合运用多学科现代化技术剖析中药炮制机理；通过学科交叉，联合饮片企业和科研院所，共同搭建"中药饮片炮制技术研究平台"。重点围绕基于临床价值的炮制原理现代系统研究、结合信息化与智能制造的炮制工艺规范与技术创新及基于炮制原理的饮片特色质量标准研究三个方向联合攻关，形成我校的特色与优势，推动学科和产业的高质量发展。

撰稿：贾晓斌　杨　冰
审稿：张　凡　贾天柱

12　内蒙古自治区蒙药炮制学科

一、发展历程

蒙医药学是在蒙古族游牧经济和游牧文化基础上产生和发展起来的传统医药学，在古代原有的传统蒙古族医药学的基础上，广泛地汲取其他医学的精华，并逐步使之系统化而形成的具有社会科学属性和自然科学属性的民族医药学。长期以来蒙医蒙药两个学科以结合为一体的形式相互促进、相互渗透，具有不可分割的内在联系，医药不分家是蒙医药学的鲜明特色。随着学科分支的日益细化和为满足高等院校培养蒙医药专业高级人才的教学要求，形成了目前的蒙医学和蒙药学两个学科。但是该两个学科不是完全独立的学科，而是具有统一的指导理论，教学内容相互渗透的蒙医学的两个分支学科。

蒙药学是基于蒙药本草学形成和发展的。传统民族医药学发展史上，将记载有关药物知识的书籍称作"本草"（蒙医药学发展史上将有关药物知识的书籍叫作"荣钵"）。蒙药的发明与应用虽已有两千多年的漫长历史，但当时蒙古族聚居地区所用的药物仅被称为药。蒙药这一称谓出现较晚，自20世纪以来，西方医学和其他传统医学传入蒙古族聚居地区，随着蒙古族文化的繁荣，不同地区将蒙医药分别称为民间医药或蒙医药。随着科学技术的发展，传统的"荣钵"学已发展成为蒙医学中的一门分支学科——蒙药学，其中又包括蒙药的炮制学、方剂学、鉴定学、制剂学、药理学等多门不同分支学科。蒙药学的基础是蒙药本草学，它是在13世纪以前积累的蒙古族传统医药知识和经验的基础上，经过13世纪初到16世纪末的历史阶段逐步发展成为传统蒙医药学的重要组成部分。在16世纪末至20世纪中叶的历史阶段中，蒙药本草学有了全面的发展和完善，而到了20世纪中叶以后，蒙药本草学的发展有了质的飞跃，形成了现代蒙药学。

从1958年开始，内蒙古医学院中蒙医系招收蒙医专业本科生，标志着蒙医药学正式步入我国高等教育阶段。1978年在内蒙古呼和浩特成立了内蒙古民族医学院筹备处，1980年该筹备处和哲里木医学院合并成立了内蒙古民族医学院并将校址定于通辽市，1987年该校更名为内蒙古蒙医学院，成为蒙医药专业高等教育基地。蒙医专业课程中除设置了蒙医各科临床教学课程外还设置了蒙药学、蒙医方剂学等蒙药学相关课程。1980年开始招收蒙医专业硕士研究生，2005年开始与北京中医药大学联合招收蒙医药专业博士研究生，健全了蒙医药学科本、硕、博完整的教学体系。2006年，经教育部批准开始招收蒙药专业本科生，标志着蒙药学作为相对独立的学科，列入了教育部高等院校专业目录。2012年3月内蒙古医学院更名为内蒙古医科大学。

内蒙古医科大学2006年开始招收蒙药专业本科生，设有蒙药炮制学课程。蒙药炮制学是蒙药学本科生的专业课。最初蒙药炮制学由蒙药教研室老师承担教学任务。2011年蒙医药学院设立蒙医、蒙药2个系部，重新设置分流蒙药学科教研室，新设置了蒙药炮制学教研室。教研室承担蒙药炮制学的教学任务，蒙药炮制学教研室归属于蒙药系。

2011年7月蒙药炮制学教研室成立之初，在编教师只有1名，2012年引进了1名民族医学（蒙医学）专业硕士研究生。目前，在编教师有斯日古冷（教研室主任）和美丽2名教师。随着内蒙古医科大学教学质量工程的日益规范，蒙药炮制学教研室教学团队齐心协力，团结一致，正在按照精品课程的要求积极建设蒙药炮制学。

二、学术队伍

（一）学科带头人

罗布桑（建设周期：1980～2000年），男，蒙古族，原农工党员，后加入中国共产党，1932年12月24日出生于内蒙古赤峰市阿鲁科尔沁旗，2006年12月13日在呼和浩特去世。内蒙古医学院教授，博士生导师，第七、八届全国政协委员，内蒙古自治区文史研究馆馆员，中国民族医药学会副会长，曾任中国农工民主党内蒙古自治区委员会委员、内蒙古自治区蒙医药学会副理事长、中国药学会内蒙古分会常务理事，首批由国家中医药管理局确定的全国名老中医药专家学术经验继承工作指导老师，自治区有突出贡献的中青年专家，享受国务院政府特殊津贴。

1963年3月起在内蒙古医学院从事教学科研工作。四十余年来为提高教学质量，在教学及科研中提供真实可靠的标本，外出采药累计步行4万公里，足迹遍布西藏、青海、内蒙古等六个省区及蒙古国，共采集标本7千余份、3千余种，并经过系统地整理、鉴定，亲手建立了内蒙古医学院中蒙医学院蒙药标本室；为进一步规范和提高蒙药传统炮制技术，充实与建立了内蒙古医学院中蒙医学院蒙药炮制实验室。主编中国高等医药院校使用教材《蒙药学》和《蒙药炮制学》，其中《蒙药炮制学》于1995年分别获得内蒙古自治区优秀蒙文教材优秀奖、全国高校优秀蒙文教材一等奖。1995年在第二届世界传统医学大会上荣获国际金杯特等奖，因在教学方面的卓越成就，被内蒙古医学院授予教学成果奖一等奖。

罗布桑老师编写著作19部、35册，约300万字，主编有《汉蒙对照名词术语分类词典》《蒙药志》《内蒙古植物药志》（第一、二、三卷）《四部医典注释-塔教得》《认药学》等9部著作，在省级以上学术刊物发表论文和综述60多篇，其中2篇论文获自治区级自然科学优秀论文奖一、二等奖；1995年在北京出席了第二届世界传统医学大会暨"超人杯"世界传统医学优秀成果奖交流大会，获得优秀成果奖，并被授予"民族医药之星"称号。

罗布桑在提升国内外蒙医药高等院校教学质量、推进蒙医高等院校教材的建设、培养硕博研究生和继承生等方面卓有功绩，为蒙医药学的发展奠定了基础，加之几十年丰富的医、教、研实践经验，为我区蒙医药界培养高水准人才事业作出了卓越的贡献。

那生桑（建设周期：2003～2013年），男，蒙古族，1956年生，教授，医学博士。内蒙古自治区医药卫生跨世纪学科带头人，内蒙古医科大学蒙药学科带头人。自参加工作以来，主持完成科研课题50余项，发表学术论文近200篇，主编出版专著25部。授权专利20余项，全部为蒙药制剂工艺、炮制或制备方面的发明专利；培育科技团队3个，培养青年教师、研究生100余名；成果登记10余项；获得图书奖、自治区科技奖、优秀奖等10余项。2005年承担自治区政府蒙药现代化重大科技专项"蒙药标准化研究"。作为项目负责人，为结束我区蒙药材20年未开展标准制订和蒙药饮片无规范的历史局面，整合全区有关科技力量开展相关工作。经十多年的艰难努力，新制订蒙药材质量标准78种，提升药材标准30种，制订蒙药饮片标准（规范）720种，并全部通过药检部门复核，经药监局审评发布为地方技术标准，使蒙药饮片标准水平与《中国药典》2015年版看齐。编著出版了《内蒙古蒙药饮片规范》（2022年版）。

斯日古冷（建设周期：2014年至今），女，蒙古族，1974年8月出生，博士。2005年内蒙古医学院硕士研究生毕业后留校任教至今。现为内蒙古医科大学蒙医药学院蒙药炮制教研室主任，副教授。主讲课程有《蒙药炮制学》和《蒙药药剂学》。2011年5月曾获内蒙古医学院第六届青年教师讲课比赛蒙语授课组第二名。参加工作以来发表学术论文十余篇，参编教材《生物药剂学与药物动力学》《蒙药材加工学》，参编专著《蒙药学概论》《蒙医传统疗法及现代研究》《蒙医药学》《蒙医传统疗法》。主持和参与国家级、省级和校级科研课题11项。

（二）学科梯队

学科队伍有那生桑、松林、斯日古冷、美丽、包勒朝鲁、呼日乐巴根、乌兰其其格、莲花等8名教师。其中教授4名，副教授2名，讲师1名，高级实验师1名。博士生导师2人、硕士生导师4人。

知识结构为：4名教师为蒙医学博士毕业，2名教师为中药学博士毕业，1名教师为在读博士生，1名教师为蒙医学博士后。

年龄结构为：50岁以上2人，45岁以上2人，40岁以上3人，40岁以下1人。

教师与授课学生的比例为1∶25。

学科队伍具有丰富的专业技术知识、科研水平和团队协作精神。老中青结合，中青年专业技术人员为梯队中的骨干力量。

三、科研研究

（一）研究方向

1.蒙药炮制文献整理研究

搜集蒙医药古、现代文献，整理文献中有关蒙药的炮制理论、工艺和方法，丰富学科基础理论。

通过搜集蒙医药文献，整理蒙药炮制理论和方法，编撰出版了专著《蒙药炮制文献研究》，收录炮制药材201种，全书包括对蒙药炮制古代文献、现代文献、蒙药材炮制方法的文献记载、蒙医药文献基础知识和蒙医药文献基本概况等内容。对蒙医药院校教学、科研、临床具有一定的指导和参考意义。

2. 蒙药炮制规范化研究

完善和制订内蒙古蒙药药材与饮片炮制工艺，推动内蒙古自治区蒙药炮制规范化、标准化工作。

承担内蒙古自治区政府蒙药现代化重大科技专项"蒙药标准化研究"，新制订蒙药材质量标准78种，提升药材标准30种，制订蒙药饮片标准（规范）720种。这是蒙药史上的一个新创举，也是一项重大的突破，填补了蒙药饮片的历史空白，将对蒙药产业化发展和临床使用产生深远影响。编著出版《内蒙古蒙药饮片规范》（2022年版）、《蒙药炮制规范化研究》等专著、译著共12部。

（二）研究成果

1. 省部级以上的奖励

（1）1995年普通高等学校优秀蒙古文教材《蒙药炮制学》获中华人民共和国教育部优秀教材一等奖。

（2）2003年《蒙古学百科全书·医学卷》蒙文版获第六届国家图书奖提名奖、第六届少数民族图书奖。

（3）2017年《蒙医学蒙汉名词术语词典》获内蒙古自治区第六届哲学社会科学优秀成果政府奖二等奖。

（4）2017年"蒙药炮制技术继续教育知识技能类适宜技术推广"项目获内蒙古科协重点交流项目优秀奖。

（5）2019年《蒙药材加工学》教材获内蒙古自治区第七届民族教育优秀科研成果奖二等奖。

（6）2020年"草乌诃子汤炮制品的有效部位与消化道内生物转化的相关性研究"项目获内蒙古自治区科学技术进步奖二等奖。

（7）2022年"蒙药学专业综合改革与实践"项目获内蒙古自治区教学成果奖二等奖。

2. 专利

（1）草乌药材的炮制工艺，那生桑，CN200710137507.1，内蒙古医科大学，发明专利，2011.2.2。

（2）一种蒙药药材烘干装置，ZL201922273574.7，内蒙古医科大学，实用新型专利。

（3）一种蒙药炮制用具，ZL202020263511.3，内蒙古医科大学，实用新型专利。

（4）一种蒙药搅拌装置，ZL201720832608.X，内蒙古医科大学，实用新型专利，2018.1。

（三）学术交流

2014年开始，内蒙古医科大学蒙医药学院每年参加全区蒙医药知识技能竞赛，并取得良好成绩，扩大学校知名度的同时加强了本校学生与国内同专业学生的学习交流，2015年2名师生赴法国巴黎开展学生文化交流学习，为欧洲带去蒙医药学名片的同时，也学习到世界领先高校的校园文化与办学特色。2015年7月内蒙古医科大学师生赴蒙古国国立医科大学进行采访与文化交流学习活动，并拟定长期合作交流计划，同年9月蒙古国国立医科大学进行回访。2016年11月蒙医药学院师生第二次赴蒙古国国立医科大学进行交流访问学习。这种两国民族医药（蒙医药）专业院校的交流活动，进一步促进了两国两所高校的文化交流与专业学习。

四、人才培养

蒙医药学教育是与时俱进的民族传统医药学教育。内蒙古医科大学作为蒙医药学高等教育的策源地，是蒙医药学高等教育发展的历史推动者。1958年，创办了蒙医学本科专业，标志着蒙医药学教育在世界范围内步入高等教育阶段，在蒙医药学发展史上具有划时代的意义。1980年，招收了第一个蒙医学研究生，创建了蒙医学研究生培养点。1993年，开始招收蒙医本科专业蒙古国留学生。2005年，与北京中医药大学联合培养蒙医学博士，将蒙医学教育提高到博士研究生层次。2006年，新办了蒙药学本科专业。经过60年的建设和发展，内蒙古医科大学在世界范围内建立了能够同时培养本科生、硕士生、博士生的层次齐全的民族医药学高等教育体系，形成了在同一大学内同时举办现代医药学、中医药学、蒙医药学高等教育"三位一体"的办学特色，为国家培养各级各类蒙医药专门人才，成为蒙医药学高等教育阶段的领跑者。

五、教学改革

（一）课程设置

内蒙古医科大学蒙医药学院，其前身是成立于1958年的内蒙古医学院中蒙医系，是全国西医院校中设置民族医学专业最早的系部之一。2006年成立蒙医药学院。学院设有蒙医学、蒙药学、护理学（蒙医方向）3个本科专业，有民族医学（蒙医学）学术学位和专业学位、中药学（蒙药）学术学位3个硕士学位授权点。学院自1980年开始培养蒙医专业研究生，分别自2005年和2011年开始与北京中医药大学和天津中医药大学联合培养民族医学（蒙医学）和中药学（蒙药学）专业博士研究生。自2019年开始自主招生中医学（蒙医）专业博士研究生。

蒙医学科是国家中医药管理局（2009年）和自治区重点学科（2006年），2016年被列入自治区一流学科行列；蒙医学专业是教育部全国高等学校重点建设特色专业（2006年）和自治区级品牌专业（2007年），也是教育部地方高校第一批"专业综合改革试点"（2012年），2019年被评为国家级专业建设点；中蒙医临床模拟实验教学示范中心（2013年）和蒙医学虚拟仿真实验中心（2015年）分别获批国家级实验中心；蒙药学科是国家中医药管理局重点学科（2012年），2016年被列入自治区一流学科行列，蒙药学专业是教育部全国高等学校重点建设特色专业（2009年）；2019年被评为省部级一流专业建设点。蒙药炮制学课程是蒙药学专业的一门主干课程。

目前蒙医药学科和专业已成为全国少数民族医学教育中历史最长、规模最大、专业人才最多、办学层次最高、科研学术水平在国内外居于领先地位的特色优势学科专业。

（二）课程改革

内蒙古医科大学高度重视蒙医药专业学生实践能力和创新精神的培养，从强化蒙医药专业学生创新精神和实践能力的培养出发，以课程实践、专业实践、综合实践为主体构成的实践教学体系，突出创新精神和实践能力的培养和训练，促进学生创新精神和实践能力的提高。

（1）蒙药专业重构实践教学体系，培养创新精神和实践能力。对原有传统蒙药炮制实验项目进行优化重组，增加各课程的相互联系和渗透。

（2）优化蒙药专业教学内容，调整课时分布。蒙药炮制课程增设了自学讨论学时，并提高理论课与实验课教学时数的比例。

（3）组织学生课外科技新活动和社会实践活动。在活动中让学生早接触专业领域、早接触工作环境、早接触科研设备、早接触科研项目，拓宽了学生的视野，培养了学生的创新精神，增强了学生的实践能力。

六、条件建设

1. 内蒙古医科大学民族医药创新中心

内蒙古医科大学民族医药创新中心始建于2010年，其前身为内蒙古医科大学蒙医药研究院，为内蒙古医科大学蒙医药传承与创新研究平台，也是教育部高等学校特色专业蒙药学和国家中医药管理局"十二五"重点学科蒙药学重点学科建设点。中心建筑面积约2000 m^2，拥有价值近5000万元的适合蒙医药整体理论、脏腑理论、药性理论研究的现代化装置系统，具备药物有效成分提取、结构分析、活性成分筛选、质量标准的制定、制剂和炮制工艺研究等开发性研究条件和能力。中心立足于学校"三位一体"办学优势，将中心建成为全区乃至全国蒙医药优秀文化传承摇篮，蒙医药学、中医药学、现代医药学交叉渗透的科研创新平台。

2. 内蒙古医科大学蒙药重点实验室

蒙药重点实验室是内蒙古医科大学唯一一个同时被内蒙古自治区科技厅、内蒙古自治区教育厅和内蒙古自治区卫生健康委员会批准的蒙药学重点实验室。占地面积约2000 m^2，主要由蒙药化学实验室、蒙药分析实验室、蒙药炮制实验室、蒙药药理实验室等10个实验室和蒙药化学功能区、蒙药药理功能区、蒙药制剂功能区等3个实验区组成。实验室主要以蒙药药效物质基础和质量控制的研究、蒙药炮制规范研究、蒙药现代制剂技术研究、蒙药药理及安全性评价研究、蒙药多靶型分子配方新药研发研究、中蒙药资源开发与有效利用研究等6个研究方向开展工作。

3. 内蒙古自治区蒙医药协同创新中心

内蒙古自治区蒙医药协同创新中心筹建于2013年，由内蒙古医科大学牵头，以内蒙古国际蒙医医院、内蒙古民族大学蒙医药学院、包头医学院为核心，联合蒙古国国立医科大学、北京中医药大学等26家单位组建成立，至今协同单位已发展到38家。中心在多年的学科建设与科学研究的基础上凝练了蒙医药文献研究、蒙医传统疗法研究、蒙医临床研究、蒙药资源与利用研究、蒙药开发研究、蒙西医结合研究和布氏菌病及地方病研究等7个主要研究方向和平台，构建协同创新的模式和机制，汇聚优质资源，开展蒙医药基础理论现代创新研究、蒙医传统疗法疗效机制现代研究、蒙医药技术创新、开发优质产品、制定临床诊疗规范及布氏菌病与地方病防治方案优化等研发工作，解决核心难题和关键技术问题。

4. 蒙医药博物馆

蒙医药博物馆是蒙医药专业性博物馆，始建于2006年9月，坐落在内蒙古医科大学图书馆一楼。2015年7月1日，博物馆挂牌成为中共内蒙古医科大学委员会爱国主义教育基地。2017年11月，博物馆加入了全国高校博物馆专业委员会。博物馆共有3个展厅，分别是医史文物展厅、文献展厅、蒙药饮片展厅。蒙医药博物馆自建馆以来，除了完成收藏展示宣传工作以外，还承担本科生、留学生和研究生的实践教学任务。蒙医药博物馆作为集收藏展示、教育、科研为一体的多功能性机构，已经成为一张独具地域特点和民族特色的文化名片，随着开放的时代步伐，正在走向世界。

5. 内蒙古医科大学蒙药炮制实验中心

蒙药炮制实验中心是由原中蒙医学院蒙药炮制实验室和药物实验室在2007年5月整合后实行二级管理模式的实践教学基地。本实验中心由蒙药传统炮制实验室、蒙药药理实验室、蒙药资源分析实验室、蒙药制剂实验室和精密仪器室组成，总面积约为400 m²，教学科研仪器设备共有200余套，总价值800余万元。主要承担蒙医药专业本科生和留学生的蒙药学相关的蒙药学、蒙药炮制学、蒙药药理学、蒙医方剂学、蒙药制剂学、蒙药化学、蒙药制剂分析、蒙药鉴定学、蒙药药用植物学、生物药剂学与药物动力学等10门课程的70余项实践教学任务及研究生、教师等不同层次人员的科研工作。

七、学科管理

1. 规划教师队伍建设

制定了师资队伍发展规划，科学设置师资队伍建设目标。认真落实人才工程，积极育才引才，调结构，提素质，师资队伍结构渐趋合理，层次明显提高。

2. 健全师德师风建设

根据内蒙古医科大学制定的《内蒙古医科大学教师师德评定办法》，试用了师德师风职业化理论素质测试系统。开展了师德标兵等评选活动，真正使立德树人、教书育人成为专业教师的职业追求。

3. 加强师资培训工作

通过参与各级各类人才培养项目，有计划选派教师外出进修、访学、培训，达到了预期的效果。组织教师在本学科、交叉学科、相关学科间的学术交流。支持教师参加国内外学术会议，将在学术会议发表的学术论文、学术报告纳入科研业绩考核范围。规范了教师进修培训工作。

为培训青年教师的专业知识，提高青年教师的业务水平，结合了国内外培训与进修。学科的青年教师大多有博士学位，近年选派青年教师去日本国立滋贺医科大学生命科学院、北京大学药学院等地进修学习。鼓励青年教师积极开展教育、教学研究、积极参与本学科课题的研究，不断培养实践能力、科研能力和创新思维，熟悉并掌握科研的各个环节。部分青年教师参与并主持了国家、省、市及校级科研项目。

蒙药学基于蒙药本草学的发展而形成和发展，到了20世纪中叶以后，已形成为现代蒙药学。2006年，经教育部批准开始招收蒙药专业本科生，表明蒙药学以相对独立的学科列入了教育部高等院校专业目录。内蒙古医科大学2006年开始招收蒙药专业本科生时设有蒙药炮制学课程，并由蒙药炮制教研室的老师承担蒙药炮制学的教学任务。目前蒙药炮制团队师资力量比较雄厚，能够承担本科生、硕士研究生相关课程。内蒙古自治区、内蒙古医科大学教学质量工程的日益规范，使得蒙药炮制教学团队齐心协力，团结一致，相信通过学科成员的共同努力，蒙药炮制学科的建设会日臻完善。

撰稿：斯日古冷　美　丽
审稿：张　凡　贾天柱

13 长春中医药大学中药炮制学科

一、发展历程

长春中医药大学中药炮制学学科是学校中药学一级学科下的二级学科。学校中药学学科于1978年首次开设本科中药学专业，1985年获硕士学位授权点，1994年被吉林省教委（原）确定为首批省级重点学科，2003年获一级学科博士学位授权点，同年被评为吉林省重点支持的重点学科。中药炮制学作为中药学的二级学科，是其重要组成部分，一直伴随着中药学学科的建设与发展，在师资队伍、教学科研、人才培养等方面都获得了长足进步。中药炮制学学科依托中药学专业的开办建立，学校1978年开设中药学本科教育后，于1980年成立中药系，在中药系建制下设中药炮制教研室，建立了中药炮制的师资队伍，开展本科生的中药炮制学课程的教学。中药炮制学课程1995年被评为省级优秀课程，是我校最早被评为省级优秀课程的课程。2002年中药炮制实验室通过国家中药管理局二级实验室验收。在学科发展建设过程中，中药炮制学科也逐渐成为一级学科中药学学科下的一个自设方向，于1996年开始以中药学学科中药炮制方向的形式开始招生，2014年被批准为中药炮制学硕士学位授权点，2019年开始招收博士研究生。

学科在发展过程中培养出一批批优秀人才，形成了人才队伍的传承谱系。在全国首批中药炮制传承基地建设过程中，梳理出学科的传承谱系。李大经、张亚敏两位老师是学校中药炮制学科奠基人，也是学校第一届中药炮制学硕士研究生导师。李大经自20世纪80年代初开始对矿物药进行系统研究，开展矿物药的文献整理及本草考证等方面的研究工作，并于1983年编撰整理了《矿物药志》（上、下册），以油印本的形式在省内交流，引起相关专家的重视。李大经与原长春地质学院李鸿超等相关专家合作，运用地质学、化学、药理学、毒理学等手段，对54味矿物药的组分和化学成分、矿物药基原、矿物药炮制加工及炮制品与生品的区别、矿物药在不同剂型或不同性质渗出液的疡面等诸多方面进行了深入研究，出版了《中国矿物药》一书，在矿物药研究领域开创了先河。张亚敏在矿物药研究领域也颇有建树，主持并参与了多项课题研究及著作编写，于20世纪80～90年代发表了《炮制对八种矿物药毒性成分的影响》《蒙药矿物药硫磺在酸性碱性及中性介质中溶出率的测定》《对雄黄"忌火煅"的探讨》等多篇矿物药炮制研究论文。李超英传承前辈矿物药炮制研究学术思想，主持承担了国家自然科学基金项目"抗癌中药三氧化二砷增效减毒体系与机制研究"，并发表《基于〈中国矿物药〉的矿物药现代研究》《炉甘石炮制方法及其质量标准研究》等文章。在科学研究过程中，李超英陆续开展了长白山道地药材人参、鹿茸、淫羊藿、五味子等的炮制加工与应用研究，如"新型人参饮片炮制共性技术研究""人参及炮制产品中有效成分系统评价研究"等研究项目。随着炮制学科的发展壮大，王淑敏、张啸环、于澎、高红梅等几名教授依托前辈的研究基础，结合国家中医药管理局中药炮制传承基地的建设项目，建设了长春中医药大学中药炮制特色技术传承基地。王淑敏教授先后承担过中药鉴定学、中药炮制学、药用动物学、药用真菌学等本科生、硕士研究生和博士研究生课程的授课任务。近20年来，王淑敏一直致力于中药发酵炮制技术研究，依托吉林省资源优势开展了对菌类药材的研究，并建立了吉林省菌物药生物技术工程实验室。张啸环近年来主持完成了"淡豆豉炮制工艺规范化研究""吉林省道地药材人参加工炮制技术研究"等炮制研究相关课题，并参与指导多项炮制规范研究项目，主编了《吉林省人参、鹿茸、蛤蟆油资源》一书，其中对人参、鹿茸、蛤蟆油的采收炮制加工做了详细梳理，并开展了冻干人参饮片、焦远志等炮制规范的研究。于澎结合吉林省中药产业发展过程中遇到的问题，带领团队着手解决企业在制剂质量控制、饮片生产工艺等方面的问题，针对吉林省中药饮片炮制规范修订过程中亟须解决的几个问题，组建了吉林省中药直接口服饮片联合实验室，牵头组织团队制订了人参粉、红参粉、西洋参粉等直接口服饮片的炮制规范，填补了吉林省人参等品种粉类饮片的空白，助力产业发展。高红梅以传承和挖掘吉林省特色饮片为着力点，一方面查阅古籍，开展基础调研，还原人参炮制历史，探索白干参、轻糖参、大力参、掐皮参、黄泥裹煨人参等特色人参饮片炮制方法；另一方面以炮制理论为指导，开展黑参、活性参、米炒人参等人参新饮片的技术发掘，在人参炮制技术的创新发展方面做了一定探索。此外，学科现有团队依托老一辈专家的研究基础和学校的学科优势，对白矾、朱砂等矿物药进行接续研究。通过对学校中药炮制学术研究成果的不断梳理与总结，结合吉林省道地药材优势和团队研究方向，涵盖了基础研究与应用开发等多个领域，重点服务吉林省当地中药饮片企业，与吉林敖东集团、金马药业集团、亚泰药业集团等多个企业开展了深度合作，从新型饮片制备到成方制剂中饮片质量控制，建立了产学研一体化发展新格局。

二、学术队伍

（一）学科带头人

李大经（建设周期：1978～1992年），教授（1931～2011年），原长春中医学院中药系中药炮制教研室主任，该校中药炮制学科奠基人和首届学科带头人。（详见学术人物章）。

张亚敏（建设周期：1992～2005年），教授，原长春中医学院中药系第二任中药炮制教研室主任，硕士生导师、兼职博士生导师。"十五"教材《中药炮制学》编委、配套教学用书《中药炮制学习题集》编委，《中药传统工艺全集·中药炮制卷》副主编，上海科学技术出版社"全国中医药专业技术职称考试门经"丛书之《中药炮制学》主编。作为主要参与人参加省科委课题"中国矿物药"，1990年获吉林省科学技术进步奖二等奖（第二名），同年参加"蒙医学药用矿物传统炮制规范化研究"，获内蒙古自治区科学技术进步奖二等奖（学校在省外区域获二等奖第一人）。发表论文《雄黄酸奶飞法炮制探讨》（被美国 *Chemical Abstracts* 杂志收载)、《矿物药现代研究》等30余篇。

李超英(建设周期:2005~2014年),药剂学博士、中药药剂学博士后,教授,博士生导师。曾任国家药典委员会第九届委员,参加《中华人民共和国药典》2010年版制剂通则、中药炮制通则以及中成药部分的审评等工作。曾任世界中医药学联合会中药与天然药物新剂型与新技术专业委员会副会长、世界中医药学联合会中药与天然药物新型给药系统专业委员会常务理事、国家自然科学基金委员会项目评审专家、国家食品药品监督管理总局保健品审评专家,日本星药科大学、摄南大学等客座研究员。1982年至今从事教学和科研工作。曾主持两项国家自然科学基金项目,分别为"抗癌中药复方靶向给药系统研究"(2008年)与"抗癌中药三氧化二砷增效减毒体系与机制研究"(2013年),以第一作者发表论文70余篇,主编、参编本专业专著、教材8部。

王淑敏(建设周期:2014年至今),理学博士,二级教授,博士研究生导师。曾留学于日本富山医科药科大学,为全国第二批中药特色技术传承人,吉林省第六届拔尖创新人才第二层次人选、吉林省具有突出贡献专家、吉林省食药用菌协会副会长、吉林省食药用菌协会药用菌委员会主任、吉林省菌物药生物技术工程实验室负责人、菌物药与矿物药活性成分与质量标准规范化研究室负责人、国家级虚拟仿真项目(国家级金课)负责人、教育部本科双一流课程负责人。从事教学和科研工作30余年,一直承担本科生、硕士研究生、博士研究生的教学工作,科研方向为中药炮制关键技术及科学内涵研究与菌物药物质基础及药效学研究。承担国家、省各级科研课题40余项,其中国家自然科学基金面上项目3项,国家973项目1项。发表学术论文160余篇。编写教材和专著15部。曾获得吉林省科技进步奖一等奖1项,二等奖2项,吉林省教学成果奖一等奖1项。

于澎(建设周期:2016年至今),教授,博士研究生导师,全国第三批中药特色技术传承人才、吉林省D类人才、吉林省首批促进中小企业发展创业辅导师、学校中药学学科后备带头人;兼职中华中医药学会中药炮制专业委员会常务委员、中国药学会中药资源专业委员会委员、吉林省中医药学会中药专业委员会主任委员等。2018、2023年作为副主编编写"十三五"教材《中药炮制学》,2020年受聘为《中药材》杂志编委。先后主持治糜康栓中枯矾炮制工艺及再评价研究、人参西洋参产地趁鲜切制关键技术及质量标准研究等吉林省医药产业引导基金项目4项,制定了人参粉、红参粉、人参芦头、人参须等炮制规范8项,主持参与省级以上科学研究课题26项,发表论文40余篇,其中SCI二区以上文章6篇,曾获吉林省教学成果奖二等奖2项、吉林省科技进步奖一等奖1项等多项表彰。

(二)学科梯队

目前学科已形成一支学缘结构和年龄结构合理、教学能力和科研素质优良、能够适应学科快速发展和培养高质量人才的团队。学科现有成员16人,其中专职教师9人,教授4人(二级教授1人),副教授3人;具有博士学位的教师共8人,其中博士研究生导师2人,硕士研究生导师6人。国家中药特色技术传承人才3人,吉林省拔尖创新人才第二层次人选1人,吉林省有突出贡献专家1人。学科队伍具有高学历、高职称、知识结构多元化、年龄结构年轻化的特点,为促进学科发展奠定了良好的基础。

三、科研研究

（一）研究方向

1. 中药炮制关键技术及科学内涵研究

本研究方向基于吉林省北药基地的地理优势，围绕长白山人参、五味子等大品种道地药材，利用多学科交叉技术阐明中药炮制、配伍过程中减毒增效机理及药效物质基础，开展创新性炮制技术研究，揭示中药材炮制的科学内涵；在传统炮制工艺的基础上优化其关键工艺参数，完善质量标准，提升饮片生产的科学性和规范性。

2. 中药矿物药炮制与质量评价研究

本研究方向基于李大经矿物药研究学术思想传承，围绕部分矿物药的炮制工艺及质量标准进行相关研究，主要研究矿物药的基原、历史沿革、炮制加工方法及炮制品与生品的区别；利用现代科学技术开展矿物药饮片在成方制剂中的炮制机理、质量控制等方面的研究，为矿物药的基础研究及其资源价值深度挖掘提供科学依据与参考。

3. 动物药炮制与质量评价研究

该方向基于学科的历史沉淀和研究基础优势，以鹿茸、蛤蟆油等地方特色动物药材为研究对象，利用现代技术开展其物质基础研究、动物药加工炮制前后作用对比及质量评价研究。

（二）研究成果

学科围绕吉林省道地药材资源优势，聚焦人参等代表性药材的炮制研究，揭示炮制科学内涵的同时促进应用推广。多年来学科团队完成了"吉林省道地药材加工炮制技术研究""新型人参饮片炮制共性技术研究""北药基地药材淫羊藿的饮片炮制研究"等课题的研究任务。对吉林省名贵药材人参的加工炮制技术进行了挖掘整理及实验研究，形成了"吉林省人参加工品种及加工炮制技术指南"。对人参的炮制品红参、生晒参等进行深入研究，阐明了炮制机理和化学成分在炮制前后的变化；通过调整炮制工艺，红参优质率提高了10%；阐明了红参炮制后蛋白含量超标及对红参储存品质的影响；明确了红参炮制品在注射剂原料中使用的注意问题，探讨了红参导致注射剂热原超标的原因；开发出抗疲劳、预防化学性肝损伤等5个功能性红参饮片产品并转让到企业。学科系统整理了具有地方特色的人参的炮制品种和传统炮制技术，对影响质量的关键技术环节进行验证，为后续人参产品的深入研发应用提供科学依据。在此基础上，为广大群众正确认识、科学使用人参的各种加工产品提供指导，同时也为规模化生产企业及小型中药材加工单位提供技术支持与参考，促进了制药技术现代化、规范化水平提升。

学科围绕吉林省中药饮片产业发展特点，聚焦省域内药材饮片质量标准研究，助力制定吉林省中药饮片炮制规范研究，促进产业发展。从2016年起，学科作为主导力量协助吉林省相关厅局组织开展吉林省中药炮制规范的修订工作，在此期间，学校主笔完成了炮制规范修订工作的主体方案并组织团队完成了57项地方标准的研究，其中人参粉、西洋参粉等重要品种的炮制规范解决了吉林省域内不能生产粉类饮片的瓶颈问题，助力了地方中药产业的发展。学科团队还依据中药炮制基础理论与企业合作研发蒸制西洋参，申请立项为地方标准；学科相关成员开发并建立了葵花盘药材标准，完成了小米汤制天麻、司岁备物制五味子的基础研究；对白屈菜蜜制和姜制的增效减毒作用物质基础进行了研究，并从分子层面阐释了其治疗呼吸系统疾病的机理；对蒲公英姜制在缓和药性方面的研究也取得了一定的进展；利用现代分析技术对淡豆豉发酵过程中微生物生理生化代谢过程，发酵过程中大豆化学成分的转化进行了动态检测，揭示发酵炮制技术的机理，并探讨了发酵前后化学成分的变化及对功效的影响。

学科围绕守正创新的历史使命，聚焦学术传承与创新发展，通过炮制传承基地的建设不断优化建设内涵。学科从2015年开始，承担炮制传承基地的建设，成立了"李大经教授矿物药炮制学术思想整理研究"小组，对李大经遗留的矿物药标本、幻灯片等进行整理，并以其著作《中国矿物药》为研究基础，对其研究经验及学术思想进行系统总结。同时开展了具有代表性的矿物药炮制研究，如"煅硼砂""制芒硝""醋紫硇砂""白石脂"等。在建设过程中，学科搭建学习交流平台多次承接不同层面人员的参观学习，为全国中药特色技术传承人才培训等各类继续教育提供师资，宣传炮制文化和技艺，提高从业人员的能力。学科对吉林省中药炮制技术及饮片应用进行了较全面的调查与总结，团队在收集大量数据的基础上，多次为医疗机构、生产企业、政府公共卫生事业单位提供技术咨询与帮助。学科团队成员曾获得吉林省科技进步奖一等奖2项，吉林省科技进步奖二等奖、三等奖各3项。发表SCI论文50余篇，中文核心论文百余篇。

（三）学术交流

近年来，学科与辽宁中医药大学、江西中医药大学、南京中医药大学建立了良好的合作关系。学科多次派专人到省外企业、科研院所多家单位进行参观学习与交流，并邀请全国著名炮制专家定期到学校开展专题讲座。学科每年都参加中华中医药学会中药炮制分会的学术年会，积极参加雷公论坛和中药炮制青年教师授课技能大赛。2018年，学校中药炮制学研究生刘吉爽在"河南禹州全国中药炮制基地成果交流大会暨中药炮制知识技能大赛"中，取得了理论组第六名的好成绩。学科承担了吉林省中医药管理局举办的吉林省中药技术人员培训中炮制技术方面的工作，完成了来自全省各市县的中医药基层工作人员130余人的培训；在全国中药特色技术传承人才培训中，学科成员承担了人参、鹿茸、林蛙油的传统加工炮制技术的主讲工作，培训效果反应良好。学科团队作为主要成员协助吉林省中医药管理局组织完成了三届"北药杯"中药知识技能大赛，全面承担省内20余家中医医疗机构、饮片生产经营企业参赛选手在比赛中中药炮制部分的理论与实践操作出题与考核评价工作。

四、人才培养

中药炮制学科是学校中药学学科下设的二级学科，1995年在中药学学科内开始招收中药炮制学方向的硕士研究生，2014年被认定为二级学科硕士研究生学位授权点，开始独立招收中药炮制学硕士研究生，2019年开始独立招收中药炮制学博士研究生。截止到2023年6月，本学科已培养硕士研究生28名，博士研究生2名。学科现有在读硕士研究生30名，在读博士研究生6名。

五、教学改革

（一）课程设置

自1978年学校开始招收本科生以来，便开设了中药学专业，随着社会对中药学专业人才的需求，学校增加了中药制药专业、中药资源专业和中药学（保健食品方向）专业。学校不断创新中药学专业人才培养思路，在教学中突破了传统理论教学与实践教学的界限，通过小班化、学分制、导师制等教学模式，加大学生自由选课力度，建立学生自主学习制度等措施，形成多元人才培养途径，助推学生的个性发展。培养体系通过模块化课程结构，将课内与课外、理论与实践、传统与现代、虚拟与实际有机结合，形成理论认知、课程实验、学后综合、专业实训、科研训练、社会实践模块化的实践教学体系。这一育人体系突出了因材施教，促进了学科交叉，丰富了课程资源，增加了学生选择空间，为培养复合型中药学人才创造了条件。

作为中药学类的专业核心课程，中药炮制学一直以来坚持推行"两段双向"的人才培养模式，一是培养与研究型教育接轨具有创新思维和创新能力的研究型拔尖人才，二是培养具有创新、实践动手能力和具有实践经验的优秀应用型人才。为了实现这一目标，中药炮制教研室将"理论与实践、教与学、课内与课外、校内与校外"有机结合，以实验教学中心为载体，校内实验室及实践区域全面对学生开放，并与省内优质中药饮片生产企业共同建立了"中药炮制学专业本科生与硕士研究生实践实训基地"。为进一步提升教研室育人能力，全体教师组织学生参加"长中学子学术支持计划"、组建科研兴趣小组，引导学生参加各级各类的学术竞赛等活动。教研室在中药炮制学课程教学方面也卓有成效，指导学生在中药学教指委举办的两届全国中药学专业学生知识与技能大赛中获一等奖5项、二等奖3项。近五年来，教研室教师指导学生在互联网+大赛上获国赛铜奖1项，省赛金奖2项，银奖2项。申报并获科研课题立项资助39项，被收录到学校发表的《探索集》，公开发表学术论文36篇，取得挑战杯省二等奖12项，三等奖3项、校级奖13项。

（二）课程改革

学校中药炮制学课程按照专业及方向不同，设置了中药炮制学A（中药学）、中药炮制学B（中药资源学、中药制药专业）、中药炮制学C（中医类专业）三个层次教学内容。按照学校的人才培养方案，结合中药学专业教学规律，中药炮制学开设于大三下学期，其理论课时（40学时）和实验课（40学时）时所占比为1：1。中药炮制学课程依托中药学整体的人才培养体系做了许多创新性的改革。经过教学团队成员多年的努力，完成了吉林省教育厅"中药炮制学虚拟仿真实验教学平台建设研究""基于自主学习的中药学专业课程思维导图构建与应用""中药学重点学科建设的研究与实践"及"中医药院校本科自主学习模式及形成性评价体系研究与实践"等教学课题研究，并将研究成果运用到教学，为学生的自主学习提供了有力保证。

在课程改革方面，教学团队主要通过开展兴趣引导、强化教学环节、巩固资源建设、拓展课程功能四个方面来激发学生学习原动力。教学团队将中药炮制与产品开发相结合，开展了"甘草杏""防疫熏香""想艾灸艾"等开放性实践课堂，实践课堂的开设不仅引发了学生对炮制学习的兴趣，也推动了学生的创新创业思维。在实验教学中，课程组设置了学生炮制品展板，开展"饮片炮制擂台大比拼"等活动，激发学生学习热情。此外，为了宣传炮制知识，传承中医药文化，课程组除了完成学士、硕士和博士三个阶段的授课任务外，还积极开展实践创新教学。主要围绕课前、课上、课后三个环节做了精心设计，课前发布预习提纲、操作视频，培养自主学习能力，实现知识传递；课上提纲挈领，构建学科内知识体系；课后注重搭建课程网络平台，建设了中药炮制学基本技能操作SOP库、经典炮制案例库、试题库等资源，并在SPOC慕课堂开始使用。

中药炮制学作为学校课程思政示范课，其所属的中药炮制教研室将主题设计与章节内容相结合，拓展课程思政功能，优化教学效果。课程组将课程思政的教育目标分成三个维度，即：完成知识目标（传授知识）、达成能力目标（能力培养）、收获素质目标（价值引领）。在专业知识传授过程中强化双思维培养。课程组创新建立教师与学生双角色双考核模式，在理论学习和实践学习过程中通过建立学习小组、发布思政教育任务单等形式深化课程思政效果。

六、条 件 建 设

学科依托全国中药炮制技术传承基地建设项目，建立了800 m²的中药炮制技术传承基地。基地建有人参、鹿茸传统炮制品展示与加工体验室、中药炮制传统器具展示与体验室、现代炮制设备室、中药炮制文献资料室以及李大经矿物药炮制传承工作室等。基地依托长白山道地药材产区优势，收集了人参、鹿茸等传统加工炮制器具，挖掘整理了传统炮制技术，复原传统加工炮制场景，作为实践教学基地对外开放。以传统中医药典籍为基础，重点收集了中药炮制相关经典书籍及以李大经教授为代表的吉林省炮制技术学术相关专著，初步完成了炮制文献资料室的创立。传统器具展示与体验室共收集传统炮制加工器具72件，包括净制、切制、炒制、煎煮、干燥等传统炮制器具，并设有生熟饮片中药柜，便于培训学员参观学习。现代炮制设备室购置了洗药机、炒药机、切药机等全套大型现代化炮制设备，能够为本科生实践和研究生中试研究提供条件。

学科在吉林省中医药管理局三级实验室的基础上对学校内的创新实践中心的部分区域进行改造，重新整合，相关实验室区域已经超过2000 m²，仪器设备总值达3000余万元，具有满足主要研究方向的国内外先进仪器设备。关键技术公共开放服务区域主要配套设施如下：高速冷冻离心机、超低温冰箱、制冰机、冷冻干燥机、超临界二氧化碳萃取装置、高分辨串联质谱、液质联用仪、气质联用仪、制备液相仪、高效液相、中压制备色谱仪、紫外分光光度计、荧光分光光度计等。为进一步开展中药炮制机理研究，相关区域建立了以中药有效成分筛选平台为主体的中药药理实验平台，拥有八通道生理记录仪、多普勒血流仪、血细胞分析仪、生化分析仪、流式细胞仪等设备。

此外，2015年建成的药品生产实训区是完全按照国家GMP认证标准建设的模拟药品生产平台（含饮片炮制），以常规固体制剂生产实训为主，如二丁颗粒、丹参滴丸等。拥有粉碎系统、传统制药系统、干燥系统、药物粉末制粒系统、片剂包装系统等60余种中试药品生产设备。还包括空调系统、纯化水系统等辅助设施、中药前处理车间、包装车间等。

七、学科管理

学科多年来结合学校"人才工程""青蓝工程"的实施，采取提高自身培养和引进高学历、高水平学科骨干相结合的方式，有目的地将学科人才选送到国内外知名高校、科研院所攻读学位或访问。通过岗位练兵、在职提高、攻读师资博士后等形式和对外交流相结合，促进双师双岗交流。为进一步促进年轻教师对生产实践的了解，新入职的专职教师要到实践教学基地进行生产实践，学习企业在工艺设计、技术改造、新产品开发等方面的经验，并将生产实际带到课堂教学中来。

"雄关漫道真如铁，而今迈步从头越"，长春中医药大学中药炮制学科经历了几十年的发展，离不开李大经、张亚敏等老一辈创业者、奠基者对炮制学科发展的全心投入与执着付出，也得益于前赴后继的每一代人对中药炮制事业的诚挚情怀与不懈追求。新时代背景下，党和国家对中医药发展有了更高期待与要求。学科将会秉持"传承精华，守正创新"的理念，进一步做好中药炮制技术的继承与发展工作，以人才培养为中心，推动教学科研双线高质量发展；以炮制传承基地的建设为重点，不断提升技术传承、人才传承、文化传承以及开发应用等工作水平，打造"吉药炮制"的新名片，为推动中医药事业振兴发展、全面实现健康中国贡献力量。

撰稿：于　澎　王淑敏
审稿：刘蓬蓬　贾天柱

14 甘肃省中药炮制学科

一、发展历程

为满足甘肃乃至西北地区对中医药人才的需求,中华人民共和国教育部批准于1978年成立了甘肃中医学院。由于药学人才需求增加,1985年甘肃中医学院中药系应运而生,中药炮制学教研室随即成立,高健杰担任教研室主任,赵天禄担任实验技术人员。由于炮制与制剂均属于制药技术,2004年将中药炮制学与中药药剂学合并为中药制药教研室,魏舒畅担任室主任;2009年4月,为利于学科发展,中药制药教研室分为中药炮制学教研室和中药药剂教研室,李芸担任中药炮制学教研室主任。

中药炮制学教研室教师人数较少,其间有赵天禄、牛锐、龙全江等在教研室工作过。教研室开设中药炮制学、中药材加工学、药事管理学、中药炮制学选论等课程,学科建设水平不断提高。

二、学术队伍

(一)学科带头人

高健杰(建设周期:1985~2000年),教授,主持完成课题1项,成果水平达国内领先,发表论文等7篇。

龙全江(建设周期:2001~2009年),教授,主编全国高等中医药院校创新教材《中药材加工学》以及"十一五"教材《中药材加工学》。主持省级等项目6项,获各级奖项4项,发表论文30余篇,主编、参编教材8部。

李越峰(建设周期:2013~2019年),教授,博士后,博士生导师,甘肃省"飞天学者"青年学者,甘肃省高等学校青年教师成才奖获得者,2015~2017年挂职于甘肃省陇南市武都区任副区长,2013~2019年任中药炮制教研室主任。国家自然科学基金评审专家,甘肃省中药质量与标准研究重点实验室副主任、学术带头人,甘肃省药学实验教学示范中心负责人,主持完成国家自然科学基金2项,主持完成教育部科学技术研究重点项目、甘肃省基础研究创新群体项目、甘肃省创新基地和人才计划项目及甘肃省自然科学基金等主要项目8项,作为主要参加者参与国家863课题、国家重点研发项目、国家自然科学基金、教育部博士点基金、科技部等课题6项,获省级教学成果项目6项。国家食品药品监督管理局国家执业药师工作专家库专家，*Frontiers in Bioscience-Landmark*, *FEBS Open Bio*, *Journal of Traditional Chinese Medicine* 等 SCI 杂志编委，甘肃省中药饮片专家咨询委员会专家，甘肃省中药炮制学会副主任委员，中药炮制师资格考试专家评委，甘肃省科技厅评审专家，广西、青海、河北等省份科技奖及项目评审专家，省级教学团队-中药炮制学负责人，校级一流课程中药炮制学负责人。作为负责人获得甘肃省科技进步奖二等奖、三等奖、甘肃省发明专利三等奖、甘肃省皇甫谧中医药科技奖一等奖2项等主要奖项5项，其他科技奖项5项，作为负责人获得省级、厅级教学成果奖6项，指导学生获国家及省级奖项18项，发表国内外主要学术论文140余篇，教学改革论文13篇，专著3部，参编教材6部，国家发明专利5项。

李芸（建设周期：2009～2014年，2019年至今），中药学博士，教授，博士生导师，现任甘肃中医药大学中药炮制学教研室主任，全国中药特色技术传承人，甘肃省五级中医药师承教育继承人。教育部学位论文评审专家，甘肃省中药炮制技术人员培训教师，中药炮制学线上一流课程负责人，负责的中药炮制学（精要）在智慧树平台上线运行。主持国家自然科学基金、全国中药特色技术传承人才培训项目、教育部产学合作育人项目、甘肃省重点研发计划项目、甘肃省产业支撑计划项目、甘肃省自然科学基金项目、兰州市人才创新创业项目等17项。获得甘肃省科技进步奖二等奖2项，甘肃省科技进步奖三等奖1项，其他各类奖项10余项，获"甘肃省技术标兵"荣誉称号。指导的硕士生毕业论文获2017～2018学年甘肃省优秀硕士学位论文。获第九届"挑战杯"甘肃省大学生课外学术科技作品竞赛优秀指导教师。以第一作者或通讯作者发表国内外主要学术论文100余篇，参编教材12部，授权国家发明专利6件，参与新药研发并获得新药证书1件。参与拍摄《本草中华》本草类影视作品1部，制订企业标准1部。

（二）学科梯队

甘肃中医药大学中药炮制学教研室现有教师4人，其中博士3人，本科1人。博导2人，硕导1人；教授2人、副教授1人，讲师1人。

甘肃省从事中药炮制的人员主要集中在甘肃中医药大学及其附属医院、兰州大学、甘肃省中医院单位。

三、科研研究

（一）研究方向

1. 中药材加工与炮制

团队主要围绕西北地区中（藏）药材加工炮制领域的关键科学问题，开展中（藏）药材当归、大黄、党参、黄（红）芪、甘草、肉苁蓉、高乌头等甘肃地产大宗或特色药材的产地加工工艺、炮制工艺及炮制原理研究，承担国家自然科学基金等项目6项。

2. 中药饮片质量控制与评价

围绕党参、肉苁蓉、大黄、当归、黄（红）芪等甘肃大宗道地药材的传统饮片、新型饮片以及产地加工与炮制一体化饮片质量控制和评价研究，承担省级项目2项。

3. 中药新型饮片与中药大健康产品开发

开展党参、当归、大黄、肉苁蓉、黄（红）芪等新型饮片研究，并对（试）列入药食同源的药材（当归、党参、黄芪）进行大健康产品开发研究，承担国家重点研发计划项目1项。

（二）研究成果

获得甘肃省科技进步奖二等奖1项；甘肃省科技进步奖三等奖3项；甘肃省高校科技进步奖三等奖2项。其他奖项10余项。授权发明专利5项，参与拍摄《本草中华》（第五集 功夫 巴豆制霜）本草类影视作品。制订标准并发布甘肃省中医药行业标准1项（陇黄芪道地药材标准），起草制订甘肃省药材标准3项，发表论文500余篇（SCI论文23篇）。主编教材1部，专著11部。炮制技术传承方面，第六批全国老中医药专家学术经验继承工作指导老师杨锡仓指导李芸、靳子明、王晓莉、张兆芳、胡芳弟等14位弟子传承学习甘肃道地药材的加工炮制技术及京帮学术流派炮制文化。

（三）学术交流

1. 国际交流

甘肃中医药大学与美国、韩国、澳大利亚、俄罗斯、法国、吉尔吉斯斯坦、摩尔多瓦、乌克兰、匈牙利等多个国家和地区建立了友好合作关系，开展中医药培训、文化推广和义诊，为"一带一路"国家培训了大批中医药工作者。每年选派教师赴外参加学术交流及研修培训，接待多批国外高校和卫生机构来访团组，不定期邀请国际专家来校举办学术讲座，加强学术交流。已招收吉尔吉斯斯坦、俄罗斯、乌克兰等18个国家的121名留学生在校学习中药炮制学等课程。

甘肃中医药大学附属医院杨锡仓培训俄罗斯、美国、法国等国家的来访学员并演示中药炮制方法。杨锡仓赴新西兰等国家进行中医药文化和中药炮制技术交流。

2. 国内交流

甘肃省成功举办4届甘肃省中药炮制大赛，传承中药特色技术，宣传甘肃中医药文化。2021年成功举办中药炮制学术年会；2023年成功举办甘肃省中药炮制大赛（包括预赛和决赛）；团队教师积极参加历年中药炮制学术年会。

四、人才培养

1. 本、硕、博培养情况

2003年获批中药学硕士学位授予权（学术型），2010年获批中药学专业硕士学位授予权（专业型），2013年获批中药学博士学位授予权。累计培养中药类专业本、专科生5000余人，培养中药学硕士20余人，培养中药学博士2人。2022年我校获批第三批全国中药炮制技术传承基地建设单位。

2. 人才称号

杨锡仓先后获得"甘肃省第二届陇原工匠""甘肃省五一劳动奖章获得者"等荣誉证书；

李芸获得全国中药特色技术传承人才称号、"甘肃省技术标兵"称号、甘肃省中药炮制省级决赛二等奖、甘肃省五级中医药师承教育继承人称号；

李越峰获得甘肃省飞天学者青年学者；

吴平安获得"甘肃省技术标兵"称号；

胡芳弟享受国务院政府特殊津贴，甘肃省领军人才，甘肃省重点人才，甘肃省"飞天学者"。兰州大学"国华"杰出人才，兰州大学"巾帼标兵"，科技部重点研发计划"中药现代化专项"首席科学家；

李喜香，甘肃省卫生厅领军人才，甘肃省卫生厅（原）中青年学术技术带头人，甘肃省第五批"西部之光"访问学者，甘肃省第五批老中医药专家学术经验继承指导老师，首批全国中药特色技术传承人才、荣获全国"巾帼建功标兵"、中国药学会"优秀药师"和"甘肃省五一巾帼奖"等奖荣誉称号。

五、教 学 改 革

（一）课程设置

1978年成立甘肃中医学院，1985年开设中药学专业。中药学专业设置之初为三年制大专，1992年四年制本科开始招生；随着社会的对药学人才的需求，2002年开始开设中药栽培与鉴定和药物制剂专业，随后相继开设中药制药和中药资源与开发等中药类专业。上述专业均开设中药炮制学课程。

（二）实训基地

（1）甘肃中医药大学和政药用植物园（中药材规范化栽培及产地加工实训平台）：已建成我校和政药用植物园基地，面积200亩，每年根据中药学类专业各课程需求种植180多种药用植物。主要为中药材产地加工等实训内容提供平台基地。

（2）甘肃中医药大学和平校区药用植物园（中药材规范化栽培及产地加工实训平台）：已建成我校和平校区"杏林百草园"，面积15000 m²，已引种药用植物100多种，为中药学、药用植物学、中药鉴定学、中药炮制学等课程的课内见习、课外实训提供服务。"杏林百草园"2020年11月被兰州市科协认定为兰州市科普基地，是集药用植物认知、科研教学、展示示范、产品研发、创新创业、文化传承与美化校园于一体的专业化科普基地。

（3）中药材前处理及炮制加工实训平台：有各类切片机，炒药机，煅药机等炮制设备及多功能提取设备，用于系统培养学生中药粗加工及炮制技能的专业实训。

（4）中药调剂实训平台（现代模拟药房）：设有由中药饮片调剂工作平台和中成药西药调剂工作平台组成的模拟药房，安装有教师端和学生端，模拟在线处方处置等线上操作系统。不仅为我校学生提供医院药房工作的实景实训平台，也可作为省内中药技能大赛、技能考证的重要场地。

（5）中药标本馆：拥有药材标本800多种，1200份；腊叶标本1200种，是学生进行中药炮制品识别、技能考试的重要基地。

（三）课程改革

教研室主要承担药学院各本科专业（中药学、中药制药、中草药栽培与鉴定、中药资源与开发）的中药炮制学、中药材加工学等本科生课程，同时承担中药学博士、硕士研究生的中药炮制现代研究、中药炮制学选论等教学任务。此外，还承担成人教育相关专业中药炮制学等课程。

2020年获得中药炮制学省级教学团队。分别于2019、2020年获批"中药炮制学线下一流课程""中药炮制学线上一流课程"（校级）。2023年12月，由李芸负责的中药炮制学（精要）在智慧树平台已上线运行。

（四）教学改革成果

教研室在教学改革方面做了有益探索，主要从理论教学和实验教学两方面进行改革。理论教学改革融入了新的教学方法，包括讨论式、案例式、启发式、PBL教学、翻转课堂、视频示教等多种方法，并融入思想政治元素，达到较理想的教学效果。实验教学改革首先增加学生分组，组内人数减少为2～3人，增加了学生实践动手能力；增加了中药炮制品标本数量，供学生观看学习。

获批采芝林教育部产学合作协同育人教改课题：产学合作背景下中药炮制学课程"双师型"教师师资培训项目。获得多项校级教改课题10余项。发表教改论文15篇。

六、条 件 建 设

本学科拥有陇药产业创新研究院、教育部省部共建中藏药协同创新中心、甘肃省"中（藏）药"专业化众创空间、中药炮制实验室、甘肃省中药炮制及质控工程技术研究中心、中药材加工炮制技术实训平台及模拟药房。建筑面积5000 m^2，展示标本400份，拥有切药机、润药机、炒药机等各种炮制设备100余件，饮片、药品1000余种，有UPLC-Q-TOF/MS、GC-MS、HPLC等大型仪器200余套件，价值8000万元，并建有SPF实验动物中心，拥有国家中医药管理局中药特色传承人才培训基地。

七、学 科 管 理

鼓励学科成员提高学历，创造条件、提供机会与全国各地中药炮制专家学习交流，鼓励团队成员积极参加全国中药特色技术传承人才项目的培训；争做甘肃省五级中医药师承教育继承人及指导教师，提升专业素养。积极与企业合作，解决企业实际问题，开发大健康产品，实现校企共赢，争取社会效益和经济效益双丰收。

甘肃省从事中药炮制的人员较少，但也取得了一定的成绩，是甘肃省中药炮制领域的星星之火。

目前，身怀绝技的老药工均年事已高，年轻人大多不愿从事中药炮制工作。因此，传统中药炮制绝活面临失传，"藏药"特色炮制技术无人问津，希望通过国家的重视和炮制人的努力，系统挖掘"陇派""藏药"特色炮制技术工艺，把中药炮制传统文化、理论、技术和精神传承下去，呼吁国家有关部门高度重视中药炮制技术，加大中药炮制学科队伍建设和资金投入，提高中药炮制实验硬件条件；同时希望能给中医类专业开设中药炮制学必修课程，让将来的医生能正确运用中药饮片，提高临床疗效。炮制人作为中药炮制技艺的忠实传承者，需遵古炮制，开拓创新，大力弘扬中医药文化，让中药饮片产业高质量发展，为人类的健康事业作出炮制人的贡献。

撰稿：李　芸
审稿：刘蓬蓬　贾天柱

15 北京中医药大学中药炮制学科

一、发展历程

1958年，北京中医学院成立中药教研组（含中药炮制），由北京市药材公司选调的许志明协助谢海洲、王佩珊给中药研究班讲授中药炮制课。1959年建立中药系的同时就开设了中药炮制学，同年12月自编《中药炮制与制剂资料汇编》第一集，1960年成立了中药炮制制剂组（中药炮制教研室前身），主任为谢海洲，我国老一辈中医药学家许志明是中药炮制教研室的创建人之一，其后中药炮制教研室单列。1961年6月，谢海洲、许志明等组织自编了《中药炮制学》教材（上、中、下三册）。1961年11月，为满足1960年入学的本科生实习需要，学校联合同仁堂制药厂编制《中药炮制生产实习教材》，并于1962年10月修订完成自编教材《中药炮制学》。1963年1月，完成北京中医学院自编的《中药炮制学实习》教材。1971年2月，自编中药专业试用本《中药炮制学讲义》。1974年5月，自编《中药炮制学实验实习讲义》。

1976～1985年，炮制教研室主任为许志明，教研室成员有李晓明、吴武兰、曹满录、宋懿伦、张志友、王弘志（已故）、卢长庆、谢燕茹、王玥琦、李飞等。许志明在《光明中药》上连载有关中药炮制学的讲座。1984年7月，教研室自编《中药炮制学实验指导》。炮制系现存的自编教材见证了北京中医药大学中药炮制教研室的成长，更是新中国成立以来中药炮制学科发展的珍贵历史资料。

1985～1992年，教研室主任为张世臣，新成员有张镐京（已故）、谭晓旭（已故）、刘斌、王永红、段建立、刘洁、杨蕾、杨培英等。1986年张世臣首次推动在中国中医药学会内建立中药学会，在中药学会内创立中药炮制分会，张世臣任主任（即现在的中华中医药学会中药炮制分会）。制作400余种传统中药炮制饮片的标本，极大地丰富了中药炮制教学素材。开设中药炮制专论、临床中药炮制学两门课程，开创中药炮制研究生教育。结合《神农本草经》"生熟异用"与前期临床经验，体会到成就中药药性的关键环节就是中药炮制，张世臣提出"辨证论治是中医之魂，饮片炮制是中药之根"的学术观点，明确了中药炮制在中药学中的关键位置。这段时间是炮制学科的鼎盛时期。我校炮制教研室有13位老师，后由于出国、下海、校内调岗、因病去世等多种原因，最少时仅有2位老师，人员变动与炮制学科发展共兴衰。

1992～2001年炮制教研室主任为李飞，胡慧华调入。2001年中药制药系成立，包括中药药剂、制药设备及中药炮制等相关学科，系主任是倪健，副主任李飞、杜守颖，系里的王英姿多年来一直参与中药炮制的研究工作。

2005～2023年，中药炮制研究中心暨现在的中药炮制系成立，主任为李飞。谭鹏、杨瑶珺、杜红、戴幸星先后入职，李向日调入。2017年，中药炮制系分为中药炮制教研室和饮片应用教研室。系主任李飞兼炮制教研室主任，饮片应用教研室主任为李向日。2021年，张佳入职炮制系，其后，徐新房入职归属炮制学科。2023年，黄雪梅入职炮制系。在此期间，学科坚持传统与现代并重，以教学实践为主体，以科学研究为平台，以软、硬件建设为支撑，开展中药炮制学科建设。在将科研思维引入中药炮制学实验的基础上，建设现代饮片生产实训实验室，开设中药炮制实训课程，弥合与产业发展间的断层，构成"传统-现代"相结合的中药炮制实践教学体系。将学术带头人张世臣总结出的"读本草、问临床、搞科研"的炮制人才培养理念贯穿在教学和科研实践中，力图实现中药炮制的传承与创新发展。在此理念引领下，以传统用药经验为理论基础，形成了"性状-理化-功效"三位一体的饮片质量综合评价体系，在乌头类中药炮制传承及科学内涵阐释方面形成了鲜明的特色和优势。

目前北京中医药大学中药炮制学科是学校中药学"一流学科"重点建设方向，同仁堂科技发展股份有限公司与我校共建北京市中药炮制重点学科。学科依托于教育部中药材规范化生产工程研究中心、北京市中药质量控制技术工程研究中心、中药品质评价北京市重点实验室、国家中医药管理局中药特色技术传承人才培训基地、国家中医药管理局中药炮制技术传承基地，建有北京市中医药"薪火传承3+3"张世臣名医传承工作站、北京中医药大学张世臣名师传承工作室、中药炮制科技创新团队等。秉承中医与中药结合、传统理论与现代科学技术结合、基础研究与应用技术相结合的学科建设理念，在中药炮制理论和原理、炮制减毒与安全性评价、中药炮制工艺规范化、中药饮片质量评价体系及其质量标准等方向开展了系统而深入的研究工作，具有良好的学科生态建设条件。

二、学术队伍

中药炮制学科现有8人，包括教授3名，副教授1名，讲师2名，助理研究员1名，实验师1名。6人具有博士学位，博导2人，硕导3人。涉及中药、中药化学、中西医结合和药物化学及中药炮制专业，是一支充满朝气与活力的学科队伍。2人具有海外留学经历（访问学者）。

（一）学科带头人

许志明　详见学术人物章。

张世臣　详见学术人物章。

李飞（建设周期：2018～2023年），教授。1984年7月毕业留校从事中药炮制学的教学和科研工作。为中华中医药学会中药炮制分会第四届、第五届副主任委员，教育部高等学校中药炮制学课程联盟副理事长，中国中药协会中药饮片质量保障专业委员会第一届副主任委员兼主任助理，中华中医药学会中药调剂与合理用药分会第一届常务委员，《中国中医药年鉴（学术卷）》第九届和第十届编委，全国高等中医药院校中药炮制学教学科研研究会副理事长、北京中医药学会第九届中药炮制专业委员会主任委员、北京中医药学会第九届和第十届理事会理事、中国中药协会饮片专业委员会副秘书长。承担教育部青年骨干教师资助项目、"八五""十五"国家科技攻关项目、"十一五"国家科技支撑项目、国家自然科学基金、国家973项目、中医药行业科研专项、科技基础性专项、中药标准化项目、北京市自然科学基金等课题。获得北京中医药大学优秀教师、教学名师,北京市高等教育自学考试三十周年优秀命题教师,中华中医药学会科学技术奖一等奖、国家中医药管理局中医药科学技术进步奖二等奖、中国民族医药协会2021年科学技术奖一等奖、北京市高等教育教学成果奖一等奖等奖励。发表论文约200篇,其中SCI收录论文8篇,影响因子大于5.0的论文4篇。主编国家卫生健康委员会"十四五"教材及"十三五"教材《中药炮制学》、国家卫生和计划生育委员会"十三五"教材《中药炮制学》(第二版)、图表解中医备考丛书《中药炮制学》《2011年版临床中医药专业技术资格中(初)级考试指南——中药炮制学》、全国中医药题库建设中药炮制学课程主编,编著《药用植物与加工技术》。参编的教材和专著有国家出版基金项目:中华医学百科全书《中药炮制学》《中药炮制与配制工》、教材《中药炮制学》《中药炮制学专论》《中药炮制学实验》《中药炮制学辞典》《中药饮片炮制研究与临床应用》《中药标准饮片概论》《中药标准饮片制备技术规范》《中药饮片注册标准研究概要》等20余部。

李向日(2023年至今)女,博士、教授,博导,博士后合作导师。炮制学科后备带头人(建设周期:2023～2025年)。现任北京中医药大学中药炮制系主任,中药炮制研究中心主任,中药品质评价北京重点实验室副主任,国家中医药管理局中药炮制技术传承基地主任。第十一、十二届国家药典委员会委员,首届全国中药特色技术人才,北京优秀指导教师,北京市科技新星,北京市优秀人才。主要社会兼职:中华中医药学会中药炮制分会副主任委员,世界中医药学会联合会中药专委会常务理事兼副秘书长,中国中药协会中药饮片质量保障专业委员会副主任委员,国家科技评审专家,教育部奖励评审专家,国家自然科学基金委评审专家。承担"十一五""十三五"国家重点研发计划、国家自然科学基金、教育部、国家药典委、国家中医药管理局中医药行业科研专项、中药标准化项目、北京科委重大项目等国家及省部级课题。发表文章150余篇,其中SCI文章40余篇。修订《中国药典》等标准二十余项。国家卫生和计划生育委员会"十三五"教材《中药加工与养护》主编,《中药药性学》副主编,中国中医药出版社"十三五"教材《中药炮制学》副主编、《医疗机构中药饮片临方炮制手册》主编等。

(二)学科梯队

杜红,女,博士、教授、博士生导师,现任中药学院中药炮制系教师。北京中医药大学炮制学科后备带头人(建设周期:2023～2025年)。阿德莱德大学访问学者。主要社会兼职:中华中医药学会中药炮制分会委员、中国中药协会中药饮片质量保障专业委员会委员、中国中医药信息学会中药调配与监测分会委员。

谭鹏,男,博士、副教授、硕士生导师。美国罗格斯大学访问学者。现任中药炮制系副主任、党支部书记。校优秀青年教师及优秀共产党员。主要社会兼职:中药炮制工国家考评员、中国中药协会中药饮片专业委员会副秘书长、中华中医药学会中药炮制分会委员、世界中医药联合会中药炮制分会理事、中华中医药学会中药分析分会委员、国家自然科学基金委评审专家。

张佳,男,博士,北京中医药大学中药炮制系讲师,炮制学科秘书。研究方向主要为中药炮制机理和中药药效物质基础。

黄雪梅，女，博士，北京中医药大学中药炮制系讲师。研究方向主要为中药炮制机理和中药药效物质基础。

戴幸星，女，实验师，在读博士生。北京中医药大学中药学院实践教学中心副主任，负责中药炮制实验及工程实训平台工作。

徐新房，男，博士后，北京中医药大学中药学院中药监管科学研究院助理研究员。研究方向主要为中药炮制及饮片监管科学研究。

三、科研研究

（一）研究方向

1. 中药炮制方法及工艺规范化研究

传统的炮制工艺主要靠经验掌握其火候，主观性强，成品质量也可能存在较大差异，因而传统方法不适宜规模化的产业化生产，须进行炮制工艺规范化和炮制工程研究。因此提出了在中医药理论的指导下，运用现代科学技术，进行基于炮制原理研究的传统炮制关键技术的继承与改进，基于过程控制的炮制技术产业化适用性研究，以药材的关键质量属性、生产设备能力等研究确定炮制工艺参数及质量要求，采用传统经验与现代科学技术相结合的方式开展饮片炮制研究。主要研究工作内容及特色：以外观性状和内在成分含量为指标对传统的净制、切制和炮制工艺进行筛选，优化适宜的炮制工艺技术参数，通过中试验证，制订出适应现代炮制机械生产的炮制工艺规范。比较炮制前后物质基础的变化，揭示中药炮制科学内涵。开展基于毒效成分清楚的中药炮制减毒增效新炮制方法的研究，以适应临床的需要。

该研究方向支撑课题主要有6项国家级课题。

2. 中药炮制理论及原理研究

总结探讨中药炮制的基本理论，运用现代科学技术和手段对中药炮制作用的科学内涵进行阐释。在整理和继承传统炮制技术的基础上，研究中药饮片炮制前后的性状、物质基础、毒性和药效的变化，探索炮制与药性变化的相关性，充实中药炮制理论，阐明炮制理论及中药炮制作用的科学内涵。

该研究方向支撑课题主要包括12项国家级课题。

3. 中药饮片质量评价及其标准研究

明代陈嘉谟在《本草蒙筌》中指出："凡药制造，贵在适中，不及则功效难求，太过则气味反失"。通过古今文献研究及产业化调研，分析炮制过程"适中"程度的经验描述；以多学科现代技术探寻基于炮制"适中"饮片的质量标志物作为符合传统质量的判别标准；分析传统工艺饮片外观性状与内在质量的相关性，探究中药材到饮片质量的传递规律，由于中药的疗效是多种成分的综合作用，故以单一成分指标所筛选出的炮制工艺科学性较差。综合考虑临床应用情况，采用传统经验和多种成分指标相结合的方法筛选炮制工艺具有较强的科学性。基于饮片临床用药方式（汤剂和成药）的中药饮片规格及质量标准研究，将炮制新技术真正用于产业化生产，构建将炮制研究成果用于临床的系统研究模式。

该研究方向支撑课题主要包括5项国家级课题和3项省部级课题。

（二）研究成果

中药炮制学科自建立以来，共承担各级各类课题75项，其中国家自然科学基金、国家攻关、973计划、重大新药创制等国家级课题23项，承担北京市自然科学基金、行业专项等省部级课题33项。获得授权专利10项。发表论文614篇，其中SCI收录论文81篇，影响因子大于5.0的论文23篇，核心期刊论文476篇。主编专著3部，参编28部。

中药炮制学科教师在不断提高科研水平、完成科研任务基础上，针对国家大健康发展战略和饮片行业规范标准中存在的问题，承担了《中华人民共和国药典》《全国中药饮片炮制规范》《北京市中药饮片炮制规范》部分品种的修订工作。作为主要起草人制订了《中药炮制工》国家技能鉴定标准，并参与培训了多批次国家考评员。标准的制定为中药炮制的健康发展提供了有力武器，进一步规范了中药饮片行业。

依据多年中药炮制研究成果的深度分析及总结凝练，提出了如下新观点、新思想或新理论。

（1）1986年提出"饮片是中医临床的处方药"，之后在全国的多次会议上提到，并在新中国成立40年的相关文件中第一次以书面形式进行记述（张世臣）。

（2）提出了"读本草、问临床、搞科研"的炮制学科发展总体思路（张世臣）。

（3）提出了"三性指标综合质量指标体系"（张世臣）。

（4）主张医药圆融，倡导"药为医用、医因药称"的学术思想（张世臣）。

（5）中药炮制适中理论的科学阐释（李飞，2017年国家级中医药继续教育项目主题讲座）。

（6）"因材炮制"控制饮片质量（李飞，2016年研究生秦语欣论文《川乌炮制过程中影响质量的因素分析及质量控制研究》）。

（7）中药饮片的形式及其应用（李飞，《中国中医药报》2003年1月22日第七版）。

（8）论中药饮片经营的品牌化与现代化（李飞，《中国中医药报》2000年1月24日第四版）。

（9）炮制趋同现象的潜在价值（李飞，"中药饮片产业的传承、创新、发展与中药炮制技术作为非物质文化遗产保护主题研讨会"暨中国中药协会中药饮片质量保障专业委员会2019年年会主题报告）。

（10）苦杏仁燀炒"杀酶保苷毒性降低，构型转变药效增强"理论（李向日，在《中华中医药杂志》和 *Molecules* 等期刊上提出）。

（11）雄黄水飞（水飞物相不变，颜色形貌改变，除杂减毒增效）（李向日，在《中国实验方剂学杂志》、《中草药》等发表相关论文）。

（12）以量子化学计算阐释炮制过程中成分变化机理（谭鹏，从2011年起在《中国中药杂志》等发表相关论文）。

（13）以线虫为模式生物评价中药炮制品的毒效和生熟异用等理论（谭鹏，从2018年开始陆续发表相关论文）。

（14）基于热敏通道Trpv的乌头类中药炮制减毒存效原理研究（杜红，在《中国实验方剂学杂志》《中国中药杂志》等发表相关论文）。

（15）基于物相变化的煅石膏炮制原理研究（杜红，在《中华中医药杂志》等发表相关论文）。

（三）学术交流

中药炮制学科依托中药学院，与中国中药协会饮片专业委员会合作，2017～2019年连续三年举办国家级继续教育项目"中药炮制理论与技术提高培训班"，为饮片生产企业和医疗单位提供专业培训，累计参与培训学员六百余人，学员涉及"产、学、研、用"等多个领域，培训内容集中于炮制工艺传承创新、饮片质量评价、传统炮制文化、国家新的政策法规等饮片行业关注的热点问题，为企业培养高级炮制专业技术人员，为大专院校培养炮制师资队伍，为炮制的科学研究提供技术支撑。

中药炮制学科积极参加各类学术交流活动，多次在中华中医药学会中药炮制分会年会、中国中药协会中药饮片质量保障专业委员会年会等学术会议中做学术报告，也在美国化学会等国际会议中进行了学术报告，还开展了中药炮制进课堂的中小学炮制文化科普活动。

四、人才培养

中药炮制学科主要承担了中药炮制学的博士、硕士培养工作，在1987年获得硕士学位点资格，在2013年获得博士学位点资格。自成立以来共培养博士10届，共12人，硕士25届，共110人。

研究生课程方面，中药炮制学研究进展作为中药学专论中的主干课程，成为研究生的必修课，使中药学专业的研究生均能了解中药炮制的发展状况。同时，为中药炮制方向专业研究生开设了中药炮制学专论、中药炮制技术、中药炮制化学、中药炮制药理学、临床中药炮制学等，提高了炮制专业研究生的水平。

为资助热爱中医药事业、品学兼优的在校研究生顺利完成学业，激励炮制专业的学生投入到科研中，促进学科发展，2009年李飞与其丈夫杨荣携手运作，由北京中保康广告有限公司提供100万元，北京慈善协会协助管理，在北京中医药大学中药学院设立了"中保康奖助学专项基金"，共运行9年，每年10万～15万元，主要作为助学补贴发放给炮制学科的研究生，以解除学生的后顾之忧，另外面向中药学院的所有研究生，评选优秀论文并予以奖励，鼓励学生高质量地产出，为中医药专门人才的培养提供助力。

本科生主要开设中药炮制学、中药调剂学等课程。主要在中药学专业、中药制药专业等开设必修课，理论36学时，实验36学时。同时为药学专业开设中药炮制学的选修课，为工商管理专业开设中药炮制学18学时理论课。近年来，开始在中医学专业岐黄班（九年制）和中西医结合华佗班（九年制）开设了中药炮制学课程，主要为理论教学。随着教育教学改革的深入，为加强实践动手能力，中药炮制学实验课已单列为独立课程，单独进行考核评价，提高学生对实验课的重视程度，促进中药炮制操作技能的提高。

五、教 学 改 革

（一）课程设置

中药炮制学科人才培养包括专科、本科、研究生、青年教师、在职培训等不同层次的教学工作，目前开设的中药炮制学为中药专业、中药制药专业的主干课程，也是中医学专业（岐黄班）、中西医结合专业（华佗班）、药学专业、药事管理专业的必选课程，也是继续教育学院和网络学院的中药专业的专科、本科学生的专业课，针对中医专业跨院系开设了中药炮制学，利用人员梯队采用以老带新的方法对教师和研究生进行培养。

（二）课程改革

中药炮制学课程结合自身特点，以育人为核心目标，建立具有中药专业特点的思政教育内容和方法体系，发挥其应有的功能和作用，形成建设思路并稳步推进。在课堂教学、教学大纲设计、教学考核等方面形成中药炮制学的规范。每年开展一次课程思政研讨会，发表课程思政建设论文1篇，参加高等学校中药学类专业课程思政研讨会，在教学展示环节进行了教学案例示教，投稿论文获评优秀论文奖三等奖。课程教学中融入课程思政，利用轻新课堂平台，及时追踪社会热点，对中医药时事新闻进行评述，促进学生及时了解中药炮制行业的进展，将学习到的知识和行业实际相结合，受到学生们的一致好评，增强了学生们的使命感和责任感，坚定了学生们为中医药事业努力奋斗的决心。

中药炮制学课程开展的课程思政的研究与实践。①从实验技能操作方面增强科学思维。选择炮制前后外观性状和临床功效变化较明显的药物为研究对象，在传统炮制操作的基础上，引入简便易行的现代检测指标，引导学生采用科学研究思维进行实验设计。②以案例式教学引入课程思政。以何首乌近年出现的不良反应示例，引导学生认识到炮制与人民健康息息相关，通过分析讨论，使学生们思考如何避免类似的问题再次出现，增强学生的责任感和使命感。通过传统何首乌的九蒸九晒过程，学生们明白饮片制作过程，天人合一，药人合一，用心做好药。体会人如中药，经过千锤百炼，方能成功。③启发式教学融入课程思政。引导学生认识到中药饮片的炮制加工虽然是中药产业的三大支柱之一，在中药现代化中占有举足轻重的地位，其研究水平和发展速度直接影响中医药学术水平和中药的产业化、现代化和国际化。但是中药炮制的科研起步晚起点低，全国炮制人员普遍缺乏，各中医药院校的炮制专业的力量大多薄弱，炮制专业建设不足，但也面临着新的发展机遇，发展空间很大。介绍中药炮制相关的管理法规，如《中国药典》、各地炮制规范、《中华人民共和国药品管理法》等，启发学生思考如果自己作为中药炮制行业的管理者，应该如何加强中药炮制管理，提高中药炮制的水平，加强中药文化自信，使中医药事业走向世界。增强民族自信心，增强学生的使命感和责任感，努力学好知识，提高能力，为中药炮制事业作出更大的贡献。

中药炮制学实验课程特色：适度将研究生培养方式引入本科实验教学中，引导学生们自主查阅综述设计实验，撰写实验设计（包含流程、经费、人员配备），小组会交流等。在技术上，利用录像、PPT、现场教学等多种方式融合。

中药炮制实训课程：以现代饮片生产实训实验室为依托，配备有洗药机、炒药机等11台生产设备，色差仪等分析检测设备。承担本科生中药炮制实训、研究生中药炮制技术等课程。采用课堂上机实操、小组讨论、通关考试等相结合的教学方法。实训使学生了解企业生产现状，凝练饮片炮制生产的核心知识，提高学生动手能力，培养学生发现问题、解决问题的能力。特色：小组设计讨论增强团队协作和解决问题能力；课程实操与通关考试相结合，促使学生掌握炮制生产全流程，熟悉中药饮片生产实际情况；实训课程与中药炮制工职业技能鉴定相结合，一学多能。

六、条件建设

本学科依托北京中医药大学中药炮制系暨中药炮制研究中心，长期以来从事各类炮制课题的研究工作，建设有中炮制传统工艺实验室和现代饮片生产实训平台，具有中试规模筛药机、洗药机、润药机、切药机、炒药机、蒸煮罐、煅药机、干燥机等11台生产设备，Waters 1525/2489 液相色谱仪等检测设备，具有 YXQ-LS-30SII 高压灭菌锅、LRH-70 恒温培养箱、XTL-117 显微镜等仪器。按学院安排，液相色谱仪以及色差仪、电子鼻、电子舌等性状量化仪器划归中药学院分析测试中心统一管理，此平台拥有化合物提取、分离等基本设备，LC-ESI-Trap-MS/MS 等质谱分析仪器，Waters 制备液相色谱仪。同时拥有 NIB900 倒置荧光显微镜、HERAcell 240 CO_2 培养箱、SAF-680T 酶标仪、HD-664 电泳仪、激光共聚焦显微镜等仪器设备，能够满足化学、分析、线虫、细胞、动物等实验的要求。

七、学科管理

中药炮制学科制定了相关管理制度，规范学科管理。由学科带头人制定学科建设规划，学科成员及时掌握学科发展要求，激发学科建设热情，向着共同的建设目标而努力。按照学科建设规划进行合理分工，充分发挥个人主观能动性，根据科研方向和特点，明确职责，更有目的性地开展工作。学科建设经费规划合理，全部用于学科的基础条件改善和人才培养，重点支持和鼓励学科成员发表高水平研究论文。

中药通过炮制调整药性后用于临床，这是中医用药特色及优势所在。中药饮片不同于化学药品，必须用与其特点相符的质量评价模式，探寻能够反映其毒性和有效性的生、制饮片质量标志物及保障饮片质量稳定可控的炮制技术，而揭示炮制导致药性变化的科学内涵是解决所有问题的关键。本学科拟紧扣炮制导致药性变化的关键，传承中药基础理论和中药炮制理论的学术思想，建设炮制导致中药药性变化的研究平台，对多年的科研成果、技术资料进行数据挖掘，整合分析，探讨炮制的意义，深入阐释炮制科学内涵、制定合理的饮片标准、实现饮片的高效智能化生产，解决行业实际发展问题；继续在教育教学和人才培养方面进行改革实践，致力于培养中药炮制高级专业人才队伍，为中药炮制学科的振兴发展作出贡献。

撰稿：谭 鹏 李 飞
审稿：张 凡 贾天柱

16　宁夏医科大学中药炮制学科

一、发展历程

宁夏医科大学由中华人民共和国教育部、卫健委、宁夏回族自治区人民政府共建高校。前身是1958年建立的宁夏医学院，2008年8月更名为宁夏医科大学。学校有教职员工及医护人员7400余人（含直属附属医院），其中专任教师1042人。有博士生导师113人，硕士生导师887人（含113名博士生导师）。全日制在校生11645人（含博士、硕士、本科、专科、留学生）。有雁湖、双怡两个校区，占地面积共1700亩，设有14个教学机构，13个教辅科研机构，有14所非直属附属医院，52所教学实习医院。

药学院起源于1935年陕甘宁边区的宁夏卫生学校药剂专业，2003年并入宁夏医学院后成立药学与检验系，2009年正式组建药学院。同年，中药学本科专业获批并招生；药学院于2010年和2014年分别获批药学一级学科硕士学位和专业学位授予点，2021年获批药学一级学科博士学位授予点。中药学专业和药学专业均获批国家级一流专业建设点。中药学本科专业起步晚，招生仅13届，中药炮制学只在中药学系下设课程组，没有成立教研室。

药学院下设中药学系，中药学系内设中药炮制课程组，以原宁夏卫生学校药剂专业的中药炮制学教研室部分人员为班底组建。本课程组的教学目的和任务：能运用中医药理论阐述炮制原理、明确炮制在中医临床治疗中的作用、掌握炮制基本理论和炮制对药物主要成分和药性的影响，掌握各类传统炮制方法和技能，熟悉《中国药典》收载炮制品的质量要求，熟悉药物炮制前后性状改变和质量变化及鉴定方法，了解历代炮制著作，能在中医药理论基础上，运用现代科学方法，初步从事炮制的传承和研究工作，能辨认常用中药各种炮制品。知识、能力应达到的目标：要求学生掌握中药炮制的基本理论、基本知识和基本技能，熟悉中药炮制的起源、现状和炮制在临床中的作用，炮制品的性状、特征；了解中药炮制机械的性能、工作原理，了解历代医药书籍中有关炮制论述和中药炮制现代化研究等，具有从事中药炮制的教学、科研及开发应用的能力，为继承和发扬我国中医药事业、培养应用型人才奠定良好基础。

二、学术队伍

（一）学科带头人

陈靖（建设周期：2009～2018年），女，1973年4月10日出生，博士，教授，博士生导师，原宁夏医科大学药学院中药系主任（2008.8～2018.5），中药炮制学课程负责人。2008年7月毕业于沈阳药科大学，中药学专业，获医学博士学位。第二军医大学博士后（2010.10～2013.1），美国休斯顿大学访问学者（2013.5～2014.5），2010年入选"教育部优秀人才支持计划"；2016年入选宁夏回族自治区国内引才"312"计划；2012年获宁夏回族自治区全职引进优秀博士称号。承担科研项目13项，其中国家自然科学基金地区项目3项，教育部优秀人才支持计划1项，省部级科研项目9项，参与2017年国家重大新药创制1项，累计科研项目180余万元。2010年获第十届宁夏自然科学优秀学术论文二等奖，第五届宁夏青年科学家论坛优秀论文一等奖。已发表科研论文40余篇，其中SCI 11篇（一作或通讯），已授权国家发明专利2项，申请国家发明专利1项。

赵建军（建设周期：2018年至今），男，汉族，1965年1月生，民盟盟员，教授，硕士研究生导师，中药炮制学课程负责人。主要从事中药炮制学和中药鉴定学的教学科研。社会兼职：宁夏中药材产业协会会长，宁夏中医药学会中药资源与生态种植专业委员会主任委员，中华中医药学会炮制分会常务委员，教育部高等学校中药炮制学课程联盟理事；世界中医药联合会药膳食疗委员会常务理事，中国中药协会枸杞专业委员会委员，宁夏药学会理事；兼任国家中医药管理局中药产业专家，国家中药材标准化与质量评估创新联盟宁夏工作站站长，宁夏中药资源中心主任，宁夏中药饮片临床质控中心主任。主持国家中医药管理局中药材质量保障项目3项，国家中药资源普查项目子课题1项；主持自治区自然科学基金项目4项，自治区科技支撑计划项目1项，自治区重点研发计划子课题1项，自治区科技惠民计划项目1项；合作国家自然科学基金及自治区等各级科研项目多项。公开发表科研论文40余篇，参编中药材相关专著4部，参编高校教材2部，获授权国家实用新型专利6项。

（二）学科梯队

2009年1月至2015年1月，中药炮制学课程负责人为陈靖，博士，教授，硕士研究生导师；课程组成员有吴秀丽（博士，副教授），张彩芳（高级实验师）。

2015年2月至2018年7月，课程负责人为陈靖，博士，教授，硕士研究生导师；课程组成员有吴秀丽（博士，副教授），赵建军（本科，副教授），张彩芳（高级实验师）。

2018年8月至2021年12月，课程负责人为赵建军，教授，硕士研究生导师；课程组成员有隋宏（博士，教授），付雪艳（博士，教授），张彩芳（高级实验师）。

2022年1月至今，课程负责人为赵建军，教授，硕士研究生导师；付雪艳（博士，教授），袁玲（博士，教授）；课程组成员有隋宏（博士，教授），张彩芳（高级实验师）。

三、科研研究

（一）研究方向

我校中药学专业本科起步较晚，课程组人员也不固定，没有形成相对固定的学科研究方向，但课程组的教师先后共同承担了中药炮制学相关的国家级项目3项，省部级项目2项，自治区级的科研项目2项，校级教改项目3项。

（二）研究成果

课程组先后发表中药炮制学相关论文9篇，其中SCI 1篇。

（三）学术交流

中药炮制课程组赵建军、隋宏、袁玲3名教授参加了教育部中药炮制学课程虚拟教研室的全部交流课程的学习。袁玲参加了炮制分会在海口召开的《集萃》编写会议，赵建军参加了在大连召开的炮制分会换届大会和年会。

四、人才培养

中药学专业硕士点正在申报，暂无中药炮制学硕士授权点。2009年中药学本科专业获批并招生；2021年中药学专业获批国家级一流专业建设点。中药炮制学是中药本科专业的主干课程，必修课。总课时64学时，其中理论授课36学时，实验实践28学时，3学分。截至2023年，连续招收中药本科专业15届，共600余名学生，毕业12届，约480名，基本全部授予学士学位。超过1/3的学生选择了继续读研深造，其余大部分在宁夏和全国其他地区的医疗、科研、企业从事中药专业工作，受到了用人单位的一致好评。自2018年以来，在校学生多次参加全国医药院校中药学专业大学生实验技能竞赛，累计获一等奖2项、二等奖1项、三等奖1项、优秀奖3项；在2023年宁夏回族自治区卫生健康委举办的医疗机构中药临床调剂大赛和自治区药监局举办的"好药师"技能大赛上，我校毕业生均获得优异成绩，获得一等奖1项，二等奖3项，三等奖5项。

（一）课程设置

宁夏医科大学中药学专业秉承"开放办学、内涵发展、强化特色、注重创新"的办学理念，旨在培养具备中药学基础理论、基本知识、基本技能，具有良好的思想道德、职业素质、创新创业意识和社会服务能力，掌握一定人文社会科学、自然科学和中华传统文化知识，具备中医药思维和传承传统中药学理论与技术的能力，能够从事中药生产加工、质量检验与质量评价、仓储养护、临床中药学服务、科学研究及大健康产品研发等方面工作的复合型专业人才。在实验教学改革方面，充分利用学院教学资源，在实验教学内容中引入先进技术和设备，同时进行实验教学改革，结合炮制机理研究与教学实践过程，开设了一体化综合性实验，从而让学生得到更丰富的技能训练，提高了学生的实验操作和创新能力，取得了良好的效果。

（二）课程改革

全面推进中药炮制的课程教学模式改革。由于课程组人员相对较少，实验条件相对受限，我们采用多基地联合模式，充分利用附属教学医院的师资和实践教学基地，通过见习、实习和本科生、研究生课题合作等多种形式，让中药专业的学生直接参与到医疗机构临方炮制和膏方的制作生产实践中，通过沉浸式地体验提高教学效果，提升学生的理论水平和实践能力。同时，将教学医院的优质资源和优秀成果引入本科课堂，优化教育教学资源，取得了良好的效果。我们引进课堂和带生见习的教学医院教学资源有下列几项。

1. 宁夏回族自治区中医院暨中医研究院的成果

（1）整理特色中药饮片炮制品种12个，主要有蜜五味子、蜜远志、白及粉、三七粉、鹿茸粉、煨豆蔻、荷叶炭、熟地黄炭、菟丝子炒枸杞、黑芝麻炒枸杞子、炒酸枣仁、灶心土炒白术等。

（2）传承国医大师金世元中药炮制技艺和理论。炮制基地安排人员通过跟师学习金老团队中药"炒药""制药""用药"过程，掌握了基于中医药基本理论的中药炮制方法，达到通过炮制影响和调节药性的辨证用药、安全增效的目的，领会"有须烧炼炮炙、生熟有定"等炮制中药生熟理论、辅料作用理论、药性变化理论的金老"医药圆融"学术思想。

（3）挖掘、收集留存在民间的中医药典籍影像资料共计51本。走访宁夏地区的老中医、老药工，并收集留存在本院的中药炮制古物十余件，主要有筛网、研钵、药碾、药斗、戥称等，建立中药炮制展示馆。

（4）完成一部中药人才团队传承纪录片，建立一个中药传统炮制技术数据库，数据库包括中药传统炮制技术理论数据库、临床常用饮片及炮制品功效特点数据库、枸杞子研究文献数据库，为本基地的药学人员查阅资料提供便利，目前收集整理民间中药饮片传统炮制加工工具、器具25件，加强中药炮制科普知识传承宣传工作等。

2. 宁夏医科大学附属银川市中医医院的成果

（1）寻访到一名拥有彭真签发的老药工证书的老药工（苏景岐老药工），苏老从事中药炮制及相关工作70余年，拥有丰富的炮制经验和理论知识。2018年与宁夏电视台都市生活栏目组联合拍摄"匠心守望——苏景岐老药工"纪录片一部，记录老药工蛤粉炒阿胶、滑石粉炒鱼鳔胶的操作要点、古代药工包药的技巧，讲述老药工的生平，以及对中药炮制的理解。

（2）通过10次访谈、多次经验交流会、实地教学，传承老药工的技艺同时传承"炮制虽繁，必不敢减其工"的匠心精神，受老药工启发，我们拍摄了水银炮制的纪录片，挖掘出滑石粉炒鱼鳔胶、清宁片等特色炮制饮片。开展丸、散、膏等临方加工及中药饮片临方炮制品制备。

（3）挖掘并购置古代特色炮制工具8种（铡刀、片刀、竹压板、刀凳、打盘、簸箕等）。挖掘医书古籍记载的方剂中散在的目前临床未应用的特色炮制品种11种，现已投入临床使用的临方炮制品种有10种，分别为酥油炙蛤蚧、清炒菟丝子、破碎茯苓丁、蛤粉炒阿胶珠、炮山甲粉、三七粉、鹿茸粉、水蛭粉、艾绒、煅制血余炭。

上述成果的应用，丰富了中药炮制的理论课堂，提高了学生的兴趣，开阔了学生的视野，引导学生重新认识并高度热爱传统中医药文化；也充实了中药炮制课程的实践教学，学生走出实验室，走进医院、走进车间，使所学的抽象的理论知识在具体操作过程中得到了沉浸式的体验，感性认识变成了理性认知，有效提高了教学效果，达到了人才培养的目标。

五、条件建设

依托教育部宁夏特色中医药省部共建协同创新中心和宁夏特色中医药现代化工程技术研究中心，建设中药炮制学中试车间 100 m²，设备包括洗药机 1 台，真空蒸汽润药机 1 台，热风循环烘箱 1 台，旋转式切药机 1 台，往复式（剁刀）切药机 1 台，炒药机 1 台，煅药机 1 台，蒸煮锅 1 台，榨油机 1 台，制霜机 1 台，其他配套设施齐全，可满足炮制工艺中试。

六、学科管理

根据中药学专业培养方案制订了《中药炮制学教学大纲》（2021 修订）。大纲明确规定了课程性质，适用专业，课程教学目的和任务、知识，能力应达到的目标，教学学时分配，扩展性教学内容，教材与教学资源，考核方式，课程实施要求及形成性评价相关说明等。

宁夏医科大学药学院作为宁夏唯一一所培养药学专业和中药学专业人才的本科院校，肩负着宁夏中医药行业人才培养和社会服务的重任。我校中药学专业是自治区特色优势专业，2021 年被批准为国家一流专业建设单位，这为中药炮制学的传承、发展和学科建设奠定了坚实的基础，提供了有力的支撑。我们将在全国同行们的大力支持和鼓励下，在中华中医药学会炮制学分会的指导和广大专家们的关怀、帮助下，在学校和学院两级党委和行政的正确领导下，认真落实党中央国务院关于中医药传承创新发展实施意见的相关要求，以党的二十大和第十四届全国两会关于中医药传承发展的重要论述为指导，一是做好本科教学工作，完成国家一流专业认证的相关工作；二是大力提升科研能力和科研水平，力争获得中药学一级学科硕士授权点的批准，坚持创新驱动，为中药炮制学学科的发展作出应有的贡献，促进宁夏经济社会协调发展和高质量发展。

撰稿：赵建军

审稿：刘蓬蓬　贾天柱

17 辽宁中医药大学中药炮制学科

一、发展历程

辽宁中医药大学成立于1958年，时称"辽宁中医学院"，是经辽宁省委批准，由辽宁省中医进修学校（成立于1955年）、辽宁省中医医院（成立于1956年）合并成立的辽宁省唯一一所中医药高等院校。学校曾于1961～1962年招收了两届中药专业中专班，中药系正式成立于1973年，同年成立了中药炮制学科。历经50年的建设，学科目前已经形成了具有特色的研究方向、明确的发展目标、稳定的人才队伍、先进的研究平台，成为高水平、多层次的中药炮制学人才培养基地，同时兼具教学、科研、中试、检验及标准制订等全产业链条的功能。围绕着行业的发展方向，辽宁中医药大学中药炮制学科走出了有自己优势和特色的发展之路。建设初期以傅宝庆教授为学科带头人，到现在已经形成四代传承谱系。回顾我们学科发展情况，可以分为三个阶段。

1. 起始阶段（1973～1990年）

学科的发展历程可以用"筚路蓝缕、以启山林"来形容。成立之初，尚处于"文革"期间，没有规范的教研室，那时还叫教学小组，由炮制、分析和药理组合而成。直到1977年才各自分开，成为独立的教研室，开始在傅宝庆教授的带领下工作。炮制教研室可以说是一穷二白，没有任何设备，只有一间破风棚样的传统实验室，里边有四个砖砌的煤炉子。门框上是一个文笔好的老师写的一副对联"烟熏火燎何所惧，雨打风吹不动摇"，就是这样一副对联一直激励着大家奋斗至今。

当初条件简陋，连个层析缸都没有，只能用方形的标本缸做层析缸，因底部不平，结果可想而知。后来组里得到了一台721分光光度计，老师们乐不可支。由于傅宝庆退休，从1987年至1995年，由搞栽培专业的李宗尧担任中药炮制教研室主任，尽管贾天柱于1989年硕士毕业，但仍等待至1995年李宗尧退休，才担任教研室主任。

傅宝庆参加第一版全国统编教材的编写。贾天柱在第一版统编教材出版之前就将历史沿革内容纳入讲稿，收到良好效果。

2. 中兴阶段（1991～2005年）

1991年，"八五"国家科技攻关计划开始实施，这时候贾天柱有幸中标"肉豆蔻饮片研究"课题，从此正式开始了学科的科研工作，因为研究工作完成得好，所以在获1997年度国家中医药管理局科技进步奖一等奖时排在前列。后来分别获得了"十五"国家科技攻关第一批、第二批的炮制工艺规范化研究项目，贾天柱为东北华北片组长，其中白术炮制工艺规范化及原理研究做得很出色，把本学科的教学科研工作推向了一个较高的层次。

教学方面也随着实验室的改建和扩大有了长足的进步，在实验课中首先提出"自制、自验、自解"的模式，也就是后来被称为"设计性"的实验，这种模式收到了良好效果。

当20世纪90年代开始实行多选题的时候，本学科在全校第一个纳入多选题题型，采用40分选择题和60分传统题的组卷模式，该模式至今仍在全校沿用。

当开展多媒体教学时，本学科也率先录制了各种炮制方法的视频，并以影像资料全国发行，获得了全国医学院校及东北地区（含辽宁）的奖项。人参、鹿茸是辽宁的道地药材，其加工炮制格外重要。因此，20世纪80年代我们到产地录制了"人参鹿茸的收获加工"视频资料，并在2003年全国炮制年会上与有关高校分享。2001年鉴定学科与炮制学科共同申报并获批国家中医药管理局重点学科——中药生药学，2005年学科成功申报了辽宁省中药炮制工程技术研究中心，为国内第二个省级中药炮制工程技术研究中心。同年中药炮制学科作为主要支撑学科，助力中药学一级学科博士学位授权点成功申报，为辽宁中医学院更名为辽宁中医药大学发挥了重要作用。

3. 提升阶段（2006年至今）

2006年随着药学院搬迁至大连，本学科进入了提升阶段，首先是贾天柱获批"十一五"国家科技支撑项目，并任全国总负责人，还获得了科技部"十一五"国家科技计划执行突出贡献奖，同年中药炮制学课程被评为辽宁省精品课，次年成功申报中央地方共建中药炮制实验室。学科老师相继中标多项国家自然科学基金青年和面上项目，以及国家行业专项等项目，并获得了相应的奖项。2007年成功申报了国家中医药管理局中药炮制工艺原理重点研究室。2009年中药制药实验室成功申报为国家中医药管理局三级实验室，同年中药炮制学科获批成为国家中医药管理局首批重点学科，2010年学科成功申报辽宁省中药炮制重点实验室，并获批组建辽宁省优秀教学团队。2015年贾天柱担任中华中医药学会炮制分会的主任委员，自此，本学科考虑的已经不只是自己学科的问题，更是全国炮制行业的发展。除了每年的年会外，开创了"雷公论坛""青年教师授课与技能大赛""教研室主任培训暨论坛"等促进行业发展的活动，使中华中医药学会炮制分会的工作再上一层楼。正是：凝心聚力重升华，集合队伍再出发。2015年还获批国家中医药管理局首批中药炮制技术传承基地。2016年成立了辽宁省中医药学会中药炮制专委会，贾天柱任顾问，高慧任主委。贾天柱在2019年担任中药炮制分会主任委员的第一个任期届满时，被评为中华中医药学会优秀主委，并进入下一个任期。2020年，贾天柱、高慧分别被聘为教育部高等学校中药炮制学课程联盟顾问、副秘书长，同年辽宁省中药炮制工程技术研究中心及辽宁省中药炮制重点实验室整合成为辽宁省中药炮制专业技术创新中心。2023年炮制学科顺利成为国家中医药管理局高水平中医药重点学科。中华中医药学会炮制分会也顺利进行换届选举，高慧接任新主委。

辽宁中医药大学中药炮制学科经过50年认真踏实地建设，卓有成效，并创立了"学会、学科、基地"三位一体的建设模式，使得炮制学科乃至炮制分会都大大地迈进一步。然而，任重道远，仍需努力。

二、学术队伍

（一）学科带头人

傅宝庆（建设周期：1973～1987年），详见学术人物章。

贾天柱（建设周期：1995～2021年），享受国务院政府特殊津贴，二级教授。为中华中医药学会中药炮制分会第四届、第五届主任委员，国家中医药管理局中药炮制工艺原理重点研究室主任，教育部高等学校中药炮制学课程联盟顾问；沈阳市中药炮制共性技术研究平台主任；第八、九、十届国家药典委员会委员；"十五"国家科技攻关炮制课题东北、华北片组长；"十一五"国家科技支撑炮制课题全国总负责人。辽宁省精品课程中药炮制学课程主讲人及负责人，沈阳市劳动模范，辽宁省优秀科技工作者，沈阳市优秀教师，辽宁省优秀教师，辽宁省中药学会副理事长。获得沈阳市科技进步奖一等奖，辽宁省科技进步奖二等奖3项，三等奖1项，"十一五"国家科技计划执行突出贡献奖，沈阳市科技进步奖一等奖1项、三等奖1项，以及中华中医药学会科技进步奖二等奖2项。出版教材与专著10部，其中有三部获得国家科技著作出版基金资助。《中药炮制化学》为业内首部专著。贾天柱组织全国炮制学会主要人员，出色完成了中国科协中药炮制学科发展报告，这是中华中医药学会93个分会中首个单学科发展报告，为中华中医药学会和国家中医药管理局增光添彩；完成了国家中医药管理局《中药饮片发展规划》的制订，并于2019年底提交到国家中医药管理局，辽宁中医药大学中药炮制平台形成了融合"学科、基地、学会"三位一体的建设模式，同年完成了国家中医药管理局中药炮制技术传承基地的建设，成绩显著。中药炮制学会工作开展得也非常出色，贾天柱获得了2019年度和2023年度两届中华中医药学会分支机构优秀主任委员称号。

高慧（建设周期：2022年至今），教授，博士生导师，现任中华中医药学会中药炮制分会主任委员、辽宁省中医药学会中药炮制专业委员会主任委员，国家中医药管理局高水平重点学科带头人，辽宁省中药炮制学一流本科课程负责人，教育部高等学校中药炮制学课程联盟副秘书长，中华中医药学会科技进步奖评审专家，2022年教育部全国中药技能大赛总裁判长。

高慧一直从事中药炮制的教学与科研。主持完成国家自然科学基金课题、国家发改委行业专项课题、教育部博士点课题、省级课题多项。主编中国中医药出版社《中药发酵技术》、中国医药科技出版社《中药炮制学》，参编国家统编研究生教材、本科教材20余部。

（二）学科梯队

辽宁中医药大学中药炮制学科共有成员20人，其中具有正高级职称10人，副高级职称10人。本学科学术队伍目前在年龄、职称、学历、学缘结构等方面组成合理，学科成员思维活跃、基础夯实、有学科交叉优势，学科人员根据自己的研究背景，在每个研究方向不断创新又各具鲜明特色。

辽宁中医药大学的学科队伍从建设初期到现在逐渐壮大，学科人员情况大致分为3个阶段。起始阶段：最初只有傅宝庆、赵兰湘、王同昂3人，后来汪兆森、贾天柱加入，再后来胡广利、赵玉奎、徐传河、全卫国、赵蕴馥、王冬等加入。1987年至1995年，栽培教研室李宗尧任教研室主任，但并未讲过炮制课。该时期人员较多，但波动性大，有退休的、转岗的、下海的、调离的，究其原因，还是炮制学科的苦和累造成的。中兴时期：1995年贾天柱任教研室主任，1998年任中药系副主任，2002年任药学院院长。李军任教研室主任。人员包括贾天柱、李军、高慧、鞠成国，人员虽然减少，但教师的学位有所提高，条件有所改善。提升时期：2005年以炮制学科为主要支撑获批中药学一级学科博士学位授权，2006年药学院整体搬迁至大连，实验环境和设备得到明显改善和更新，所承担的国家科研项目不断增加，学科水平明显提高，学科队伍也有所壮大。2007年高慧担任教研室主任，学科人员包括贾天柱、高慧、史辑、许枬、才谦、张振秋、鞠成国、林桂梅、张凡、单国顺、刘蓬蓬、陈缤、周春玲、于艳、袁子民、王丽娜、陈晓霞、张旭、郑彧等。2022年9月高慧担任药学院副院长，随后史辑担任教研室主任，学科继往开来，有序向上。

三、科研研究

（一）研究方向

在学科建设初期我们有3个简单的研究方向，即：炮制工艺及原理研究；炮制品质量标准研究；发酵炮制工艺研究。但经过国家中医药管理局重点学科建设，在2015年验收时，我们凝结出4个独具特色和内涵丰富的研究方向。

1. 中药炮制四新八化实施的基础研究

本方向是中药炮制学科多年发展而凝练出的在传统炮制基础上升华的一个新的研究方向，并在原来提出"四新六化"的基础上，完善成为"四新八化"：四新是指新工艺、新辅料、新设备、新理论；八化是指来源基地化、工艺规范化、标准国际化、原理清晰化、辅料多样化、规格一致化、产用智能化、流通网络化。本方向涉及中药炮制工艺及质量标准、炮制规范的起草，中药炮制品指纹图谱的建立，新辅料、新工艺的研制。目前已经完成50余种饮片炮制工艺规范化和生制饮片差异性、专属性质量标准的制订，包括辽宁产道地药材之饮片质量标准15项，企业标准6项；首次建立中药炮制名词术语ISO国际标准，并于2020年11月发布。与企业合作，提供饮片智能生产、智能调剂和智能煎制的设计思路；打造辽派特色饮片——微型饮片，可极大提高饮片的流动性及煎出率与有效成分含量，实现医院药局的智能调剂。

2. 中药炮制化学与定向炮制研究

本方向是辽宁中医药大学中药炮制学科的一个特色研究方向，是在贾天柱于2004年在南昌炮制年会上首次提出"中药炮制化学与化学炮制学"的基础上发展起来的。实际上炮制化学就是研究炮制过程中化学成分转化及其生物效应的科学。而化学炮制则是根据炮制过程中的化学成分变化原理，采用适当辅料或不同方法来促进化学成分转化的技术，又可称"定向炮制"。该方向主要是研究中药炮制过程中各类化学成分发生的反应机理和转化机制；研究中药炮制过程中各种化学成分的转化、消长情况与炮制增效或减毒的相关性，揭示其炮制原理，由此改进并创新炮制工艺。根据中药炮制过程中化学成分的转化或消长情况，说明辅料的作用或寻找、发现新的炮制辅料，进一步促进炮制过程中化学成分的转化，并确定炮制品的生物效应。目前已对巴戟天、肉苁蓉、白术、黄芪、苍术、柴胡、酸枣仁、龙胆等饮片的炮制前后化学成分的变化规律进行了比较深入的研究。从饮片的化学成分入手，即从单体成分分离开始，借助 LC-MS、NMR 等仪器对其整体化学成分的变化进行评价，筛选差异性的质量标志物，同时对体内入血成分进行鉴定，找出潜在的效应物质，比较生制品差异，明确化学成分的炮制转化机制，结合药效学研究以及代谢组学、肠道菌群、蛋白质组学等技术最终解析炮制原理。另外在炮制转化规律清晰的基础上，研究人员可使用新辅料或新的炮制工艺，根据化学成分变化趋势促进某类成分转化，实现定向炮制和精准炮制。如采用柠檬酸、酒石酸、醋酸等有机酸，引入复合酶、纤维素酶、蜗牛酶、β-葡萄糖苷酶，以及不同温度烘制和发酵等多种方法，成功实现了定向炮制黄芪，增加了入血组分含量和生物利用度，并建立了黄芪炮制新工艺。

3. 炮制所致药性变化的科学内涵研究

本方向亦是辽宁中医药大学中药炮制学科在多年科学研究工作中致力于解决的关键问题，学科带头人贾天柱在多年研究的基础上，撰写了"药性变化论"，归纳总结了中药炮制所致药性变化关系图，提出了研究炮制所致药性变化的思路，这一思路也是中药炮制研究的难点。本方向也是《10000个科学难题-医学卷》中唯一一个中药炮制的难题。中药药性是中药的一大特色，很多中药特别是植物药在全世界都有使用，但为什么叫中药呢？就是因为中药有独特的理论体系和应用方式。独特的理论体系就是中药的药性理论，应用方式则是饮片炮制、复方配伍和辨证施治。药性有太过和不及，这时就要通过炮制的手段来解决。

图1-2是本学科从传统角度首次总结出的炮制所致药性的变化关系，而如何用现代技术去解析这个关系图的变化内涵，则是炮制原理解析的关键。炮制导致药性、功效变化的实质是什么？仍然是一个长期以来的难题。究竟在炮制-药性-成分-功效之间存在哪些关键因素，都亟须用现代科学技术证明炮制所致药性变化与功效和成分的相关性，全面解析炮制原理。

如在黄柏的炮制研究中，我们提出了黄柏"一药二制，可清可补、可升可降"的假说。针对黄柏炮制的以热制寒、寒者益寒以及上行清热燥湿、下行滋阴泻火的作用，对黄柏进行了模拟炮制研究，发现其原小檗碱类生物碱的共性变化规律，表现为小檗碱、巴马汀、药根碱三者在炮制过程中，其9位碳上脱掉甲基，而连上羟基，其新产物相对于黄柏原有生物碱可增强水煎液的溶出，增强抗炎及抗癌方面的活性，同时促进机体对其的吸收。故在药效学实验中，以宏观体征、物质代谢、能量代谢等为指标，又在细胞分子药理层面，对胰岛素调控、P_{450}代谢酶活性等进行考察，说明并验证了盐黄柏清热降火作用增强的机理；在药动学实验中，以小檗碱、小檗红碱等生物碱类成分为指标，通过Caco-2细胞模型和脑微血管内皮细胞通过率实验，以生物碱类成分在不同脏器的吸收差异说明了黄柏作用趋向的变化。从而验证假说，解释黄柏从制与反制可清可补，可升可降的原理。

4. 中药生物炮制技术原理研究

本方向是辽宁中医药大学中药炮制学科在建设过程中，在多年发酵类中药炮制研究的工作基础上，扩展到酶促、抑酶和微生物发酵，而新增的一个研究方向。将古老炮制法中的发酵法与现代发酵技术相结合，对六神曲、胆南星等发酵品种进行发酵工艺及质量标准研究。

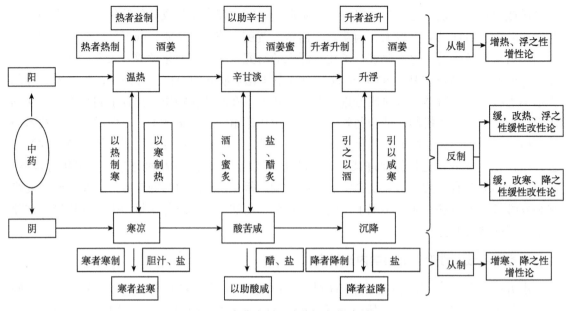

图1-2 中药炮制所致药性变化关系图

生物炮制是传统炮制技术与现代生物技术相结合并升华的一项炮制技术，从固体自然发酵转向酶促转化及单一或复合菌种发酵，将是传统炮制技术未来发展的重要研究方向。本研究方向的主要任务是寻找高活性酶及促进酶活性增强的方法；寻找能使有效成分增加或转化，使有毒成分降低乃至转化为无毒成分的有效菌种和发酵技术；建立新型发酵技术和酶促技术；创建生物炮制研究的新模式，推进中药炮制现代化，制备高活性、低毒性新饮片。同时，研究杀酶保苷方法以保留活性物质；开展中药传统发酵工艺等特色炮制工艺研究，如神曲、胆南星、黄芪、防风等现代发酵工艺原理研究，其中涉及饮片的发酵和发芽工艺及质量标准，新辅料的应用，发酵品的化学变化物质研究，解析发酵原理。我们在胆南星的研究过程中发现，对于不同胆汁发酵的胆南星，可以对其相应的胆酸含量进行质量控制，其中猪胆汁发酵的南星质控成分是猪去氧胆酸和猪胆酸，而牛和羊的胆汁发酵的南星质控成分是胆酸和去氧胆酸。另在六神曲的研究中发现经发酵后的成品质控成分是阿魏酸和乳酸。

（二）研究成果

学科自成立以来先后完成了国家自然科学基金、国家科技支撑项目、国家发改委行业专项课题、国家药典委员会课题等30余项课题的科学研究工作，同时完成了省市级课题及与饮片相关企业的横向课题多项。学科研究人员共发表文章520余篇，其中SCI文章41篇，出版专著8部，获批专利14项，转让专利5项。

在科研获奖方面，辽宁中医药大学获国家中医药管理局科技进步奖一等奖1项（1997年）、中华中医药学会科技进步奖二等奖2项（2007年、2018年），"十一五"国家科技计划执行突出贡献奖1项（2011年），辽宁省科技进步奖二等奖3项（2007年、2012年、2017年）、三等奖1项（2005年），沈阳市科技进步奖一等奖1项（2011年）、三等奖1项（2013年）。此外在学术成果方面获得辽宁省自然科学学术成果奖一等奖（2023年），中华中医药学会学术成果奖三等奖（2023年）。

　　经过多年的科学研究，本学科获得众多研究成果。除获得相应奖励外，学科提出了新观点和新理论。

　　（1）中药炮制化学与化学炮制（2004年中药炮制学术年会贾天柱发言提出，后发表在2010年《世界科学技术中医药现代化》）。

　　（2）归纳了炮制对药性影响的关系图（2006年《中成药》，之后不断完善）。

　　（3）提出了升者益升、降者益降、升降熟升的理论（2006年《中成药》）。

　　（4）白术炮制"减酮减燥、增酯增效"理论（研究生于永明论文《白术炮制工艺规范化研究》）。

　　（5）肉豆蔻炮制"降醚减毒、增酚增效"理论（2003年肉豆蔻炮制工艺及质量标准规范化研究课题提出）。

　　（6）归纳了炒黄程度的简易判定方法：对比看、听爆声、闻香气、看断面（发表于1992年《基层中药杂志》）。

　　（7）提出了定性炮制、定向炮制、生物炮制、炮制转化（2010年中药炮制学术年会贾天柱发言提出）。

　　（8）提出了"系统中药炮制学"理论（2011年中药炮制学术年会贾天柱发言提出）。

　　（9）提出了微型饮片的概念（2015年中药炮制学术年会贾天柱发言提出）。

　　（10）柴胡"生解表原油原苷，制疏肝减油转苷"（2011年19种生熟异用中药饮片临床规范使用研究课题总结）。

　　（11）首次将陈嘉谟理论命名为"辅料作用论"，将傅仁宇理论命名为"生熟论"并纳入教材单列一章（2008年上海科学技术出版社贾天柱主编《中药炮制学》首次提出）。

　　（12）中药炮制的"四新八化"，即："新工艺、新辅料、新设备、新理论；来源基地化、工艺规范化、标准国际化、原理清晰化、辅料多样化、规格一致化、产用智能化、流通网络化"（2019年《药学研究》）。

　　（13）撰写了药性变化论（2019年《中成药》）。

　　（14）找差别、做原理、改工艺、订标准、出产品（2015年上海科学技术出版社贾天柱主编的《中药炮制化学》一书提出）。

　　（15）把眼光放远一点、把思路放宽一点、把格局放大一点（中医药管理局传承人才班授课提出）。

　　（16）传承是必要的、创新是必须的、智能化是必然的（中国中药协会炮制专委会《全国中药炮制规范》编写启动会提出）。

　　（17）饮片要达到：高品质、高流动、高煎出；低成本、低污染、低毒性（中医药管理局传承人才班授课提出）。

　　（18）饮片炮制要说清体外变化、体内变化、化学成分变化和药理药效变化。更要从测其变到让其变，从知其用到解其用（2020～2021年中华中医药学会中药炮制分会委员群发布时提出）。

　　（19）建立了"自制、自验、自解"的三自设计性实验模式；校内首次建立40分客观题，60分主观题的考试卷面（1999年提出）。

　　（20）低碳炮制（2021年亳州第六届雷公论坛提出）。

　　（21）提出了"中药炮制化学生物学"（2023年中药炮制学术年会刘蓬蓬发言提出）。

（三）学术交流

2015年之前，学科带头人贾天柱作为中华中医药学会副主任委员，积极参加学会活动，并多次做学术报告。2015年辽宁中医药大学中药炮制学科带头人贾天柱开始担任中华中医药学会中药炮制分会的主任委员，积极组织开展各种丰富精彩的学术活动，先后在大连、禹州、广州、济南、杭州、天津、兰州、南宁（线上）、大连等地举办炮制学术年会，广受好评，并独创了高规格学术精品论坛——雷公论坛，首届论坛于2016年在大连创办，之后分别在西安、成都、亳州、海口等地举办，同样受到好评。此外，每两年举办中青年教师炮制授课与技能大赛，提出"育人先强己，解惑当自佳"，并举办全国高等学校中药炮制教研室主任培训暨论坛，提出"主任优秀，团队自强，优秀一个，带动一片"，显著提升了全国中药炮制教师队伍的炮制技能、教学与科研水平，为炮制学术界的整体进步作了很大的贡献。此外学科组的其他老师高慧、史辑、鞠成国也多次在学术年会及多地举办的炮制主题论坛做主题汇报。刘蓬蓬先后在香港浸会大学、北京大学进行学术交流访问，将最新的科研技术手段带到中药炮制的研究中，促进了学科的发展。

在教学方面，2014年本学科史辑、张凡代表辽宁中医药大学参加首届"中医药社杯"全国青年教师授课技能大赛，均荣获二等奖。2016年单国顺参加第二届中医药社杯全国青年教师授课技能大赛获得二等奖，2019年张凡参加中华中医药学会中药炮制青年教师授课大赛并获得一等奖，2020年张凡参加辽宁省教学竞赛并获得省级教学三等奖。

四、人才培养

在本科教学中，针对学情，结合教学内容和培养目标，学科不断地丰富教学资源库，录制微课视频、生制饮片临床应用案例视频，挖掘思政元素，建立思政资源库、炮制品应用案例库。课程通过开展理论课、实验课、第二课堂、饮片厂实习，将中药炮制的传统理论、炮制作用、现代研究与传统操作、现代化生产有机融合，做到科教融合、产教融合，突出中药炮制课程的前沿性与实用性，培养学生创新思维。此外依托国家中管局中药炮制传承基地，成立中药炮制技术传承学习班，为学生搭建深入学习中药炮制传统技术传承创新的平台。

除本科教学外，本学科承担着博士后、博士研究生以及硕士研究生的培养工作，作为主要支撑学科，学科在2000年和2005年中药学硕士学位授权点和博士授权点的获批过程中作出重要贡献，共培养硕士研究生105人、博士研究生21人。获省级优秀博士论文1篇，优秀硕士论文1篇，校级优秀博士论文4篇，校级优秀硕士论文3篇。

五、教学改革

（一）课程设置

辽宁中医药大学中药炮制学科承担着全校本科中药学专业、中药制药专业、药物制剂专业的大量中药炮制学课程的教学任务。中药炮制学是一门重要且最具传统中药特色的专业课程，在2020年被评为省级一流本科课程，同时还承担中草药栽培与鉴定、中药资源与开发专业的中药材产地加工与炮制课程的教学任务，该课程2022年被评为省级一流本科课程。研究生课程包括中药炮制学专论、中药炮制化学与化学炮制、中药炮制传统与现代理论等。

经过多年的理论与实验教学，我们凝练出"以传统炮制理论为基础，以炮制工艺为主线，以炮制原理解析为前沿"的教学理念，培养既懂传统炮制工艺与理论，又能应用现代科技解析炮制原理的高级人才。在中药炮制的授课过程中，我们做到明确中药炮制学的重点、难点和疑点。其中中药炮制工艺是重点，要讲透，让学生会做；中药炮制作用是难点，要讲细，让学生会用；中药炮制原理是疑点，要讲清，让学生会解。

本学科的本科生教学实训基地是河北省安国市聚药堂药业有限公司以及辽宁省大连市尚仁堂药业有限公司，专业型研究生的联合培养基地为本溪市龙宝健康药业有限公司。通过实习加深了学生对中药炮制的感性认识，学生的动手能力得以增强，并将课堂所学知识或实验室研究成果有机地过渡到生产实践当中，从而促进学科成果的转化。

（二）课程改革

中药炮制学课程分为理论教学、实验教学、实践教学。教学内容强调创新性，兼具趣味性、交叉性、应用性、思政性，教学过程中注重教学内容的广度和深度。①线上结合线下，丰富教学资源。在教学中采用线下教学模式，同时借助超星学习通平台及我们的课程资源，对部分内容开展SPOC教学，通过有趣的内容和精心设计的案例增加学生的学习兴趣。以超星学习通平台为依托，建立中药炮制学"示范教学包"，融入科研成果和课程思政，辐射全国超百所院校。②科研融合教学，引导主动探索。团队成员多年来先后主持了多项国家级、省部级科研项目，并将这些项目的成果融入课堂，创新性地提出"中药炮制转化"和"定向炮制"等炮制理论，引导学生主动探索。③产业整合教学，助力行业发展。对于饮片行业对人才的需求以及学生对未来从业情况的了解等问题，产教整合能够在课程中给出答案。安排学生到饮片厂实训，让学生将课堂所学直接运用到生产中，用行业现状点燃学生学好知识投身中药行业的热情。④立足当下，着眼未来，基于岗位胜任力的需求来提升学生的任职能力，教学中模拟未来岗位情境，以问题为导向，将中药炮制的传统与现代相结合，理论与实践相结合，知识与案例相结合，让学生能够切实理解现在所学知识对未来岗位胜任力的作用。

六、条件建设

辽宁中医药大学中药炮制学科是国家中医药管理局高水平重点学科，经过多年的建设，目前平台拥有国家中医药管理局中药炮制工艺原理重点研究室、三级实验室、中药炮制技术传承基地、辽宁省中药炮制专业技术创新中心。平台拥有设备两千余万元，如超高效液相串联飞行时间质谱联用仪、超高效液相三重四极杆质谱联用仪、气质联用仪、凝胶成像系统、中低压制备液相和制备高效色谱仪、高效液相电泳仪、qRT-PCR、流式细胞仪等大中型仪器，可用于制订中药炮制工艺和饮片质量标准、炮制前后化学变化及炮制原理的研究。

七、学科管理

学科目标管理紧紧围绕总体目标和阶段性目标，按研究方向分解任务到研究室和个人，时时监察，平时抽查，半年小检查、年底大检查。并按职称明确职责，按职责检查完成情况。按职称制定应该完成的课题等级与数目，申报专利数、发表论文数、出版专著数等，学科教师在出色完成教学工作外，每年每人至少发表两篇论文，以3年为一个周期，学科教师都要主持国家自然科学基金青年基金或面上基金课题，或其他层次课题。调动全体学科成员的积极性，提高学科整体的建设成效。

学科建立了校、院、学科三级管理制度：学校重点学科建设管理委员会由副校长牵头，负责对学科建设规划进行决策、协调和审批，下设办公室对实施情况进行监督；药学院成立领导小组，指导并落实建设计划；学科管理小组由学科带头人、学术骨干等组成，负责具体建设任务的规划、组织和实施工作，实行目标管理和项目责任制。

中药炮制学科的发展就是一个不断进取、不断升华的过程，2015年中管局重点学科验收时我们总结出几点建设体会：①学校领导重视，重点投入是学科发展的关键；②学术队伍的自身努力是学科建设的根本；③科学研究是学科建设的核心；④人才培养是学科建设的重点；⑤条件改善是学科建设的基石；⑥严格管理是学科建设的保障；⑦风气、人才、方向是学科建设的三要素。我们学科的最终目标是成为"风清气正，玉汝于成"的优秀学科。

学科的发展理念就是：禀雷公之法，扬炮制精华。学科的作风是七比七不比：比团结奉献，不比远心索回。比传承创新，不比因循旧规。比教学高质，不比滥课伤魁。比科研突破，不比浮庸怯颓。比方向前稳，不比跬步末随。比成果丰硕，不比业绩低微。比玉汝于成，不比弯绕捷邃。

辽宁中医药大学中药炮制学科历经了50年的发展，随着国家中医药建设投入的增加，本学科也持续向上发展，在国家众多高校中药炮制学科中处于前列。在这不断发展建设的50年之中，辽宁中医药大学中药炮制学科注重提升炮制学科队伍的素质，加大内涵建设，提升炮制学科的研究能力，提高炮制学科的教学水平，满足中药大健康产业产学研用检的全方位需求。

展望未来，辽宁中医药大学中药炮制学科发展将继续推进，以满足中药产业发展的需求。拓宽中药炮制学科的发展空间，推动中药炮制学科的创新发展，同时，还要加强炮制学科与其他学科的交流与合作，推动中药炮制学科与其他学科的融合发展，以提高中药炮制学科的研究能力和教学水平。

总之，未来的中药炮制学科必将以"四新八化"为目标持续发展。一方面继续挖掘具有炮制特色的制药技艺，另一方面进一步加大中药炮制原理研究，将博大精深的中医药理论说清楚、讲明白。从而实现中药炮制工艺的数字化，并制订国际认可的中药饮片标准，实现智能化改造，促进中药炮制的产业升级。在未来的发展过程中持续加强中药炮制产业的科技研发和人才培养，并推动中药炮制产业的技术创新、智能化发展，最终实现中药炮制产业的智能升级。

撰稿：张　凡　高　慧
审稿：贾天柱

18 西藏自治区藏药炮制学科

一、发展历程

　　藏医药作为中华医药宝库中一颗璀璨的明珠,迄今已有上千年的历史,它凝聚了藏民族长期同疾病作斗争的宝贵经验,是藏族文化与生态环境不断相互适应的产物。经千百年漫长历史岁月的积淀,藏医药形成深厚的文化内涵,具有完整的理论体系和丰富的临床经验,形成了独具特色的藏医药学体系。藏药以其神奇的疗效而成为医药界的一朵奇葩,为保护人类健康发挥着越来越重要的作用。西藏和平解放以来,藏医药无论在机构建设还是学术交流等各方面,都有了进一步的发展,藏医药对各族人民的身体健康起到了积极的作用。党的十一届三中全会以来,藏医药事业进入了一个快速发展时期,挖掘、整理、继承等各项工作得到加强。西藏各地区扩建藏医院、藏药厂,成立西藏藏医学院等,使藏医药逐步走向世界的舞台,展现出了其独特灿烂的一面。

　　西藏藏医药大学藏药炮制学科虽然还未成为真正独立的学科,但它是藏药学的重要组成部分,1989年学院刚成立不久,当时还是一院一系,系下面已经有藏药教研室,当时只有四位老师,主要承担藏药学的相关课程教学工作。由于学院条件有限,藏药炮制的实践课很少开,教学方法也是教师课堂讲授为主。2001年学院招了藏药方向的本科班,之前招了2届大专班,为医药分家做好了准备。2006年西藏藏医学院藏药系正式成立,当时学院有2个专业,藏医专业和藏药专业,藏药炮制学课程是藏药专业的主干课程,为此学院内部编写了第一部藏药学专业的试用教材,其中就包括3本藏药炮制相关教材,分别是《藏药炮制学》《藏药水银提炼学》《藏药冶炼学》,主编为当时的尼玛次仁院长、多吉教授等。藏药教研室的教师队伍也不断壮大,当时尼玛次仁也兼任藏药教研室的专业老师,还有从昌都藏医院调过来的嘎务、多吉、系主任格桑顿珠等,可以说当时整个藏族聚居区藏药领域方面的泰斗级人物都在藏药教研室。学院实验标本中心部建立后,里面设有藏药传统实训室,学生的实训课在那里进行,炮制实践课程的占比也不断增高。后来在教研室的基础上又分了若干教研组,藏药炮制教研组就是其中之一。近几年逐步成立了藏药炮制学科研创新团队和藏药炮制学科教学团队,藏药炮制学科逐步走向规范化。

二、学术队伍

（一）学科带头人

措如·次朗（建设周期：1989～2000年），藏族，生于1926年，卒于2004年，曾任西藏藏医学院教授、西藏藏医学院院长，兼任中国藏医学研究中心干事会干事、西藏医学科委委员、西藏天文星算学会副会长、《中国医学百科全书·藏医分卷》编委会主编等职。他在藏医藏药的研究方面学识渊博，造诣高深。西藏和平解放以后，首次成功地进行水银洗炼"坐台"法的实验，并亲临四川、青海、甘肃等地藏院进行指导，使这一濒于失传的古老藏药配制技艺得以重新问世，著有《水银洗炼"坐台"法精要》《珍贵药配制法实践记录》等相关炮制书籍。他根据藏医理论和多年的临床经验，在分析综合各类病例的基础上，为攻克疑难病症，先后试制、配制和加工藏药多种，其中许多药被人们视作灵丹妙药。他为继承和发展藏医药学作出了巨大的贡献。

尼玛次仁（建设周期：2000～2010年），1959年8月生，藏族，西藏藏医药大学教授，博士生导师，全国首批师承制教育培养的藏医学专家，曾任西藏藏医药大学校长，教授，兼任北京中医药大学博士生导师、成都中医药大学教授、青海藏医学院客座教授、藏医药大师措如·次朗学术经验继承人、国家级非物质文化遗产"拉萨北派藏医水银洗炼法""藏药仁青常觉配伍技艺"传承人，享受国务院政府特殊津贴。从事藏医药教学、研究和管理工作40多年，培养2000多名藏医药本专科生，58名藏医硕士生（其中全国首届藏医硕士研究生4人），6名藏医博士生（其中全国首届藏医博士生2人）。主持完成了国家863计划课题，国家973计划课题，国家科技攻关（支撑）计划课题，国家自然科学基金课题，教育部课题，国家中医药管理局课题，西藏自治区课题等20多项。撰写藏医药专著5部，编写藏医药专业教材8部，发表学术论文20余篇，其中部分成果获得国家科技进步奖二等奖，国家教学成果奖二等奖，自治区科学技术特殊贡献奖，四川省优秀图书奖等奖项。2008年卫生部、中央统战部授予尼玛次仁"中国民族医药杰出贡献者"荣誉称号。

多吉（建设周期：2008～2012年），男，藏族，1957年生。第一批国家级非物质文化遗产项目藏医药（藏药仁青常觉配伍技艺）代表性传承人，西藏藏医学院教授，原教学药厂厂长。师从藏医药专家钦绕罗布大师，掌握并运用仁青常觉配伍技艺。1996年以来，从事传统藏药的开发、生产和管理工作，在藏药研究、炮制技术方面积累了良好经验。主持编写21世纪藏药本科教材《藏药冶炼学》，先后发表《藏药发展前途》《浅谈关系藏药事业发展的几个问题》等论文，2006年担任"藏药滋补酥油丸新剂型改造项目"课题负责人，被科技部列入国家"十一五"项目。多吉独立完成该厂品牌系列的开发研制，参与了藏药"若空确屯"的开发，获得国家经济贸易委员会授予的"九五"技术创新成果奖。

嘎务（建设周期：2013～2017年），男，藏族，1950年生。西藏藏医药大学教授，博士生导师，原任西藏藏医学院实验标本中心主任。省部共建重点实验室"藏医药基础实验室"主任，国家中医药管理局中医药科研三级实验室"传统藏药炮制加工及质量控制实验室"主任，第一批国家级非物质文化遗产项目藏医药（藏药仁青常觉配伍技艺）代表性传承人。师从藏医药专家钦绕罗布大师，一直从事藏药冶炼学、水银洗炼法、藏药煅灰学、炮制实践精要等炮制学相关课程的教学和科学研究工作，他的代表作《藏药晶镜本草》被评为西藏自治区科技进步奖二等奖，又在2023年8月荣获第五届"中国藏学研究珠峰奖"第一名。

格桑顿珠（建设周期：2018年至今），男，藏族，西藏藏医药大学教授，硕士生导师，坚持从事一线教学工作，长期致力于课程建设与改革，在藏药炮制教学领域有丰富的教学与管理经验，具有较高的科研水平和学术声望、较强的组织能力和合作精神，获西藏自治区人力资源和社会保障厅授予的"西藏自治区学术技术带头人"称号，获西藏自治区特殊津贴，获国家"万人计划"教学名师称号。先后主持、参与各级教改课题5项，科研课题8项，发表学术论文30余篇，主编教材及著作4部，参编4部，其中主编的1部教材获第六届高等教育国家级教学成果奖二等奖。

（二）学科梯队

西藏藏医药大学炮制学科研创新团队共有12人，其中正高级职称1人，副高级职称4人，中级职称6人，助教1人；具有博士学位的共3人，硕士学位7人，平均年龄37.6岁。团队中有国家"万人计划"教学名师、教育部高校优秀骨干教师1名，西藏自治区学术技术带头人1名，西藏自治区学科带头人1名。本学科团队成员均长期从事藏医药文献研究和藏药传统与现代相结合的相关实验研究，具有较深厚的藏药学理论知识基础和优秀的科研实践能力，职称结构、专业结构、年龄结构配置合理。团队着眼于学校发展战略和学科建设规划，切实加强高层次科研创新人才的培养，促进学科间的交叉融合，倡导和培育团队精神，凝聚和培养一批优秀的创新群体，形成优秀人才的团队效应，助推学科建设。

三、科研研究

（一）研究方向

1. 藏药炮制古籍文献整理研究

西藏藏医药大学从2010年起开启了藏医药古籍文献搜集整理、修复保护、影印出版的征程。10多年来，课题组跋山涉水、不辞艰辛，访学者、拜名医、进寺庙、入农户，走遍西藏，还远赴青海、甘肃、四川、云南、辽宁、北京、上海、内蒙古等省市区，行程超过8万公里，收集到1万余种、50多万页古籍文献。其中，不乏稀世的手写孤本、珍本、绝本。目前已出版的《中国藏医药影印古籍珍本》60卷，共收录了古籍1434种、8.3万多页、4500多万字，涵盖了反映吐蕃时期的古籍文献、11世纪后《八支心要》及其注释的文献、《四部医典》及其注释的文献等三大类内容。同时，首次公开了来自布达拉宫珍藏的手写本和手绘本，首次发现了书写于14世纪、反映吐蕃时期藏医典籍《明镜》的手抄本等。对藏医药的教育教学、科学研究、临床实践、藏药开发，以及维护国家文化主权与安全，弘扬中华优秀传统文化，铸牢中华民族共同体意识都有重大意义。

2. 藏药传统炮制经验的研究

该研究方向旨在对基于传统经验的藏药炮制进行系统研究。在针对有争议的药物炮制上，我们通过对文献内容的研究找到该药应用和炮制过程，有助于正本清源。虽然文献研究非常重要，但在现实中药炮制中未见文献详记的、家传、口授的传统炮制工艺或方法非常多，并经老专家传授的方法或家传方法炮制后直接应用于临床。这一部分炮制的评价需要进行研究整理。

为了进一步保障临床用药的安全和有效，应该加大研究力度，特别是针对现存的老专家、老炮制作坊或工厂等传统炮制经验进行系统研究，以去伪存真，保护和推广实用的传统方法。

3. 藏药炮制工艺优化研究

秉承传统与开拓创新相结合，以藏医药理论为指导，以传统炮制方法为主，紧扣病机进行研究试验。用化学方法研究炮制前后化学成分的改变情况，选取最佳炮制工艺，建立评价指标。

（二）研究成果

1. 省部级以上的奖励

（1）西藏藏医药大学主持开展的"21世纪藏医本科教育规划教材"获国家级教学成果奖二等奖、青海省省级教学成果奖一等奖。

（2）主编21世纪藏药本科教育规划教材课程教学大纲1部，获自治区高等学校教学成果奖二等奖。

（3）编写了《藏药炮制技艺大全》《藏药炮制实践精选》《藏药经典古方选集》《治疗肝病的藏成药经典选集》等著作。发表藏药炮制相关的论文50多篇。

（4）2023年4月《西藏自治区藏药炮制规范》（国家通用文字版）正式发布，共收载62个植物药材品种，73个矿物药品种和47个动物药材品种，共计182种藏药材的炮制规范，明确了药材的来源、细化了炮制操作技术要点、规范了名词术语。

（5）2023年8月由嘎务所著的《藏药晶镜本草》荣获第五届"中国藏学研究珠峰奖"第一名。为历代藏医药学者解决众多藏药悬而未决的辨识难题和进行标准汉译提供了最为强有力的参考资料。

2. 专利

学科围绕藏药炮制申请专利13项。

（三）学术交流

学校长期以来依托北京中医药大学、哈尔滨医科大学、江西中医药大学、中国药科大学4所对口支援高校的优势资源，通过9大领域协同创新平台、人才引进、提升教学质量、科技创新、协同合作等方式，在学研医产领域取得了诸多成果。4所高校明确了在学科建设、人才培养、师资队伍建设、科研和产业开发、实验室和信息化建设等方面的援助内容，全力支持西藏藏医药大学建设。学校依托对口支援高校的支持和教育人才"组团式"援藏工作方案，制定"百名人才柔性引进计划"，建立了首席科学家、特聘教授、客座教授、讲座教授、兼职教授等聘用制度，打造人才队伍高地，聚天下英才而用之，补齐办学教育短板。截至目前，已柔性引进院士、长江学者、杰出青年、知名专家37人。

四、人才培养

建校30年来，已经为全国藏医药行业培养了6000多名藏医药专业技术人员，其中硕士研究生160多名，博士研究生30多名。本、专科生、研究生就业率达97%以上。近年来，青海、甘肃、四川等地各类院校也在培养藏医、药专业本硕人才，国内多所科研机构也先后培养出现代藏药研究型高层人才，这些举措标志着藏医药高等教育人才培养目标从培养继承型人才转向培养研究型人才的重要历史变革，也体现了藏医药在国家和政府的正确领导下，正在全面完成传统继承的前提下逐步转向现代化发展的伟大成就。藏药学专业作为我校第二大专业，也是自治区特色专业，学校从2001年开始招收藏药学专业本科生。2012年，藏药学被批准为国家中医药管理局重点学科。2019年，藏药学（一级学科）获批硕士学位授权点，并被列入西藏自治区一流专业建设点。经过几十年的建设与发展，学校立足藏医药，面向卫生事业和健康产业发展，立足西藏自治区，辐射全国，面向世界，具备培养为藏医药传承与创新服务，为地方社会和经济发展服务的综合素质高、富有创新精神和实践能力的藏药学专业应用型人才的条件。

五、教 学 改 革

1. 不断完善协同育人和实践教学机制

近年来，推进了藏药专业本科生毕业考核形式改革；推进了各层级教学实践基地的师资队伍和教学条件建设；推进了实习教育与实践教学规范化培训的衔接工作；推进了藏药专业教师多实践、常实践的培养机制及"双师型"师资队伍建设工作；深化了医教协同、科教协同、校企协同的人才培养模式探索和改革工作。

2. 推进"传统与现代相结合"人才培养模式的探索和建设工作

多年来，学校以藏医、药试点班为落脚点，从创新传统与现代相结合的人才培养目标、学科专业体系、教学资源条件、师资梯队、课程体系、规划教材、教学方法、管理体系、实践教学基地、教学改革等方面入手，有效推进了各项目标任务的落实，取得了预期成果。

总之，我校藏药炮制学科遵循藏医学高等教育规律和人才成长规律，立足藏医药高等教育实际，充分借鉴现代医学和中医学经验，不断在发展。我们深知，同发达地区与知名中医药大学相比，我校学科的发展还有差距，我们还有很长的路要走，我们的发展任务还很艰巨。但我们坚信，在党中央和国务院的亲切关怀下，在全国各中医药院校的支援下，我们一定能够实现学校和学科的发展目标。

六、条 件 建 设

1. 西藏藏医药大学

与学科配套的学校实验教学中心建设已初具规模，能全部满足现有规模本科生实验（实训）课程需求。临床实习基地建设不断加强，现有24个校内实训室，2个校外藏药实践教学基地，14家实习医院，4家实习药厂，学校附属医院规模不断扩大，有效推进了专业建设和人才培养工作，探索创新了实践教学形式，丰富了实践教学内涵。

学校拥有教育部重点实验室、藏医药基础实验室、国家级国际合作基地、省部共建国家重点实验室培育基地、国家中医药管理局重点实验室，以及自治区重点实验室等平台。

2. 中药（藏药）质量控制重点实验室

该实验室是目前我区首个获得国家药监局认定的重点实验室，将全方位推动藏药传承创新发展，为药品监管提供强有力的技术支撑。该实验室面积达 9932 m^2，配备各类检验检测仪器设备 699 台（套），仪器设备资产原值 8800 万元。具备资质认定的 8 大类 1036 个项目和参数，以及具备实验室认可的 6 大类 229 个项目和参数。这将对推进藏药产业高质量发展，提升藏药科研创新能力发挥重要作用。

3. 现代藏药制剂西藏自治区工程实验室

该实验室为自治区级示范工程实验室，下设发展规划中心、技术研发部、测试中心 3 个部门，聚集了一批藏医学、药剂学、药理学、药学和生物学等相关专业的优秀人才，技术力量雄厚，研发阵容强大。为促进研发创新藏药、转化经典藏药成果提供了完备的研发链条，有力地推动了藏药现代化进程，走出了一条以藏医药产业化带动区域经济发展的振兴之路，标志着传统藏药炮制工艺向现代化藏药制剂发展迈出了坚实的一步。

七、学科管理

学校设重点学科建设管理委员会。由副校长担任主要负责人，各系部、职能部门人员及本学科专家组成，负责对本学科建设的重大问题做出决策，组织协调各职能部门为学科点解决困难，审批本学科建设发展规划和年度工作计划，组织对建设项目进行检查、验收，总结和交流各学科点的工作经验。学校重点学科建设管理委员会以学科管理小组的自我管理为基础，实行目标管理，同时实行建设项目负责人责任制和建设过程管理合同制。

随着现代科技的进步和国内外合作的不断加强，藏药炮制技术在国内外都得到了广泛的关注和研究。藏药的炮制工艺、质量标准的完善以及数字化技术的应用成为藏药炮制技术发展的重要方向。同时，国际的交流与合作为藏药炮制技术的创新和发展提供了新的机遇。这些发展趋势为藏药炮制学科建设和发展指明了方向，具有重要的指导意义。藏医药事业的今天得益于开放开源的学术胸怀，得益于不断吸收社会新思想、新技术和新成果，并在不断的实践过程中，将其转化为适合自身发展的新方法和新理论。藏医药事业的明天依然取决于开放开源的胸怀和服务社会的格局与决心。因此，西藏自治区的藏医药教育与事业的发展始终以习近平总书记提出的"四个面向"为指导，积极响应"大国计、大民生、大学科、大专业"的国家医学教育发展定位，探索并推进开放开源、交叉融合、融入社会和强化家国情怀的教学改革，实现藏医药教育由孤立走向交叉融合，培养出更多具有国际视野的复合型、创新型和应用型人才，为建设创新型国家提供人才智力支撑，为新时代藏医药高等教育教学模式构建发挥引领和示范作用，谱写中华民族传统医学发展新篇章。

撰稿：索朗次仁　顿珠
审稿：贾天柱

19 江西中医药大学中药炮制学科

一、发展历程

江西中医药大学中药炮制学学科诞生于1973年，学科秉承"传承与发展"宗旨，不断充实和提高。发展阶段分为：

第一阶段，初始传承：1978～2000年。在范崔生、龚千锋的引领下，学科创建初期，建立了樟、建两帮完整的中药炮制饮片标本室；主持的"龟上、下甲化学成分研究"荣获卫生部科技进步奖乙等奖，主编的《中草药学》(含中药炮制学卷)荣获全国科学大会奖，此外，获得江西省卫生技术创新奖一等奖，优秀教学成果奖一等奖等；主持召开了全国首届中药炮制及制剂学会议，主编的《江西中药炮制学》收载了江西特色"樟帮、建昌帮"炮制工艺和方法；主编"十五"教材《中药炮制学》。

第二阶段，持续发展：2001～2010年。在龚千锋的带领下，2008年获批全国首门中药炮制学国家级精品课程；2010年获批全国唯一中药炮制学国家级教学团队，主编"十一五"教材，学科于2011年被确立为国家中医药管理局"十二五"重点学科。

第三阶段，创新转化：2010～2023年。在龚千锋、杨明、钟凌云的带领下，连续25年承担本科教材《中药炮制学》的主编工作；2013年中药炮制学成为国家精品资源共享课程；2015年江西中医药大学成为国家级中药炮制技术传承基地并牵头全国56家基地建设，挖掘并创新转化传统"樟帮""建昌帮"炮制技术，创立传承谱系；2018年中药炮制学获批全国同类首门国家级精品在线课程和国家级一流本科课程(线上)；2018年至2020年期间，学科组成为教育部高等学校中药炮制学课程联盟理事长单位，牵头承担国家重点研发计划2项；2020年学科团队和课程入选江西省高水平教学团队和江西省一流本科课程；2022年学科所在教研室获批教育部首批课程虚拟教研室；2023年，中药炮制学获批国家级一流本科课程(线下)，学科获批国家中医药管理局高水平重点学科。此外，团队承担国家、省级科研项目60余项；发表论文337篇(其中SCI收录15篇)，总他引2931次，研究成果被《中国药典》2005版及2010版收载；出版专著40部，授权专利17项；获得江西省科技进步一等奖等省部级以上科研奖励9项。2015年学科通过国家中医药管理局验收，获评"优秀"，2023年成为国家中医药管理局高水平重点学科。

学科围绕理论传承、创新转化、人才培养等方面，构建传统炮制流派传承创新模式，已形成多个稳定的研究方向，具备"传统和现代相融、继承与创新并重、集成和创新兼具"的特色。以传承理论和方法为基础，以创新工艺和技术为手段，以转化应用新标准、新产品和新装备为目的，围绕技术传承、理论创新、成果转化、社会服务等方面开展工作，开展具有地方特色的传统炮制流派"樟帮""建昌帮"中药炮制工艺和技术传承与创新研究,并开展部分"川帮"特色技术和品种研究。

学科积极开展产学研合作,研制炮制自动化设备5台套,与樟树天齐堂、江中饮片、上海华宇、四川新荷花等10多家企业建立了产学研共建关系,实现科技成果转化,累计实现销售收入50.23亿元,近3年直接经济效益达12.38亿元,努力实现了传统炮制技术的创新性发展,产生显著的社会和经济效益。

二、学术队伍

(一)学科带头人

龚千锋(建设周期:1978～2018年),江西中医药大学首批二级教授,博导。长期以来坚守教学、科研一线。1997年获国务院政府特殊津贴专家称号,2004年获全国优秀教师称号,2011年获江西省优秀共产党员称号,2013年获江西省突出贡献人才称号,2017年获批成为第六批全国老中医药专家学术经验继承工作指导老师,2018年获江西省名中医称号。2008年、2009年先后获批建设全国中药炮制学首个国家精品课程、首个国家级教学团队,2010年入选首批国家中医药管理局重点学科带头人;担任"十五""十一五""十二五""十三五"本科及"十一五""十三五"研究生教材主编。2020年任江西省药品监督管理局《江西省中药饮片炮制规范》审评委员会主任委员,2015年获中国药膳大师称号,2014年至今任世界中医药联合会中药饮片质量分会副会长、《中国实验方剂学杂志》编委。负责建设省级传统、特色中药炮制技术科研平台2个,主持国家自然科学基金项目5项、中医药行业科研专项7项、国家中药标准化行动项目1项等各级各类课题20余项,2个品种被收载为国家标准,先后获江西省科学技术进步奖一等奖等6项省部级奖励,发表科研论文371篇,主编、参编出版论著25部,获国家发明专利3项。指导博士后1人、博士9人、硕士生110人,带教"樟帮""建昌帮"传承人42人。

杨明(建设周期:2010～2018年),二级教授,博士后,博导。江西中医药大学原副校长、江西省科协副主席,博士生导师、首席教授,享受国务院政府特殊津贴专家,国家药典委员会委员,创新药物与高效节能降耗制药设备国家重点实验室主任,现代中药制剂教育部重点实验室主任,国家中药炮制技术传承基地总负责人,教育部高等学校中药炮制学课程联盟理事长,中国中药协会中药饮片专业委员会副理事长。中国医药设备工程协会中药设备技术专业委员会会长,中华中医药学会中药制药工程分会副会长,中国中药协会中药精油专业委员会理事长,世界中医药学会联合会中药新型给药系统专业委员会会长。长期致力于中药制药体系研究,特别在中药炮制、制剂工艺、新剂型、新装备领域有特长,遵循"辨证施治、随方炮制、以方制药"的原则,提出基于"证-方-炮-剂对应"的中药制药设计思想。组织策划并承担了国家重大项目30余项,开发中药饮片及相关产品30多个,创制中药装备10台套。获部省级科技成果奖10余项。

钟凌云(建设周期:2018年至今),二级教授,博导,长期从事中药炮制特色技术传承、炮制工艺规范化、炮制机理、中药饮片质量标准研究以及中医药高等教育研究。目前为教育部高等学校中药学类专业教学指导委员会委员兼副秘书长、教育部高等学校中药炮制学课程联盟秘书长、国家级中药炮制技术传承基地项目办主任和项目组专家、中华中医药学会中药炮制分会副主任委员、中国中药协会中药饮片质量专业委员会副主任委员、中国医药教育协会中医药教育促进工作委员会副主任委员，国家自然科学基金委员会项目评审专家、国家执业药师考试命审题专家等。

先后出版论著30余部，主编、参编"十五"至"十三五"教材《中药炮制学》、全国高等中医药院校卫生部规划研究生教材《中药炮制学专论》等多部教材论著，发表国内外期刊论文150余篇。主持参与国家、省部级课题共40余项，主持的国家级项目包括5项国家自然科学基金课题、1项国家重点研发计划课题、1项国家公益性行业科研专项，2项国家中药标准化计划，1项科技部"十二五"国家科技支撑计划、1项国家公益性行业科研专项子课题和1项"十一五"国家科技支撑计划子课题等，研究成果先后被《中国药典》2005版、2010版和2015版收载为国家标准。

获得的荣誉和奖励包括：被评为江西省人民政府特殊津贴专家、入选江西省"双千"计划人才、获江西省金牌教授称号，被确定为江西省主要学科学术和技术带头人培养对象、江西省青年科学家培养对象（井冈之星）、江西省新世纪百千万人才工程人选（第一、二层次）等多项荣誉；获教育部科学技术奖一等奖、江西省人民政府科学技术进步奖一等奖、中国中西医结合学会科技进步奖一等奖、江西省科学技术进步奖二等奖、中医药国际贡献奖——科技进步奖二等奖、中华中医药学会科学技术进步奖二等奖和江西省人民政府科学技术进步奖三等奖、国家教学成果奖二等奖、江西省优秀教学成果奖二等奖、江西省首届优秀教材一等奖等多项奖励。担任国家一流本科课程"中药炮制学"课程负责人、"十四五"教材《中药炮制学》主编、国家中医药管理局"十四五"重点学科带头人、国家级中药学类实验教学示范中心负责人、江西省首届双语示范教学"中药炮制学"课程负责人、江西省首届精品在线开放课程负责人、江西省高校共享育人课程负责人、江西省省级虚拟仿真实验项目负责人等职务。

（二）学术梯队

通过传承创新发展，目前团队已经构建了梯队合理的六代传承谱系，第一代传承人为范崔生，第二代传承人为龚千锋，第三代传承人为杨明，第四代传承人为钟凌云等，核心成员12人，其中教授4人，副教授7人，助教1人；博士占比66.67%；博士研究生导师4人，硕士研究生导师3人；60～70岁1人，50～60岁3人，40～49岁3人，30～39岁4人，29岁以下1人；本校毕业6人，外校毕业6人。学科团队学历层次高，年龄、职称、知识结构合理。学科团队中现有全国名中医、岐黄学者等国家级人才7人次，江西省"双千"计划等省级人才6人次。团队成员新老结合，搭配合理，层次协调，方向一致，多年来始终和谐合作，形成了一支老、中、青相结合的师资队伍。

三、科研研究

（一）研究方向

1. 樟帮、建昌帮、京帮、川帮传统炮制技术传承发展研究

通过走访药工与临床医生，加强文献考证，梳理古籍、古技、古物和古论，全面总结中

药炮制发展历史，针对炮制品种、技术与方法，收集整理本草古籍，挖掘传统技术，深度探析特色传统饮片，广泛探寻古技传人和老药工，收藏并复制传统炮制器具78件，总结传统流派技术特点。团队的特色在于对"樟帮""建昌帮"特色炮制技术进行系统传承和创新发展。在该研究方向上，已承担国家自然科学基金等17项国家省部级课题。

2. 中药炮制理论现代科学内涵研究

在开展文献梳理的基础上，进行"三适"理论、"药汁制"和"炮制药性"理论归纳研究，对传统文献、药工经验进行采集整理，深刻揭示炮制原始意图和方法演变机制，创新凝练中药炮制理论，揭示炮制原理科学内涵，实现对中药炮制理论和原理的传承、诠释和创新。揭示炮制原理，创新性提出炮制"三适"理论（适度、适应、适宜）、药汁制法及炮制药性理论，阐释炮制技术的科学内涵。特色在于注重传统炮制理论传承与创新，现代炮制理论凝练和梳理，以现代技术阐明传统炮制科学原理。在该研究方向上，已承担国家自然科学基金等37项国家省部级课题。

3. 中药炮制装备研发与中药饮片产业应用转化

开展产地加工一体化研究、饮片标准化建设和饮片调剂规范化研究，以"产学研用结合，服务地方经济和行业发展"为宗旨，以"源于临床、回归临床"的思想，研制新型饮片12种，建立特色炮制技术规范39种，制订炮制辅料和饮片国家药典标准4项，研制江西省首个趁鲜切制目录品种（枳壳），研制炮制自动化设备5台套，推广应用相关技术和设备，实现成果转化。与樟树天齐堂、江中饮片、江西景德、江西青春康源等10多家企业建立产学研共建关系，实现科技成果转化，扩大了生产规模，累计实现销售收入50.23亿元，近3年直接经济效益达12.38亿元，努力实现了特色炮制技术的创造性转化。通过中药饮片产地加工与炮制一体化技术规范、饮片调剂规范化和饮片标准化研究，以及产学研合作开发特色饮片品种和装备等，构建"理论-原理-工艺-技术-标准-装备"一体化研究模式，破解特色炮制继承与产业化应用的系列难题，实现饮片炮制工业化、质量控制精准化、临床调剂规范化，提升中药饮片工业制造水平。特色在于注重产教融合、科教融合，实现炮制研究成果的技术、标准、装备的产业转化，并开展智能化炮制研究。在该研究方向上，已承担国家自然科学基金等23项国家省部级课题。

（二）研究成果

1. 全面系统梳理炮制理论和原理

通过古籍、古技、古物和古论梳理，收集整理本草古籍220部，挖掘传统技术50项，深度探析特色传统饮片12种，广泛探寻古技传人、药工经验20人次，收藏并复制传统炮制器具78件，总结传统流派技术特点，丰富完善炮制"三适"理论，揭示炮制原始意图和方法演变机制，实现中药炮制理论和原理的传承、诠释和创新。

2. 以古籍传承梳理200余本医案文献

梳理历代临床医案、本草典籍，重点关注不同炮制品种与临床应用的对应情况，提出科学假说，验证炮制原理，阐释炮制理论。

3. 以古技传承挖掘30余种特色技术

探寻工艺传人，对传统炮制技术主流流派（江西的樟帮、建昌帮；四川的川帮；京津的京帮）的特色技艺进行梳理：江西樟帮炮制，不论炒、浸、泡、炙，还是烘、晒、切、藏均十分考究，选购道地药材，应用独特的传统方法，提倡"制虽繁，不惜工"，其饮片因"薄如纸、吹得起、断面齐、造型美"而久负盛名；江西建昌帮传统炮制特色表现为工具辅料独特，工艺取法烹饪，讲究形色气味，毒性低疗效高；川帮采用"前店后坊"方式开展中医治病和饮片炮制，临街店堂作为坐堂应诊和饮片配方的地方，并以"九制大黄、九转南星、仙半夏"而闻名；京帮的炮制方法和辅料独具特色，姜制法除了姜炒，还有姜腌制等，强调辅料豆腐应用乌豆，因为乌豆可解毒，且京帮擅长用药汁辅料炮制药物等。

4. 以古物传承复原78件濒临失传特色工具

通过民间寻访、古志查询、仿制改造等多种方式，对78件即将失传但是又极具传统炮制特色的器具进行收集整理并建立博物馆开放展示，为炮制事业留下了宝贵的精神财富和物质财富。

5. 创造性提出炮制新理论

炮制"三适"理论，即炮制的适度、适应和适宜，强调中药炮制技术"度"的概念，只有适度掌握炮制程度，合理运用炮制技术，才能使炮制后的药物发挥最大疗效；强调采用水制、火制、水火共制以及运用炮制辅料等方式改变或缓和药物寒热温凉之性、辛甘酸苦咸之味，调整药物作用趋向，强化药物作用部位，使药物通过炮制产生的变化与机体病理状态高度适配，充分反映炮制适应性；在中药炮制的各个环节，强调炮制时间和方法的选择与季节、温度等具有相关性，应适宜操作等。药汁炮制理论：源于配伍的合群之妙、七情相制、四气相和。药汁炮制法是以中医药理论为原则，治法为依据，针对病情需要，结合饮片及药汁特性进行组合炮制的传统制药方法。是中药炮制的重要组成部分，体现了中药炮制"方随证变，随方炮制"精髓及特色所在通过系统整理、继承历史本草文献，总结和提炼药汁炮制论述与经验，阐释药汁炮制理论内涵，构建药汁炮制理论，提出药汁制作用论（利用药性的互根互用、相反相成作用指导药汁炮制）、炮制辅料论（充分利用药汁自身性味，以热药制冷药，以良药制毒药，以润药制燥药达到药辅合一）。根据中药配伍理论，常见药汁配伍炮制关系可分为相须为制、相反为制、相约为制等。按药汁味药数可分为一制一、二制一、多制一等。通过具体实例的研究与应用，提高中医方药的临床疗效，丰富和完善发展中医药理论。炮制药性理论：梳理文献古籍中具体炮制品种与技术中所蕴含的炮制本意，进行深入研究后发现，炒、炙、煅、蒸、煮、水制、火制、水火共制等炮制技术可引起中药药性改变，表现为中药"寒""热""温""凉""平""升降浮沉""归经""偏性"等性质改变。学科以此开展姜汁制附子、姜汁制黄连等引起寒热药性改变的相关研究，并提出通过炮制过程以及姜、黄酒、胆汁等辅料的运用，可改变药物寒热药性，而这些药性变化可通过代谢组学、能量代谢因子、动物舌像观察等生物效应指标表征，该变化与"以热制寒，缓和寒性，以及以寒制寒或以热制热，使寒者益寒、热者益热"的传统炮制理论相一致，从科学本质上探讨、揭示并归纳总结了新的炮制药性理论，总结其科学原理。

6. 形成技术规范和标准化成果

对佛手等饮片开展产地加工与炮制生产一体化的关键环节科学研究，开展对加工炮制一体化饮片工艺优选、关键技术评价、饮片在线生产质量评价体系及与原工艺饮片的等量和等效性研究，制定了3套中药饮片产地加工与炮制生产一体化的专属关键技术评价标准；制定江西省首个趁鲜切制品种目录枳壳标准；以沪地龙、桔梗、北沙参及江西10种道地药材等为研究对象，开展种质种苗、采收加工、炮制加工、饮片质量标准、饮片等级评价、辅料标准、设备标准等研究，起草行业标准50个，形成饮片生产线13条。建立中药饮片调剂规范：开展中药饮片调剂计量系统和饮片包装贮藏技术研究，开发了3个系列7件（套）调剂器具和1套电子计量配方系统，研制3台自动计量中药配方系统样机。建立12味改变传统调剂形式饮片的工艺规范和包装贮藏方法。发表研究论文46篇，形成行业标准4个，形成调研报告2份，建立了试验基地3个，形成中试生产线3条。

7. 实现装备研制和产业转化

与江西樟树天齐堂中药饮片有限公司、江西江中中药饮片有限公司等企业开展了药汁制品种等特色饮片品种的开发、利用与转化，并延伸至生产规模所需的炮制设备研制。同时开展产地趁鲜加工与炮制生产全过程质量传递规律智能化评价与控制研究，突破饮片炮制质量传感、智能火候识别、工艺过程建模、连续化生产等关键技术难题，实现传统炮制关键技术生产智能化。

（三）学术交流

学科积极开展学术交流，组织了全国中药炮制技术传承基地成果交流会，全国传承基地展示了自基地建设以来的成果成就，获得国家中医药管理局的高度肯定。近5年来，学科师生参加学术研讨、大会报告、教材建设、学科竞赛等活动100余次，对于推动学科发展起到了积极作用。

四、人才培养

本学科非常注重高层次人才培养，制定了较为完善的人才培养机制。主要从学科带头人、后备学科带头人的培养，青年骨干教师的培养和博士、硕士研究生的培养等3个层次进行。

1. 学科带头人和后备带头人培养

培养机制：本学科针对学科带头人和后备学科带头人的培养，采用学术交流和选派进修等方式。学校成立了江西中医药大学学科建设领导小组，制定了《江西中医药大学学科带头人遴选、考核和管理办法》《江西中医药大学重点学科管理办法》和《江西中医药大学重点科学建设经费资助学科成员出国（境）学习实施办法（试行）》等条例。通过组织参加与学科有关的学术交流活动，可拓宽学科带头人和后备学科带头人视野，使他们及时了解学科前沿知识的发展情况，掌握学科发展动态，以便把握学科方向，从而更有利于本学科的发展。

培养规模：本学科成立以来，组织学科带头人和后备学科带头人、学科组教师和青年骨干教师多次参加由教指委组织的全国中药炮制学科中青年师资培训、华中师范大学江西中医药大学班师资培训等多项师资培训活动，积极参与中华中医药学会中药炮制学术年会等学术交流活动，进一步加强了与一流高校和科研院所的联系。

培养水平：钟凌云为"十四五"教材《中药炮制学》主编，国家级一流本科课程"中药炮制学"课程负责人，国家中医药管理局高水平重点学科带头人，中药炮制技术传承基地项目办主任、专家，教育部高等学校中药炮制学课程联盟秘书长；获得江西省"双千计划"高层次人才、江西主要学科学术和技术带头人培养对象、江西省青年科学家培养对象（井冈之星）、江西省新世纪百千万人才工程人选、江西省金牌教授、江西省"三八红旗手"等称号拥有江西省教育系统"钟凌云教学名师工作室"等。

后备学科带头人叶喜德，现已为全国中药饮片质量标准委员会委员，入选江西中医药中青年人才培养计划，同时是《中国医药导报》《中南药学》等杂志评审专家，国家自然科学基金评审委员。后备学科带头人祝婧，现为中华中医药学会中药炮制分会青年委员会副主任委员。在学科带头人的指导下，本学科在近5年的建设中，先后获得国家自然科学基金等国家、省部级课题资助，共计30余项科研项目。

2. 青年骨干教师培养

培养机制：针对青年教师的培养，通过选送并委托高校培养博士和硕士研究生，并组织青年教师积极参加与本学科有关的学术交流活动。同时，在经费上，加大资助扶助力度，每年从学科建设经费中划拨资金，鼓励青年教师积极参与科研项目研究。学校还制定了相应的管理制度，如《江西中医药大学重点学科青年教师培养计划资助项目管理办法》《江西中医药大学重点学科专项资金管理办法》《专业技术人员在职攻读硕士学位的暂行办法》《江西中医药大学关于加强师资队伍建设的管理规定》《江西中医药大学关于引进有关人才的暂行办法》《关于加强青年教师培养培训的若干规定》《江西中医药大学教师在职攻读博士学位的暂行规定》《江西中医药大学教师委托培养攻读博士学位的暂行规定》《江西中医药大学教师培训经费管理暂行规定（修订）》。

培养规模：通过委培方式，团队培养博士4人，团队成员基本具有博士学位；每年选送一位青年教师赴省内外兄弟院校进修为期半年至一年的专业知识，每年均组织青年教师参加中华中医药学会中药炮制年会，并多次组织青年教师参加各种学术活动；每年至少有一名青年教师获得学科建设经费的扶助。

培养水平：学科从专业学习、管理能力培训等方面加强对青年教师的培养。近5年来，青年教师获得各类科研项目20余项，其中包括国家自然科学基金1项，省级项目8项等，获得学科建设经费扶助5项，其他类项目10项。青年教师参与活动并获得各类奖项5项，并荣获校教学标兵等荣誉称号。青年教师参与编写教材12部。

3. 研究生培养

培养机制：本学科注重研究生教育的培养，以突出学科特色，培养高素质人才为目的，在对博士、硕士研究生的教学中努力体现因材施教的原则，注重发挥研究生的个人才能和特长，突出对研究生创新能力和综合素质的培养。并按照学校管理规则，落实研究生培养工作，形成较为完善的培养机制，出台了一系列管理制度与规范。同时，学科与各大中药公司、医院和饮片厂建立了良好的合作关系，建立了数个见习基地，其中包括江西中医学院附属医院中药房仓库（参观成品饮片），南华医药有限公司中药仓库（参观成品饮片），建昌帮药业有限公司、江西景德中药股份有限公司（参观车间生产），汇仁集团有限公司（中试和饮片生产见习），樟树天齐堂中药饮片有限公司（中试和饮片生产见习，学习参观樟帮老药工实践操作）。通过见习，研究生了解实际生产流程，了解现代炮制生产和研究现状，促进自身知识结构由单纯理论向科研理论与生产实践紧密结合转变。此外，在我校实验大楼建立具有传统特色的"惟仁堂"中药炮制传承实训室，模拟真实场景，供学生实践演练，极大地提高了学生实践操作技能，激发他们的学习热情。

培养规模：建设期间，本学科通过统招、委托培养、在职招收、与兄弟院校联合培养等方式，共培养博士研究生53人，硕士研究生145人，师承学员45人，培训了54名中药科研实践班学员。本学科平均每年组织10余人次参加社会实践或与企业洽谈项目合作事宜，极大地激发了学生的热情。同时，在本学科组指导老师的带领下，每年组织研究生参加中华中医药学会中药炮制学科年会，并多次组织研究生参加一些重大学术活动。在科研经费扶助上，本学科每年拨出专项经费用于资助研究生创新基金项目。

培养水平：针对研究生的培养，本学科注重的不仅是数量，更是质量上的提高。在已培养的145名硕士研究生中，考取博士53人。建设期间，研究生参与了各种类别的科研项目，近5年来，获得国家级课题资助3项，省级课题资助6项，发表各类学术论文100余篇，其中省级优秀研究生毕业论文8篇；获得奖学金的情况为校"一方"研究生奖学金6人，校研究生奖学金17人，参与发明专利4项。

五、教 学 改 革

教学队伍近5年来的教研活动涵盖了中药学科的多门课程，包括研究生的中药炮制学专论、中药学进展、中药现代化概论和本科生的中药炮制学、中成药学、中药学基本理论、中医药学概论、中药综合知识与技能等。这些活动极大地开阔了任教老师的视野，使教师在课程讲授中采用新思路、新方法和新手段的教学模式。

（一）教学内容改革

对炮制学科的传承与发展、理论与实践、传统与现代的关系等方面进行了改革。要求学生掌握中药炮制传统理论、知识和技能的同时，课堂着重对中药炮制机制现代研究成果以及目前中药饮片发展的现状和前景进行阐述。

（二）实践教学改革

结合炮制理论教学，丰富了实验教学内容，增加设计性实验和开放性实验的数量，指导学生在传统中医药理论指导下，运用现代科学手段求证传统炮制理论和机理，改革创新炮制工艺。调查表明，95%以上的学生对实验课有兴趣，认为通过实验课学习能够加深对中药炮制理论的理解和认识。同时，在已建立的合作企业中，增设了定岗实训教学环节，积极组织学生参加社会实践教学活动。建立了"传统中药炮制实训室——惟仁堂",该实训室以弘扬江西传统"樟、建"帮特色炮制技术为目标,以培训本科生和研究生传统炮制技术操作为主体内容,以建立行业内技术人员交流平台为发展方向,建立了包括传统中药技术展示厅、传统中药房和炮制实训工具室在内的实训基地,既能引导学生观摩实践,又能激发学生对传统制药技术的热爱,传承传统中医药文化,促进本学科的进一步发展。开发中药炮制学类虚拟仿真实验项目30项,获批国家级虚拟仿真实验中心1个,获批省级以上虚拟仿真项目3项,建立了虚实结合、优势互补、能实不虚的层次化实验教学模式,对无法实际操作和濒临失传的古法炮制技术进行虚拟还原,让学生了解和掌握传统古法炮制技术。

(三)双语教学改革

紧紧围绕促进英语与专业共同提高的宗旨,从中药炮制学双语教材编写、双语多媒体课件制作等方面构建了"中药炮制学""中药综合知识与技能"双语教学平台,并创建了中药炮制学双语教学网站,实现网络资源共享,其中"中药综合知识与技能"双语教学项目获江西省"十四五"教育规划项目立项,"中药炮制学"双语课程建设取得了成果,发表了多篇教学改革研究论文。

(四)教学改革成效

学科组建设了教育部首批中药炮制学课程虚拟教研室,成为教育部高等学校中药炮制学课程联盟理事长单位;主持国家级教学平台,依托虚拟教研室和课程联盟,牵头72所高校165名教师,开展"名家话炮制"等专题研讨活动,示范炮制教学;主持建设了国家级一流课程等5门次国家级课程;主编的教材在全国100余所高校普遍使用;依托国家级传承基地建设,首创"学术+技术"双导师制,培养6代谱系共51名专业人才;培训全国炮制人员千余人次,临床中医师近万人次。

六、条件建设

学科已经形成了实验条件完善、仪器设备先进且创新配套的体系,为学科传承与创新提供强有力的条件支撑,为学科的可持续发展提供强有力的支持保障。

学科建立了相关建设制度,为学科条件建设提供保障。目前实验室场地面积达1500 m²,包括传统炮制技术传承实训平台、中药饮片中试车间以及科研实验室等。经过多年的积累,学科拥有的一流研发设备总值超2000万元。

学科依托单位丰富的图书资源,现有SCI、EI、ISTP等数据库72种;在图书馆现有126万余册图书文献的基础上,每年增加订购中、外期刊320余种;在现有50万余册电子图书的基础上,每年电子图书购置的增长率超过10%,为学科建设提供了丰富的图书资源条件。

学科建有国家级精品在线开放课程、国家级虚拟网络博物馆等,推进了虚拟仿真教学等实训平台建设,运用现代信息技术全力服务于学科人才培养。

七、学科管理

1. 运行管理

学科带头人负责对本学科的建设和发展作出全面规划，并给予学科带头人特殊的福利待遇。在经费管理方面，学科建设经费实行专款专用，设立专门的经费使用登记本和财务账本，学科经费的使用由学科带头人负责支配，分管院长审核，确保经费合理运行。

2. 组织管理

学科管理采用学校、学院二级管理模式。即学校成立学科建设领导小组，由校长牵头，有关职能部门和二级单位的主要领导组成。其主要职责为制订重点学科建设规划和各项管理措施，组织开展检查监督工作，研究和解决学科建设中的主要问题，由二级学院组织实施。学校成立学科建设办公室，负责学科建设的日常事务管理。同时，根据学科建设的不同需求，分设不同的学术委员会，主要是对学科建设的基础设施、建设计划和水平进行评估考核，为学校学科建设领导小组的决策提供依据。

3. 经费管理

学校制定了《江西中医药大学重点学科经费使用管理办法》，并按照"适度规模，分清主次，分批建设，务求实效，专款专用"的原则，对学科经费统一管理。制定相应的管理制度有：《江西中医药大学重点学科建设管理办法》《江西中医药大学学科带头人的选拔与管理办法》《江西中医药大学学科建设经费使用管理暂行办法》《江西中医药大学院级重点学科遴选办法》《江西中医药大学学术活动管理规定》等。

未来，江西中医药大学中药炮制学科将在前期建设成果的基础上，借助国家高水平中医药重点学科平台，充分发挥教育部中药炮制学课程虚拟教研室主任这一职务优势以及作为全国高等学校中药炮制学课程联盟理事长单位，拥有国家一流课程和国家级优秀教学团队的优势，进一步加强学科队伍建设，在人才培养、科学研究、社会服务和学术交流等方面进一步彰显特色、强化优势，推动中药炮制学科的快速发展。通过追踪本学科在国内外的动态和发展趋势，明确界定中药炮制学的学科内涵，划清学科界限，优化研究方向，拓宽研究领域，突出特色和优势，打造一支中医药学术精湛、能够引领饮片产业创新变革，在中药炮制传统传承与创新领域拥有话语权和国际影响力的中药炮制学科团队，完成具有"江中炮制"品牌特色的中药炮制学学科体系构建。

撰稿：钟凌云 黄 艺
审稿：张 凡 贾天柱

20　安徽中医药大学中药炮制学科

一、发 展 历 程

　　安徽中医药大学成立于1959年，学校于1974年成立药学系。我校自1971年开始准备开设中药炮制学课程的理论与实验教学，当时，学校既无教材，也无实验资料与设备，办学困难重重；庞国兴独自完成了中药炮制学讲义和中药炮制学实验指导教材的编写工作，在条件十分简陋的情况下，开展了中药炮制学的理论与实验教学，学生学习兴趣较浓厚；1980年中药炮制学科增加1名实验员吴琼，主要开展中药炮制学的实验准备工作；之后周玉珍加入，并成为骨干力量。中药炮制学也逐步发展为我校中药学专业人才培养的核心主干课程和学位课程之一。

　　1990年以后，金传山和梁益敏的加入，逐渐壮大了我校中药炮制学科的师资队伍。之后庞国兴退休，由金传山带领相关老师继续开展中药炮制学的教学，并根据中药炮制学科的特点，组建中药炮制研究团队，主要从事皖产药材产地加工工艺及饮片质量标准研究。2004年起承担中药学专业硕士研究生培养工作，2014年起学科承担"中药活性成分筛选与结构改造研究"与"中药炮制加工与质量控制研究"方向的中药学博士研究生的培养任务。

　　2016年开始，学校积极拓展中药炮制学科的影响力，先后在"5+3"中医临床专业、中医临床专业、中医定向培养专业开展临床中药炮制学理论教学与实验教学；目前，中药炮制学科拥有金传山、黄琪副、汪小莉、米小杰以及姚亮的专职中药炮制师资队伍，系统承担中药学专业中药炮制学和中药材加工与养护学、制药工程专业中药炮制工程学、中医临床专业临床中药炮制学等课程的教学任务；本学科现为国家中医药管理局中药炮制技术传承基地建设单位、安徽省中医药学会中药炮制专业委员会主任委员单位。

二、学 术 队 伍

（一）学科带头人

　　庞国兴（建设周期：1971～1998年），高级实验师。安徽中医药大学中药炮制学科创始人，1971年参加了由教育部、卫生部委托北京中医学院举办的全国中医药院校中药炮制师资培训班，1980年又在北京中医学院进修中药炮制学一年。自1971年开始承担中药炮制学教学与科研工作，自编《中药炮制学》讲义用于教学。从事中药炮制学教学与科研工作27年。

金传山（建设周期：1999年至今），教授，硕士研究生导师。首届安徽省中医药学会中药炮制专业委员会（2023年2月成立）主任委员、首届安徽省名中药师（2022年12月）、国家中医药管理局安徽中医药大学中药炮制传承基地负责人（2022年立项）、教育部高等学校中药炮制学课程联盟副理事长（2020年）、中华中医药学会中药炮制分会副主任委员（2019年）、安徽省中药饮片制造新技术安徽省重点实验室副主任、世界中医药学会联合会中药饮片质量专业委员会常务理事、安徽省高校科技创新平台"安徽大宗主产中药饮片产地加工与炮制一体化关键技术研究创新团队"负责人（2015年）。

自"十五"以来，先后主持和参加2017年国家重点研发计划、2018年国家重点研发计划"中医药现代化研究"专项、国家中药标准化项目、国际合作项目、国家科技特派员服务企业项目、2023年安徽省中医药科技攻关专项、省科技重大专项等20余项项目；获得2023年安徽省优秀科技特派员称号和安徽中医药大学科技杰出贡献奖。

担任全国普通高等中医药院校药学类专业"十四五"教材《中药炮制学》第一主编，普通高等学校"十三五"安徽省级教材《中药炮制学实验》主编；全国普通高等中医药院校药学类专业"十四五"教材《中药加工与炮制学》副主编，普通高等教育制药类"十三五"教材《中药炮制工程学》副主编等。

首次研究建立亳白芍无硫化加工工艺并实施产业化生产，提升了亳白芍品质，研究成果"白芍等皖产大宗中药无硫化生产关键技术研究与应用"获2018年安徽省科技进步奖三等奖（排序第1）；首次建立的亳白芍、白术、知母、何首乌等产地加工与炮制一体化工艺被2019年版《安徽省中药饮片炮制规范》收载。"山茱萸等4品种炮制新工艺产业化生产关键技术应用与推广"获安徽省中医药科学技术奖三等奖（排序第1）；主编安徽道地药材丛书《亳白芍》（安徽科学技术出版社，2023年6月）。获得发明专利1项、实用新型专利7项，发表研究论文100余篇。

（二）学科梯队

本学科团队目前正在积极打造徽派中药炮制体系，在徽派中药炮制创始人陈嘉谟代表著作《本草蒙筌》《医学指南》的炮制思想指引下，同时，借助亳州中药饮片产业集群的优势，初步形成了徽派中药炮制当代传承人谱系。

第一代：在学科成立初期，主要以庞国兴为主要带头人，周玉珍为主要骨干力量。

第二代：2000年以来，主要以金传山为主要带头人，梁益敏为主要骨干力量。

第三代：学科团队逐渐发展壮大，主要以吴德玲、朋汤义、许凤清为主要骨干力量。

第四代：主要以张伟、黄琪、汪小莉、韩燕全、赵宏苏等一批年轻老师为学科主要成员。

三、科研研究

（一）研究方向

1. 中药炮制机理阐释

本学科团队一直注重对中药炮制原理以及相关物质基础的研究，尤其通过菊花、炮姜、菟丝子等炮制原理的研究，初步阐释了"抑酶保苷""走""守"理论、"盐制入肾"等科学内涵，获得了多项国家自然科学基金的支持。本学科在国家自然科学基金项目"药用菊花加工过程中'抑酶保苷'共性规律研究""黄酮苷相关酶在亳菊加工炮制中的作用及其对亳菊品质的影响研究"等的支撑下，通过对亳菊加工炮制中黄酮类成分的变化机理及其对亳菊品质影响的研究，发现亳菊中β-D-葡萄糖苷酶可以水解亳菊中黄酮苷类成分使之生成黄酮苷元，证实低温烘干（加热）激活了亳菊中β-D-葡萄糖苷酶的活性，引起黄酮苷类化合物分解为黄酮苷元的科学假说。本学科在国家自然基金项目"姜炮制前后性能'走'与'守'转变的物质基础及作用机制研究"的支持下，通过从生姜炮制前后化学成分、药效和代谢组学3个方面进行系统研究表明，炮制前后其药性"走-守"的转变体现在"性-效-物质基础"多方面的内在差异。同时，在国家自然科学基金青年项目"基于'活性成分群体内暴露-效应-IDO1表达'动态关联研究盐菟丝子补肾安胎的炮制增效机理"的支持下，对"盐制入肾"炮制理论开展了研究，发表了"盐制入肾"相关学术论文5篇。

2. 皖产大宗药材产地加工与炮制一体化工艺研究

本学科自2000年以来，针对传统中药饮片在生产过程中存在产地加工与炮制生产环节交叉重复、加工操作繁琐、易导致中药饮片有效成分流失等问题，通过技术研究集成创新，将中药材产地加工与炮制生产相关工序进行有机整合；明确各环节技术参数及应用范围，建立了生产环节合理、便于储存运输、降低成本、利于保证药效等优势的中药材产地加工与炮制生产一体化的关键技术、规范和加工设备，以有效提升中药饮片的品质。结合安徽省实际，积极探索中药材产地加工与炮制一体化发展策略。

本团队在安徽省"十五"科技攻关专项"安徽地产鲜药直接加工饮片关键技术研究"、国家科技人员服务企业行动项目"出口大宗中药饮片产地加工与炮制一体化生产关键技术研究"（2010年）、国家中医药管理局2015年度中医药行业科研专项"茯苓、知母等2种中药饮片产地加工与炮制生产一体化关键技术规范研究"（2015年）、"安徽省高品质道地中药材规模化种植及精准扶贫示范研究——茯苓"（2018年）及"2011安徽省道地中药品质提升协同创新中心"等项目及平台的支撑下，围绕白芍、茯苓、知母、白术、何首乌、天麻等皖产大宗药材开展系统研究，并通过产地加工与炮制一体化研究成果，实现了皖产大宗药材的无硫化加工，在亳州饮片企业进行推广实施，有效填补了多年来农户加工切制中药材为饮片的盲区，有利于中药饮片质量的整体提升；同时减少了中药材经干燥、浸润、切制、再干燥的加工环节，有效提升了皖产道地中药饮片的品质。建立了皖产大宗中药白芍等"从田头到口头"全过程的工艺规范体系，有效提升了亳白芍品质，促进亳白芍产业良性发展，较好地发挥了以亳白芍为代表的"十大皖药"示范基地的引领和示范作用。

3. 特色中药饮片炮制工艺及质量标准研究

安徽中医药大学中药炮制学科整合安徽省中医院、安徽省食品药品检验研究院等多方科技资源，围绕安徽道地主产特色中药资源，利用安徽亳州中药饮片产业集群优势，致力于安徽道地与主产大宗中药品质提升研究，加强产学研深度合作，主要开展安徽大宗主产中药饮片、特色中药饮片、产地加工与炮制一体化产业化生产工艺等研究，着力解决企业加工炮制过程中的关键问题。

近年来，团队先后在国家自然科学基金项目"中药材炮制和煎煮过程中农药残留行为与膳食暴露评估"、国家重点研发计划项目"生熟异治中药饮片质量标准及科学性研究"、科技部"十二五"国家科技支撑计划课题"10种传统特色炮制方法、工艺技术传承与工业转化研究——九蒸九晒黄精""白芍等3种大宗药材饮片及提取物质量评价和生产过程标准研究（白芍）"、科技部国际合作项目"出口中药饮片现代炮制工艺及质量标准合作研究"、科技部"创新药物与中药现代化"专项"益智仁饮片炮制工艺规范化与质量标准的研究""木瓜饮片炮制工艺规范化与质量标准的研究""巴戟天饮片炮制工艺规范化与质量标准的研究""前胡饮片炮制工艺规范化与质量标准的研究"，以及国家中医药管理局"白芍标准化建设""白术等两味中药标准化建设""板蓝根质量标准研究""知母标准化建设"等项目的资助下，初步制订了白芍、白术、知母、前胡等药材种植规范及其饮片的质量标准。

针对饮片企业生产的毒性饮片质量不稳定的问题，在安徽省科技重大专项"毒性中药饮片炮制加工关键技术研究及产业化"项目的支持下，开展了川乌、草乌、半夏、天南星等毒性饮片的生产工艺及质量标准研究；此外，创新开展了山茱萸等高压蒸制技术、贡菊花等微波干燥技术研究。

（二）研究成果

1. 获奖及标准制定情况

（1）"绿色中药材规范化种植和加工产业化研究"于2007年获安徽省科技进步奖三等奖（金传山排名4）。

（2）"白芍等皖产大宗中药无硫化生产关键技术研究与应用"获得2018年安徽省科技进步奖三等奖（金传山排名1）。

（3）"山茱萸等4品种炮制新工艺产业化生产关键技术应用与推广"获得2019年安徽省中医药科技进步奖三等奖（金传山排名1）。

（4）"安徽省药用菊花基础与应用研究"获得2019年安徽省中医药科学技术进步奖一等奖（吴德玲排名1）。

（5）白芍、知母、白术、何首乌等4种安徽大宗主产药材产地加工与炮制一体化研究成果被2019年版《安徽省中药饮片炮制规范》收载（金传山）。

（6）"安徽省药用菊花产业化技术体系构建与应用"获得2020年安徽省科技进步奖二等奖（吴德玲排名1）。

2. 获得专利

（1）天冬剖切去皮装置及包括该装置的天冬加工设备，实用新型专利：ZL201820249297.9。

（2）茯苓去皮装置及茯苓加工生产设备，实用新型专利：ZL201820506307.2。

3. 论文发表情况

学科自成立以来发表论文200余篇，发表SCI论文30余篇。

（三）学术交流

学科长期与国内外中医药同行交流学术观点、分享学术成果。学科多次承办国家中医药管理局中药特色技术传承人才培训项目和安徽省中药特色技术传承人才培训项目，积极参加中华中医药学会中药炮制分会学术会议和中华中医药学会中药炮制分会"雷公论坛"，组织课题组研究生进行论文投稿。金传山在中华中医药学会中药炮制分会学术会议（2021年）作了题为"九蒸九制多花黄精产业化生产关键技术及炮制内涵研究"的学术报告；吴德玲在中华中医药学会中药炮制分会学术会议（2020年度）作了题为"药用菊花加工过程中'抑酶保苷'规律研究"的学术报告。学科成功举办安徽省中医药学会中药炮制专业委员会成立大会暨学术年会（2023年2月），金传山作了题为"安徽道地中药材——亳白芍品质提升研究"的学术报告。

四、人才培养

1. 本科教学

团队主要承担安徽中医药大学中药学专业中药炮制学、中药炮制学实验、中药材加工与养护学、中药炮制学专论等课程理论和实验教学；承担制药工程专业中药炮制工程学课程理论和实验教学；承担中医学专业临床中药炮制学课程理论和实验教学。

2. 研究生培养

（1）硕士研究生培养情况：学科自2004年起开始招收中药学硕士研究生，主要围绕皖产大宗药材产地加工与炮制一体化工艺研究、皖产药材及饮片质量标准研究展开。至今学科已培养硕士研究生近100人。

（2）博士研究生培养情况：安徽中医药大学自2014年设立中药学博士授权建设点，学科承担"中药活性成分筛选与结构改造研究"与"中药炮制加工与质量控制研究"中药学博士研究生培养任务，目前培养在读博士研究生2人。

五、教学改革

本团队积极开展教学改革，近年来围绕提炼教学目标、加强课程思政、创新教学方式、丰富教学资源、完善评价反馈等几个方面加以展开。

第一，在教学目标提炼方面。安徽省是中药饮片产业大省，我校作为安徽省地方特色高水平大学，办学定位是服务于安徽省地方经济发展。本课程教学目标紧扣学校办学定位、专业人才培养目标和学生实际发展需要。在知识目标方面，要求学生掌握中药炮制基本理论，相关专业名词和常用术语，运用现代语言阐释相关中药炮制机理，熟悉中药饮片产业在服务安徽地区经济发展中的作用，了解"徽派"炮制文化；在能力目标方面，学生需要掌握常见的中药炮制传统工艺及药材加工方法，可根据临床调剂制剂需要制备相应炮制品，熟悉中药饮片产业化生产线布局及流程；在素质与情感目标方面，学生进一步坚定中医药信念，传承中药炮制文化。最终培养能够从事中药饮片生产炮制加工，服务安徽中药饮片产业的应用型人才。

第二，在课程思政建设方面。我们重塑课程内容体系，挖掘课程所蕴含的思政要素。将古人的工匠精神、传承精神融入课程教学；将本学科近年来围绕中药材产地加工与炮制一体化工艺、中药炮制机理阐释等方面的最新科研成果融入课堂教学，培养学生创新的科学精神及生命至上的质量意识。同时依托我校国家中药炮制技术传承基地建设相关成果，将"徽派炮制"等具有地方特色的炮制文化融入教学内容，帮助学生增强文化和专业自信，坚定中医药信念。

第三，在教学方式改革方面。我们首先更新课程内容体系，通过讲解与中药炮制有关的基本理论、基本术语，突出课程的知识性，融入我校中药炮制教学团队在中药产地加工与炮制一体化、揭示中药炮制传统机理、中药饮片物质基础研究等方面的最新科研成果，提高课程的"高阶性""创新性"，帮助学生理解中药炮制的科学内涵，了解学科发展前沿，真正实现"产教"融合。在实验课程中开设综合设计性实验，培养学生对知识的综合运用能力，提高课程的挑战度。其次，创新课堂教学方法，依托智慧化教学工具展开。课前发布相关学习资源，帮助学生提前预习相关知识；课中实现在线签到考勤、教学资源分享、问题抢答、头脑风暴、师生互动；课后发布复习题，讨论主题等，帮助学生巩固提升。线下课堂以教师主讲，同时开展师生互动，生生互动，使用智慧教学工具，实现线上线下的深度融合。再次，丰富相关教学资源，本课程组成员多次参与教材编写并担任教材《中药炮制学》、省级教材《中药炮制学实验》主编、副主编、编委。本课程先后获批安徽中医药大学校级MOOC建设项目和安徽省教育厅省级MOOC建设项目，目前已建成全套在线教学资源。依托学校引进的专业期刊数据库、课程组自建的国家中药炮制传承基地网站帮助学生进行拓展知识学习。本课程以学校中药学一流专业建设为依托，拥有智慧化教学环境及在线教学平台，可供课程开展"线上线下"混合式教学使用。

第四，在实践教学体系构建方面。校内实训依托国家中药类实验教学示范中心、"徽派"中药炮制实训中心，建成传统炮制室、中药饮片识别实训中心及中药炮制虚拟仿真平台。校外实践教学依托安徽省亳州市中药饮片产业集群优势及安徽省中医院中药房，组织学生深入中药材产地、中药饮片企业、中医医院开展实践教学，实现从"药材种植-车间生产-临床使用"的无缝对接，进一步帮助学生掌握中药饮片生产及临床实际应用情况。

第五，在完善评价反馈机制方面。采用过程性评价与终结性评价相结合的方式开展有效的学习评价，构建包括课堂考勤、小组讨论、在线互动、实验报告、课程作业、期末考试等在内的形成性评价体系。制定教学评价量化积分表，对每次量化积分靠后的同学适时反馈提醒，并及时改进教学方法，展开有针对性的复习，帮助学生加以提高。

团队教师发展成果丰硕。近年来，团队发表多篇教学论文，团队成员获安徽省教育厅教学成果奖两项，课程主讲人获中华中医药学会首届"中药炮制学授课与技能比赛综合二等奖"及"中药炮制技能大赛最佳火制奖"，课程团队教师课程思政建设及在线教学相关成果获世界中医药联合会中药饮片专业委员会教学成果奖二等奖，课程团队成员当选中华中医药学会中药炮制分会副主任委员、常务委员等。课程组教师的教学改革成果赢得中药炮制教学同行和专家的认可。

六、条件建设

学科建有现代中药研发产业创新团队；拥有省部共建新安医学教育部重点实验室、安徽省中药研究与开发重点实验室、现代中药安徽省重点实验室、现代中药安徽省工程技术研究中心、中药饮片国家地方联合工程研究中心、安徽省中药饮片工程技术研究中心、安徽省中药炮制加工工程技术研究中心和安徽省中药提取工程技术研究中心；拥有安徽道地中药材品质提升协同创新中心。2015年获批安徽高校科研创新平台团队项目——中药饮片产地加工与炮制一体化关键技术研究创新团队，同时与安徽省食品药品检验研究院联合共建国家药品监督管理局中药质量研究与评价重点实验室，与安徽协和成药业中药饮片有限公司联合共建中药饮片制造新技术安徽省重点实验室、安徽省出口饮片炮制工程技术中心，与中国医药安徽省万生中药饮片有限公司联合共建安徽省中药炮制与加工工程技术研究中心，为安徽中药饮片产业发展提供良好的平台支撑。

安徽中医药大学中药炮制学科2022年被国家中医药管理局列入中药炮制传承基地建设单位，依托南新安、北华佗以及亳州中药饮片产业集群的优势，努力打造新的徽派中药炮制技术体系。2023年2月成立安徽省中医药学会中药炮制专业委员会。

七、学科管理

中药炮制学科在学校相关规章制度的指导下，形成了以金传山、吴德玲两位教授为课题组负责人的，包括教师（专任教师、研究员）、实验技术人员和研究生的学术团队，有明确的科研任务和目标，服从学校学术委员会管理。

过去的50年，是安徽中医药大学中药炮制全体同仁砥砺奋进的50年。我们在国家中医药管理局及中华中医药学会中药炮制分会的带领下，围绕"皖产大宗药材"产地加工、饮片质量标准制定、中药炮制机理研究、中药炮制人才培养及炮制文化传承等方面作出了应有的贡献，对安徽省中药饮片事业发展起到了一定的推动作用。

成绩属于过去，使命催人奋进。今后，我们将在中华中医药学会中药炮制分会的指导下，继续从事中药炮制事业，肩负起炮制人的使命。我们将继续和安徽省中药炮制同行一道做强"皖产"中药产业，擦亮"徽派"炮制招牌，为安徽省乃至全国中药饮片事业发展贡献出自己的一份力量。

撰稿：金传山　黄　琪
审稿：刘蓬蓬　贾天柱

21 沈阳药科大学中药炮制学科

一、发展历程

沈阳药科大学中药学院前身为1958年成立的中草药教研室，1985年学院正式成立，随即开展中药学专业学生培养工作。1998年中药学学科获批硕士学位授权点，2003年获批博士学位授权点，拥有博士后流动工作站，2008年中药学学科获评辽宁省重点学科，2009年在"辽宁省提升高等学校核心竞争力学科建设工程"中被评为"特色学科"，2017年被批准为"辽宁省高等学校一流学科重点建设学科"，第五轮评估中被评为B+，中药学专业为国家级特色专业，2019年入选首批国家级一流本科专业建设点。中药炮制为中药学下设的二级学科，致力于培养能够服务于健康中国战略，兼顾行业发展需求，掌握中药炮制基本原理、炮制方法、饮片质量管理等技术方法，具备严谨科学作风，富有创新精神，可从事中药炮制研究、生产、检验等岗位工作，适应我国医药行业和区域经济发展的应用型人才。学科发展过程中，先后有张豁中、汪新久、侯嵘峤等副教授和王金辉教授参与其中，目前团队成员有刘晓秋、高慧媛、王延年、马跃平等人。

二、学术队伍

（一）学科带头人

路金才（建设周期：2020年至今），辽宁省特聘教授、省教学名师，国家级一流课程负责人。主持国家重点研发计划1项，科技部重大新药创制项目2项，科技部科技支撑计划1项，国家自然科学基金项目3项，辽宁省重大科技攻关项目2项，国家中医药管理局及沈阳市企业合作项目等20余项课题，另外，作为项目骨干成员承担国家自然科学基金重点项目1项。在 *Journal of Natural Products*，*Journal of Ginseng Research* 和《中草药》《药学学报》等中英文学术期刊发表科研论文160余篇。

（二）学科梯队

现有教职工49人，其中教授19人，副教授13人，讲师17人，具有博士学位的教师有48人，20人有国外留学经历。

三、科研研究

（一）研究方向

1. 中药炮制前后化学成分变化对药效、毒性变化的影响

学科人员先后针对脱脂核桃粕、淡豆豉、附子、牵牛子、朝鲜淫羊藿等中药炮制前后的毒性及药效变化进行了研究，基于代谢组学技术探讨炮制减毒的机理，与药剂学相结合，设计并评价了炮制品的制剂工艺及安全性；对比生品，探讨了醋炙柴胡在肝脏部位的代谢特点；对三七、人参、黄芩、啤酒花、五味子等的提取物和化学单体的药效变化及活性机制进行了研究；建立了基于代谢组学技术研究其他中药与雄黄配伍后毒性降低原理的方法；建立了以谷胱甘肽为底物，定向标记追踪毒性成分在体内分布情况的检测技术。以上研究内容为中药炮制前后药效、毒性变化的实质及炮制机理的研究提供了基础，先后发表了41篇论文，其中包括37篇SCI论文。

2. 现代检测技术在中药炮制方法学上的建立与应用

为了探讨炮制前后物质基础变化的实质，研究人员就分离分析技术做了大量的方法学研究，内容包括：基于液质联用技术对成分变化进行定性定量研究；基于谱-毒/效相关性对中药质量标志物进行筛选识别；基于化学计量学对中药混淆品、不同品种及其伪品进行鉴别等。以上方法学的研究成果为中药炮制成分变化的研究提供了技术参考和思路，共发表论文32篇，其中SCI论文26篇。

3. 中药化学指导炮制工艺与炮制原理研究

将中药化学分离技术引入炮制工艺和炮制原理研究，包括人参炮制前后多糖、蛋白的结构表征研究，基于分子网络（根据离散度追踪新骨架、定向分离结构相近化合物）、计算核磁、分子对接等技术对炮制品、生品中化学成分的对比研究，以阐明炮制前后化学变化实质；中药炮制工艺主要涉及基于人工神经网络方法和响应面法分别优化脱脂核桃粕和升麻的提取工艺；中药发酵方面主要涉及内生真菌和酶作用转化活性成分的研究，测定了六神曲、淡豆豉及茯苓发酵过程中成分含量变化，对北沙参、黄精、芫花、人参炮制工艺、发酵工艺进行了工艺优化、方法改进，为新的炮制方法提供了思路借鉴。先后发表论文27篇，其中SCI论文19篇。

（二）研究成果

科研工作先后获得"十一五"国家重大科技专项立项1项，获批国家自然科学基金联合基金项目1项、面上项目3项、青年基金项目1项，以及"十二五"行业专项1项；科研成果荣获国家中医药管理局科技进步奖二等奖1项（编号：ZY-35-R-08）、辽宁省科技进步奖二等奖多项。

（三）学术交流

学科教师、研究人员与国内外专家同行广泛开展交流合作：

1. 国际交流及学术任职

学科有30余人次担任国内外学术组织职务，包括美国药典委员会委员、美国中药学会常务理事、国家药典委员会委员、中华中医药学会中药炮制分会常务委员、委员等。学科主办了 *Asian Journal of Traditional Medicines*，*Journal of Polyphenols* 两本国际期刊，先后与美国国立卫生研究院癌症研究所、哈佛医学院、日本东京大学、京都药科大学等建立了交流与合作关系。

2. 依托学会搭建的交流平台，广泛开展学术研讨活动

学科老师兼任中华中医药学会中药炮制分会常务委员或委员，每年与中华中医药学会中药炮制分会的同仁一道开展"雷公论坛""学术年会""炮制技术传承"等培训活动，就炮制智能制造、智能煎煮、炮制工艺传承与创新等内容开展多角度的学术交流及探讨。

3. 学生培养与对外交流

学生通过参加创新创业竞赛，如"TRIZ"方法大赛、"挑战杯"创业大赛、"青松医药杯"创业设计大赛等，提升创新思维与动手能力。此外，中药学研究生每年以选派或委派的方式赴日本、美国等地的高校、研究所及企业进行交流学习，以拓宽国际视野。

4. 人才培养

中药炮制学科与专业旨在培养能够运用现代理论和技术，研究中药炮制理论、历史沿革、饮片管理、合理工艺、质量标准等方面的专门人才。根据中医药理论，依照"辨证施治"的用药需求，先后开展了中药炮制原理与关键技术研究、中药饮片炮制方法及工艺研究、质量标准制定，以及中药复方中饮片炮制的物质基础及机理等方面的研究。招生方向主要包括：①中药炮制原理与关键技术研究；②中药饮片炮制的物质基础及机理研究；③中药饮片炮制方法及工艺研究；④中药饮片质量标准及控制方法研究。

每年招收博士研究生2～4人，硕士研究生5～12人，学制为3～5年。其中，博士研究生和学术型硕士研究生的培养方式以科学研究工作为主，着重培养研究生的创新探索精神和独立从事科学研究的能力；专业型硕士研究生学制为3年，其中2.5年为实践培养期，实行校内、校外双导师制，导师对其进行全过程指导；学位论文以成果报告、行业标准、发明专利等形式呈现，聘请行业专家参与论文审核及答辩过程，以保障人才培养的实践能力得到有效提升。

学科注重提升人才培养的综合能力，依托学校的国家、省级各工程中心以及校企共建实验室等，形成"产、学、研、用"协同育人模式，为人才能力培养提供了全面保障。

四、教 学 改 革

（一）课程设置

中药炮制学是沈阳药科大学在国内医药类院校中开设较早的课程之一，自中药系（现为中药学院）成立起，相继面向中药学专业、中药资源与开发专业、中药制药专业开设该课

程，已有30多年的建设发展历史。课程教师包括张豁忠、汪新久、侯嵘乔、王金辉等人。现有团队教师5人，包括教授1人，副教授2人，讲师2人，均为博士学位，教学经验丰富。课程历经几代人的努力，成果显著，2021年入选辽宁省一流课程、建有虚拟仿真炮制实验项目。

中药炮制学课程重点讲授中药炮制的基础理论、基本知识，要求学生具备结合中医基础理论、中药学、方剂学、中药化学、药理学等课程内容综合认识中药炮制原理的能力，掌握炮制方法、工艺，明确炮制目的、熟悉炮制辅料、掌握中药饮片质量控制及检验方法，了解炮制发展历史及现代进展，努力为中华民族传统文化发展作贡献。

（二）课程教学与改革

课程教学由理论与实验教学两部分组成，学生学成后达成的目标主要包括：①掌握中药炮制基本理论，包括中药炮制与临床疗效的关系、中药药性理论、辅料作用理论、生熟异用等基本理论；②将中医药理论内涵融入重点中药的炮制目的阐释和临床应用分析中，掌握不同炮制方法对中药疗效的影响；③掌握净制、切制和各种炮制方法的含义及目的；④能够综合运用中药炮制学的知识，认识中药炮制在临床应用中的重要作用；⑤巩固专业思想，做好炮制方法的传承与发扬工作，做到传承精华，创新发展。

教学内容重视与行业的结合，提倡引入现代先进技术，教学改革致力方向可概括为以下5方面。

（1）以"新药科"思想提升中药学专业人才培养理念，注重学生综合素质的全面提升。

（2）提倡多元化教学模式，包括充分利用线上、线下教学资源。

（3）重视课程思政建设，将传统文化、哲学、历史与现代人文、德育等有机融合，增强对学生"诚信、友善、求实、敬业"精神的培养。

（4）强化课堂教学效果，开展启发式、探究式教学，重视课堂讨论带来的思想启发。

（5）充分利用各种软件技术，制作视频、动画等，模拟实际生产过程，增强学生对课程的理解力。

（三）教材建设

炮制教学团队先后主编、参编各类教材14本，主编的《中药炮制学实验》英汉双语教材（中国医药科技出版社）已被多个医药院校本科生实验课使用，2019年已出版第二版。

五、条件建设

学科依托的技术平台包括：国家发改委中药质量控制技术国家地方联合工程实验室（2012年）、辽宁省濒危珍稀药材资源开发与应用工程技术研究中心（2015年）、辽宁省道地和濒危珍稀药材开发与应用工程实验室（2016年）、中药质量控制重点研究室、中药化学重点研究室（2010年）、辽宁省东北道地药材资源研发重点实验室（2011年）等。同时，中药分离、中药资源与道地药材、中药药理、中药质量控制等实验室设立于本溪校区及中国药都科技园区，以增强学科对"中国药都"的技术支持能力。

学科拥有GCMS-TQ8040气相色谱质谱联用仪、超高效液相色谱-四极杆飞行时间质谱联用仪（HPLC-Q-TOF MS）、工业化制备高效液相色谱仪、X射线单晶衍射仪、600 MHz核磁共振谱仪、圆二色光谱仪（CD）、流式细胞仪、荧光定量PCR扩增仪等仪器设备，总价值3000多万元人民币。这些设备面向全校教师，针对社会需求提供技术服务，提升了"学、研、用"的能力。

六、学科管理

学校为学科建设提供政策和经费支持，设有学科分委员会，执行人为学科主席。通过收集学科专项评估、毕业生质量跟踪调查等多渠道信息，评价学科建设质量。由知名专家教授组成的专业建设指导委员会，负责组织开展学科建设、改革、发展的研究，提出专业设置调整的原则、意见及发展规划。同时，对专业人才培养目标与规格、专业能力标准、课程体系等的制订与调整，提出指导性意见与建议。

学科负责人负责组织专业人才培养方案的修订研讨（包括课程设置调整、课程内容衔接和变化等）并提出书面修订意见；依据本专业发展规划和人才培养实际需要，协助开展学术带头人培养、骨干师资培训、青年教师引进和培养等专业师资队伍建设工作。学科凝练的改革要点主要有：

1. 凝练学术方向

瞄准前沿研究方向，将中药炮制与中药新药研制、药物制剂、中药药理、药物分析、药物代谢、中药资源可持续开发及利用等方面紧密结合，力争达到国内领先水平。

2. 加强团队建设

实施"高水平人才引进计划"，充分利用国内外人才资源，结合国家发展战略和我校发展需求，有的放矢吸引海内外高层次人才和科技领军人才，带领学科发展。

3. 促进学科交叉

与国外高等院校或科研机构共同建立合作研究室，开拓联合办学的渠道，举办国内及国际区域学术论坛，引进国外优质资源，促进学科内、不同学科间以及不同区域间学者的交流，促进学术交叉融合。

中药现代化的实现离不开中药炮制学的发展。沈阳药科大学中药炮制学科将以国家中医药现代化进程为契机，加大产教融合、科教融合的力度，立足行业需求，开展联合攻关，为推进中药炮制研究及中药现代化更高层次地发展、更好地服务于临床提供强有力支持和保障。

撰稿：高慧媛　任舒蒙
审稿：张　凡　贾天柱

22 青海省藏药炮制学科

一、发展历程

青海是中藏医药重要的发源地和传播地，这里拥有丰富的中藏医药资源和深厚的人文基础优势，具有广泛深厚的群众基础。关于藏药的起源，早在公元前3世纪就有"有毒就有药"的记载。此外，青藏高原先民还发明了酥油止血、用青稞酒糟治疗外伤等原始简单治疗方法，这表明青藏高原先民已经掌握了通过一定的加工炮制，使食物具备药效的方法。藏医经典名著《四部医典》后续部记载："世上无物不是药，只要炮制工艺到位"。炮制在藏药中称为"堆炯"，"堆"为调和、制伏之意，即调制，"炯"为净化、清除和减弱之意，即除制或净制。顾名思义，藏药炮制是利用物理、化学或生物手段，调和和改变药材的味、性、效，清除药材的杂质和有害物质，减少毒副作用，增强治疗效果的一种方法，可直译为藏药"调除"法。目前藏药常用的炮制方法有25种，又可根据采集加工的要求分为采集加工、总炮制加工、植物类炮制、动物类炮制、矿物珍宝类炮制、灰炭膏油类炮制、特殊制剂加工炮制、药香烟熏剂炮制等8种。

藏医药学的特点是医药不分家，即藏医将药物炮制过程视为一种医学活动，这种炮制过程既有医学的科学性，又有药学的实践性。在藏药炮制的历史中，青海地区的传承脉络始于西藏，在不断吸收藏医南派和北派的炮制理论和精华的基础上，又融合了河湟流域、果洛玛域、玉树三江流域、黄南热贡等区域流派的炮制理论，最终形成了现有的青海藏药炮制学科体系。

传统的藏医药学教育主要通过寺院医学教育模式来进行，这种模式在高原地区的藏传佛教寺院中广泛应用，促进了藏医学教育的组织化和体系化，也加速了藏医学在甘肃、青海和内蒙古自治区的传播。然而，在西藏和平解放之前由于名老藏医大多是寺院的僧人，一些核心的炮制技艺和理论，以及藏药珍宝制剂炮制方法和配制技艺仍被西藏的少数专家垄断，因此青海地区仅能开展一些常规炮制，学科建设处在萌芽阶段。

为了改变这种局面，20世纪70年代末，西藏自治区藏医学院措如·次朗大师根据文献记载和多年反复试制，在波密县藏医院首次炮制成功"佐太"，为了传承此项技艺，青海省于1978年邀请大师到青海黄南州举办了首届"佐太"炮制培训班，并将此项绝密技艺传授给香萨·尕布藏、尼玛等一批省内知名藏医专家。

随着此项技艺的传承和发展，青海相继成立了多家藏药厂和医疗机构制剂室，进一步推动了产业和学科的发展，使学科理论趋于完善和丰富。青海的藏药炮制技艺日益成熟，也为青海地区的医疗事业和藏药文化的保护和传承作出了重要贡献。

改革开放后，青海省委、省政府高度重视中藏医药发展，成立了第一所藏医学院和藏医院，结束了以寺院为主的医学教育和藏医诊疗模式，开启了藏医药发展新的征程，推动了藏药炮制学科的发展，保护和传承了藏医药学的独特文化和传统。

为了推动青海省中藏医药产业的发展，青海省不断加强立法和顶层设计。在此过程中，先后出台了一系列政策性文件，包括《青海省发展中医藏医蒙医条例》《青海省人民政府关于扶持和促进中藏医药事业发展的实施意见》《青海省关于贯彻〈中医药发展战略规划纲要（2016—2030年）〉的实施意见》《青海省扶持和促进中藏医药发展若干措施》等。这些政策性文件的实施，为青海中藏药产业的发展提供了坚实的保障和指导。包括加强对中藏药企业的资金、税收、用地等方面的支持，鼓励社会资本参与中藏药产业发展，推动中藏医药事业的创新和升级。

1995年青海大学藏医学院招收首批藏医药本科生，随后分别于2000年和2006年获批藏医学专业硕士及博士学位授予权，这也实现了青海省高等教育博士点零的突破。学院的发展，不仅在成人教育、研究生教育、留学生教育等方面取得了重要成果，而且在藏医药领域的科研和人才培养方面发挥了重要作用。

此外，青海省还在保护和传承中藏药文化方面做了大量的工作。申报的"藏药阿如拉炮制技艺""七十味珍珠丸赛太炮制技艺"入选国家首批非物质文化遗产名录，青海省藏医院承担的国家中医药管理局"十二五"重点学科"藏药炮制学"立项通过验收等等，都进一步促进了藏药炮制学科的发展和繁荣。青海中藏药事业形成了集医疗、科研、教育、产业、文化、对外交流、养生保健"七位一体"发展模式。

随着这些政策和措施的实施，青海藏药产业和学科建设迎来了"高光时刻"。藏药炮制学科在炮制古法挖掘、技术传承、理论创新、工艺规范、成果转化等方面均取得了实质性进展，形成了区域辐射局面，成为我国藏药炮制学学科发展的重要引领和带动力量。可以预见，在不久的将来，藏药事业必将迎来新的飞跃。

二、学术队伍

（一）学科带头人

香萨·尕布藏嘉措（建设周期：1978～1997年），男，藏族，四川省若尔盖县人，生于1925年，卒于1998年4月。藏医主任医师，青海省著名藏医专家，历任青海省河南蒙古族自治县政协副主席、副县长、黄南藏族自治州政协副主席，青海省政协常务委员等。熟悉和精通哲学、政治、经济、宗教、天文、史地、文学等多方面藏族相关知识，尤其对藏医药学理论有较深的造诣，获藏医学门巴拉金巴学位（博士）和多伦巴格西学位。完成藏药巨著《晶珠本草》的修订和《中国医学百科全书·藏医分卷》总论和各论的编写工作，为藏医学的发掘、整理、继承、提高作出了贡献。

尼玛（建设周期：1983～2010年），男，藏族，青海省共和县人，1932年11月生，卒于2022年3月。藏医主任医师，国医大师，博士生导师。第一批、第二批、第三批、第四批、第五批全国老中医药专家学术经验继承指导老师，国家首批非物质文化遗产"七十味珍珠丸赛太炮制技艺"传承人，青海藏药炮制学科的开创者，首创"辅料决定炮制质量论"和机械化"佐太"炮制理论，在中国藏医药发展史上占有重要地位，具有深远影响。

尕玛措尼（建设周期：2010～2015年），男，藏族，生于1956年7月，青海大学教授，硕士生导师，日本ARURA藏医药研究中心研究员，青海省医学会医疗事故技术鉴定专家库成员，中央民族大学藏医研究所特邀研究员，青海金诃藏药药业股份有限公司炮制总顾问，"青海省藏药炮制规范研究"项目特邀专家，全国老中医药专家学术经验继承人，第三批国家级非物质文化遗产项目——"藏药阿如拉炮制技艺"代表性传承人，"中国百名杰出青年中医"提名奖、国家级教学成果奖二等奖获得者。

李先加（建设周期：2015～2020年），男，藏族，生于1963年9月，主任医师，硕士生导师，联合国非遗名录国家非物质文化遗产"藏医药浴疗法"传承人，国家中医药管理局优秀重点学科"藏药炮制学"学科带头人，青海省"高端创新人才千人计划"领军人才，青海省优秀专家，青海省中藏药饮片炮制规范修订工作委员会副主任委员。成功推动我国申报藏医药浴疗法世界非物质文化遗产保护名录，从事藏医药浴临床诊疗和五味甘露浴炮制发酵工艺提升研究工作30余年，主编《常用藏药炮制技艺汇编》《藏医药浴疗法》等专著5部。

多杰才让（建设周期：2020年至今），男，藏族，1978年生，主任藏药师，青海省"昆仑英才·高端创新创业人才"领军人才，第五批全国老中医药专家学术经验继承人，国家中医药管理局优秀重点学科"藏药制剂学""藏药炮制学"后备学科带头人。现任青海省藏医院制剂科主任，藏药新药开发国家重点实验室制剂基地主任，五省区藏药标准协调委员会制剂与炮制工艺组组长，中华中医药学会中药炮制分会常务理事，青海省非物质文化遗产保护委员会专家，青海省中藏药饮片炮制规范修订工作委员会副主任委员，青海藏药"佐太"质量鉴定专家库专家等学术职务。从事藏药炮制工作20年，先后主持起草《青海省医疗机构制剂蒙药材及其炮制方法指南》《青海省藏医医疗机构中（藏）药饮片临床应用技术指南（2023版）》等地方标准12项，推动了青海中（藏）药饮片规范和纳入医保工作。

周则（建设周期：2020年至今），男，藏族，1983年生，青海大学副教授，藏医药学博士，硕士研究生导师，青海大学藏医学院藏医药理教研室主任。从事藏药学教学、藏药药理与炮制技艺研究工作18年。为青海大学藏医药学国家级教学团队及2届青海省"人才小高地"建设基地成员，中国民族医药学会药材及饮片分会理事，青海省藏医药学会第七、八届理事会理事。主持国家社科基金项目、省卫健委中藏医药研究等项目7项；参与建设国家社科基金、国家自然科学基金、科技部重大项目、省科技计划项目等16项；在《中国藏学》《华西药学杂志》等期刊上发表论文23篇；参编专著4部、教材2部。

（二）学科梯队

目前，学科队伍总人数49人，高级职称15人、中级职称20人、初级职称14人，其中博士研究生2人，硕士研究生5人。45岁以下人员40人，占80%，本科学历占100%，中青年专业技术人员为梯队中的骨干力量。通过几年的建设形成了一支结构完整、老中青结合、年龄梯队合理的学科队伍，具有丰富的专业技术知识、科研水平和团队协作精神，形成了可持续发展的梯队态势。

三、科研研究

（一）研究方向

1. 古籍文献整理与炮制基础理论研究

抢救搜集藏医药古籍文献，整理古籍文献中的炮制理论、工艺和新方法，延伸和丰富学科基础理论，推动学科的理论进步。

（1）通过捐献、收购、复制、拍照、抄录等方式，先后组织100多人次赴英国、美国、意大利、印度、尼泊尔、蒙古国、俄罗斯等10多个国家和西藏、青海、甘肃、四川、云南、内蒙古、新疆等省区以及北京市搜集整理藏医药古籍文献，涉及档案馆、寺院、医院、学校和科研院所等各个领域，通过沟通与协调，共搜集到1700部藏医药古籍文献，其中有些古籍为首次发掘，部分古籍为孤本、绝版及历史上高僧大德的手写本，历经20年编纂完成《藏医药经典文献集成丛书》（共123部，其中炮制类文献26部），为藏医药理论研究提供了重要依据。

（2）召集青海、西藏、甘肃、四川、云南等省区以及北京市的藏医药专家和文献研究骨干，收录930部藏医药经典古籍和近现代代表性论著，编撰《藏医药大典》全书80卷，共7700万字，分为藏医学史、古代医籍、四部医典、临床医著、药物识别、药物方剂、药材炮制、仪轨颂词等8大总义，几乎涵盖了藏医药学从理论到实践所有的内容，时间跨越从公元前7世纪至今，跨度达2700多年，为藏医药基础研究、教学实践、临床应用提供了重要的理论支撑。对抢救和保护珍贵藏医药文化遗产，传承弘扬优秀民族文化，促进藏医药学术繁荣与进步，加快藏医药创新发展，保障人民群众身体健康，推进社会主义文化大繁荣大发展，增强我国民族文化的国际影响力具有十分重要的意义。

（3）青海大学藏医学院先后牵头完成"全国藏药学专业本科（四年制）系列教材"（11种）、"面向21世纪课程教材"（28种）、"藏医药学专业研究生试用教材"（13种）等近80部教材的编写编译出版工作，全面建立了具有传统民族医药特色的教材体系。

（4）对国医大师尼玛、全国名中医桑杰、名老藏医万玛昂智等名老藏医炮制理论和技艺开展抢救整理工作，编撰出版《常用藏药炮制技艺汇编》，收录炮制药材208种，炮制技艺324种，全书分为"八金八灰药""矿物药""植物药""动物药""特殊制剂"炮制等12个章节，有效补充了《青海省藏药炮制规范》没有收载的品种，对全省藏药炮制具有一定的指导和参考意义。

（5）组织专家参照《蓝琉璃》《晶珠本草》等古籍中"藏药本草炮制七法"的相关记载，完成"藏药采集及炮制七法"手工唐卡7幅复原，为全国同行业首创。

2. 藏药炮制工艺规范研究

完善和丰富藏药植物、动物、矿物药及饮片炮制技艺，推动藏药炮制标准化工作。

（1）参与推动全国藏药标准提升工作，参与《中华人民共和国卫生部药品标准·藏药》（1995版）修订和审核工作，对收载的138种药材及200个成方的炮制方法进行修订和完善。

（2）参与起草《青海省藏药炮制规范》（2010年版），收载常用动物类44种、植物类146种、矿物类54种藏药材炮制品种共244个。收载项目包括来源、炮制、性状、鉴别、检查、含量测定、性味、功能与主治、用法与用量、储藏等。填补了青海省藏药炮制标准的空白，对促进藏医药事业健康有序发展产生积极影响，对规范藏药材的炮制、使用和监督管理具有重要意义。

（3）历时2年参与编译完成《青海省藏药炮制规范》（2010年版，藏文版），便于基层医疗机构和藏药企业规范藏文翻译和藏汉对照，是我省首部藏文版炮制规范。

（4）参与《青海省藏药材标准》（第一、二册）起草工作，共收载藏药材42种，规范了药材基源、性状、鉴别、检查、含量测定、炮制、功能与主治、用法用量项目内容，对提升我省藏医药产业整体水平，保证公众用药安全，促进医药卫生事业高质量发展具有重要作用。

（5）主持完成《青海省医疗机构制剂藏药材及其炮制方法指南（2019年版）》起草工作，共收载含矿物、动物、植物类各种藏药材415种，对其藏汉名称、执行标准、前处理和炮制方法等作统一规范，推动了全省制剂备案工作进度。

（6）参与完成《青海省医疗机构制剂蒙药材及其炮制方法指南（2020年版）》起草工作。共收载了蒙药材404种，其中动物药材42种，矿物药材45种，植物药材317种，规范统一了我省蒙医药院内制剂常用药材品种的蒙古文名、中文名、译音名、拉丁名、执行标准、前处理、炮制方法等相关内容。

（7）推进我省中（藏）药饮片纳入医保工作，主持起草《青海省藏医医疗机构常用中药饮片通用名称目录（2022版）》，共遴选出428种饮片，为中（藏）药饮片纳入医保工作提供了依据，现150种藏医医疗机构常用中（藏）药道地饮片已纳入乙类支付范围。

（8）主持起草完成《青海省藏医医疗机构中（藏）药饮片临床应用技术指南（2023版）》，结合藏药理论和临床用药习惯，对收载饮片的名称、基原、炮制方法、功能与主治、用法用量、禁忌等项目进行了规范。在保留标准原文基础上，首次本着"中藏医相互借鉴、交流与促进"的原则，又增加了藏药炮制规范等文献收载内容，以便在临方炮制、剂量确定、临床使用时加以区分和辨证用药。

3. 藏药相关制剂的炮制工艺研究

根据藏药临床需求，依据藏药传统理论制定藏药相关制剂的炮制工艺，并对其工艺技术进行相应规范。

（1）依托青海省重大科技专项"佐太及其原辅料炮制规范和安全性评价"（项目编号：2020-SF-A3-2），对其涉及的19项炮制工艺流程和64种辅料进行了规范和标准化研究。

（2）挖掘"热斗瑟曼""赞丹酥油剂""君西赤台""寒水石煅制""药酒酿制炮制法""泻脉疗法制剂"等特殊制剂的炮制工艺，丰富临床炮制品的应用，并规范其制剂和炮制工艺。

（3）继承尼玛、桑杰等名老藏医"佐太"炮制的经验，对我院建院以来的23届"佐太"炮制的技术经验进行总结，对传统工艺中19项"手工碾磨"流程实施"机械碾磨"工艺改造后，有效缩短生产周期，提高生产效率，降低成本，并对工序中的辅料配比、温度、时间、清洗数次等流程的相关参数进行详细的定量定性，形成规范，形成内控标准《藏药"佐太"炮制工艺规范及辅料标准》。

（4）受省药品监督管理局委托，完成关于"青海中藏药饮片规范制修订工作专家库"和"青海省藏药佐太质量鉴定专家委员会"的遴选工作。

（5）申报的"藏药酥油丸制作技艺""藏药药酒（曼羌）酿制技艺""藏药'七性灰'炮制技艺"3项炮制技艺项目入选青海省第六批省级非物质文化遗产。

（二）研究成果

1. 省部级以上的奖励

（1）青海大学藏医学院主持开展的"全国藏医药学专业本科规划教材（37种）"获国家级教学成果奖二等奖、青海省省级教学成果奖一等奖。

（2）青海省藏医药研究院主持编撰的《藏医药大典》荣获青海省科技进步奖一等奖、第三届中国出版政府奖图书奖。

（3）2014年中国科学院西北高原生物研究所主持完成的"藏药安全与质量控制关键技术研究及应用"项目荣获青海省科技进步奖一等奖。

（4）青海省藏医院承担的国家中医药管理局"十二五"重点学科获优秀等次。

（5）发表藏药炮制相关的论文27篇，专著27部。

2. 专利

经检索，我省各科研、医疗及教育机构，近几年申请并取得"一种采用搅拌法炮制藏药佐太的方法"等藏药炮制领域专利23项，并呈逐年增长趋势，推动了对炮制工艺的创新和保护。

3. 新观点、新理论、新学术的提出和运用

（1）寒水石临方炮制分类论：根据藏药炮制学理论，针对藏药消化疾病配方中使用率最高的寒水石，提出分类炮制法理论，提倡寒水石炮制时需依据古法思维和区分寒热进行分类炮制和入药。

（2）"热斗瑟曼"为汉地"三仙丹"论：针对藏药炮制工艺中争论较大的"热斗瑟曼"，通过炮制工艺对比，提出了藏药"热斗瑟曼"和中药"三仙丹"实际为同一处方，印证了文献中关于"汉地丹药"的记载。

（3）提倡"辅料决定炮制质量"学说，规范64种辅料的鉴别与炮制

针对现今"佐太"基础研究主要集中在工艺领域，很少有业内人士关注决定炮制质量的辅料来确保炮制质量的问题，且各地区在部分辅料鉴别上存在"同名异物"差异现状，至今在辅料的品质方面没有具体的要求和标准等问题。首次提出"辅料决定炮制质量论"，强调"炮制工艺中涉及64种辅料的产地来源、正伪鉴别、性味品质、炮制方法、使用的剂量、配制比例、碾磨的时间都将直接影响'佐太'炮制的质量，应定性定量后予以规范"。

（三）学术交流

学科除了与协作建设单位长期合作以外，与中国民族医药学会、西藏藏医药学会、甘南州藏医药学会等多个学术团体建立了长期稳定的协作关系，在藏药炮制学学术交流方面能与各地学术机构进行密切合作。举办全省藏药炮制方面"藏药黄金炮制技术培训班"等学术会议20余次，与省内外相关机构开展学术交流30余次。

四、人才培养

（1）青海大学于2000年获批藏医学硕士学术学位授予权，2006年获批藏医藏药学博士学位授予权，实现了青海省高等教育博士点零的突破。2015年获批藏医学硕士专业学位授予权，2016年成功招收藏医学专业留学硕士研究生，实现我国藏医学专业留学生学历化教育零的突破，成为青海大学留学生教育的一大亮点。2018年研究生学位点藏医药学科获批青海省国内一流学科建设立项学科。2021年获批中医学（藏医）一级学科博士点和中医学一级学科硕士点。其中，藏药炮制方向有青海大学民族医学（藏医药学）专业硕士学位藏药药理与炮制技术研究方向、青海大学民族医学（藏医药学）专业博士学位藏医药理机制与炮制技术研究方向。

（2）青海民族大学2010年获批"药学一级学科"硕士学位授予权，2011年"青海省青藏高原植物资源化学研究重点实验室"入选青海省生物科技领域"人才小高地"。2012年药学学科成为省级重点学科，自主设置二级学科"藏药学"硕士点通过教育部审批，同年获批省部共建"藏药生药学综合实验室"。2014年，经教育部批准，与天津大学联合培养"藏医药传承发展与创新研究"博士研究生。

两所高校至今为社会培养和输送了40余名博士，170余名硕士，为藏医药事业的跨越式发展提供了高级人才智力支持。

（3）为总结建院以来已开展24届佐太炮制的技术经验，强化炮制队伍人才建设，原汁原味继承国医大师尼玛"佐太"炮制的经验和工艺，做好老专家技能传承工作，确定了仁增多杰、索南昂秀、痛却、多杰才让4位专业技术人员为炮制技术传承人，并授权在院内开展炮制工作。

五、教学改革

（一）课程设置

青海大学藏医学专业开设于1995年，该专业为医疗卫生系统培养具有藏医药基础理论、藏医学专门知识和专业实践技能，能从事藏医临床医疗工作并具有一定现代医学理论和技能的藏医师、教师及科研人才。到目前为止，该专业已培养本科毕业生1500余人。设有藏医学、藏药学、藏医护理学、藏医药卫生事业管理学和藏西医结合五个本科专业方向。教学以藏医学为主，藏西医结合为特色。在课程设置上，除开设藏医学专业课程外，还设有现代医学课程。藏西医课程学时数之比为6：4。全部课程采用双语教学，传统藏医课采用藏语教学，现代医学课程采用汉语教学。

青海大学藏药学专业自2000年起作为藏医学专业方向开始招收本科生，是我国最早开设的藏药学专业方向，于2021年经教育部批准正式招收藏药学专业本科生。其主导思想是教学以藏药学为主，以藏西药结合为特点，注重培养从事一般藏药鉴定、炮制、药剂等工作的藏药高级专门人才。通过培养学生系统地掌握藏药学基本理论、基本知识、基本技能及现代药学相关知识，学生毕业后能够从事藏药炮制加工、鉴定分析、制剂制备、检测和藏药研究工作。到目前为止，该专业已培养本科毕业生500余人。

青海大学藏医学院现已基本形成集本科生、研究生、留学生、成人教育为一体的藏医药学高等教育办学新格局。构建了以藏医药教学为主，藏西医结合为特色，实行传统加现代，传承与创新同步，校企联合、产学研医文化相结合的藏医药创新人才培养模式。学院现有附属藏医医院1个，临床实习医院8个，实践教学基地2个，野外采认药教学基地2个，创新人才培养基地1个。

学院拥有一支教学经验丰富、科研能力强、爱岗敬业的师资队伍。专任师资队伍中，高级职称人数占59%，具有硕士、博士学位教师人数占86.4%。

青海民族大学药学专业始建于2002年，是青海省第一个药学本科专业。2006年9月设立药学系，2015年3月更名为药学院。药学院设有药学、药物制剂和藏药学三个本科专业。药学学科为国家民委重点建设学科，青海省省级重点学科；药学专业为国家"一类特色专业"、青海省一流专业；学院具有药学一级学科硕士学位授予权和自主设置二级学科"藏药学"学位授予权。2014年，经教育部批准，与天津大学联合培养"藏医药传承发展与创新研究"博士研究生。现药学学科已成为集本科、研究生教育为一体，产学研结合的特色学科，药学院是青海省培养药学高级专业技术人才的重要基地。

（二）课程改革

青海大学藏医、藏药学专业依托国家教育体制改革试点项目"创新藏区藏医药人才培养模式"，不断更新办学理念，制定藏医、藏药学专业本科教学质量标准，建立健全教学评价机制，修订完善人才培养方案，建立临床实习基地、创新人才培养基地、实践教学基地、文化传承基地，构建"以藏医药教学为主，以藏西医结合为特色；实行传统加现代，传承与创新同步；强化校企联合，产学研医相结合"的藏医药教育、医疗、科研、产业和文化"五位一体"协同创新机制体制。

六、条件建设

1. 藏药新药开发国家重点实验室

2019年9月由科技部批准为第三批企业国家重点实验室，下设文献、炮制、制剂、临床、资源、基础、文化保护、药理、分析检测9大基地，是我省首家国家重点实验室，填补了我国民族药国家重点实验室空白，标志着藏医药科研进入国家技术创新体系行列。科研用房面积达16800 m^2，科研仪器设备合计1000台（套），科研基础设备达16478.76万元。

2. 藏医药国际合作基地（青海）

该基地是我国首个藏医药国际合作基地，填补了全国藏医药国际合作基地空白，该合作专项也是目前唯一专门从事藏医药对外交流与合作的国家级示范性项目。这标志着青海大学藏医药人才培养及产业发展"青海模式"上升为国家模式。探索构建我国藏医药国际合作模式，在共建"一带一路"国家、欧美国家传播藏医药优秀传统文化，培养藏医药留学生，推广藏医临床适宜技术，带动藏医药文化走出去，提高藏医药海外影响力，开创藏医药全方位对外开放新格局。

3. 中（藏）药炮制技术传承基地

该基地是国家中医药管理局立项的第一批全国省级建设单位，现已在藏药炮制技艺挖掘、整理、传承、人才培养方面形成区域辐射和学术引领的优势，并促进了青海藏药与中药在炮制技术方面的交流和融合。科研生产用房面积达4000 m^2，科研仪器设备合计60台（套），基础设备达3200万元。

4. 青海省中（藏）药炮制技术传承基地联盟

2013年1月由青海省卫生健康委员会批复成立，联盟以国家中医药管理局设立的省藏医院"中药炮制技术传承基地"为中心，联合省内州级中药炮制技术传承基地共建"青海省中（藏）药炮制技术传承基地联盟"，根据各基地优势整合资源，分类开展炮制技术、文化和人才传承，推动我省炮制领域规范化、标准化工作，打造国内中（藏）药炮制技术传承基地高地。

5. 中国藏医药文化博物馆

国家4A级游览展馆，是世界唯一以藏医药文化为主题、唯一一座全面收藏、保护、展示、研究、教育和传承藏文化的综合型、全面型、开放型的国家一级博物馆。总建筑面积50000 m^2，包括藏医史、曼唐器械、古籍文献、藏药标本、天文历算、彩绘大观等六大展厅。馆藏文物50000件（张），国家珍贵文物2003件，其中国家一级文物158件。是全国爱国主义教育基地、国家文化产业基地、全国科普教育基地、全国民族医药文化宣传教育基地。

6. 国家级藏医药学实验教学示范中心

国家级藏医药学实验教学示范中心隶属青海大学藏医学院，始建于2001年，隶属单位2008年获批省级实验教学示范中心，2009年被列入省部共建实验室建设项目，同年获批第五批高等学校国家级特色专业建设点、国家级藏医药学实验教学示范中心建设单位，"藏医药继承与创新研究"被确定为青海大学"211工程"三期重点建设学科，2010年获批国家级藏医药学教学团队、国家教育体制改革试点项目"创新藏区藏医药人才培养模式"，2009年、2011年连续2次获批青海省藏医药领域人才小高地建设单位，2018年藏医药学科获批青海省国内一流学科建设点。

7. 青海省现代藏药创制工程技术研究中心

青海省现代藏药创制工程技术研究中心隶属青海民族大学药学院，于2018年经青海省科技厅批准成立。中心现有现代藏药创新药物研发、藏药/中药品种二次开发和现代藏药标准化研究3个平台，主要以青海省丰富的藏药资源为依托，针对严重危害人类健康的重大疾病，重点开展藏药品种的二次开发和特色生物资源高值化利用研究，解决藏药现代创新、标准提升、产品研发及可持续发展中的关键性、基础性和共性技术问题。中心用房面积1440 m^2，仪器设备总值为1112.72万元。

七、学科管理

1. 制度建设和落实

制定相关制度，继续以"请进来、走出去"为原则，鼓励人员外出学习、进修、留学、攻读学位，学习外院先进技术和方法，积极为引进的高层次杰出人才创造良好的发展条件及成长环境。针对不同层次的人才，在学术梯队配备、科研启动费、岗位津贴、安家费、住房、职称评定、子女上学、配偶安排等方面给予不同档次的优厚政策。为培养、造就一支素质高、结构合理的学科（学术）带头人及中青年学科骨干队伍，为学科培养高层次人才创造条件。

2. 团结协作和整体素质

为了增强学科团结协作的能力，学科建立了领导小组和办事机构来统一组织协调各方面的工作，并定期召开通气会，加强合作，有效地增强了各部门之间的交流与沟通，不断消除可能产生的摩擦和冲突，增强凝聚力，使团体呈现并保持思想统一、行动整齐、稳定平衡的状态，学科在组织建设上得到巩固和加强，促进了各部门的团结与协作，提高了组织管理能力、团队合作能力和创新能力，增强学科成员的全局意识、服务意识和创新意识，提高学科参与人员的整体素质，从而更好地为学科建设服务。

3. 建设效果

通过多年的建设，学科结构得到了明显的优化，学科研究方向更加明确，学科实力显著增强，学科发展趋势趋于成熟，结构比例更加合理。遴选了一批优秀的后备学科带头人，实施学科队伍建设方案，培养一支素质高、结构合理的学科（学术）带头人及中青年学科骨干队伍，加速学科知识创新和技术创新，培养高层次人才，促进学科建设与发展，建立激励与竞争机制，促进优秀人才脱颖而出，加速学科梯队建设与科技创新，造就一批优秀的学科带头人，进一步提高了学术水平。

通过多年的建设，藏药炮制学科建设虽然在古籍挖掘、炮制方法整理、技术传承、教材建设等基础性工作层面取得了一定的成绩，但是由于藏药炮制学科体系庞大，古籍文献浩繁，再加上学科建设起步较晚、受历史及地域因素的影响，至今在炮制学专业设置、运用现代科技手段阐述炮制机理、高层次人才培养、多学科交叉研究方面还处于起步阶段，与我国中药炮制学科发展相比还有很大的差距，学科建设工作还任重道远。

今后我们将继续依托现有的教学、临床、科研、文化、产业等平台，以传承创新为动力，坚持多学科交叉融合，科学规划，合理布局，凝练学科方向，突出优势特色，汇聚人才队伍，构筑学科基地，优化学科结构，充实学科内涵，完善管理机制，把学科建设成助力我国高素质人才培养、高水平科学研究和高品质成果培育的国内一流的重点学科，增强辐射和带动能力，构建符合新时代发展的藏药炮制学理论体系。

撰稿：多杰才让　周则
审稿：张　凡　贾天柱

23 河北省中药炮制学科

一、发展历程

河北省内开设中药学类本科专业的高校有河北中医药大学、河北大学、承德医学院、河北北方学院、华北理工大学和河北农业大学等。其中，河北中医药大学、河北大学和承德医学院均设有中药学一级学科硕士学位授权点和专业学位授权点。然而，省内尚无中药学一级学科博士学位授权点。在拥有中药学一级学科硕士学位授权点的3所高校里，承德医学院中药炮制学科建设较晚，故河北省中药炮制学科的发展概况，主要依据河北中医药大学和河北大学2所院校的时代脉络来进行提炼。

河北中医药大学始建于1956年，其间几经分合，于2013年重新恢复河北中医学院。2023年6月，经教育部批准，更名为河北中医药大学。现为河北省人民政府与国家中医药管理局共建高校、河北省属重点骨干大学、河北省"双一流"建设高校。第一阶段（1992～2000年）：于1992年招收首批中药专科生，开始中药炮制学教学，由2名教师承担教学任务，教学工作挂靠在中药药剂学教研室，尚未建立学科团队。为服务河北省中药产业发展，增强学生的实践动手能力，专业建设之初就开设了中药炮制实习课程，实习地点位于"千年药都"安国。第二阶段（2000～2013年）：2000年，中药学本科专业获批招生，此时中药炮制学科师资力量仍然较为薄弱，但开始与国内中药炮制学科同行互动，加入国家教材编写团队。同时与河北安国药企开展互动，帮助企业解决生产难题。2002年和2011年，学校分别获批中药学一级学科硕士学位授权点和专业学位授权类别，开始了研究生的培养。第三阶段（2013～2023年）：2013年，河北中医学院恢复独立设置，招生规模不断扩大，办学实力得到快速提升，在省内具备了一定的影响力。为满足办学需求，增强学科的软实力，学校大力引进专业人才，学科团队由2人增加到现在的7人。2013年，学科带头人入选首批河北省现代农业产业技术体系中药材创新团队产地采收加工岗位专家，瞄准中药产地加工系列问题，服务产业发展。2016年，获批第二批全国中药炮制技术传承基地、孙宝惠全国名老中医药专家传承工作室，中药炮制学科进入了快速发展的轨道。2019年与以岭药业、河北美威药业等共建的河北省中药炮制技术创新中心获批立项建设，同年，学科成为河北省人民政府和国家中医药管理局共建中医药重点学科。中药炮制学科积极与河北中药产业对接，服务中医药强省建设，与以岭、神威等大型药企建立了合作关系，积极服务安国中药饮片厂。2018年，硕士招生设立中药炮制与资源方向，2019年依托中医学一级学科博士学位授权点，开始了博士研究生的培养。第四阶段（2023年至今）：2023年，国家和河北省出台系列文件，支持中药产业发展，突出了中药炮制发展的地位。6月学校更名成功，中药炮制学教研室独立设置。自此，中药炮制学学科进入了一个全新的发展阶段。

河北大学是教育部与河北省人民政府"部省合建"高校，河北省重点支持的国家一流大学建设一层次高校，同时也是我国第一批中西部优先发展高校。建校102年来，取得了一系列的辉煌成就。河北大学医学部前身是河北省职工医学院，2004年底，经河北省人民政府批准并入河北大学，2005年6月正式成立，位于河北大学裕华路校区。河北大学中医学院前身是河北省职工医学院中医系。中药炮制学科成立于1992年，距今已经有30年的发展历程。第一阶段是1992～2004年。招生对象是中药学专业高职高专生，每年招生50人。当时，学院仅有冯天铸、周文英两位教授从事中药炮制学课程的理论教学和实验教学，自编内部实验讲义，并开展了中药炮制学的实习和实训工作。科研团队初步形成，周文英、冯天铸、石志红、马晓莉、郝丽静五位老师开展了王不留行、板蓝根、马鞭草、珍珠草、岩白菜、大黄、女贞子、粉防己、瓜蒌、瑞香狼毒、京大戟等中药饮片的炮制工艺和化学成分研究，课题来源多为河北省中医药管理局指令性课题与保定市科技局的科技支撑项目。第二阶段是2005～2018年。2005年4月，河北大学中药学本科专业获批，2006年9月开始招生，每年招收80人。2006年9月，赵清加入中药炮制学科团队，2010年9月梁宪茂调入中药炮制学科团队。在开展本科教育的同时，学科团队的课程建设与改革、条件建设、学术交流、社会服务等方面也向前迈进一大步，团队承担的科研课题除了有省部级的科研立项，还获得了国家自然科学基金面上项目的资助（石志红主持，2006年）。第三阶段是2019年至今。2019年4月，河北大学中药学一级学科学术学位硕士授权点获批，2020年9月开始招生培养；2022年4月，中药学一级学科专业学位硕士授权点获批，2023年9月开始招生培养。2019年9月，陈玮娜加入中药炮制学学科团队，硕士研究生培养方向分别为中药饮片炮制工艺与炮制机理研究和中药饮片质量评价与控制研究。2023年12月，中药学一级学科学术学位硕士授权点通过教育部核验。

二、学术队伍

（一）学科带头人

郑玉光（建设周期：1995～2020年），教授，博士生导师。河北中医学院药学院原院长，现任河北化工医药职业技术学院党委副书记、院长。兼任教育部中药学类专业教学指导委员会委员，全国第四次中药资源普查河北省普查专家组主任委员，河北药师协会副会长。一直从事中药炮制学教学科研工作。近年来主持国家级及省部级课题8项，荣获省科技进步奖二等奖1项，省教学成果奖二等奖1项，公开发表学术论文200余篇，其中SCI收录11篇。主编、参编学术著作6部、教材5部，获国家专利10项，制定中华中医药学会中药材商品规格等级团体标准28项、道地药材团体标准5项。

张一昕（建设周期：2020年至今），博士，教授，博士生导师，河北中医药大学药学院院长。河北省普通高等学校教学名师，河北省中医药高等学校教学名师，河北省名中医，中药学国家级一流本科专业建设点负责人，教育部高等学校中药学课程联盟副理事长，中药学国家级线上线下混合式一流本科课程负责人，河北省优秀教学团队（临床中药学）负责人。兼任中华中医药学会李时珍分会副主任委员、中国民族医药学会信息与大数据分会副会长、中华中医药学会中药基础理论分会和中药毒理与安全性评价分会常务委员。从事临床中药学教学、中医内科临床和科学研究工作30余年。承担省部级以上科技项目10余项，省级教育教学改革项目2项，荣获河北省教学成果奖二等奖1项，河北省科技进步奖三等奖6项，主编或参编学术专著及教材10余部，发表教育教学改革论文近30篇，学术论文120余篇。

赵清（建设周期：2018年至今），博士，副教授，硕士生导师。中华中医药学会中药炮制分会委员，河北省中医药学会中药炮制分会学术委员。从事中药炮制学教学和科研工作17年。近年来承担省部级科技计划项目2项，参与编写教材3部，专著1部，发表学术论文20余篇。

（二）学科队伍

目前，2所院校中药炮制学科团队共有成员14人。河北中医药大学中药炮制学科拥有教授3人，副教授4人，团队成员为郑玉光、张一昕、张丹、由会玲、郭龙、景松松、段绪红。其中，张丹是河北中医药大学药学院副院长，河北省中药炮制学科省局共建中医药重点学科后备带头人，河北省"三三三人才工程"第三层次人选。河北大学中药炮制学科拥有教授4人，分别是冯天铸、周文英、石志红和马晓莉，其中，马晓莉为国家级中药特色技术传承人，河北省中医药高等学校教学名师。副教授1人，为赵清。讲师2人，为梁宪茂和陈玮娜。

三、科研研究

（一）研究方向

1. 中药材产地加工与炮制

硫熏是一项传统的中药材产地加工技术，主要应用于一些难干燥易霉变的中药材。该技术利用硫磺不完全燃烧产生的二氧化硫，能达到增白及杀菌防霉防虫效果，使得药材色泽美观并有利于中药饮片的储存运输，延长了货架期。但是硫磺熏蒸不仅显著影响中药饮片质量及饮片或方剂的疗效，而且会造成二次污染，间接危害人们的身体健康。因此，中药材的无硫加工是一个亟待解决的关键问题。本方向的主要研究内容包括微波干燥技术和冷冻干燥技术，整体提升中药材品质。本研究方向主要依托河北省现代农业产业体系中药材创新团队产地加工岗开展系列研究，代表性项目有"中药饮片专属性质量标志物的发现及炮制工艺规范化"（张丹，国家中医药管理局，2023年）；"高温炮制药材中丙烯酰胺的研究"（石志红，国家自然科学基金面上项目，2006年）。

2. 中药饮片质量控制研究

中药饮片质量标准是中药炮制研究的重要内容，也是整个中药标准化体系的关键环节。因此，系统深入地研究制定饮片质量标准与评价方法，在此基础上提升中药饮片质量标准显得尤为重要。本方向的主要研究内容包括建立以饮片对照提取物为对照的质量评价体系，不同炮制品有效成分和指标性成分的筛选和中药饮片特征图谱的制定。代表性项目有"白术等14种中药饮片标准化建设（酸枣仁）"（郑玉光，国家中医药管理局，2016年）；"安国地区四十种优势饮片标准化炮制与关键技术示范"（赵清，河北省科技厅重点研发计划，2022年）。

3. 中药饮片炮制机理研究

以中医理论为依据，根据传统功能主治，结合现代药理研究，设计药理学模型，用药理实验证明炮制对药效作用的影响，并结合成分分析结果，筛选出代表炮制品主要功能主治的药效成分或成分群。即找出炮制品中与中医临床功能主治基本吻合的有效成分以及有毒成分或组分，揭示其增效减毒的作用机理。一是毒性中药的炮制减毒机理研究，二是基于传统炮制理论，对生熟（生品、炮制品）状态下功能主治存在差异的中药品种的炮制机理研究。代表性的项目有"基于炮制化学-代谢组学技术解析荆芥炭止血作用药效物质基础及炮制机理"（张丹，河北省自然科学基金面上项目，2021年）；"瑞香狼毒炮制减毒的机制研究"（马晓莉，河北省科技厅重点研发计划，2017年）。

（二）研究成果

经过30年的发展，河北中医药大学中药炮制学科已建设成为省局共建中医药重点学科。获得河北省科技进步奖二等奖1项，中华中医药学会科学技术奖一等奖、三等奖各1项，河北省教学成果奖二、三等奖各1项。牵头组织河北省第四次全国中药资源普查，立项省部级以上课题26项。发表学术论文近300篇，其中SCI收录43篇；出版学术著作17部。主持制定ISO中医药国际标准2项，国家、行业、省级和团体标准60余项。授权专利18项，其中发明专利10项，实用新型专利8项。

河北大学中药炮制学科是校级重点建设学科，获批国家级科研项目1项，省部级科研项目6项，校企合作项目4项，厅局级研究项目4项，校级研究项目1项，申请专利4项。目前与河北省两家中药饮片生产企业共同建成了技术创新基地。发表学术论文30余篇，其中中文28篇，SCI收录论文5篇。获得保定市科技进步奖二等奖1项。出版专著1部。

（三）学术交流

积极参加中华中医药学会中药炮制分会和河北省中医药学会中药炮制分会的学术活动。2008年赵清在中华中医药学会中药炮制分会上作了"兴趣激励法在中药炮制学教学中的应用"报告；2021年张一昕在河北省中医药学会中药炮制分会上作了"基于代谢组学和化学计量学方法探讨黄连炮制机理研究"报告。

四、人才培养

（一）河北中医药大学中药炮制学科

中药炮制学科团队重视对本科生和研究生的培养。在本科生培养上强化对祁州特色炮制技术的传承，同时注重青年教师教学和科研能力的提升，保证了课堂教学质量和人才培养质量。在研究生培养上，注重传承与创新能力的培养，将创新思维训练贯穿于课堂教学、文献阅读、科学研究实践等研究生培养的各环节。截至2023年，河北中医药大学共培养中药学类专业毕业生2000余人。该校于2001年获批中药学一级学科硕士学位授权点，于2002年招收首批研究生，于2011年获批专业学位硕士授权类别，硕士研究生招收规模由1人发展到现在的19人。此外，该校依托中医学一级学科博士授权点招收博士研究生，培养博硕士研究生43人。本学科教师有5人入选河北省"三三三人才工程"第三层次人选。

将"认、采、种、制、用"贯穿于本科教学全过程，注重学生综合素质与创新能力的提升。第一，强化学生能力培养，促进综合素质提升。根据国家中医药事业发展对中药学类专业人才的需求，以提高学生中医药思维和自主学习能力为导向，以培养学生中医药思维和科学思维为目标，重构教学目标、教学内容、教学方法、教学策略和教学评价体系，构建线上线下混合式教学模式，引导学生积极开展自主学习，让学生从被动学习转变为主动学习，发挥学习的主动性，使学生获得更好的发展。第二，注重传承创新并重，提高研究生创新能力。在传承燕赵医学精华的基础上，进一步培养研究生创新能力。中药炮制学科每2周组织一次研究生组会，通过师生共同研讨，提高学科发展水平。鼓励学生参加学术会议，熟悉学科的发展方向，提高研究生创新能力。第三，坚持引育并举措施，优化师资队伍结构。创新人才管理机制，整合校内外资源，有针对性地引进、培养学科领军人才和学科带头人，努力打造高水平的中药炮制学科团队。通过举办讲座、组织沙龙、外出进修等不同形式开展青年教师培训工作，提高青年教师教学能力、业务素质和科研水平，促进青年教师成长成才。第四，组织学术传承交流，传播中药炮制技术。鼓励团队成员走出去，与国内外专家交流，了解学科发展前沿。以全国中药炮制技术传承基地为依托，每2周举办一次传承学习讲座，来自省内外高校、医疗机构和制药企业的学员，共同学习中药鉴别技术，探讨中药鉴别及炮制发展问题，提高了一线人员的炮制技术及饮片鉴别水平，促进中药行业的健康发展。

（二）河北大学中药炮制学科

在本科生能力培养方式上与河北中医药大学的许多做法是相同的。在研究生教育方面，以研究生成才为中心，立足研究生能力培养和长远发展开展课程建设，规范管理，鼓励特色发展，深化课程体系改革，构建高水平课程体系。增强学术学位研究生课程内容的前沿性，通过高质量课程学习强化研究生的科学方法训练和学术素养培养。首先，建立完善的课程体系，改进、优化机制。每3年更新一次研究生培养方案。深入研究国家和本地区中药学发展需求和培养特点，调研其他院校课程设置内容，结合学位授予点实际情况制定研究生的课程内容。其次，积极推动研究生创新课程项目建设。开展了"优质研究生核心课程""公共创新基础平台课程""研究生示范课程、案例库"等研究生课程建设项目的立项工作，构建了以鼓励创新培养为目标的分级、分类、分型的课程体系。第三，学校课程改革的重大特色是在总结各高校研究生教育经验的基础上，创造性地开设了"基于一级学科知识体系的研究生拓展课程"，融合了文、理、工、医等多学科门类名师资源，通过高层次、多角度的报告型课程，拓展了研究生的知识面，帮助研究生搭建了一个多维立体的知识框架体系。第四，结合中医药学科的独特优势，优化课程内容，开展课程改革，通过对经典理论构建、关键问题突破和前沿研究进展进行案例式教学等方式，强化研究生对创新过程的理解。加强方法论学习和训练，着力培养研究生的知识获取能力、学术鉴别能力、独立研究能力和解决实际问题能力。结合课程教学加强学术规范和学术诚信教育。第五，加强教学质量评价。建立健全研究生教育内部质量监控体系，规范和加强研究生教育教学管理。第六，鼓励本科生、硕士研究生参加中国国际大学生创新大赛、"挑战杯"全国大学生课外学术科技作品大赛等比赛，鼓励本科生、硕士研究生赴境外参加国际学术会议和学术比赛。

五、教学改革

（一）课程设置

河北中医药大学中药炮制学科主要面向中药学、中药资源与开发、中药制药和中草药栽培与鉴定专业本科生开始开设中药炮制学和中药材养护与产地加工2门必学课程，面向中药学研究生开设中药炮制学专论课程，面向全校本科生开设临床中药炮制学选修课程。

河北大学中药学本科专业于2006年开始招生，制定的人才培养方案中，中药炮制学共计68学时，其中，理论和实验教学各34学时。2019年本专业培养方案修订时，将总学时调整为85学时，其中理论教学51学时，实验教学34学时。2010年，中医学本科专业获批，在中医学本科专业的培养方案中，开设了临床中药炮制学选修课，总学时为51学时，其中理论学时34学时，实验学时17学时。2023年该专业培养方案调整后，临床中药炮制学的课程不再单设，而是与中药药剂学选修课合并成一门课程传统制药技术，总学时48学时，理论学时24学时，实验学时24学时。中药学学术学位与专业学位硕士研究生的培养计划里，均设置有17学时的中药炮制学专论。

（二）课程改革

河北中医药大学炮制团队在教学创新方面，建立起"植物鉴别—药材鉴别—饮片鉴别—中药炮制"的课程学习新思路。中药炮制学科教师承担河北省第四次全国中药资源普查任务，还承担中药鉴定学课程的教学任务，同时跟随孙宝惠老药师学习中药及饮片的鉴别经验，这为本课程思路的建立奠定了基础。在中药炮制学课程的讲授中利用教师的知识背景以及学生自身的学习实践，建立了由药用植物到中药饮片的中药炮制学习思路，在产学研的传承与创新方面，承担了全国中药炮制技术传承基地（河北省）的建设任务，在建设过程中，深入挖掘河北省尤其是祁州的炮制技艺，建立起传承与保护中药炮制技艺的良性机制。建成100 m²的中药炮制技术展馆，以及400 m²的集学生实训及技艺传承于一体的炮制基地。获批建设河北省中药炮制技术创新中心和中药炮制学省局共建中医药重点学科，与河北美威药业、石家庄以岭药业共建河北省中药炮制技术创新中心，结合企业与学校优势，创新发展中药炮制技术。进一步凝练研究方向，申报并获批建设中药炮制学省局共建中医药重点学科，构建中药炮制传承创新研究体系，大力弘扬传统中医药文化内涵。同时，推进课程思政改革，增强学生的中医药文化自信，挖掘中药炮制学课程中的思政元素，将其有机融入教学大纲、教学设计、教学方法、教学考核等各个环节，培养具有高度社会责任感和职业道德观的专业人才。此外，在强化智慧课堂建设、改变传统教学模式方面，实现了线上线下混合式教学模式，将信息技术与教育深度融合，促使传统课堂向智能化方向发展，实现对传统课堂模式的升级与创新。

河北大学炮制团队在教学改革方面，首先，发挥文化传承创新作用，弘扬中华优秀传统文化。针对河北省深厚的中医药历史文化底蕴但系统挖掘不足的现状，深入搜集、挖掘河北医药古籍，整理与研究各类文献、文物中有关河北中医药文化的资料，全面展示河北中医药文化发展的面貌。在实践教学环节，增加了研究与整理安国传统中药加工工艺，走访在世安国中药加工传承人等内容，系统整理出"祁州四绝"加工工艺和《药都安国中药验方集》。阐述安国药市与药王庙文化的形成机制，整理十三帮、广帮、禹州帮、黄芪帮，以及南、北大会等涉及中药加工炮制工艺的资料，探索构建安国药市非物质文化遗产传承模式。在全校的创新创业本科课程里增加了中药炮制技术调研整理的教学内容，系统调研安国中药产业。自2017年以来，承担全国第四次中药资源普查项目中安新、顺平、定兴、涿州、涞水、徐水等地的普查项目，在前期易县中药普查的基础上，系统进行西陵知母资源栽培、新产品研发及转化的协作工作。最后，推进课程思政改革，增强学生的中医药文化自信。挖掘中药炮制学课程中的思政元素，将其有机融入教学大纲、教学设计、教学方法、教学考核等各个环节，培养具有高度社会责任感和职业道德观的专业人才。贯彻落实"立德树人"根本任务，构建由"杏林讲师团""宣讲培训组""灯塔微学园""爱心服务队""青囊公益坊"组成的杏林宣讲服务体系，自2018年初开始，在安国开展中药炮制技术培训工作，培训学员110余人，组织各类主题活动130余场，开展志愿服务40余项，参与志愿者1000余人次，参与师生800余人，将思想政治教育点滴渗透到日常工作中。

六、条件建设

河北中医药大学中药炮制学科现拥有中药炮制学省局共建的中医药重点学科，建设有全国中药炮制技术传承基地（河北省）和河北省中药炮制技术创新中心2个省部级科研平台。现有仪器设备共计50台（套），主要包括液相色谱-质谱联用仪（安捷伦1290—6545）、气相色谱质谱联用仪（安捷伦7890B/5977）、近红外光谱仪（布鲁克MPA）、超高效液相色谱仪（沃特世H-CLASS）、高效液相色谱仪（安捷伦1260、岛津LC-20A、岛津LC-2030C）、制备型高效液相色谱仪（岛津LC-20AT）、BioTek CFX Connect实时荧光定量PCR仪、Gene Vac miVac真空离心浓缩仪、Vilber Fusion FX5 Spectra多功能成像系统、徕卡DMI3000B倒置荧光显微镜、赛默飞Scientific Varioskan LUX多功能微孔板读数仪等，总值近1000万元。

河北大学中药炮制学科依托学校教育部药物化学与分子诊断重点实验室、2个国家中医药管理局二级科研实验室以及1个国家中医药管理局培训基地进行建设，并筹备建设河北省中药材产地加工与炮制一体化技术创新中心。目前本学科可用科研实验室总面积1500 m²，建有中药净制、切制、炮炙等实验室。拥有高效液相色谱仪（安捷伦-1260II、戴安U3000、沃特世600E）、气相色谱仪（岛津GC2014）、荧光定量PCR仪（伯乐CFX connect）、振动切片机（徕卡-VT1000S）、流式细胞仪（赛默飞Attune NxT）、石墨炉火焰原子吸收光谱仪（赛默飞iCE 3300 AAS）、酶标仪（赛默飞MK3）、紫外可见分光光度计（北京普析通用UV1100）、气相色谱-质谱联用仪（安捷伦HP5988A）、倒置显微镜（奥林巴斯CX31）、显微熔点测定仪（北京光学-X4）等设备。

七、学科管理

2023年是河北中医药大学和河北大学2所高校加快落实"十四五"发展规划任务，推动"双一流"建设的关键之年，也是贯彻落实习近平新时代中国特色社会主义思想和党的二十大精神的重要一年。未来，河北省这2支中药炮制学团队，将继续聚焦行业发展的难点问题，瞄准安国地区炮制文献整理与信息化、古代祁州特色炮制技艺的挖掘整理与创新研究、饮片数字化与质量标准研究、中药炮制机理研究四大方向，披荆斩棘，奋勇前行。

撰稿：张 丹 赵 清
审稿：刘蓬蓬 贾天柱

24　河南中医药大学中药炮制学科

一、发 展 历 程

1. 河南中药炮制学科的初始阶段

1959年河南中医学院中药系在全国最早成立并开始招收本科生，于1962年组织教师编写了《中药炮制学》教材，并在全国率先授课，成为中药系学生的专业课程，并由李秀林、袁昭担任任课教师。1963年中药学专业恢复招生，至1965年共招收了3届中专层次、学制三年的中药专科学生，李灵彪、王浴铭、侯士良、周坤大等老师先后参与教学。1965年，成都中医学院毕业的王正益、吴明轩被分配至河南中医学院，从事中药学、中药炮制学教学工作。1972年，学院中药系恢复招收三年制大学普通班学生，至1976年共招5届学生，此时参与课程教学的教师为王正益、吴明轩等。1972年首次自编铅印《中药炮制学》及《中药炮制学实验指导》，辽宁、山东、陕西等院校亦使用。1978年初，恢复高考后，中药炮制学课程的教学也步入正轨，此时仍由吴明轩、王正益承担中药炮制学的理论教学和实验教学工作。

1982年初，原思通从广西中医学院调到河南中医学院炮制制剂教研室担任教研室主任和中药系副主任，我院毕业生王秀兰（1974级）、张本山（1976级）加入教研室，之后张振凌（1977级）、田圣志（1978级）、李军（1979级，毕业于黑龙江商学院）相继毕业，充实了中药炮制学教师队伍，此外林承芬从药厂调入教研室任实验员。教研室教师在高质量完成教学任务的同时，还编写了《中药炮制学教学质量标准》，使得教学科研水平迅速提高。此外，学科较早开展了中药炮制实验教学改革，除开展传统炮制方法教学外，还进行了药物炮制前后的化学成分、药理作用、毒性变化的比较实验教学，并积极承担各级各类科研课题，指导毕业实习生进行关于中药炮制学的毕业设计。

1986年中药炮制教研室又有了进一步发展，建成了面积90 m^{2}的炮制实验室，此时除承担中药系研究生、本专科生、进修班等不同层次的中药炮制教学任务外，还承担学生药房见习、毕业实习等教学活动。老师们积极钻研业务，"五部考试法"曾获得首届院级教学成果奖，主持参加的"中药炮制学教学研究"通过了省级鉴定，参加的面向21世纪中药专业高等教育改革研究课题获得省教育科技成果奖一等奖。1992年，在全国中药理论与实践操作大赛中，王正益被聘为评委，我省选手获团体第3名，个人炮制操作第2名。随着我院实验室管理改革的推进，炮制实验室被合并成为制药实验室，在此期间，实验室设计定制了不锈钢炮制操作专用实验台，引进了天然气炒药热源，进一步改善了学生实验操作条件。1999年，炮制教研室与制剂教研室合并为制药教研室。2000年，学校在中药学硕士点首次招收中药炮制学方向的硕士研究生，为中药炮制事业的发展输出了专业技术人才。

2. 率先成立中药炮制学科

2002年，学校将教研室管理模式改为学科制管理，中药炮制学学科申报成为河南中医学院优势特色学科，张振凌为学科带头人。此时期本学科除承担中药学、中药制药专业本、专科学生的教学任务外，还承担硕士研究生、进修生、中医各专业学生的教学任务。此后，经过10年的不懈奋斗，2012年，学校迁入新校区，学科软硬件水平大幅提升，研究生导师队伍进一步扩大，招生人数增加。本学科设计建设了全国中医药院校中唯一的、流水线性的GMP模拟实验室，实现了从原药材到成品饮片的一体化全自动生产模拟教学。2013年，中药学博士学位点（炮制作为方向之一）获得授权，张振凌被聘为博士研究生导师，并于2016年开始招收中药炮制方向博士生。

2018年，学校将中药炮制学科、中药药剂学与药剂学学科、药物分析学科3个学科合并成立中药炮制制剂与分析教研中心，建设成为河南省优秀基层教学组织。2019年朱建光被遴选为博士生导师，2021年李凯、唐进法被遴选为博士生导师，2022年李凯被遴选为博士后科研流动站合作导师。在这20年的蓬勃发展期间，学科持续与省内外中药饮片生产企业合作，承担多项国家和省级中药饮片规范化炮制研究课题，科研条件得到了改善，学科建设取得了显著成绩。

二、学术队伍

（一）学科带头人

自1959年成立中药炮制教研室以来，王正益、吴明轩、原思通、王秀兰等承担了我校早期中药炮制学的教学与研究工作。从教研室发展成为独立学科，再到支撑我校布局学科交叉整合，进而成立中药炮制制剂与分析教研中心，该学科已有3代学科带头人：王正益曾任中药炮制教研室主任，为第一任学科带头人（详见学术人物章）；2003年河南中医学院实行学科制管理，张振凌任学科带头人；2018年中药炮制制剂与分析教研中心成立，原药学院院长朱建光、李凯先后任中药炮制学科带头人。

张振凌（建设周期：2003～2017年），女，教授，博士生导师，河南中医药大学中药炮制学学科主任、中药炮制制剂与分析学科学术带头人，国家中药炮制技术传承基地（河南省）负责人，河南省卫生健康委员会中药炮制重点实验室主任，河南省跨世纪学术带头人，河南省教学名师，河南省教育厅学术技术带头人。曾任世界中医药联合会中药饮片质量专业委员会副会长，中华中医药学会中药炮制分会第二、三、四届副主任委员，中国中药协会饮片质量保障专业委员会副主任委员，全国制药装备标准化技术委员会一、二届中药炮制机械分技术委员会委员，江苏省中药现代化工程技术中心特聘研究员等。主要研究领域为中药炮制原理、方法和工艺研究，中药炮制新技术、新方法研究。主持编写《中药炮制学》《临床中药炮制学》《中药炮制工程学》《中药加工炮制设备》等教材著作，参与编写出版学术专著和教材20余部，获省部级科技进步奖6项，发表学术论文300余篇，授权发明专利10余项，其中实用新型专利2项。

朱建光（建设周期：2018～2020年），男，汉族，1974年1月生，河南省兰考县人，中共党员，博士学历，教授，博士生导师。现任河南理工大学副校长、河南省中药特色炮制技术工程研究中心主任、全国高等中药教育研究会副理事长、中华中医药学会中药炮制分会副主任委员。自1995年毕业留校以来，先后从事中医药的教学、科研、医疗工作。近年来主要从事中药炮制机理及饮片标准化、临床用药规律的研究。先后主持、参与国家重点研发计划课题、国家自然科学基金项目3项，主持、参与省部级科研课题5项，主持河南省教育科学规划课题1项，获省科技进步奖二等奖2项，省级教学成果奖一等奖1项，发表论文30余篇，主编、参编教材、著作10余部。

李凯（建设周期：2021年至今），男，教授，博士生导师，现任中药炮制制剂与分析研究中心主任、河南中医药大学中药炮制学科带头人，入选河南省青年骨干教师培养计划、河南省高校科技创新人才支持计划，兼任中华中医药学会中药炮制分会常务委员。主持建设中药炮制学专论教育部课程思政示范课程、中药炮制学河南省精品在线开放课程、一流课程等质量工程项目。主要从事中药炮制原理方法和工艺研究、中药新药开发研究、中药炮制新技术新方法研究，先后主持国家自然科学基金、河南省科技攻关项目等项目8项，所在团队先后获得河南省科技进步奖三等奖、河南省教育厅科技成果奖一等奖、河南省中医药科技进步奖一等奖等，发表学术论文50余篇，主编教材1部，参编教材2部。

（二）学科梯队

目前学科成员22人，其中教授5名，主任药师2名，副教授4名，副主任药师2人，讲师6名，高级实验师2名，实验师1名。学科成员大多具有博士学位，形成了一个多学科结合、梯队结构合理、科学态度严谨、团结向上的教研团队。

三、科研研究

（一）研究方向

1. 中药炮制技术传承创新及饮片质量控制研究

本方向在中医药理论指导下，规范中药炮制工艺，设计和改进炮制设备，建立饮片质量标准，控制炮制品质量，保证和提高中医临床疗效。本方向参加了中医药行业科研专项"全国中药炮制技术规范"的研究工作，参加了国家中药饮片标准化建设项目、国家药典标准修订项目，开展了产地加工与炮制生产一体化技术及质量标准研究等。先后承担国家级、省级以上课题20余项，横向课题30余项，中药炮制规范化研究获得河南省科技进步奖。

2. 中药饮片加工炮制作用机理研究

本方向在炭药止血机制研究，酒炙、盐炙增效机制研究以及禹白附等道地药材产地加工炮制技术研究方面具有领先水平。2007年以来先后主持和完成国家自然科学基金青年基金、面上项目及省科技攻关项目等13项。

3. 中药饮片临床应用及产品开发研究

本方向研究了中药炮制影响药性变化的规律，对不同中药饮片的药性、疗效进行对比研究，指导中医正确选用饮片规格，发扬中医临床用药特色，提高和保证中医临床疗效，开发中药饮片相关产品，提高和创造经济效益，为地方经济建设服务。先后主持国家自然科学基金和各级各类课题9项，主持国家863计划"创新药物与中药现代化"课题，完成爱可扶正片的新药研究工作，并获得临床研究批件和发明专利。

（二）研究成果

1. 传承创新中药炮制技术，注重饮片质量控制

团队围绕中药炮制技术的传承与创新，在饮片质量控制方面进行了较为系统的研究。

在炮制技术传承研究方面，以河南特色品种熟地黄、黑芝麻、槐角等为研究对象，探讨了炮制过程中的气味变化、成分变化、药理变化及其相关性，丰富了九蒸九晒的科学内涵，并开展了炮制工艺、质量标准和设备研制等研究工作；以大皂角为研究对象，开展了酥制传统炮制方法传承研究，完成了炮制工艺、质量标准等研究工作。

在中药发酵炮制技术及产品的挖掘创新方面，重点对百药煎、建曲、人中黄等发酵炮制的中药饮片开展了相关研究，分析百药煎发酵前后化学成分的改变，筛选优势菌种/群，优化百药煎发酵工艺，完善了百药煎饮片质量标准研究，明确建曲发酵主要菌种的归属，模拟人造发酵条件制备人中黄，并获得授权发明专利4项。

在创新炮制新方法、新辅料及品规方面，团队自20世纪90年代起，开始有毒中药斑蝥炮制方法的创新研究，确认斑蝥古代从"烧"变为"米炒"的演变过程及意图，以及米炒炮制方法的炮制减毒原理；以烘法代替米炒炮制斑蝥，并创新性地以低浓度的NaOH溶液炮制斑蝥，证明了碱制斑蝥法的可行性。"新法炮制斑蝥的研究"获首届国家中医药科技进步奖三等奖。后在《中国药典》标准研究课题支持下，完善了斑蝥药材和生斑蝥、米炒斑蝥饮片的质量标准，并纳入《中国药典》2010年版，沿用至今。在"四新八化"思想的指导下，创新性地开展了红豆杉发酵饮片、肉豆蔻曲、百合制地黄、雷公藤系统炮制品的研究。

在中药产地加工饮片炮制一体化研究方面，团队自20世纪90年代起便开展相关研究工作，近年来与相关企业合作组建河南省夏枯草培优工程技术研究中心、河南省丹参培优工程技术研究中心和河南省科技特派员服务团队，先后完成了茜草、牛膝、白芍、桂枝等药材的趁鲜切制研究及虎掌南星、禹白附、姜半夏等药材的产地加工炮制一体化研究。

在中药饮片质量控制及评价方面，率先采用红外光谱技术开展"四大怀药"、女贞子、连翘、野菊花等药材及其饮片制备过程中的质量特征系统评价研究。

在炮制辅料质量标准方面，团队自2003年起便呼吁"中药炮制辅料应建立专用标准"。以黄酒为例，为体现炮制辅料的专用性，研究团队对不同品性的酒类进行了纵横比较，深入分析不同品性酒类对典型饮片化学、药理的影响，鉴定特异指标，最终建立了黄酒、麦麸、土粉等炮制辅料的专用标准（草案），团队完成的液体及固体辅料标准已被《河南省中药饮片炮制规范》2022年版收载。

2. 中药加工炮制作用机理研究与饮片临床应用取得显著成绩

2007年以来，团队先后对中药地黄产地加工炮制技术等进行研究，探讨毒性中药禹南星、禹白附炮制作用机理，开发鲜地黄颗粒、冬瓜皮炭等并对其进行药理和临床研究，"从地黄中制备天然色素的方法"等获得发明专利授权，并对中药炮制辅料炮制减毒增效的作用机理进行研究。如探索酒浸、酒洗、酒炒、酒炖、酒浸烘干等不同方法炮制对当归、白芍、牛膝、地黄、菟丝子等成分和药理作用的影响，并建立黄酒质量标准和标志性成分的含量限度。从药理学、蛋白组学、代谢组学等不同层面，开展酒制升提、盐炙入肾等炮制机理研究，如探索了黄连、大黄酒制升提相关作用机制，丰富了"酒制升提"理论科学内涵；运用物理药剂学等研究方法，发现盐具有影响生物表面活性剂缔合成胶束的性质，这可能是盐炙中药增效的关键环节。

对地黄及其炮制品的药效物质基础进行系统研究，完成国家重点研发计划"地黄特色中药材产业链关键技术研究"，进一步明确了其药效物质基础，并为揭示其炮制原理和质量评价提供参考。

3. 积极开展社会服务，开展各类科技指导与合作，促进中医药发展

积极组建科技特派团队，支持地方经济建设。与禹州市金地中药饮片有限公司、景春堂中药饮片进出口有限公司等合作申报工程中心、炮制中心，给予企业技术指导，承担并完成与企业合作的方城裕丹参GAP认证、郑州瑞龙饮片炮制标准研究等工作任务，完成河南省科普及实用技术传播工程项目"怀山药深加工技术"，完成"鲜地黄汁炮制保鲜"项目，将该技术转让给企业并指导企业生产，张振凌参与了河南省药品监督管理局组织编写的《河南省中药炮制规范》，承担总论部分和70种药物的编写任务，编写完成后已出版。此外，还与省内外企业合作开展炮制研究。

（三）学术交流

学科十分注重学术交流活动，积极承办多次学术年会，并且自2015年起每年定期开展3期传承技术人才培训活动，大力推动了本学科与兄弟院校的交流学习。1991年12月承办了全国中药炮制科学研究会第二届学术研讨会；2016年9月在河南禹州承办了中华中医药学会中药炮制分会学术年会；2016年12月在河南郑州承办了世界中医药学会联合会中药饮片质量专业委员会第二届学术年会；2017年4月承办了全国中医药高等教育技能大赛——2017年"中医药社杯"中药学类专业学生知识技能大赛；2017年11月举办了国家中医药管理局第二期全国中医师炮制理论和技术培训班；2023年6月牵头成立了河南省中医药学会中药炮制分会，张振凌任主任委员。

四、人才培养

学科在中药学博士点招收博士研究生，在中药学硕士点、中药学专业学位硕士点招收硕士研究生。1983年中药学硕士点授权设立，2000年，王正益首次在中药学硕士点招收中药炮制学方向的硕士研究生。2001年，张振凌开始招收中药炮制机理及饮片标准化方向的硕士研究生。目前学科方向有硕士导师13人，博士生导师4人，每年招收硕士研究生达15人，累积招收培养硕士研究生已达300人。

中药炮制学科始终作为特色优势学科支持学院的科学创新与发展。2016年博士生导师张振凌招收首届中药炮制方向博士生，目前已培养博士2人。2019年中药学博士后科研流动站成立。2022年李凯被聘为中药饮片炮制作用机理研究方向的博士后合作导师，唐进法被聘为中药质量评价与合理用药方向的博士后合作导师。当前，中药饮片炮制作用机理研究方向已培养招收博士后研究人员2人，持续推动中药炮制学科的融合创新。李凯被评为仲景青年教学名师，入选河南省青年骨干教师、河南省科技创新人才、河南省教育厅学术技术带头人。李红伟、田连起、李凯先后入选全国中药特色技术传承人才。

五、教学改革

（一）课程设置

针对不同专业特点，学科开设不同的炮制学课程。当前，中药学、中药资源与开发专业开设中药炮制学课程，制药工程、中药制药专业开设中药炮制工程学课程，药学、药物制剂专业开设中药饮片工艺学课程，生物工程专业开设中药发酵炮制学课程，中医临床专业（如中医学、针灸推拿学、中西医临床等）开设临床中药炮制学课程，中药炮制学方向研究生开设中药炮制学专论课程，均由本学院教师承担理论教学与实践教学工作。目前中药炮制学科每年承担学校18个专业的中药炮制课程群的教学实验工作。

（二）课程改革

1962年中药炮制学课程便开始授课，并组织教师们编写了《中药炮制学》自编教材，同时编印有《中药炮制实习指导》。自1982年起陆续修订《中药炮制学实验指导》和《中药炮制学》大纲，编写教学质量标准。此时期炮制课时总数达到130～140学时，其中理论教学65～70学时，实验教学60～70学时。此后，中药炮制学课程于1995年、1999年2次被评为河南中医学院的优秀课程。2004年被评为河南中医学院精品课程。

自2002年起，作为河南省唯一的中药炮制学科，学科成员老中青相结合，学缘结构、年龄结构进一步优化，学科力量逐渐壮大，陆续开设讲授了研究生中药炮制学专论、本科生中药炮制工程学、中药商品学、临床中药炮制学、药事管理学、中药饮片工艺学、中药炮制与临床、药厂设计与GMP认证等课程，年授课学生2000余人。

2004年起，在张振凌的倡议下，经学科成员的共同努力和学院领导的支持，率先给中医专业开设临床中药炮制学限定选修课程，受中国中医药出版社邀请，主编18所中医院校参加的《临床中药炮制学》创新教材，相继给中医相关专业开设临床炮制学必修课和实验课，发表《中医专业应当开设临床中药炮制学》《重视中药炮制品的临床研究》《用时捣碎中药的临床意义分析》等相关教学研究论文。2012～2013年，学科提出"基于中医思维的临床中药炮学教学"，对不同专业开设中药炮制学课程，并对中药炮制学实验设计等教学内容进行了构建，完成了河南省和校级精品网络课程的建设，制作了中药炮制学教学大纲，编写了《中药炮制学实验》《中药发酵炮制学实验》等教材。开始对药学专业进行中药饮片工艺学教学，突出炮制工艺的重要性。

2015年以来，学科先后获批精品课程、精品在线开放课程、一流课程、虚拟仿真项目、研究生教学课程精品案例、课程思政示范课程等省级及以上教学质量工程项目及课题20余项，《临床中药炮制学》进行第二次修订并被评为河南省规划教材。临床中药炮制学课程成为首批国家一流本科课程，中药炮制学专论成为国家级课程思政示范课程。团队成员入选教学名师。课程建设从原有的单一线下课程转向线上线下混合式教学模式，发展为多元化、多途径、多技术手段相结合的炮制理论教学和实验教学体系。学科年轻教师积极参加学校及河南省举办的教学比赛，获得二等奖3项，三等奖1项。"基于专业分化的中药炮制学课程建设和教学改革"2023年被世界中医药学会联合会中药饮片质量分会评为教学研究一等奖。

六、条件建设

2014年，学科建设了全国面积最大、条件最佳的中药炮制教学实验室，张振凌任实验室主任，2018年田连起担任炮制实验室主任。中药炮制教学实验室占地面积3000 m²，拥有传统实验室3个、现代实验室4个、模拟GMP实验室1个、示教室1个，另有原料、辅料及成品仓库3个。现建有传统中药炮制工具展馆、河南中药炮制文化展厅、河南特色炮制技术展厅等，尤其是模拟中药房致和堂的斗谱编排极具特色，彰显了中药饮片规格丰富多样的特色。炮制实验室有齐全的现代炮制设备，可以满足净制、切制、炒制、煅制的中试实验，并有提取、浓缩、制粒、压片、泛丸、包衣及发酵等设备。炮制实验室有藏书2000余册、中药饮片标本600余套。中药炮制研究室300 m²，建设有中药炮制工艺研究室、中药饮片质量分析研究室、细胞学研究室等，各种分析检验设备齐全，可以满足科研项目研究和硕士、博士培养的需要。

2016年，依托炮制学科和教学、科研实验室，建设了国家中医药管理局中药炮制技术传承基地，此后陆续建设了河南省科技厅中药生产一体化工程技术中心（2018年）、河南省发改委中药特色炮制技术工程研究中心（2019年）、河南省卫生健康委员会中药炮制省级重点实验室（2021年）。形成了学科、教学实验室、科研实验室和工程中心、炮制传承基地"四位一体"的学科建设发展模式。

七、学科管理

在日常管理中以学科带头人为核心，优化学术队伍；结合成员特长优势，合力形成具有特色优势的中药炮制研究方向；团队成员共同奋进，积极构建先进、共享的技术平台。在日常教学中，每学期定期开展2～3场集体备课活动，教师们互相学习，在学术交流、申报项目中互帮互助，互为支撑，公平竞争。在年度考核方面，学科根据个人完成教学科研任务的情况，进行民主评定，严格控制考核等次比例。在学科建设经费方面：①统筹购置本学科开展科学研究所必需的仪器设备、图书资料等；②统筹安排学科成员参加学术交流、培训，以及围绕研究方向发表高水平论文、出版教材/专著、授权专利等方面的费用；③统筹支付邀请专家讲座、论证、咨询等劳务费用。总之，学科实行民主化管理，突出专业特色，整合学科优势方向，做到团结有序。

60余年来，河南中医药大学中药炮制学科秉承"教研并重、聚焦豫药、服务行业"的建设理念，在国家及省、学校有关单位部门的领导和支持下，紧抓机遇，奋力拼搏，不断发展，由弱到强。本学科在中药炮制技术传承创新及饮片质量控制、中药加工炮制作用机理、中药饮片临床应用和产品开发研究，以及凝聚队伍、人才培养、软硬件建设等方面均取得了长足进步。目前还是国家中医药管理局高水平中医药重点学科（伤寒学科）、河南省中药学重点学科和中医学、中药学2个协同创新中心的组成部分。河南是中药炮制技术的起源地之一，作为河南中药炮制人，更应该利用这一独特优势，凝心聚力，埋头苦干，传承精华，守正创新，进一步加强中药炮制学科建设，推动中药炮制技术和饮片行业的创新发展，为地方经济建设作出贡献。

撰稿：张振凌　李　凯
审稿：刘蓬蓬　贾天柱

25 陕西省中药炮制学科

一、发展历程

陕西中医药大学在1973年成立中药系的同时开始筹办中药学专业，1975年开设第一期中药人员培训班，1978年招收第一届中药学专业本科生，1980年开始开设本科中药炮制学课程，1982年成立中药炮制学学科，学校于1986年获中药学专业硕士学位授予权，并于1987年开始招收中药炮制方向硕士研究生。在学科成立之初，中药炮制隶属于中药药剂教研室，于2003年从中药药剂教研室分化出来，成为独立的中药炮制教研室、中药炮制学科。

学科建立之初，学科人员有冯敬群、范秦鹤和冯一凡，学科带头人为冯敬群，范秦鹤于1983～1998年在教研室任教，冯一凡于1982～1986年在教研室任教，后均调到其他单位工作；学科建设的第二阶段，学科人员有王昌利、崔九成、王喆、吴建华和李景丽，学术带头人为王昌利，学科带头人为吴建华；学科建设的第三阶段，学科人员有宋艺君、赵重博、刘世军、王景媛和张桥，后续还将不断扩大学科队伍建设。学科在国内知名炮制专家冯敬群的开拓引领和吴建华的带领下，经过三代人的团结奋斗，取得了显著的建设成效。

我校中药炮制学学科2004年获批省级中药饮片工程技术研究中心，2013年获批校级培育学科和咸阳市中药饮片工程技术研究中心，2016年获批国家中医药管理局中药炮制技术传承基地，2018年获批中药产地加工炮制一体化关键技术研究创新团队和省中医药管理局重点学科，2021年获批省级一流课程（中药炮制学）。学科现有享受国务院政府特殊津贴人员1人，陕西省教学名师1人，全国中药特色技术传承人才1人，陕西省药品专家库外聘专家1人，陕西省高等职业院校中药传统技能竞赛裁判员2人，"西部之光"访问学者1人。

二、学术队伍

（一）学科带头人

冯敬群（建设周期：1981～2003年），详见学术人物章。

吴建华（建设周期：2004～2020年），女，陕西省富平县人，副教授，硕士研究生导师。为中华中医药学会中药炮制分会副秘书长，全国中药特色技术传承人才培养对象，陕西省中药协会专家顾问委员，陕西省药学会会员，陕西省中药饮片工程技术研究中心副主任。多年来参加执业中药师、从业药师中药炮制学考前辅导和继续教育培训工作。2003年入选国家自然科学基金中药炮制学项目评议专家组成员。

先后承担了国家科技支撑计划"酒、醋炙法的共性技术及关键设备研究——延胡索"、陕西省中医药管理局课题"焦山楂炮制标准与促消化功能相关性研究"、陕西省教育厅课题"黄精饮片炮制工艺研究"、陕西省科技厅课题"黄精饮片炮制规范化研究",陕西省中药炮制规范质量标准研究(承担麻黄、麻黄根、苦杏仁、郁李仁等7味饮片质量标准的研究和起草工作)、陕西省教育厅产业化培育项目"复方龙脉宁滴丸临床前研究"、陕西省教育厅重点实验室项目"中药饮片无损快速鉴别技术研究"等10余项科研课题。主编《中药炮制学实验指导》《常用中药饮片临床应用》,参编教材《中药炮制学》《临床中药炮制学》《医药商品学》等10余部,发表学术论文30余篇。研究方向为中药炮制机理研究。

宋艺君(建设周期:2021年至今),博士,教授,硕士研究生导师,中药炮制教研室主任。任中华中医药学会中药炮制分会常务委员,教育部高等学校中药炮制学课程联盟理事,国家自然科学基金同行评议专家,陕西省药品专家库外聘专家,陕西省中药协会理事,陕西省药物安全评价研究专业委员会委员,陕西省高等职业院校中药传统技能竞赛裁判员。

主要从事中药炮制学、临床中药炮制学、药事管理学课程的教学和科研工作。主持和参与国家自然科学基金和省部级科研项目等10项,主持省级教改和省级中医药继续教育项目2项,校级教育教学类项目7项,中药炮制学慕课和省级一流课程(中药炮制学)负责人,参与陕西省中药炮制传承基地的建设工作,指导大学生创新创业项目3项。

获国家发明专利1项,陕西省高等学校科学技术奖二等奖1项,"中医药社杯"高等学校中药学类专业教学设计大赛优秀奖,陕西中医药大学2021～2022学年"青年教师教学优秀奖"二等奖,校级教育教学成果奖二等奖1项,省级教育教学成果奖一等奖1项。参编学术专著和教材12部,发表学术论文50余篇。研究方向为中药饮片炮制增效机理研究。

(二)学科梯队

本学科自成立以来,坚持以人为本的原则,采取有效措施,加大力度进行学科队伍建设,初步形成了一支结构合理、素质优良的学科梯队。学科共有13人,现有人员12人,其中教授5人,副教授3人,博士学位4人。另外,学科科研平台聘任校外5位老药工作为指导教师,一对一指导学科青年教师。总体来说,学科人员的专业技术职务、学历学位、年龄、学缘和知识结构合理,在中医药科学研究中,既能各自发挥优势,又能相互取长补短,交叉协作。

三、科研研究

(一)研究方向

1. 秦巴山区特色饮片炮制工艺及质量标准研究

中药饮片炮制工艺的规范化是保证其质量均一稳定的前提,饮片质量标准研究是保证中医临床安全有效的手段。本方向为学科最基本的研究方向,主要的研究内容为:饮片炮制工艺研究、饮片质量评价体系建立、中药饮片性状客观化研究、陕产中药饮片产地加工与炮制生产一体化研究等。本学科多年来承担本方向省部级及以上科研课题10项,其中国家级课题3项,省部级课题7项,发表论文100余篇。

2. 中药饮片炮制机理研究

炮制机理研究是对中药炮制方法以及产生炮制作用的科学依据进行研究的过程。炮制机理研究是运用现代科学的技术手段和方法,探讨在一定的炮制工艺条件下,中药在炮制过程中产生的物理和化学变化,以及因这些变化而产生的药理作用的改变和这些改变所产生的临床意义,从而对炮制方法做出科学评价。中药炮制机理的研究多围绕中药炮制解毒、增效、改变药性或产生新药效的机制来开展,这是炮制学研究的核心和关键。只有了解中药炮制前后理化性质和药理作用的变化,阐明中药炮制的机理,才能阐释炮制方法和炮制作用的科学内涵,指导炮制方法的改进和创新,建立能够监控饮片毒效成分的质量标准,保证临床用药安全有效。本方向的主要研究内容有中药饮片炮制减毒增效机理研究、中药炮制理论研究等。本学科多年来承担本方向省部级及以上科研课题7项,其中国家自然科学基金6项,省部级课题1项,发表论文100余篇。

3. 中药大健康产品开发研究

中药大健康产业是以中药工业为主体、中药农业为基础、中药商业为枢纽、中药知识创新为动力的新型产业,形成了包括中药相关产品研发、生产、流通、销售在内的跨行业、跨区域、跨国界的中药产业链。中药大健康产品包括中成药、中药保健品、中药材、中药饮片与提取物、健康食品和饮品、中药化妆品、日化产品、中药兽药、中药饲料、中药加工设备等。传统中医药的发展是中药大健康产业可持续发展的重要组成部分。而中药饮片作为中药产业的三大支柱之一,对传统中医药的发展起着决定性作用。所以优质中药饮片成为中药大健康产业可持续发展的重要前提。主要研究内容有中药果酒研制、膳食纤维饼干的研制、枣糕的研制、中药制剂的二次开发等。本学科多年来承担本方向省部级科研课题1项,发表论文20余篇。

（二）研究成果

本学科取得的研究成果如下:"秦岭地产药材产地加工炮制工艺及饮片质量标准研究"等获省部级科技奖励2项,"天麻及其产品的研究与产业化开发"等获厅局级科技奖励2项,授权"一种提高款冬花中异槲皮苷含量的方法"等发明专利4项,其他专利5项,发表论文200余篇,主编专著5部,实验教材1部,主编《中药炮制研究文献摘要》上中下三册（内部资料）。

（三）学术交流

学科建设期间,本学科在2018年举办了中华中医药学会中药炮制分会第三届雷公论坛,2022年举办了省级中医药继续教育项目"中药炮制理论与实践培训班",并开展了4次省级中药炮制虚拟教研室教师培训活动。

本学科教师积极参加国内的各种学术交流活动,参加的学术活动主要有第二届"中医药社杯"高等学校中药学类专业青年教师教学设计大赛暨青年教师发展论坛,中华中医药学会中药炮制分会年会，中华中医药学会中药炮制分会雷公论坛，中药炮制教研室主任论坛，中药炮制传承基地建设会议，全国中药炮制青年教师授课与技能大赛，全国中药炮制学中青年骨干教师培训班，教育部高等学校中药炮制学课程联盟会议，教育部中药炮制学课程虚拟教研室会议，陕西中医药大学教研室主任能力提升培训班，陕西中医药大学骨干教师赴清华大学研修班等。通过参加会议，学科教师和同行交流了思想，开拓了思路，与国内相关学术机构建立了长期稳定的协作关系。

四、人才培养

（一）本科生培养情况

学科自1980年在中药学专业开设本科中药炮制学课程，40余年来学科承担中药学类相关专业（中药学、中药制药、中药资源与开发）、制药工程专业、中药专升本班、成人教育班的中药炮制学课程的理论和实践教学工作，自2019年起承担中医学相关专业的临床中药炮制学选修课程。同时学科老师每年带教20余名毕业班本科生的毕业论文。从学科建立至今，培养了几千名优秀的中药学类专业本科毕业生，毕业生们现就职于全国各地的科研院所、企业、高校、医院药剂科、药监部门等单位。

（二）研究生培养情况

学校于1986年获中药学专业硕士学位授予权，1987年开始招收中药炮制方向硕士研究生。学科共有硕士研究生导师14人，现有13人，其中外聘5人，分别是第四军医大学（现中国人民解放军空军军医大学）谢艳华（2015～2017年）、成都中医药大学吴纯洁（2017～2018年）、北京大学陈世忠（2018～2021年）、陕西省中医药研究院李芳和清华大学刘清飞（2018年至今）。自1987年开始招收中药炮制方向硕士研究生，经过30多年的发展，培养了50多名硕士研究生，毕业生已成为省内外中药饮片行业的领头人和骨干人才。

根据研究生培养方案，学科对硕士研究生的培养采取以理论教学为基础、以加强实验技能和创新能力为手段、以科学研究和实践教学为目的的三段式培养模式。第一学年度以课堂教学为主，根据教学方案，系统学习《中药炮制学专论》，指导研究生阅读专业书籍、文献、学术杂志等，进行综述撰写和初步的实验设计等，并逐步培养实验操作技能，另外研究生参与本科实践教学，协助老师指导本科生实验。第二、三学年度经过毕业课题的选题、开题工作，开始跟随导师进行实验研究，完成毕业论文。

五、教学改革

（一）课程设置

1. 本科课程设置，人才培养模式，实训基地情况

我校在1973年成立中药系的同时开始筹办中药学专业，1975年开设第一期中药人员培训

班，1978年招收第一届中药学专业本科生（至今连续招生），是陕西省最早设立中药学本科专业的高等院校。作为我校主干专业，中药学专业办学遵循"医药结合、继承创新、实践为重、能力优先"的人才培养理念，采用"科教融合"的人才培养模式，经过40多年的发展，目前开设中药学、中药资源与开发、中药制药3个专业，形成了较为完整的中药学类专业体系。

中药炮制学课程在中药学、中药制药、中药资源与开发3个专业开设，其中中药学专业72学时（40理论+32实践），4.5学分，在第六学期开设；中药制药专业64学时（40理论+24实践），4学分，在第六学期开设；中药资源与开发专业48学时（32理论+16实践），3学分，在第五学期开设。

学校在1978年招收第一届中药学专业本科生后，为满足中药学人才培养过程中学生生产实习的需要，学校开办了制药厂（现陕西中医药大学制药厂），随着办学条件的完善和办学水平的提高，学校逐步建立了稳定的学生认知实习、生产实习、毕业实习的实践基地。学校先后与36家药品生产企业、科研单位签订了校外实习实训基地协议。

2. 教学成果、教学类项目和教学获奖

在立足本学科特点的基础上，学科团队积极开展中药炮制学教学改革与实践研究，积极推进中药炮制学课程建设。学科早期拍摄的中药炮制技术电教片由中华医学电子音像出版社出版发行，申报的"中药炮制学实践性教学环节探索及实践"获陕西中医学院优秀教学成果奖一等奖，"传承与创新并重的中药炮制学实践教学体系的构建与实施"获校级教学成果奖二等奖。近年来中药炮制学课程获批省级一流课程，在智慧树平台建设中药炮制学慕课1门和中药炮制规范化操作视频1套，获批省级教育教学改革项目"基于信息化技术的中药炮制虚拟教研室建设的研究与实践"，举办省级中医药继续教育项目"中药炮制理论和实践培训班"，获批川乌加工炮制虚拟仿真实验项目、中药炮制学课程思政示范课程项目、2017年课程综合改革项目——中药炮制学等校级教学类项目9项。在2014年全国中医药院校炮制技能比赛中，本学科教师指导学生获得全国第五名的好成绩。学科教师在"中医药社杯"高等学校中药学类专业教学设计大赛中获优秀奖，获陕西中医药大学2021～2022学年"青年教师教学优秀奖"二等奖等荣誉。

3. 教学法研究与改革成果

在中药炮制学课程实施过程中，根据专业培养目标和人才培养需求，教学团队不断优化课程，在历次培养方案和课程标准修订中，都注入了新的元素，形成了较为完整的理论和实践教学体系。

团队坚持"立德树人"，在教学活动中贯穿"以学生为中心，产出导向，持续改进"理念；采用雨课堂进行教学改革，将传统媒体与新媒体结合，注重师生、生生互动；采用翻转课堂教学模式，教学方法多样化，结合形成性评价和终结性评价来综合评价教学效果。团队教师从事本课程教学工作多年，积累了丰富的教学经验，并积极投身教学改革，可熟练应用现代化信息技术提高教学效率，提升教学质量。

在理论教学过程中，根据每部分内容的内在逻辑性，按照知识学习的识记、领悟、综合应用3个层级划分模块，识记模块以学生雨课堂课前自学为主，领悟与综合应用模块采用案例式教学、情景式教学、翻转课堂或BOPPPS等形式教学，通过雨课堂课前课后测试结果、平台导出的课堂互动数据以及学生课堂回答问题情况等监测学生学习效果并及时反馈、改进。在实验见习中也实时监测与反馈学生学习情况。

在本课程教学中，强化理论教学与实践教学结合、与产业融合，这已成为中药炮制学的一项特色教学方式。在理论教学中，教师严格按照教学进度进行理论教学，以多媒体课件为载体，灵活运用雨课堂平台，以饮片图片、炮制方法操作视频、3D动画等全面展示教学内容，配以临时教具饮片实物，讲授不同中药饮片与临床的密切关系。在实践教学中，通过实操实验和虚拟仿真实验，让学生把握操作要点，做到依法炮制，对理论内容强化训练。课程组在陕西兴盛德药业有限责任公司、陕西康超康健药业有限公司安排学生见习。饮片企业老药工通过具体操作，帮助学生迅速掌握操作要领，这样学习炮制机械的性能、使用特点和注意事项等知识让学生不再感觉枯燥，且在参观培训过程中加深理解书本知识。在中药饮片辨识能力提高方面，团队还建立了虚拟仿真中药饮片辨识平台，包括中医临床常见中药饮片辨识、同一饮片不同炮制品、易混饮片辨识和正伪品辨识，通过本平台的建立，学生在认识饮片的基础上，进一步增强对不同饮片品种之间的辨别能力。

（二）课程改革

本科生课程设置：我校中药学专业2017版人才培养方案课程计划中设置有中药学（临床中药学）、方剂学、中药化学、中药药理学、中药鉴定学、中药炮制学、中药药剂学、中药制剂分析（中药分析）、药事管理学、药学文献检索等课程，培养学生专业知识与技能，以及中药传承和创新意识。在2021年版人才培养方案中增设了中药学综合、设计性实验、药学文献检索与科研设计、中药古典文献、医药知识产权理论与实践、中医药英语等课程。从2019年开始，给中医临床各专业增设了临床中药炮制学选修课程。

研究生课程设置：硕士研究生在学位论文答辩前应修满理论课程，总学分不低于24学分。课程包含公共必修课、专业基础课、专业选修课及素质拓展课，其中公共必修课、专业基础课为学位课程，专业选修课及素质拓展课为非学位课程。

六、条件建设

学科实验室分为本科教学实验室和科研实验室。学科本科教学实验室有3个，隶属于药学院制药工程中心，具备本科生教学的基本设施、设备，主要服务于本科生实验教学，同时可为炮制技能考核提供场地和实验条件。学科科研实验室有陕西省中药饮片工程技术研究中心和国家中医药管理局中药炮制技术传承基地2个科研平台，具备中药炮制研究所需的基本设备，其中大型设备有Alliance高效液相色谱仪（Waters），VEGA3 SBH扫描电子显微镜（泰思肯），LC-2030C 3D Plus高效液相色谱仪（岛津）。

陕西省中药饮片工程技术研究中心是陕西省人民政府2004年批准的陕南中药产业项目中的技术创新平台之一，陕西中医学院为项目建设依托单位，步长集团为项目协作共建单位。中心设有饮片工艺研究室、饮片质量标准研究室，实验室面积300 m^2，并在步长集团建成面积为2500 m^2 的中试研究中心、留样观察室等，是陕西省目前唯一专门从事中药饮片基础与应用研究的科研与转化平台。

中药炮制技术传承基地是2016年国家中医药管理局公共卫生专项第二批新增基地，是在陕西省中药饮片工程技术研究中心的基础上整合而成。中央财政拨款200万元，在陕西中医药大学建成中药饮片标本室、炮制工艺与设备室、炮制技术研究室和炮制化学分析室，面积约330 m²。

平台立足陕西地产中药材资源，围绕常用中药饮片炮制工艺及原理、饮片质量标准、中药材产地加工炮制一体化技术、中药饮片稳定性及包装储藏养护条件等领域开展研究。经过多年的建设和发展，平台已经成为陕西乃至西北地区中药饮片基础与应用开发研究的重要平台。

通过从基础到开发的系列研究，目前已初步建立了一套中药饮片炮制工艺规范化、质量标准评价体系系统化和产品开发应用多向化的研究体系，形成了陕产中药饮片开发研究与生产平台，能够在科技炮制、创新炮制、绿色炮制理念的引领下研制出安全、有效、稳定的优质中药饮片，为我省中药饮片现代化研究提供支持，为中药饮片生产企业搭建技术平台。在平台的支撑下，先后获得陕西高等学校科学技术奖一等奖1项，陕西省科学技术奖二等奖2项。在此基础上获批陕西省科技厅创新团队1项。

七、学科管理

从目标管理、组织管理、运行管理、经费管理4个方面对学科进行管理。在目标管理方面，本学科按照学科建设规划书进行管理。规划书的总体目标任务明确，针对性强，突出了本学科的特色，能够解决本学科的关键问题。在学科建设过程中，不断对照规划书进行目标管理，找差距，进一步细化年度建设计划。在组织管理方面，学校成立了陕西中医药大学学科建设领导小组，校长任组长。建立了学校、处系部和学科三级管理体系。学校召开专门的学科建设会议，解决学科建设中存在的实际问题，共商学科建设的方法和措施，制定并通过了《陕西中医药大学学科建设发展规划》等文件。在运行管理方面，学校制定了《陕西中医药大学学科建设发展规划》等文件，明确了学科经费的来源、使用范围、负责人、经费预决算制度、账目设立方式、经费投入方案等，并强调专款专用。院党委做出了关于加强学科建设的决定，学科办、科技处、教务处、后勤保障处、人事处、国资处、财务处、图书馆、各系部等职能部门为学科建设提供各种保障。在经费管理方面，学校制定了《陕西中医药大学学科建设经费审批及使用管理办法》，财务部门设立专门账本，由学科带头人负责，做到专款专用，厉行节约。超过一定数量由上一级主管领导审批，严格按照经费管理制度和财务制度执行。

以上从学科发展历程、学术队伍、科学研究、人才培养、教学改革、条件建设、学科管理7个方面对陕西省中药炮制学科的建设进行了归纳和总结，总体来说，学科还需要从各个层面继续加强建设。学术队伍还需要进一步扩充，特别是需要引进有一定学术影响力的学术带头人和吸纳炮制专业的新人；教学方面需要从教学内容、教学资源、教学模式、教学手段、教学方法、教学成果培育等方面进行系统设计和建设；科学研究方面还需要进一步凝练研究方向，在重点研究方向做大做强，突出地域特色；学科实验条件还需要改善，特别是高端仪器设备的引进和使用。在今后的发展中，还应注重以下两方面。

（1）以中药炮制技术传承基地为依托，首先重视中药炮制的传承，以秦药为研究重点，对陕西地区特色炮制技术和特色炮制品种进行挖掘，对古法炮制新用饮片进行开发等；基于对古代炮制技术的梳理和对古人炮制意图的把握，为理解传统炮制原理提供帮助，为炮制技术的创新和饮片规范化生产奠定基础。

（2）中药炮制是中医临床用药特点之一，是中医提高临床疗效的重要环节，是保证中医临床用药安全的有效措施。以《长安医学》《陕西省名老中医经验荟萃》为蓝本，总结陕西地区名老中医临床常用的特色炮制方法（炒法、炙法、药汁制等）在方剂中的使用，用现代科学技术阐释其科学内涵，为中药炮制提高临床疗效奠定理论基础。

撰稿：宋艺君

审稿：刘蓬蓬　贾天柱

26 南京中医药大学中药炮制学科

一、发展历程

南京中医药大学中药炮制学科由老一辈全国著名炮制学术权威叶定江教授开创和奠基，自20世纪60年代起至今，在老一辈的学科带头人叶定江的带领下，在后续几代学科带头人和所有团队成员的努力下，南京中医药大学中药炮制学科目前已经发展成为教学科研并重、人才培养层次齐全、产学研全面发展的学科，是在南京中医药大学"国家中药学双一流学科"中最具中医药特色的二级学科，也是在全国中药炮制领域处于领先地位的中药炮制学科。

南京中医药大学药学院是由原来的中药系发展为中药学院，再继续发展为现在的药学院，药学院首任院长丁安伟是中药炮制学科的领衔专家，在全国中药炮制领域率先开展中药炭药炮制研究，引领全国中药炭药炮制技术及科研方向。丁安伟研究了几十种炭药，率先阐释炒炭止血的科学内涵，从荆芥包括荆芥炭的炮制品中发现"荆芥内酯"并研发成新药，获批国家中药新药证书并实施了转让。

南京中医药大学中药系在"文革"后恢复招生，中药炮制教研室主任是沈海葆。沈海葆教学风格风趣幽默，为国家培养中药专业人才孜孜以求，在他的带领下，南京中医药大学中药炮制学学科作为当时卫生部全国中药炮制师资培训基地，在20世纪80年代连续3次举办全国中药炮制师资进修班，参加师资进修班学习的成员后来均成为各中医药院校、科研院所中药炮制学科的带头人和骨干。

2001年国家中医药管理局在南京中医药大学设立首个以炮制学为特色的中药学二级学科"中药制药学"，蔡宝昌作为学科带头人，同时也是"国家级中药学重点学科"带头人，他率先在全国提出中药饮片标准化、饮片生产全过程质量控制和质量全过程溯源的新理念，目前这些由南京中医药大学中药炮制学科提出的理念已经在全国饮片企业和中药制药行业得到全面实施。

2009年南京中医药大学"中药炮制学"被国家中医药管理局正式遴选为首批重点学科建设项目，吴皓担任该学科带头人。从2009～2023年的15期间，吴皓带领的中药炮制重点学科在全国同类学科中排名第一，特别是在有毒中药的炮制解毒科学内涵阐释、中药饮片标准体系建立、中药炮制产学研一体化等方面领先全国。2015年国家中医药管理局组织专家对南京中医药大学中药炮制学学科进行验收，该学科成绩优秀，为2023年进入国家中医药管理局"高水平重点学科"建设单位奠定了坚实的基础。

2023年，本学科直接进入国家中医药管理局高水平重点学科建设行列，陆兔林担任学科带头人，吴皓任学术带头人，继续带领学科向世界一流学科目标迈进。

目前，南京中医药大学的中药炮制学重点学科有专兼职人员35名，其中教授14名，副教授12名，博导9名，硕导11名，国家有突出贡献中青年专家、国家"百千万人才工程"第一层次1名、中华人民共和国教育部、卫健委、中医药管理局首届中医药高等院校教学名师1名；享受国务院政府特殊津贴专家2名、江苏省有突出贡献的中青年专家2名；江苏省优秀科技工作者1名；江苏省"333"人才工程第二、三层次6名；江苏省高校跨世纪学术带头人1名；江苏省高校"青蓝工程"中青年学术带头人4名；优秀青年骨干教师5名；ISO/TC249国际标准化组织/中医药标准技术委员会国际注册专家1名。

南京中医药大学中药炮制学重点学科目前建有的省部级以上科研平台主要有"教育部中药炮制技术工程中心""国家级中药炮制技术传承基地""国家中医药管理局中药炮制标准重点研究室""江苏省中药炮制研究重点实验室"。

南京中医药大学中药炮制学重点学科的科学研究从20世纪80年代叶定江进行棕榈炭、草乌、藤黄等的炮制研究开始，至今已经历时40余年，叶定江作为第一任学科带头人在20世纪80年代、"文革"后改革开放的年代中带领中药炮制教研室年轻教师进行的科学研究曾走在全国中药炮制领域前沿，时隔40余年后的今天，南京中医药大学中药炮制学重点学科的科学研究仍旧走在全国中药炮制领域最前沿。本学科的科学研究和研究方向在40余年的历程中可以分为三个阶段：

第一阶段　1985～2000年，叶定江作为学科带头人，带领着教研室的沈海葆主任，丁安伟、蔡宝昌、吴皓、孔令东、王苏玲等年轻教师，研究方向主要分为2个，一是中药有毒药物的炮制研究，如草乌、藤黄、马钱子等的炮制解毒研究；二是中药炭药炮制技术及止血机制研究，如棕榈炭、血余炭、荆芥炭等炭药止血作用研究。

第二阶段　2001～2008年，国家中医药管理局在南京中医药大学建立以中药炮制为特色的"中药制药学"重点学科，蔡宝昌担任学科带头人，"中药炮制理论及炮制机制研究"成为该学科中药炮制的特色研究方向。在此期间，学科注重中药炮制文献的挖掘整理和炮制机理的探讨，特别是为有毒中药半夏、天南星等的炮制机理研究在此阶段奠定基础，并逐步形成南京中医药大学中药炮制学重点学科有毒中药炮制研究的特色，同时南京中医药大学中药炮制学科开始注重用信息技术整理挖掘中药炮制学的传统文献，中药炮制学数据库初见雏形。

第三阶段　2009年至今，2009年国家中医药管理局在中药学一级学科下正式以"中药炮制学"作为二级学科名称，在南京中医药大学设立"中药炮制学"重点学科，吴皓作为学科带头人，根据学科的研究基础、人才队伍、研究特色以及发展方向等，在中药炮制学科下设立了3个研究方向：中药炮制理论与炮制机理的研究、中药炮制减毒与安全性评价研究、中药饮片质量标准规范化及炮制共性技术研究。

2015年国家中医药管理局对下设的二级重点学科进行验收，南京中医药大学的中药炮制学重点学科以优秀成绩通过验收，在验收后召开的学科建设研讨会上，学科带头人吴皓吸收整个团队成员的建议将原来的3个研究方向进行进一步凝练和分化，并根据中药炮制学为临床服务、临床应用以复方制剂为主的特点，将研究方向凝练并分化为4个研究方向，具体内容见"研究方向"一节。

二、学术队伍

（一）学科带头人

自南京中医药大学中药炮制学学科以叶定江作为第一任学科带头人起，历经发展，至2023年该学科入选国家中医药管理局高水平重点学科，在此期间共有4位学科带头人。

叶定江（建设周期：1960～2000年），教授，博士生导师。全国著名的中药炮制学学术权威，一生致力于中药炮制学的教学、科研和学术传承，从1960年开始创建中药炮制学专业课程起至2000年，在这40年期间，叶定江作为南京中医药大学中药炮制学学科的开创者和奠基人，对学科发展贡献卓著，具体内容详见"学术人物"章节。

蔡宝昌（建设周期：2001～2009年），二级教授，博士生导师。蔡宝昌长期从事中药炮制学的教学和研究工作，在2001～2009年担任国家中医药管理局在南京中医药大学设立的以中药炮制为特色的"中药制药学"重点学科带头人。

蔡宝昌1978年7月毕业于南京中医学院，留校任教。1996年博士毕业于日本国立富山医科药科大学，1999年美国XenoBiotic Laboratories，Inc博士后。历任中医药研究院副院长、校长助理、副校长等职务；获国家有突出贡献中青年专家、全国"百千万"人才、中医药高等学校教学名师等荣誉称号，获中共中央、国务院、中央军委颁发的"庆祝中华人民共和国成立70周年"纪念章。现任南京中医药大学产学研基地——南京海昌中药集团董事长等职务。

蔡宝昌是教育部中药炮制规范化及标准化工程研究中心第Ⅰ期主任（2009～2021年）、科技部"十一五""十二五"重大创新药物专项中药饮片质量标准研究平台主任，承担了《中国药典》2010版和2015版的37项中药饮片国家标准的制定和修订。兼任世界中医药学会联合会中药饮片质量专业委员会会长、中国医药物资协会中药材及饮片专业委员会会长等职。2008年创办中药饮片炮制产学研基地——南京海昌中药集团，该集团为国家中药现代化科技产业（江苏）基地、工信部两化融合示范基地、国家高新技术企业。蔡宝昌主编国家级本科生教材《中药炮制学》、首部研究生教材《中药炮制学专论》、首部《中药炮制工程学》以及留学生教材等中英文著作15部，主审教材和著作5部，其中《中药炮制学》获江苏省精品教材。

作为项目负责人，蔡宝昌主持承担国家及省部级课题33项（其中国家自然科学基金10项，含2项国家自然科学基金重大研究计划，担任首席专家）。以第一作者和通讯作者的身份，与研究生们一起发表学术论文800多篇。作为第一完成人获国家、省部级科技奖、教学奖等15项；开发新药9项，其中8项获临床研究批件，1项获生产证书；获得国家重点新产品1项、江苏省优质新产品5项；拥有专利37项。

蔡宝昌曾担任南京中医药大学国家级中药学重点学科学科带头人，江苏省中药学优势学科第Ⅰ期学科带头人，对国家一级重点学科中药学的建设和二级学科中药炮制学重点学科的建设与发展作出了杰出的贡献。

吴皓（建设周期：2009～2023年），二级教授，博士生导师。吴皓2009年被遴选为国家中医药管理局首批建设的"中药炮制学"重点学科带头人，为南京中医药大学中药炮制学学科第三任学科带头人，在第一任学科带头人叶定江的指导下、第二任学科带头人蔡宝昌的支持和帮助下，吴皓带领南京中医药大学中药炮制学学科在2009～2023年这15年期间，继续领衔全国中药炮制学科前沿。2015年，在国家中医药管理局重点学科验收中获得优秀；2023年，南京中医药大学中药炮制学科直接入选国家中医药管理局第二批高水平重点学科建设名单。

吴皓是"文革"后恢复高考的第一届南京中医药大学中药专业77年级本科生，是叶定江全国首批招收的中药炮制学专业博士研究生，全国第一批中药炮制学博士。为江苏省"青蓝工程"跨世纪学术带头人，江苏省"333"工程学术带头人，教育部优秀骨干教师，美国南加州大学药学院高访学者。获江苏省有突出贡献的中青年专家、江苏省优秀科技工作者、江苏省海洋中青年科技标兵、江苏省教育科技系统巾帼标兵、南京市有突出贡献的中青年专家、全国大学生"挑战杯"优秀指导教师，全国中医药博士生优秀论文指导教师等荣誉称号。历任南京中医药大学中药学院副院长、江苏省海洋药物研究开发中心主任、南京中医药大学中医药研究院院长、药学院院长等职，并任国家中医药管理局中药质量标准三级实验室主任，教育部中药饮片标准与规范化工程中心第Ⅰ期副主任，国家中医药管理局中药炮制与饮片质量标准研究重点研究室副主任，国家中医药管理局首批国家级中药炮制技术传承基地副主任。现任江苏省海洋药用生物资源研究与开发重点实验室主任、江苏省海洋药物研究开发中心主任，国家中医药管理局中药炮制学高水平重点学科学术带头人。兼任中华中医药学会中药炮制分会副主任委员、世界中医药学会联合会中药饮片质量标准委员会副主任委员、中国海洋学会海洋中药专业委员会副主任委员、中国海洋学会海洋生物工程专业委员会常务理事、中国生物化学与分子生物学会海洋专业分会常务理事、江苏省生物技术协会副理事长、江苏省药协会海洋药物专业委员会秘书长等。同时兼任国家药品监督管理局中药新药审评外聘专家、国家科学技术奖励评审专家、国家科技重大专项、区域创新项目评审专家、国家自然科学基金重点项目评审专家等；连续4届担任《中国中药杂志》常务编委、编委，担任《中国实验方剂学杂志》《中华中医药杂志》《中国海洋药物》等国家级杂志的编委，同时也兼任教育部中药学博士学位点论文评审专家、教育部首届中药学专业教育指导委员会委员等。

吴皓的研究方向主要有2个：①中药炮制解毒增效的科学内涵和饮片质量研究；②中药海洋药用生物功效物质基础和成药性研究。吴皓已经承担完成"九五"～"十二五"国家科技攻关、支撑计划项目、重大专项、国家海洋863高新技术、国家中医药及海洋公益性行业重点专项、国家自然科学基金重点项目、面上项目等国家级项目18项，承担国家中医药管理局、国家药典委员会、江苏省自然科学基金、江苏省科技兴海专项、江苏省科技成果转化等项目19项，目前正在承担国家自然科学基金重点项目，也是近10年来全国中药炮制领域唯一一个国家自然科学基金重点项目。

在多年的教学、科研工作中，吴皓获得国家科技进步奖1项，省部级教学成果奖、科技进步奖二等奖以上奖项9项（排名第一5项），国家级学会科学技术奖2项，其中特等奖1项；作为主持人获国家新药证书1项，国家授权发明专利18项，新药临床批件4项，保健品批件4项，首创毒性中药半夏等饮片标准6项，被《中国药典》2010年版、2015年版、2020年版收载。发表高水平的科研研究性论文300余篇，单篇最高他引200多次，中科院一区论文最高影响因子19.924。主编国家卫健委（卫生部）"十二五""十三五"教材《中药炮制学》《中药炮制学试题库》、国家"十一五"教材《中药炮制学实验》以及国家重点图书《中药炮制学》（高级辅导丛书）等教材和专著8部，参编中医药行业"十三五"教材《中药炮制学》和著作2部，参编教材多部。

陆兔林（建设周期：2023年至今），教授，博士生导师。自2023年起接替吴皓担任国家中医药管理局"中药炮制学"高水平重点学科的学科带头人，现为教育部中药炮制技术工程中心主任，国家级中药炮制技术传承基地第Ⅱ期负责人，曾任国家重点研发计划首席专家，国家中药标准化指导组专家，科技部科技成果评审专家；目前为教育部中药炮制学一流课程负责人，全国高等学校中药资源及中药制药专业建设指导委员会委员，兼任《中国中药杂志》编委；中国中药协会中药饮片专业委员会副主任、经典名方专业委员会副主任；江苏省、江西省优秀科技创新团队负责人等。主要从事中药质量及饮片炮制研究，主持国家重点研发计划、行业重大专项及科技支撑计划等20余项，《中国药典》标准25项，新药项目15项；主编或参编教材专著20余部，发表论文480余篇，获省部级科技奖8项，授权专利18项。

（二）学术梯队

南京中医药大学的中药炮制学重点学科历经几代人的传承，最早的奠基者和开创者叶定江在2023年正好90岁，叶定江的有关事迹另有专章记述（见本书学术人物章）；"文革"后南京中医药大学中药系中药炮制教研室的首任主任沈海葆，2023年亦有近80岁。两位教授是南京中医药大学中药炮制学学科的开创者，是南京中医药大学中药炮制学重点学科的第一代专家。叶定江是1985年上海科学技术出版社出版的《中药炮制学》教材的副主编（徐楚江主编），1996年上海科学技术出版社出版的第一版中医药院校教材《中药炮制学》的主编。他对全国中药炮制学专业的人才培养和学科建设作出了突出贡献，被誉为全国中药炮制的权威学术专家。

丁安伟、蔡宝昌、吴皓作为南京中医药大学中药炮制学重点学科第二代传承人，继承和发扬了第一代开创者、奠基者叶定江、沈海葆的学术体系和思想，并进一步发扬和创新，分别在中药炮制炭药领域、中药饮片标准制定和饮片生产全过程质量控制领域、有毒中药炮制解毒科学内涵和饮片质量标准领域领先全国。其中，丁安伟连续担任中华中医药学会中药炮制分会第二、三、四届副主任委员；蔡宝昌是世界中医药学会联合会中药饮片标准专业委员会主任委员；吴皓教授是的中华中医药学会中药炮制分会连续2届（第四、第五届）的副主任委员，世界中医药学会联合会中药饮片专业委员会副主任委员，并连续5届（2009～2024年）担任中国卓越期刊《中国中药杂志》的常务编委和编委。

陆兔林、李伟东、蔡皓为南京中医药大学中药炮制学重点学科第三代传承人。三位教授分别在全国中药饮片标准溯源和饮片辨识、中药盐制入肾和炮制后饮片对制剂的影响、硫磺熏蒸对饮片的毒性影响等方面具有一定的影响力，其中陆兔林为中国中药协会中药饮片质量保障专业委员会副主任委员；李伟东是世界中医药学会联合会中药饮片质量专业委员会的秘书长，也是江苏省中药炮制重点实验室主任；蔡皓是全国第一位开展硫磺熏蒸对中药饮片影响研究的专家，其研究成果作为药典确定饮片硫磺熏蒸后硫残留量的重要参考，该成果获省部级二等奖。

张丽、陈佩东、陈军、陈志鹏、殷放宙、李林、单鸣秋、张科卫、宋珅均为1970年后出生的教学科研人员，目前为南京中医药大学中药炮制学重点学科第四代传承人。其中张丽、陈佩东领衔开展的中药炭药及分析技术在中药炮制中的应用相关研究，传承了叶定江、丁安伟的前期研究基础和学术思想，在项目研究和研究创新性方面，在全国相关领域崭露头角；张丽同时还是毒性中药炮制解毒科学内涵研究方向的传承人，尤其在甘遂醋制解毒存效方面获得多个国家自然科学基金的资助，目前张丽是中华中医药学会中药炮制分会副主任委员；

陈军、陈志鹏在饮片炮制对中药复方制剂的影响领域颇有建树；李林目前是中药炮制教研室主任，在炮制教学方面颇有建树，获得全国微课比赛二等奖。

郁红礼、刘晓、季德等均是80后年轻教师，是南京中医药大学中药炮制学重点学科第五代传承人，分别在炮制学学科不同研究方向进行着学术传承和教学科研工作，目前也是南京中医药大学国家中医药管理局中药炮制学重点学科年轻传承人中的代表。

段煜、董佳佳、苏联麟、朱慧等目前是南京中医药大学中药炮制学重点学科最年轻的专业教学科研人员，均为90后，他们的肩上承担着中药炮制学学科传承创新的重任，也是南京中医药大学中药炮制学重点学科未来的希望。

三、科研研究

（一）研究方向

1. 中药、民族药炮制解毒增效（存效）科学内涵及质量控制研究

解毒增效是中药炮制的主要目的，经炮制的饮片应用于临床，可确保临床应用的安全、有效。

本方向针对临床常用的毒性中药、民族药如半夏、天南星、白附子、京大戟、甘遂、狼毒、巴豆、千金子、马钱子、芫花、商陆等，根据临床毒性表现和功效主治，在整体动物、组织、器官、细胞、分子等水平上，研究毒性物质基础、效应物质基础以及毒、效成分在炮制前后的量、质改变与毒、效的相关性，阐明中药、民族药炮制解毒增效的现代科学机制，并提出毒性中药、民族药炮制工艺规范，以及饮片质量控制的方法和标准，提升全国饮片企业毒性饮片的生产质量，为临床使用毒性中药、民族药饮片安全、有效提供实际指导和理论依据。

研究方向传承了叶定江初建南京中医药大学中药炮制学学科时设立的研究方向，并在传承叶定江的学术思想的基础上进一步展和创新，提出新的研究思路和理论。

本方向提出"炮制共性规律理论——有毒中药、民族药炮制解毒共性规律"，其内涵是"同科属有毒中药、民族药具有类似毒性，采用相同的炮制技术，具有共性的炮制解毒机制；非同科属的有毒中药、民族药，若含有类似的毒性成分，采用相同的炮制技术，同样具有共性的炮制解毒机制"。

在该新理论指导下，本方向研究阐明了天南星科半夏、天南星、白附子、掌叶半夏等毒性中药采用同样的炮制技术进行炮制解毒的共性机制，并在毒性成分、毒性机制、炮制解毒机理被清晰阐明的基础上，根据毒性成分和炮制解毒的程度，起草制定了半夏、天南星等6个饮片质量标准，被《中国药典》2010年版、2015年版、2020年版收载，引领全国饮片企业提升毒性饮片生产水平，优化饮片质量；同时在该理论的指导下，研究阐明了大戟科京大戟、甘遂、狼毒醋制解毒存效的共性机制，在此基础上获批2021年国家自然科学基金重点项目"蒙药巴格-塔日奴（京大戟）等3种有毒药炮制解毒增效共性机制研究"，该重点项目是南京中医药大学国家双一流学科中药学第一个国家自然科学基金重点项目，也是近10年来全国中药炮制领域唯一一个重点项目。同时，利用该理论指导大学生科技创新，获得全国"挑

战杯"一等奖和特等奖各1项,并获得全国中医药博士生优秀论文一等奖、二等奖共5篇。

"炮制共性规律理论"除指导毒性中药、民族药的炮制机制研究外,同样适用于非毒性中药、民族药炮制增效的共性机制研究。该理论已被全国的炮制同行用来指导中药、民族药的炮制研究。

2. 中药质量标准化及共性炮制机理研究

中药饮片是中医临床的处方药,也是中医药产业发展的核心物质基础。构建完善中药饮片质量控制标准体系,阐明炮制理论与机制,对确保中药饮片质量与临床安全有效具有重要作用。

本方向提出基于"性状-质量标志物-生物效应"整体识别饮片质量的研究思路,采用集成饮片质量识别的性状电子检测、色谱质谱联用、多效应生物评价等技术,建立基于"性状-质量标志物-生物效应"的快速、数字化的质量评价方法与标准,揭示加工炮制对饮片质量的影响及科学内涵,并通过研究建立具中药饮片特点的质量标准,形成团体标准、技术规范、实用专利等多项成果。选择五味子、莪术、郁金、青皮等进行炮制传统理论"醋制入肝"研究,围绕质量标志物的变化,运用物质基础、体内过程、组学等现代研究技术与思路,开展醋制入肝的机制研究。同时,提出"补益类中药炮制共性机制"理论,其内涵是"补益类中药,采用相同的炮制(蒸制)技术,具有共性的炮制增效规律",锁定多糖这一共性效应物质展开多层次、多水平的物质转化及作用机制研究,以阐明五味子、黄精等补益类中药炮制增效的共性机制。本方向承担了2018年科技部重点研发项目"中药饮片识别技术",目前已经完成研究任务。

3. 中药炮制和方剂及制剂的相关性研究

"炮制不明,药性不确,而汤方无准,病症不验也"。中医临床不同处方由于其治疗病症不同,其组方饮片的炮制规格必然不同。

本方向提出"炮制改变药性,中药炮制后其性味、功效等均发生改变,物质基础也必然产生变化"的观点。中医临床不同处方由于其治疗病症不同,其组方饮片的炮制规格必然不同。选择青娥丸等临床常用经典名方中组方药物饮片的不同炮制规格,研究复方药效变化与药效成分体内过程,研究不同规格饮片在组方中的应用特点,阐明中药炮制后增效解毒与物质基础变化的科学内涵;挖掘地方医学流派和传统方剂中散在而未广泛应用的姜汁酸枣仁等特色炮制技术与品种,结合临床需求开展炮制原理和工艺标准研究,规范临方炮制饮片全过程技术参数,制备合格临方炮制饮片,发挥特色中药饮片的临床优势;针对汤剂是中药复方在临床应用的主要形式,探究麻杏石甘汤等代表性复方汤剂中胶体颗粒的存在形式、物质构成、调控机制以及在中药制剂过程中如何保证物质形态的传递性,构建影响中药药效因素的关键制剂技术。

4. 中药炭药止血科学内涵研究

中药饮片经炒、焖、煅等炮制方法制备成炭药饮片后,中医临床上用于各类出血证,具有止血功效。本方向通过整合LC-MS、GC-MS等联用技术和人工神经网络等先进的多变量数据挖掘手段,对饮片炒炭前后发生重大变化、可能影响止血活性的化学成分进行分离和辨析。集成大鼠、斑马鱼等整体动物、组织器官、细胞、分子等多层次模型,以止血生物活性为导向，对内外源性凝血系统、纤溶系统、血液动力学、血小板途径等止血活性相关途径进行深入系统研究。进一步总结饮片炒炭前后止血活性变化特征和共性规律，即中药炭药止血是通过融合内外源性凝血系统、纤溶系统、血小板途径等实现的多层次多靶点协同作用。并在此基础上，对止血活性物质基础进行进一步定性、定量分析，创新性地提出"生活血，苷之用；炭止血，转苷元"的炭药现代炮制机制理论。

上述学科建设科学研究方向的4个阶段充分反映出南京中医药大学中药炮制学重点学科建设将近40年的历史沿革及演变，也充分反映了南京中医药大学中药炮制学重点学科的研究团队注重传承，勇于创新，立足于全国领域前沿，带领全国的炮制学科一起前行。

（二）研究成果

本学科的研究方向经历4个阶段的不断演化与完善，目前已经形成比较稳定的研究方向，特别是至今仍传承着叶定江时期的2个研究方向。从20世纪80年代起，在"中药有毒药物的炮制研究"方向，叶定江主持的"中药草乌、藤黄的炮制研究"获得科技部"八五"国家科技攻关重大科技成果奖；蔡宝昌主持的"中药马钱子炮制机理"研究获得1996年国家科技进步奖，也是全国中药炮制领域迄今为止唯一一个国家科技进步奖；吴皓主持的"天南星科半夏等有毒中药炮制解毒共性技术及产业化研究"2020年获得江苏省中医药科技进步奖一等奖、中华中医药学会科学技术奖二等奖，并在此基础上获得2022年国家自然科学基金重点项目。在"中药炭药炮制技术和止血机制研究"方向，丁安伟主持的"荆芥炭的止血作用机制研究"1997年获得国家中医药管理局科技进步奖二等奖，同时叶定江团队发表的关于棕榈炭煅炭止血作用的论文在全国中药炮制领域引起重大反响，目前，张丽、陈佩东带领研究团队继续在中药炭药研究方向深耕，连续获得国家自然科学基金项目的资助。中药炮制解毒研究方向以及中药炭药止血研究方向被中药炮制学学科团队传承至今，一直处于全国的领先地位。

1. 科研获奖

自2009年南京中医药大学炮制学科被国家中医药管理局设立为局级重点学科以来，本学科获得包括教育部、江苏省和南京市等在内的省部级以及行业内一级学会的科技进步奖和自然科学奖共计28项（一等奖7项、二等奖18项、三等奖3项）。

2. 科研项目和学术影响力

本学科在2009～2015年的建设期内，经过学科全体成员的努力，在2015年通过国家中医药管理局组织的重点学科建设验收，获得"优秀"成绩，并因此在2023年成为国家中医药管理局"高水平重点学科"建设单位。

自2015年重新设立4个研究方向以来，本学科主持完成和在研国家级科研项目共计51项（国家自然科学基金重点项目1项、国家重点研发计划项目1项、国家自然科学基金面上项目34项、国家自然科学基金青年项目7项、国家公益性行业重点科研专项4项、国家重点研发计划子项目3项、国家中药标准化子项目1项），项目经费总计7700万元。其中，2021年由吴皓承担的国家自然科学基金重点项目"蒙药巴格-塔日努（京大戟）等3种大戟属常用有毒药炮制减毒增效的共性机制研究"实现了本学科在获得国家自然科学基金重点项目方面的历史性突破，也是近10年来全国中药炮制领域在获得国家自然科学基金重点项目方面的突破；2018年陆兔林承担的国家重点研发计划项目"中药饮片质量识别关键技术研究"是继本学科承担"八五""九五""十五""十一五"国家科技攻关和支撑项目、国家公益性行业重点专项、国家863高新技术项目等国家重点项目后在"十三五"承担的又一国家重点专项。

自2015年至今，学科共发表SCI源学术论文223篇，其中中科院一区17篇，中科院二区44篇，最高影响因子20.57，并在《中国中药杂志》《中华中医药杂志》《药学学报》《中草药（英文版）》等国内高水平卓越期刊上发表了多篇论文，发表的论文被高频引用，单篇引用达200多次，在国内外享有很高的学术声誉。

3. 国际及国家标准

学科自建设以来，以蔡宝昌为首的团队，获得中药煎药机国际标准（ISO18665：2022）1项。学科成员参与制定的88个中药材及饮片质量标准被收载入《中国药典》2010年版、2015年版、2020年版，被国家药典委员会评为《中国药典》2010版标准研究先进单位。

4. 授权专利及计算机软件著作权

2015年以来，学科共获得授权发明专利30项，授权实用新型专利6项，计算机软件著作权3项。

（三）学术创新

本学科提出的新观点、新技术、新方案丰富和发展了本学科理论体系。

（1）集成传统炮制文献记录和现代信息技术，建成全国通用的《中药炮制数据库》，形成传统中药炮制文献和技术的现代信息智能系统和平台。

（2）提出"炮制解毒共性规律"的理论，用以指导中药炮制现代研究，在天南星科、大戟科有毒中药炮制解毒共性规律研究上获得国家自然科学基金等系列资助项目16项，并于2022年获得国家自然科学基金重点项目资助。

（3）"炮制解毒共性规律"新理论创新并发展了中药炮制现代研究思路，该理论已经纳入"十二五""十三五"研究生教材《中药炮制学专论》。

（4）提出"中药饮片质量标准评价体系"，成为饮片标准制定规范。

（5）提出用以指导今后学科发展的中药炮制学发展思路，提出了"共性技术研究体系"和"共性炮制解毒规律研究体系"等新的研究方法，并编入"十三五"研究生教材《中药炮制学专论》。

（四）学术交流

南京中医药大学中药炮制学重点学科自2009年成为国家中管局重点学科以来，作为主办单位，承办全国性的炮制学术年会共计6次，其中承办中华中医药学会中药炮制分会全国学术年会2次，承办世界中医药学会联合会中药饮片质量专委会全国学术年会4次，同时，作为中药炮制分会副主任委员单位和世界中医药联合会中药饮片质量专业委员会主任委员单位，每年均被邀请在全国炮制学术年会上作大会报告，并在中药学和天然药物国际学术会议上进行大会交流。

四、人才培养

1. 本学科本科学生的培养

南京中医药大学的中药专业创建于1960年,自招收第一批中药专业本科生始,中药炮制学作为中药学专业的专业课程,至今已经开设了63年,培养了数万名中药学专业的学生,本学科也是全国最早开设中药炮制学课程的学科。

2. 本学科研究生人才培养

本学科创始人叶定江自1985年起即开始招收中药炮制的硕士研究生,是除中国中医科学院中药研究所以外全国最早具有硕士学位培养资格的学科;1994年开始招收博士研究生,是全国首个具有招收博士研究生资格的学科;叶定江也成为全国首个招收中药炮制学博士研究生的导师,曾任南京中医药大学药学院院长的吴皓、中央民族大学药学院原院长崔健是叶定江在全国招收的第一届中药炮制学博士研究生。

另外,20世纪90年代末,本学科所在的一级学科中药学成为博士后流动站,本学科同时具有招收博士后进站的资格,迄今为止,已经吸引20多位博士后成员进站从事中药炮制的科研,并获得中华人民共和国教育部博士后基金、新教师基金项目8项。

本学科迄今为止已培养中药炮制专业硕士研究生590余人,博士研究生115人。其中中国工程院院士肖伟,国家杰出青年科学基金获得者孔令东,国家优秀青年基金获得者曹岗,是本学科培养的杰出人才代表。

五、教 育 教 学

自2009年国家中医药管理局在南京中医药大学设立中药炮制学重点学科以来,学科建设在教育教学上又上了一个新的台阶。

1. 教育教学成果

(1)蔡宝昌获国家中医药管理局"全国中医药高等院校教学名师"称号,并入选全国名老中医药专家传承工作室建设项目专家;学科有2名成员陈志鹏、李林入选第六批全国老中医药专家学术经验继承人。陈志鹏获得"全国高等中医药院校优秀青年教师"称号。

(2)学科建设的中药炮制学课程,2009年被遴选为国家精品课程,2013年入选国家级精品资源共享课,2017年成为江苏省精品在线开放课程,2020年入选国家级(线上)一流本科课程。

(3)学科成员主编本科生、研究生、留学生各层次教材34部,包括国家本科教材《中药炮制学》《中药炮制学实验》等;主编各类专著25部,包括国家"十一五""十三五""十四五"重点图书《中药炮制学》(中医药学高级丛书)、《中药炮制学辞典》等。

(4)学科成员主持的"中医药院校教师教学技能培训的理论研究与实践"获2011年江苏省高等教育教学成果奖一等奖(蔡宝昌);"实践引导下的中药专业大学生科技创新能力的培养"获2013年江苏省教学成果奖二等奖(吴皓);"研融于教,面向国家战略的中药资源人才培养体系的构建与实践"获2017年江苏省教学成果奖二等奖(张丽)。李林等成员获"江苏省高等学校优秀多媒体教学课件遴选奖二等奖"（2011、2016年），开发的"中药炮制学教学平台"获"第十一届全国多媒体课件大赛"三等奖（2011年）；季德获得首届"雷公杯"中药炮制青年教师授课与技能大赛综合三等奖。

（5）学科成员主持建设并完成江苏省在线本科课程中药炮制学，已经在线运行3年多时间，建设完成的江苏省在线研究生课程中药炮制学选论已于2023年在线运行。

（6）学科成员带领的本科学生团队在全国大学生"挑战杯"课外学术科技作品竞赛中屡获佳绩，获得特等奖1项、一等奖2项，二等奖4项，三等奖2项。获得全国优秀博士学位论文提名1篇，全国中医药博士生优秀论文一等奖、二等奖共7篇，获得江苏省优秀博士学位论文2篇，优秀硕士学位论文4篇。

2. 学科产-学-研成果

（1）学科的科研成果反哺教学：学科建设过程中，通过深入、系统地研究，获得的一系列成果以及创新的理论，成为本科《中药炮制学》教材的创新内容，如"有毒中药炮制解毒共性规律理论"被收录于《中药炮制学》《中药炮制学专论》教材，中药饮片质量标准技术体系同样成为教材收录的内容。科研成果如荆芥炭止血机制，半夏、天南星、白附子的炮制解毒机制等，成为教材中荆芥、半夏、天南星、白附子饮片项下的炮制研究进展等。

（2）以中药炮制解毒增效理论指导中药新药研究，2015年学科研发的"丹鹿胶囊"获国家中药新药证书。

（3）学科目前是世界中医药学会联合会中药饮片质量专业委员会主任委员单位，蔡宝昌任主任委员和会长，吴皓任副主任委员，李伟东任秘书长；是中国医药物资协会中药材与中药饮片专家委员会主任委员单位、国家标准化管理委员会中药炮制机械分技术委员会会长单位，蔡宝昌兼任会长；是中华中医药学会中药炮制分会副主任委员单位，吴皓任名誉副主任委员、张丽任副主任委员；是中国中药协会中药饮片质量保障专业委员会成员单位，陆兔林任副主任委员兼秘书长。

（4）南京海源中药饮片有限公司（国家高新技术企业）是学科的产-学-研基地，蔡宝昌任董事长，2016年被江苏省教育厅批准设立研究生工作站，与南京中医药大学中药炮制重点学科联合培养研究生25人，其中博士生7人、硕士生18人，合作发表论文21篇，获得专利授权6项、软件著作权14项，着力于构建优质中药饮片产业化体系，推进中药标准化和智能炮制设备、系统开发，打造中药智能生产线，2021年获"江苏省优秀研究生工作站"和南京市博士后创新实践基地称号；主持开发的成套产品"智能化中药饮片炮制设备及其信息化管理系统"被科技部等4部委认定为"国家级重点新产品"，填补了国内外该领域的空白。企业与中国医药物资协会发起创建"名医、名药、名店、名馆"的品牌活动，成立了"优质中药饮片产供销平台"，让广大患者用上优质中药饮片产品。"优质中药饮片"产品先后被认定为"南京市生物医药新产品""江苏省重点推广的新产品新技术"以及"江苏省高新技术产品"，产生了显著的社会效益和经济效益。创新创业事迹先后被《人民日报》《中国中医药报》、光明网、江苏卫视等媒体广泛宣传报道，是中药炮制重点学科科技成果转化和科技创业的典型示范。

六、条件建设

1. 学科平台建设

南京中医药大学中药炮制学科下设有多个省部级重点实验室及工程研究中心，成为中药炮制学科基础研究、高层次人才培养、理论实践相结合以及产学研一体化的重要支撑平台。

目前本学科有建筑面积约1200 m²的科研实验室，另与南京海昌药业集团企业合作建立中药炮制产-学-研基地和江苏省研究生工作站，承担本科生生产实习、见习任务，研究生炮制研究项目的炮制工艺中试放大和生产工艺规范化研究等人才培养工作。

（1）教育部中药炮制规范化及标准化工程研究中心：工程研究中心建于2009年，是由国家中医药管理局中药炮制重点学科联合南京海昌中药集团组建而成的产学研一体化科研实体。目标是建立规范的中药饮片生产技术标准和饮片质量标准体系，致力于解决中药饮片产业化关键技术问题，建成具有自主知识产权的中药饮片生产过程信息化管理系统，并形成可溯源优质中药饮片产业化体系，对中药饮片行业生产、检验、流通、临床应用、科研及教学起到引领和示范作用。

（2）国家级中药炮制技术传承基地：2015年，国家级中药炮制技术传承基地被国家中医药管理局批准建设。针对传统中药炮制技术缺乏系统传承等问题，传承基地以文献与传统炮制技术为载体，以挖掘中医药文化内涵为主导，以服务企业与中医临床为目的，以传承精华、守正创新为目标，传承基地通过建设炮制技术传承体系，发掘了一批传统、特色炮制方法和技艺；老一代炮制学名家如金世元、王孝涛、叶定江等的炮制经验、理论和学说被整理和总结；挖掘出富有地方特色的医学流派如孟河医派、吴门医派的传统炮制品种和技术；培养了一批炮制技术传承和创新人才；拍摄完成国内首部中药炮制电视纪录片《传世炮制》；建成国内首个中药炮制数据库，极大推动了中药饮片企业、中医临床等对中药传统炮制技术的继承创新和推广应用。

（3）国家中医药管理局中药炮制标准重点研究室：该研究室为首批国家中医药管理局批准建设的重点研究室。以中药饮片质量标准为主要研究内容，以构建中药炮制技术规范化体系、提升饮片生产质量为定位，建立规范化的中药饮片质量标准评价体系。研究室首创中药饮片质量标准生产执行系统及智能化炮制设备，已经在企业投入生产。目前形成了一支结构合理、水平较高的中药炮制产学研一体化的科研团队，2012年、2021年均以"优秀"成绩通过国家中医药管理局组织的验收。

（4）江苏省中药炮制重点实验室：2007年，江苏省教育厅依托南京中医药大学中药学重点学科立项建设江苏省中药炮制重点实验室。实验室以中药炮制基础研究、关键共性技术创新为主要目标，紧扣中医药现代化关键问题，从中药炮制理论和炮制机理、中药炮制解毒与安全性评价、中药饮片质量标准规范化及炮制共性技术及其相关设备等方面进行研究，致力于促进中药炮制的传承与创新，推动江苏乃至全国中药饮片产业的发展，培养行业急需人才，并将现代科学技术与传统中药制药技术相结合，提高我国中医药产业技术的创新能力和国际竞争力。

2. 学科仪器设备和科研条件

南京中医药大学中药炮制学科拥有价值40万元以上的设备，诸如AB SCIEX Triple TOF™

5600液质联用仪、三重四极杆串联液相质谱仪等共计10台。

七、学科管理

南京中医药大学中药炮制学重点学科实行学科带头人负责制，学科带头人负责学科的建设规划起草、学科科研工作的年度规划制定、人才梯队建设等工作，并对学科下设的各级科研平台的各自建设任务进行统筹管理，使其在学科建设管理下有序进行，用以支撑学科各研究方向的科研项目实施以及高层次人才培养等。

学科的学术带头人负责学科学术研究方向和学术研究内容的把关，与学科带头人一起，凝练和整合研究方向，提出本学科的重点研究方向，并对研究方向提出学术要求，同时对各研究方向的项目课题给予学术指导。

学科下设重点实验室和教学教研室，分别由重点实验室主任和教研室主任负责日常的科研和教学任务的实施，并对实验室的科研和教研室的教学任务进行安排。

学科建立的10多项管理制度，包括实验室的安全、科研诚信、实验室管理、仪器设备的使用、各级人员工作职责、绩效评价等方面。

综上所述，南京中医药大学中药炮制学重点学科在奠基人、创建者、引领者叶定江的悉心指导下，在几任学科带头人的接续努力下，目前走在全国同类学科的前沿，同时在毒性中药炮制解毒机制的基础研究、饮片生产的产学研融合以及高层次炮制专业人才培养等方面领先全国，期待在新一任学科带头人的带领和全体团队成员的努力下，南京中医药大学的中药炮制学科仍旧能够引领全国，并能够越来越壮大，和全国的同类学科一起，推动全国炮制领域学术和产业的发展，推动中医药高质量发展。

撰稿：吴　皓
审稿：贾天柱

27 贵州中医药大学中药炮制学科

一、发展历程

贵州中医药大学炮制学科初期为1976年贵阳中医学院中药系筹建时成立的中药炮制制剂教研室，郭润康担任教研室主任。中药学专业开设中药炮制学课程，郭润康自编《中药炮制学》教材进行教学，课程分为理论教学和实践教学，实践教学为传统实验，奠定了贵州中医药大学炮制学科发展基础。1983年底，中药炮制与中药制剂分开，成立中药炮制教研室，由郭润康、程希堂、曾赐喜、赵晓兰、郭建民5位教师组成。1984年后，郭建民担任教研室副主任，李玮、田源红、王建科等4名教师先后进入教研室，学习继承老教师教学、实践经验。2003年，李玮任教研室副主任，2006年担任教研室主任，建设学科科研平台，开设临床中药炮制学等选修课。2014年后，学科拥有中药炮制学教研室及中药材产地加工与炮制实验室，教学、科研同步发展，教学体系不断完善，科研平台建设有序推进。

二、学术队伍

团队现有教师12人，其中教授3人，副教授2人，讲师7人；博士研究生5人，在读博士2人，硕士研究生3人，博士研究生导师1人，硕士研究生导师6人，兼职教师2人。

学科带头人

郭润康（建设周期：1976～1984年），详见学术人物章。

李玮（建设周期：2003年至今），男，教授。贵州省第一批中药炮制技术省级代表性传承人，贵州中医药大学药学院中药炮制学教研室主任，中华中医药学会中药炮制分会常务委员（第五届），中国民族医药学会药材饮片分会常务理事、中国民族医药学会苗医药分会理事，贵州中医药大学中药产地加工与炮制研究中心主任。国家中医药管理局"省级中药炮制技术传承基地"、贵州省发改委"贵州省中药民族药产地加工与炮制工程中心"等平台负责人，"贵州省中药民族药炮制与制剂工程中心"炮制团队领衔人。主持"十一五"国家科技支撑计划、贵州省科技重大专项等多项科研项目；获省级科技进步奖三等奖1项，省级教学成果奖一等奖、三等奖4项。发表论文120余篇，参编教材、专著20余部。

三、科研研究

（一）研究方向

1. 中药民族药（苗药）炮制技术及作用机理研究

本方向的目标是梳理贵州特色中药、民族药加工炮制技术及品种，探索中药民族药炮制作用机理。在中药炮制传承基地的支撑下，团队通过老药工调研、企业调研、炮制规范整理等，挖掘梳理了母鸡油制三七、醋炙荷叶、盐润麸炒泽泻、醋润麸炒三棱等贵州特色炮制饮片品种32个。总结出贵州炮制技术特色，主要为"强调饮片片型美观，注重片型'斜、薄、大'；注重饮片色泽，常以蜜麸炒使饮片色泽明亮；注重麸炒增强芳香之性或炒以缓其性"。通过民族医走访及文献调研发现贵州苗族炮制方法多样，包括清炒法、加辅料炒法、酒制、盐制、甜酒蒸、桐油制等，特殊炮制品种如酒制观音草、汗渍了哥王、米糠炒芭蕉根、姜片垫蒸半截烂、蜜制头花蓼、蒸制商陆、蒸制重楼等。此外，苗药复方炮制独具特色，如复方发酵、复方酒蒸等。

本方向在"十一五"国家科技支撑计划子项目支持下开展了"苗药有毒药材了哥王特殊炮制技术研究"，在国家自然科学基金支持下开展了"'汗渍法'炮制苗药了哥王主要药效的增效作用机理研究""基于代谢组学对苗药了哥王的毒理学及有效成分大鼠体内药物代谢动力学研究""益智仁盐炙特征成分温肾缩尿作用机理研究"，阐明了苗药了哥王"汗渍法"炮制前后物质基础变化及"减毒增效"作用机理、益智仁盐炙增效的分子机制。同时，学科在贵州省科技计划项目支持下还开展了苗药半截烂蒸制"减毒存效"作用机理、苗药重楼蒸制"生效熟异"作用机理、苗药莴比苷（商陆）毒-效物质基础及蒸制"生毒熟补"作用机理、苗药八角枫发酵减毒机理等初步研究，为进一步完善贵州中药民族药炮制提供了理论基础。

2. 贵州道地大宗药材产地加工技术研究与应用

本方向主要对天麻、何首乌、杜仲等贵州道地大宗特色药材的产地加工及一体化技术（趁鲜切制）与产业化应用进行研究，制定生产工艺规程，指导加工炮制生产。在贵州省科技重大专项支持下开展了"贵州道地药材何首乌等十五种加工炮制技术研究与应用""杜仲产地加工炮制关键技术"研究，在国家自然科学基金及贵州省科技厅支持下进一步开展了"基于'药效-成分-蛋白'差异性开展杜仲'发汗'机理的研究""基于谱效结合多元化评价模式对黔产天门冬大宗中药材产地加工及质量控制的关键技术研究"，形成了何首乌、杜仲、半夏、黄精、淫羊藿等饮片产地加工技术规范；何首乌、黄精等12种中药材产地加工与饮片炮制一体化（趁鲜切制）技术。解决了产地加工生产缺少关键生产工艺参数、生产工艺不稳定、商品性欠佳、质量标准研究不完善、作用机理不明确等问题。

3. 饮片质量标准研究

本方向主要对贵州特色炮制饮片质量标准进行研究，拟定质量标准及起草方案，指导企业生产及检验。完成醋炙荷叶、砂烫薏苡仁、砂烫枳实、母鸡油炙三七等143味贵州特色饮片质量标准研究，纳入《贵州中药民族药饮片质量标准》2019版。同时，本方向对贵州道地大宗药材的流通等级标准进行研究，实现药材及饮片优质优价。在国家中药标准化项目支持下，参与制定了国药集团（同济堂）仙灵骨葆胶囊中淫羊藿、续断、丹参等6味药材及饮片等级质量标准，并撰写了起草说明；制定了天麻、半夏等10味饮片炮制生产工艺规范及质量标准。同时，完成了黔太子参、贵天麻、半夏、石斛、黄精、钩藤6味药材的等级标准研究，并向世界中医药学会联合会申报中药材流通标准，目前"黔太子参"已获批。

（二）研究成果

本学科获得省科技进步奖5项，教育部科技进步奖1项，中华中医药学会科学技术奖1项，贵阳市科技进步奖2项；发表论文478篇，授权发明专利5项，计算机软著登记证书2件；主编专著2部，参编专著28部。

（三）学术交流

团队注重与高校及科研机构的学术交流，通过学历提升、访学进修、学术年会、科技论坛、研讨会等提升青年教师的专业知识及业务水平。通过雷公论坛、培训会、创新论坛、炮制学术年会讲解贵州苗医饮片应用与研究概况及中药民族药炮制作用机理相关内容，宣传中药民族药传统文化。

四、人才培养

1. 本专科生培养

1978年开始为中药学专业开设中药炮制学，先后为中药学专业苗药方向、营销方向、农村医疗班、药物制剂专业、中药制药专业、中药资源与开发专业、中草药栽培与鉴定专业开设中药炮制学；2023年为中药资源与开发专业、中草药栽培与鉴定专业开设中药材加工与炮制学。毕业生近4000人。

为培养社会急需专业技术人才，1985年贵阳中医学院在全国高等中医药院校中首先创办中药炮制专业（大专），面向全省招生，每2年招收一届学生，至1999年招收8届学生，培养400余名中药炮制专业学生。

2022年，开设中药学专业（中药炮制方向），筛选中药学类专业学习成绩优异的同学进入方向班学习，进行为期2年的培训。该方向采用学校与企业结合的方式进行教学，课程设置以技能培训为主，培养学生的传统中药炮制技能及企业生产技术，以期为中药炮制技术传承创新培养后备人才。

2. 研究生培养

2009年开始招收中药炮制方向研究生，已培养硕士研究生31名，目前在校生12名；博士研究生于2023年开始招生，共招收1名。毕业硕士研究生主要就职于贵州院校、各地中医医院或企业。

五、教 学 改 革

（一）课程设置

1978年开始为中药学、中药制药等专业开设中药炮制学；2008年开始为中药学、中药制药等专业开设中药材加工学限制性选修课；2023年开始为中药资源与开发、中草药栽培与鉴定专业开设中药材加工与炮制学。目前，教研室还开设临床中药炮制学、中药调剂学、中药炮制学（双语）等10门全校性选修课。2023年，为中药学（中药炮制方向）开设中药炮制工艺学、中药炮制工程学、中药饮片鉴别、中药饮片生产和质量管理、企业见习等课程。

（二）课程改革

团队教师对中药炮制学、中药材加工学OBE教学理念、线上线下混合式教学模式、"以学生为中心"教学方法、实训教学模式改革等进行探索，获批教改项目20项，其中省级教改项目5项，包括"中药炮制学精品课建设""基于'课程思政'的中药炮制学体系化教学改革与实践""中药炮制特色技术及文化传承建设""中药材加工学线上线下混合式教学模式探索"等。2019年中药炮制学获得省级精品课程，2022年获得省级一流"金课"。发表教学论文28篇，对中药炮制学、中药材加工学教学效果的提升产生了较好作用。

（三）理论教学资源建设

1. 线上视频资源建设

录制中药炮制学理论课及实验操作视频，并在"学银在线"平台搭建中药炮制学省级精品课及慕课学习资源，有利于线上线下混合式教学的开展。

2. 思政建设

建立课程思政案例库，2022年申报并获得贵州省高校思想政治工作"十个一"精品建设项目"基于'课程思政'的中药炮制学体系化教学改革与实践"，结合课程思政，在技术传承、理论传承、文化传承、人才传承等方面，形成良好的育人传统体系。

3. 中药炮制学与产地加工微信小程序学习软件

开发中药炮制学与产地加工微信小程序学习软件，小程序功能包括课程学习、课程作业、学习记录、在线考试、考核记录、在线课堂、标准查询、临方炮制、传统炮制，具有学习视频及题库资源，可进行饮片名称、炮制方法、标准等的查询，并可进行课堂教学，实现资源整合，让学生更系统地进行学习。小程序中药炮制学与产地加工微信小程序学习软件V1.0及中药炮制学与产地加工课程与考核管理系统V1.0获计算机软著登记证书2件。

4. 教学视频制作

拍摄润麸炒丹参、醋润麸炒三棱、盐润麸炒知母、母鸡油制三七、醋炙荷叶、土炒白术、砂烫枳实、蒸后砂烫薏苡仁等具有代表性的23种贵州特色饮片拍摄影像资料1套。拍摄炮制技术教学视频1套，包括传统炮制方法、企业生产等视频，使炮制工艺一目了然，该视频获贵州省电化教育一等奖、中国电化教育一等奖。

5. 郭润康中药炮制传承工作室

传承工作室收集了郭润康的代表论文、手稿、相关著作，对郭润康的学术思想进行归纳整理，收集了中药、民族药传统炮制工具30余件。通过对郭润康手稿、炮制思想的展示，学生体会到了精湛的炮制技艺及严谨的工作作风。

6. 企业课程资源库建设

邀请企业参与制定教学大纲，优化教学内容，录制企业技术人员授课视频，挖掘企业生产案例及思政案例，促进现代信息技术与教育深度融合，培养适应社会发展和企业需要的高素质应用型人才。

（四）实践教学资源建设

1. 实训平台

整合国家中医药管理局"省级中药炮制技术传承基地"、省发改委炮制工程研究中心等平台，建成学生实验室、传统炮制技术实训室（含净制室、切制室、炮制室）、中药饮片中试车间等实训平台，总面积约2000 m²，其中学生实验室约1200 m²、传统炮制技术实训室300 m²、中药饮片中试车间500 m²。可开展验证性实验、综合性实验、专项传统技术实训、工程化训练等，解决传统技术与现代生产衔接问题。

2. 中药饮片生产中试车间

建设包含净制、切制、炮制、蒸制、干燥、包装等中试生产设备的中药饮片生产中试车间，可供学生参观学习及中试生产。依据企业生产相关资料，编写了《中药炮制工程化培训手册》，参照企业生产要求及流程在中试车间开展工程化生产培训，目前已开展培训36学时，对中药学专业学生及中药学（中药炮制方向）学生进行了培训，提高了学生企业生产技术水平，增强了依法依规生产理念。

3. 炮制虚拟仿真训练平台

制作王不留行、阿胶、马钱子等15味饮片的炮制操作虚拟仿真实验、金银花产地加工与炮制一体化操作虚拟仿真实验供学生进行加工与炮制虚拟仿真练习。"喀斯特地貌下山银花栽培-加工一体化技术虚拟仿真实验"2022年获省级虚拟仿真金课。

4. 饮片标本学习室

制作包括贵州特色饮片、苗药饮片等600余份标本供学生参观学习，学生可进行生、制饮片性状特征及质量辨别，积累饮片辨别经验。

5. 大学生创新工作室

创建大学生创新工作室，提供本科生开展创新活动和交流场所；组织研究生进行创新思维探讨，培养本科生及研究生创新思维。

（五）师资建设

学科注重师资建设，鼓励教师参加青年教师授课与技能大赛，以赛促教，团队教师连薇薇、杜洪志参加2017年、2019年中华中医药学会"雷公杯"全国中药炮制青年教师授课与技能比赛，分获二等奖及操作第三名。杜洪志获贵州中医药大学非思政课"课程思政"教学大比武一等奖；2021年，魏晴获贵州中医药大学教学创新大赛一等奖、贵州省教学创新大赛优秀奖；2022年，熊瑞获贵州中医药大学教学创新大赛一等奖，吴珊珊、林昶分获学校及药学院教学竞赛二、三等奖。

（六）教学成果

至2023年，通过专业建设、教学方法改革等，本学科获得教学成果奖10项，其中省级教学成果奖7项，包括一等奖4项，二等奖1项，三等奖2项。

六、条件建设

本学科承担国家中医药管理局"省级中药炮制技术传承基地"、贵州省发改委"中药民族药产地加工与炮制技术工程中心"、贵州省科技厅"中药、民族药炮制技术研究平台"等4项平台相关项目。平台可为传统实验、工程化训练等学生实验提供场所，为产地加工与炮制工艺研究、药材及饮片质量标准研究、炮制作用机理研究提供基础。

七、学科管理

本学科在学校学科建设制度基础上，实行学科带头人管理制度，学科带头人负责带领团队成员总体规划学科发展方向，制定学科发展计划及相关制度。着力进行学科人才梯队建设，鼓励学科成员提高学历、提升专业素养，培养学科后备带头人冯果、吴珊珊2人，培养学科骨干王建科、林昶2人，为学科稳定长远的发展奠定了基础。教学方面，通过教学研讨、集体备课促进教师专业成长，通过学院"薪火工程"师带徒培养青年教师，通过教学课题及教学竞赛提高教师教学水平。科研方面，总体规划研究方向，突出贵州地域特色，围绕贵州特色炮制技术、贵州大宗药材产地加工技术、民族药产地加工与炮制技术开展研究，服务地方中药民族药产业发展。

贵州中医药大学中药炮制学科教学与科研并重，多年来，通过课程建设、教学资源建设等建立学科体系，通过教学改革、平台建设不断完善学科体系。近年来科学研究发展稳定、特色鲜明，促进学科向前发展。本学科将进一步促进学科交叉融合，加强与中药化学、生物信息学等的合作，根据研究方向需要搭建和完善教学科研平台；进一步加强科学研究，联合企业及医院进一步梳理贵州特色炮制技术及品种，围绕贵州特色炮制技术和品种开展科学研究；进一步更新教学方法、评价方法，完善教学体系，推动贵州中药炮制学科不断向前发展。

撰稿：吴珊珊 李 玮

审稿：张 凡 贾天柱

28　浙江省中药炮制学科

一、发展历程

  中药炮制学科是研究中药炮制理论、工艺、规格、质量标准、历史沿革及其发展方向的一门学科，浙江省内有浙江中医药大学、浙江工业大学等高校与浙江省中药研究所、浙江省中医院等机构开展中药炮制规范化及标准化相关研究。

  浙江中医药大学是以中医药为主，医、理、工、管、文多学科协调发展的由浙江省人民政府、国家中医药管理局、教育部共建高校，也是全国首批招收和培养中医药研究生、获得港澳台地区招生权、免试招收香港学生的高等中医药院校。20世纪80年代初，学校筹备成立中药系，筹备组组长、中药名家林乾良即开始储备中药学人才培养的相关师资。1986年学校成立中药系，开建中药炮制教研室，由金策、严襄陵2人任教，张红霞为教学辅助人员，3年后增加专任教师安海鹰；建有2间中药炮制实验室，满足课程建设需求；1993年安海鹰辞职，严襄陵病逝，1994年张红霞调离，教研室调整为中药炮制与制剂教研室，教学辅助人员由方剑文担任，1998年梁泽华留校任教。经过前期的工作积累，2007年学校成功申报了中药炮制规范化及标准化浙江省工程研究中心，逐渐形成了浙江省中药炮制的研究特色和方向。同时为了满足工程中心的发展需要，从2010年开始吸纳了全国优秀人才，曹岗、王奎龙、郝敏、单琪媛等进入工程中心，其中曹岗现为中药炮制学科带头人，获得中药炮制领域首个国家自然科学基金优秀青年科学基金项目，入选浙江省"万人计划"青年拔尖人才、浙江省高校创新领军人才。目前学校与磐安中药材种植基地以及胡庆余堂、桐君堂、景岳堂等企业深度合作，一方面梳理浙江省中药炮制的历史沿革，另一方面加强校企联动，协助企业进行中药材深度加工和产品开发，提升企业经济效益。学校利用企业优势建立实践基地，以中药饮片为源头，覆盖中药材种植、采收、产地加工、饮片炮制的全过程产业链，人才培养涵盖了本、硕、博不同层次，确保了中药学人才培养质量，在全国职业药师通过率名列前茅，师生在全国专业技能竞赛中均取得优良成绩。

  浙江中医药大学中药饮片厂始建于1989年11月，2011年改制更名为浙江中医药大学中药饮片有限公司，2015年4月浙江国贸集团下属浙江汇源投资有限公司增资，成为最大股东。公司以中药饮片炮制生产、销售为主，兼开展中药炮制机理、炮制技术、炮制工艺的研究及炮制科技成果中试转化和新型中药饮片的开发、生产和加工，为学生培养搭建了全面的炮制实验、实习、实训平台，更为后期政产学研的开展提供了良好平台。2018年杜伟锋受学校委派担任浙江中医药大学中药饮片有限公司中药炮制技术研究中心主任，同年入选中华中医药学会青年人才托举工程项目，积极推动浙江省中药饮片行业发展。

浙江省中医院建有全国名老中医药专家传承工作室——徐锡山名老中医传承工作室，拥有第七批全国老中医药专家学术经验继承工作指导老师郑敏霞，继承人何佳奇、丁科。2018年，学科带头人郑敏霞开展浙江省中医药管理局"十三五"中医药（中西医结合）重点学科"中药鉴定炮制学"建设，2015年沈亚芬、金乾兴、2018年伍旭明、2019年寿迪文分别入选全国中药特色技术传承人才培训项目培养对象。2023年，浙江省中医院被国家中医药管理局确定为国家级中药炮制技术传承基地。

二、学术队伍

（一）学科带头人

曹岗（建设周期：2010年至今），研究员，博士生导师，获得中药炮制领域首个国家自然科学基金优秀青年科学基金项目，入选浙江省"万人计划"青年拔尖人才、浙江省高校创新领军人才，被评为浙江省高等学校中青年学科带头人等。主持国家自然科学基金项目5项及多项省部级课题。系列成果在 Clinical and Translational Medicine，Nature Communicatiens，Redox Biology 等国际知名期刊发表SCI学术论文70余篇。

（二）学科梯队

浙江省中药炮制学科目前共有20余名成员，分布在不同高校和研究机构，团队人才的专业背景交叉融合，实现了中药炮制学与系统生物学、药理学、分子生物学、中药化学、药物制剂等多学科交叉融合，促进团队梯队建设。团队也将持续引进高层次人才和优秀博士，提高团队人员科研水平，实现创新研究团队的可持续发展。

浙江省中药炮制学科队伍从建设初期的人员紧缺到现在发展壮大，逐渐突破发展瓶颈，项目和论文数量逐渐增加，发展态势良好。

三、科研研究

（一）研究方向

浙江省中药炮制学科发展至今，其研究围绕中药材采收加工、中药炮制过程中存在的共性问题和瓶颈，可分为3个研究方向，并围绕问题构建了中药饮片产业化过程研究、中药饮片配伍及药效物质基础研究、中药炮制机理与制剂研究等关键技术平台，通过技术集成解决中药饮片工艺规范及质量标准、加工炮制与新药创制过程中存在的共性问题，突破关键技术，促进中药饮片创新能力提升和中药饮片经济的持续健康发展。

1. 中药炮制工艺规范化及品质评价研究

经查阅古籍及文献资料发现，传统中药炮制技术的操作流程和要点多为经验式判断，如老蜜的炼制要求为"鱼眼泡、拉白丝、红棕色大气泡"，而随着有经验的老药工越来越少，古法炮制工艺判断的传统方法已不能适应社会的发展，采用科学有效的方法来判断中药炮制过程和炮制品质量成为中药炮制现代化发展的关键，而中药炮制是否规范，直接关系到临床应用的效果。目前该方向承担国家自然科学基金1项。

2. 中药炮制理论与炮制机理研究

中药炮制理论与炮制机理研究是中药炮制现代化的关键，目前针对中药炮制理论与机制研究主要从化学成分变化角度来进行，已对莪术、三棱、京大戟、柴胡、白芍、山茱萸等药物进行了药效机制研究，研究其主要物质基础群变化，并承担国家自然科学基金6项、省级课题4项。

3. 中药饮片新产品及智能化设备研究

中药炮制技术是我国特有的传统制药技术，但存在饮片品种、规格众多，各地加工方法不统一，饮片质量差异大等问题，这些问题直接影响到中医临床疗效。随着现代化发展程度提高，各种高新技术逐渐涌现，新的饮片规格、中药饮片智能化生产也应运而生。目前针对中药饮片的产品研发和智能化设备已进行了初步的研究，承担横向课题2项。

（二）研究成果

本学科自成立以来与美国、加拿大、中国台湾、中国香港等十多个国家和地区开展了广泛的合作与交流，先后完成了国家自然科学基金（优秀青年科学基金项目）、国家自然科学基金（面上项目）、浙江省中医药重大项目、中医药行业科研专项、国家发改委产业化项目、科技部重大研发项目等30余项课题的科学研究工作，同时完成了多项省市级课题及与饮片相关企业的横向课题。立项科研总经费2000余万元，学科研究人员共发表论文100余篇，其中SCI收录80余篇。研究成果分别获得教育部高校科研成果奖（科学技术）一、二等奖各1项，中华中医药学会科学技术进步奖二等奖1项，浙江省科学技术进步奖三等奖1项，浙江省中医药科学技术奖一等奖2项，中华中医药学会中青年创新人才奖1项和江苏省科技计划奖二等奖1项，中国发明协会发明创业奖创新奖二等奖1项、中国产学研合作创新成果奖一等奖1项，获授权专利20余项，著名的研究成果有中药加工炮制一体化与组方配伍关键技术体系构建及其产业化示范、中药炮制加工与饮片配伍过程关键技术及应用、新"浙八味"衢枳壳质量提升与功效挖掘研究及其产业化应用、常山胡柚全产业链高质量研发及产业化示范。除此之外，学科研究人员还曾担任省科技特派员，前往温州、衢州等地区进行精准扶贫工作，促进地区经济发展；围绕中药炮制工艺改良这一主题指导学生参赛，获全国互联网大赛银奖。

（三）学术交流

中药炮制学科成员多次参加炮制学术年会，并作学术报告，此外学科成员还积极参加药物分析、中药化学等交叉学科会议，对中药炮制学科的发展产生积极作用。

四、人才培养

中药炮制学科团队近年来培养了优青曹岗、中华中医药学会托举人才杜伟峰等青年人才，学科承担着博士后、博士、硕士的培养，研究生就业率近5年高达96%，目前已培养硕士研究生68人，培养博士研究生12人。

五、教学改革

（一）课程设置

浙江中医药大学中药学专业作为首批国家级特色专业、国家级一流本科专业，拥有本科、硕士、博士人才培养体系。2014年通过教育部本科专业认证；以"厚基础、重传承、强创新，培养兼具中医药传承与创新能力，分析并解决中药全产业链关键领域问题的高素质、创新型中药人才"为专业办学特色。中药学专业开设有中药炮制学、中药炮制学实验、中药炮制学专论等炮制相关课程。中药学专业的核心课程中药炮制学经过前期建设于2019年获评省一流课程、配套网络课程中药变形记于2022年获评省一流课程，2门课程均以立德树人为教学理念，紧扣社会需求，致力于培养新时代中医药人才。

（二）课程改革

浙江中医药大学中药炮制学课程，学时数68学时，其中理论34学时，重点学习中药炮制学的基础理论知识、发展历史沿革、最新科研成果等；实验课34学时，进行实验实训，结合学校配置的传统炮制器具和机械化生产设备，提升学生的中药炮制理论联系实践水平。课程负责人梁泽华带领课程组教师经过多年教学改革实践，提升凝练了"三层次""三模式""三结合"的混合式教学模式，先后共获8项省部级教改课题，校教学成果奖4项。首先教学目标"三层次"：通过课程学习，逐步实现知识、能力及价值观的培养；学生通过线下理论教学、实验教学、线上视频学习、虚拟仿真实验，初步掌握中药炮制的基本理论知识与基本技能；通过大学生创新创业项目、新苗项目、校企合作等，锻炼学生的综合应用能力、创新能力和实践能力。同时全程融入思政元素，培育其爱国情怀、敬业的职业道德，达成知识、能力、素质目标要求。其次教学内容"三模式"：在课前、课中、课后创新教与学模式，因材施教。课前线上学习、讨论、自测；课中使用互动式教学、启发式教学、SSL教学法等多种新型教学方法，打破课程沉默状态，激发学生兴趣，促进师生间的交流；课后采用线上线下发布作业的方式巩固学习内容，作业批改反馈及时。同时理论结合实际，开展多种教学实践活动，增强学生发现问题、解决问题、团结协作、沟通交流的能力。最后评价方法"三结合"：以激发学习动力和专业兴趣为着力点完善过程评价，加强对学生课程内外学习表现、线上线下参与度、理论实践操作能力的评价，提升课程学习的广度；加强研究型、项目式学习，丰富小组汇报等作业评价方法，提升课程学习深度。中药炮制学课程针对课程内容进行重构后可分为"学、知、炮、制"4个模块。"学"指理论教学，融入思政案例，体现了以德育人的重要性及课程的高阶性；"知"指与时俱进，迭代更新课程资源，拓展知识视野，体现课程的时代性；"炮"指实践教学，体现了课程的创新性；"制"指通过产品研发、毕业设计等方式实现成果转化，体现了课程的挑战度，通过一系列课程建设解决如何教好、学好、传承发展好中药炮制的重点问题。课程组老师在课程改革过程中积极组织师生参加各类竞赛，通过竞赛提升验证改革成效，获教育部中药学教指委青年教师竞赛二等奖、教育部"互联网＋"大学生创新创业大赛二等奖。

六、条件建设

经过多年建设完善，学校目前建成省级中药炮制规范化工程研究中心、国家中医药管理局科研三级实验室、浙江省中医药科研重点实验室和省属高校重点建设实验室，拥有60余台技术先进的仪器设备，包括Waters QTof质谱仪、超高效液相色谱仪等，30万元以上仪器逐步实现大型仪器网络共享平台上共享预约，可以最大程度地提高仪器的共享率，可用于中药炮制工艺规范化及品质评价研究、中药炮制理论与炮制机理研究。

七、学科管理

学校坚持以学科建设为龙头，注重学科建设的顶层设计与内涵建设，通过制定实施学科建设规划，明确建设目标方向、重点任务和路径举措，独立设置学科建设办公室负责相关内容，形成以学校为主导、学院为主体、学科带头人负责的校院两级机构三级管理的学科建设体制。2013年修订《学科建设与管理办法》，2014年首次将学科建设作为学院年度工作考评内容之一，2015年制定《学科建设与科学研究委员会章程》，2017年出台ESI学科建设奖励政策，2018年制定《学科攀升战略实施方案》，定期编制ESI学科分析报告，健全学科建设机制，加快推进省重点高校建设。

浙江中医药大学人才培养实行党委领导下的校长负责制，研究生教育管理实行"校、院、基地"三级管理。研究生院负责中药学博士、硕士研究生培养全过程的指导、协调和监督工作，药学院具体负责课程培养、科研实践等各个培养环节的运行和管理。浙江中医药大学药学院自招收研究生以来，始终秉承"求本远志"校训，坚持"学生为本、学术至上"理念，弘扬"大医精诚、锐意创新"精神，通过改革培养模式、优化课程体系、注重实践环节，探索出综合性药学人才的培养道路，形成了独特的研究生教育特色，在省内乃至全国具有一定的影响力。

浙江省中药资源丰富，学术流派众多，仅以人名、地域而言，道地药材有"浙八味""磐五味""衢六味"等，中医学术流派有永嘉医派、丹溪学派、钱塘医派、绍派伤寒派等，学术内涵丰富，浙江省中医药特色鲜明，极大丰富了中医药的文化内涵，是我国宝贵的文化遗产。中药炮制技术是中医用药特色所在，并直接关系中药的临床疗效。目前浙江省中药炮制在传承方面面临断层问题，尤其在中药炮制技术上，缺乏有全国影响力的传承人，中药炮制人才梯队尚未成熟。若想解决中药炮制的传承与创新发展问题，应加大力度进行中药炮制规范化研究，与现代化技术融合，形成产业化发展，并借助现代药理学、毒理学等多学科知识，研究不同炮制方法的作用机理，揭示中药炮制规律，检验传统炮制工艺的科学性，进一步规范炮制工艺。我们相信，经过一代代炮制人的努力和积累，浙江省中药炮制学科一定会有更突出的业绩。

撰稿：梁泽华　曹　岗
审稿：刘蓬蓬　贾天柱

29 海南省中药炮制学科

一、发展历程

海南的中医药文化是岭南中医药文化的一部分，海南产的药物出现在记载岭南一带的物产与风土人情的书籍中，如《南方草木状》《岭南采药录》等。由于海南地处海疆，远离我国古代文化发源地黄河流域，故文化、医药发展较晚。根据《海南省卫生事业发展五十年史（1950—2000）》，海南至唐、宋时期始见有疾病流行和医药的零星记载。海南在明代始设医学训导，医户发展到30家。清代进一步发展，清初建药王庙、普济堂，晚清建惠爱医局和爱生医院等中医医疗机构。海南当地对药物的加工炮制可以从地方志中了解。现今保存完好的最早的海南方志著作《正德琼台志》的第八、九卷中收载了土产，分列为谷、菜、花、果、杂植、草、竹、木、畜、禽、兽、虫、鱼、石、药、货等二十一类，其中部分品种有炮制说明。如"药之属"项下的蓖麻子"炒熟治瘰疬，效"；鳖甲"生取去肉佳"等。而成书于清光绪三十四年的张寯等人所辑《崖州志》，在第三、四卷中收载了物产，分列为谷类、蔬类、花类、果类、草类、竹藤类、香类、木类、禽类、兽类等十六类，其中部分品种也有炮制说明。如果类项下的丝瓜"痘出不快，用近土之藤五寸，煅存性，入朱砂研末，蜜水调服，甚妙"；草类项下的香附"用童便泡之，可顺气"，猪笼草"取米入筒，和浆蒸熟，小儿食之，可治遗尿"；木类项下的苦楝"子炙食，治小儿疳虫"等。可见当时琼州药物的炮制方法及辅料使用，体现了独特的地域特色。

新中国成立后，海南医药事业不断发展，海南建中医机构较早的是海南中医院和海口市中医院。20世纪60年代海南中医院创办了中医大专班，为老中医配学徒，整理老中医医案。20世纪70年代在海南中医院创办中医士班、中药士班，以及中医师进修班，共举办培训班21期，培养了一批中医药人才，有350多人；自治州卫生学校培养中医医士120多人，为发展海南中医事业作出了贡献。新中国成立之初，海南虽然还没有饮片厂，但各中医院皆有炮制场地，自行炮制饮片用于临床。海南中医院1974年编制了《常用中药加工炮制》（上下册）（油印本）作为院内饮片加工炮制的技术参考资料。该书收载约400种中药及其加工炮制方法，以《中华人民共和国药典》1963年版收载的部分品种为基础，整理了历年来琼岛各中医院的饮片加工炮制方法。1980年，海南行政区人民政府先后授予吴勤文等16人海南区名老中医称号，还授予海南中医院李进生、吴运利以及海南行政区卫生局麦智德海南特级药工称号，极大地促进了海南的中医事业发展。

改革开放以来，1988年海南建省办经济特区，随着社会事业和经济的发展，海南的医药卫生事业也进入新的发展时期。逐步产生了一批规范的中药饮片生产企业，如海南寿南山参业有限公司、海南国瑞堂中药制药有限公司、海南康农堂中药有限公司和海南蔺氏盛泰药业有限公司等。

海南是我国最具热带海洋气候特色的地方，琼岛患者多有湿热偏盛、气阴两虚、脾气虚弱兼痰湿和脾肾两虚的体质。针对气候和琼岛人的体质特点，琼岛医家注重调理脾胃，遵循祛湿不伤阴、补益不化燥的治则。常将清利、理气、祛湿、化痰的饮片用于临床，讲究清而不寒、滋而不腻、温而不燥，在炮制品的选择与运用上，结合本土独特的药材和饮片，选用生品以增强清热、祛湿的作用；炮制品上多选用蒸制的饮片，如蒸陈皮、佛手、枳壳、枳实、巴戟天、豨莶和沉香等。2003年，海南省药品检验所张辉、周毓惠、陈国彪等报道了对海南省中药炮制饮片现状进行调查的结果，海南省饮片炮制基本上按《广东省中药饮片炮制规程》进行，也有海南省炮制的特色，并对海南省特色的中药饮片炮制与全国中药炮制的方法进行了比较，列举了马钱子炭、清蒸当归、蒸枳壳、蒸党参、醋益母草等饮片的炮制方法。林天东全国名中医传承工作室联合海南省药品检验所、海南省药品审核认证管理中心（现海南省药品查验中心）和中国民族医药学会黎医药分会等单位对传统中药饮片炮制规范进行深入研究，共同编写了《海南习用药材初加工与饮片炮制》，已于2022年8月出版。该书共收载138种海南习用药材的初加工与炮制方法，分别从基原、植物性状、海南地方收载等方面进行详细介绍，为海南省第一部研究海南习用药材及饮片炮制规范的参考书。

2018年7月，为加强海南省中药材标准和中药饮片炮制规范的管理，海南省食品药品监督管理局发布了《海南省中药材标准、中药饮片炮制规范审定发布程序》。其中，海南省中药饮片炮制规范入选标准为：具有海南省地区性用药特点的中药饮片；无国家标准，海南省企业参照外省地方标准常年生产的饮片品种；非海南所产但属海南省常用的饮片品种；与国家标准已收载的饮片品种名称相同、饮片炮制工艺不同的可改名收录。2017年至2023年12月，海南省药品监督管理局已发布了红曲（试行）、树舌、桑黄粉、鳄甲胶、灵芝粉、沉香粉等16个中药饮片品种的炮制规范。第四次全国中药资源普查工作数据显示，海南省拥有野生中药资源2808种。但海南大量地方习用药材及饮片标准不确定，使得许多黎药、南药无法进入市场流通和临床使用，这方面的工作还亟待推进。

近年来，为传承中药文化，推广中药优势特色，加强中药人才队伍建设，提高中药人才培养能力，国家中医药管理局组织开展了国家中医药优势特色教育培训基地建设项目，三亚市中医院于2016年获批成为海南省第一个中药炮制技术传承基地，并于2022年通过验收。该基地的建设除了发挥中药饮片炮制的特色优势，提升中药饮片服务临床的能力，推进中医中药协同发展外，也为加强海南省中药炮制技术的推广，培养海南省中药炮制技术人才提供了极大的支持。

2. 海南省的本科医药教育

海南医学院经过4年多的筹建，于1993年7月27日获得国家教委的批准成立，这是海南医学教育发展的重要里程碑。海南医学院坐落在素有"椰城"之称的热带滨海城市——海南省省会海口市，是海南自由贸易港内唯一一所公办医学院。海南医学院的前身是1947

年林筱海创立的私立海强医事技术（职业）学校和1948年宋子文创建并任第一任董事长的私立海南大学医学院；1951年这2所学校合并为海南医学专门学校，后更名为海南医学专科学校；1983年并入海南大学成为海南大学医学部；1993年经原国家教育委员会批准正式建立海南医学院；2013年经国务院学位委员会批准为硕士学位授予单位。学院坚持社会主义办学方向，全面贯彻党的教育方针和卫生工作方针，弘扬"自强不息、团结向上、奋发有为"的海医精神，秉持"厚德、严谨、博学、和谐"的校训，致力于建设具有鲜明热带特色的医科类大学。办学70余年来，学校为国家培养了7万余名高素质医药卫生人才，是国家第一批卓越医生教育培养计划项目试点高校、教育部第一批专业综合改革试点本科院校、海南省特色高水平大学建设单位、国家紧急医学救援队（海南）牵头单位、国家水上应急教育培训基地、国家海上紧急医学救援基地，为博士学位授予单位。学校开设医学、理学、管理学等3个学科门类，共30个本科专业，拥有国家一流本科专业建设点5个、国家级特色专业2个。药学和临床医学通过教育部专业认证。现有临床医学一级学科博士学位授权点，基础医学、临床医学、药学、中医学、生物学等5个一级学科硕士学位授权点，临床医学、公共卫生、护理、药学、口腔医学等5个专业硕士学位授权点。学校以热带医学为办学特色，形成了稳定的热带医学研究方向，构建了教学、科研、临床"三位一体"的热带医学体系。建立了热带转化医学、急救与创伤研究2个教育部重点实验室和1个国家卫健委热带病防治重点实验室。学校拥有教学实践、实习基地101家。附属海南医院（海南省人民医院）、第一附属医院、第二附属医院（海南省农垦总医院）等3所三级甲等综合医院为直属附属医院，海南省中医院为海南医学院中医学临床学院，另有非直属附属医院8所、教学医院12所，为临床教学提供了有力保障。

海南医学院药学院始建于2001年，前身为药学系，2010年更名为药学院。2001年设立药学本科专业，2007年设立中药学本科专业，2017年设立海洋药学本科专业，2018年设立临床药学本科专业，共4个本科专业。药学专业2007年获批海南省特色专业，2009年获批国家级特色专业，2012年获批国家级药学专业综合改革试点项目，2014年完成全国药学本科专业认证试点，2018年获批海南省应用型试点转型专业项目，2019年药学专业获批国家级一流本科专业建设点，2022年中药学专业获批省级一流本科专业建设点。海南医学院药学院下设药物化学、天然药物化学、药物分析、药剂学、药理学、临床药学、海洋药学、中药学、生药学、分析化学与无机化学、有机化学与物理化学等11个教学教研室，化学实验教学中心和专业实验教学中心2个实验教学中心，以及海南省热带药用植物研究与开发重点实验室。

海南医学院药学学科为省级重点学科，坚持省级重点学科、重点实验室和药学专业三位一体建设，做到教学与科研并重。2014年，药学一级学科学术型硕士研究生开始招生；2019年，药学专业硕士开始招生。

海南医学院药学院中药学专业于2007年开始招生，从海南省医药产业的实际出发，结合黎族医药应用特点，培养具有"中西合璧"特色的，包括南药黎药研究、生产、开发和应用的专门人才。以中药资源普查为契机，培养学生中药资源综合利用和中药新资源发现能力，将中药产业可持续发展作为自己的职业责任；同时参与社会服务如有毒菌类鉴别宣传，增强群众的安全意识，更大程度发挥专业特长。

二、学术队伍

海南医学院药学院（系）建立初期，由第一附属医院中药房的老师开展中药炮制课程的教学工作，主要对药学专业学生授课，后随着相关中药专业的师资引进，教学工作逐渐转为院系自行承担教学工作。2007年中药学本科专业设立，中药炮制学列为中药学专业核心课程之一。目前，药学院中药学教研室承担中药炮制学课程教学任务，从事中药炮制学教学的教师2名，教授、副教授各1名，1人为成都中医药大学中药学博士毕业，1人为成都中医药大学药剂学专业硕士毕业，均为全国中药特色技术传承人才。2023年下半年，引进1名年轻教师，该教师为黑龙江中医药大学中药炮制学专业博士毕业，师资队伍逐渐加强。

三、科研研究

药学院紧紧聚焦海南生物医药产业发展需求，围绕海南热带特色资源优势，特别是海南特色的南药黎药、海洋药物，结合药学专业建设，不断凝练学科特色，围绕药剂学、药理学、药物化学、生药学和药物分析学，形成稳定的研究方向。中药炮制学科的研究方向为利用区域资源优势，发展南药、黎药、海南特色中药研究。

据2023年统计，近5年来，药学院在项目获批、论文发表、专著出版、专利授权、成果转化等方面取得系列成果。主持省部级及以上科研项目82项，其中国家级32项，项目共获批科研经费1780万元；发表科研论文170余篇，其中SCI收录80余篇；获得海南省科技进步奖一等奖1项，海南省自然科学奖二等奖2项、三等奖1项。

四、人才培养

海南医学院弘扬"自强不息、团结向上、奋发有为"精神，秉承"厚德、严谨、博学、和谐"校训，树立"红色医生"教育思想，创办了海南省首个高校毕业生创业孵化基地，学生荣获高教杯全国大学生数学建模竞赛本科组一等奖、第一届全国医药院校药学中药学实验教学改革大赛特等奖等多项国家级奖项，荣获"全国普通高等学校毕业生就业工作先进集体""全国高等学校创业教育研究与实践先进单位"等多项荣誉。

海南医学院药学院每年招收中药学专业学生36～40人。至2023年底，已培养了13届中药学专业本科生，共计400多名学生。中药学专业的招生一定程度上解决了海南省医药产业高速发展对高级中药学专门人才的紧急需求，促进了海南省地方经济的发展。"药学节"是药学院学科竞赛选拔的重要平台，"药理学知识竞赛""中药知识竞赛""化学实验技能大赛"3大赛事已成为学院品牌活动，是增强学生专业综合实践能力的重要渠道。学院拥有一支经验丰富的指导教师队伍，学生参与面广，锻炼机会多。在品牌活动的助推下，学生多次获得省部级、国家级学科竞赛奖项。

五、教学改革

中药炮制学为中药学专业核心课程。授课对象为中药学专业（四年制本科）学生，开课学期为第六学期。总学时83学时，其中理论授课39学时，实验课35学时，见习5学时（饮片厂参观），PBL 4学时。课程在学习中医学基础、中药学、方剂学、药用植物学、分析化学、中药化学、中药鉴定学等课程后进行教学。先修课程为中药学、中药鉴定学、中药化学；后续课程为中药药剂学。

海南医学院从2007年开始招收中药学专业学生，针对中药学专业的中药炮制学教学工作于2009~2010学年第一学期开始。经过多年的修订完善，目前教学相关文件齐备。课程教材为中国中医药出版社出版的《中药炮制学》，该书现为普通高等教育"十四五"教材、全国高等中医药院校教材（第十一版），以及配套的实验教材。购有中药炮制学教学软件，配合教学使用。

在教学中坚持理论联系实际，运用课堂讲授、演示、PBL、指导性自学等多种方法，充分调动教与学两方面积极性，切实提高教学效果。教师还对一些不便开设的实验课程录制了操作视频，如制何首乌、麦芽、神曲等饮片的制作，对教学效果有很好的辅助作用。课程教学中与时俱进，适当引入课程思政内容，并撰写相关案例材料，提高思想道德与职业素质要求，树立终身学习的理念，培养批判性思维、创新精神和创业意识等。实验课引入操作考核，加强学生的实践操作能力。课程也自建有试题库，能满足教学需要。目前按学校要求使用人民卫生出版社中国医学教育题库进行考核。

鼓励学生参与科研活动，在课程学习过程中，带领学生到医院药房、中药饮片企业进行见习，以开阔同学们的视野和提升学生的实验能力。

六、条件建设

目前，海南医学院已经形成了以省部级重点实验室为平台的重点实验室集群。有3个教育部、国家卫健委重点实验室：热带转化医学教育部重点实验室、急救与创伤研究教育部重点实验室、生殖健康及相关疾病研究与转化教育部重点实验室（立项建设）。1个教育部工程研究中心：热带药物创新与转化教育部工程研究中心（立项建设）；1个国家卫生健康委重点实验室：国家卫生健康委热带病防治重点实验室（立项建设）。

7个省级重点实验室：海南省热带药用植物研究开发重点实验室、海南省人类生殖与遗传重点实验室、海南省肿瘤发生与干预重点实验室、海南省创伤与灾难救援研究重点实验室、海南省热带脑科学研究与转化重点实验室、海南省热带心血管病研究重点实验室、海南省运动与健康促进重点实验室（社会科学）。其中，海南省热带药用植物研究开发重点实验室于2005年6月由海南省科技厅正式批准建立，经过多年努力，实验室建设已逐步壮大，实验室现拥有Triple TOF 4600高性能飞行时间串联质谱仪、API4000+三重四极杆液质联用仪、高效液相色谱仪、Agilent 1290II超高效液相色谱仪、CFX96 Touch梯度荧光定量PCR以及ChemiDoc XRS+高灵敏度化学发光成像系统等大型精密仪器，设备总值1700余万元，实验室面积1000 m²。实验室搭建了海南省进行南药黎药活性成分追踪、药物代谢研究、生物活性筛选及产品开发的技术创新平台。实验室以国家重大需求为导向，围绕海南自贸港建设总体方案，针对热带药用植物开发利用中的关键科学问题，兼顾基础研究和应用开发研究。实验室立足海南，围绕海南特色热带药用植物资源进行研究开发利用，紧跟药学科研前沿，服务海南发展，满足地方需要，支撑健康海南建设。5个主要研究方向：①具有法定药材标准的热带药用植物研究：以具有法定药材标准的特色药用植物，如益智、高良姜、胆木、裸花紫珠、芦荟等药材为研究对象，系统开展化学成分研究、药理药效研究、药物代谢研究、作用机制和产业化利用研究等工作，挖掘其药效物质基础和药理活性特色，开发相关的健康产品，为海南热带特色药材的深入开发奠定基础。②有药用历史但无法定药材标准的热带药用植物研究：针对在海南省民间有药用历史，但无法定药材标准的特色药用植物，如露兜簕、潺槁木、葫芦茶、海南粗榧、海南卷柏、蛇泡筋、沉香叶、黑面神、假黄皮、蝙蝠草等开展药用植物的活性成分、质量标准和药代动力学研究，以期发现活性优越的化合物，完善药物质量标准，为热带药用植物的开发提供科学基础。③热带真菌资源的挖掘与研究开发：实验室与海南省中药资源监测服务中心共同进行海南省中药资源普查与新品种鉴定工作，重点对灵芝、牛肝菌等真菌资源进行深入调查，同时开展灵芝的仿野生栽培研究。围绕海南特色热带食药两用真菌如灵芝、牛肝菌、鸡油菌等，进行成分提取、活性筛选研究，为真菌资源的开发奠定基础。④来源于热带药用植物的活性分子实体的全合成和化学修饰研究。⑤海洋热带药用资源的活性分子实体研究：重点针对海洋热带药用资源芋螺、海葵等，开展转录组测序、活性蛋白筛选和鉴定技术研究，以期发现具有杀虫或抗寄生虫、戒烟戒毒、胰岛素功能的活性多肽。

2个联合实验室：海南医学院-香港大学联合实验室、海南医学院-上海交通大学医学院附属瑞金医院-美国塞缪尔·魏克斯曼癌症研究基金会（SWCRF）三方共建衰老与肿瘤国际研究中心（ICAC）。

2个科研共享平台：海南省药物开发与研究科技园（海南省药物安全性评价研究中心）、海南医学院科学实验中心。

此外，还有海口市黎族医药重点实验室等3个海口市重点实验室；海南省创新药物临床评价工程研究中心等3个省级工程研究中心；海南省热带疾病临床医学研究中心等5个省级临床医学研究中心。海南省院士工作站9个、院士创新中心8个，以及博士后科研工作站2个。

七、学科管理

海南医学院的办学指导思想走以质量提升为核心的内涵式发展道路，加强教学基本建设，不断深化教学改革。办学理念以学生发展为中心，质量至上，全面发展，突出特色。海南医学院办学类型定位为教学研究型大学，学校的发展定位为建设与海南自由贸易港相适应的热带特色高水平医科大学。

药学院严格遵守学校的教学管理规章制度，成立教学指导委员会，为教学工作提供了组织保障。药学院加强对各主要教学环节的质量监控，监督检查执行和落实情况，如集体备课、听课、学生评教和新教师授课前的试讲等制度，确保教学管理规范和教学运行顺畅，从而不断提高教学质量。

中药炮制学是药学院中药学专业的核心课程之一,由药学院中药学教研室承担教学工作。在教学工作中,加强教学改革,促进教学与科研的紧密结合。改进教学方法、准确并及时更新完善教学内容,完成了网络课程的建设。目标是建设成具有一定的创新精神和现代理念,具有合格教师队伍、教学内容符合实践需要、教学方法不断改进、教学管理较为规范的课程。

海南省是我国岛屿型热带雨林分布面积最大、物种多样性最丰富的热带区域,蕴藏着极为丰富的植物、动物等中药资源,素有"天然药库"之称。近年来,在南药黎药种养、加工制造、科研等方面取得了一定的成效。2018年9月,国务院批准设立中国(海南)自由贸易试验区,简称"海南自贸区",又称"海南自贸港",旨在把海南打造成为我国面向太平洋和印度洋的重要对外开放门户。为促进中医药传承创新发展,贯彻落实《中共中央、国务院关于促进中医药传承创新发展的意见》精神,2020年11月海南省委省政府制定印发了《关于促进中医药在海南自由贸易港传承创新发展的实施意见》等文件,将通过实施海南道地药材推进工程,推进南药、芳香药、黎药、海洋药资源的研究、保护和开发利用,加快黎苗等地方特色民族医药的挖掘和整理,推动海南中药质量提升。意见还提到注重培养中药材种植、中药炮制、中医药健康服务等技能型、应用型、服务型中医药人才,为海南中医药事业振兴发展夯实人才基础。在《海南省南药黎药产业发展规划(2023~2030年)》中,强化人才培养、完善队伍建设也是推进南药黎药产业发展的重要保障措施之一。海南药学可以立足服务海南地方经济与社会发展,围绕南药黎药展开研究,展现热带药学特色。乘着自由贸易港建设的东风,充分发挥自贸港政策优势,进一步以特色学科引领特色方向、以特色方向支撑特色学科,"人才强则学科强,学科强则产业强",培养卓越药学人才,建设一流团队,贯彻新发展理念、构建新发展格局,推动药学更好更快地发展,为健康中国战略实施作出更大贡献。中药炮制学科在这一过程中也将积极参与,与药学共同发展。

撰稿:盛 琳
审稿:刘蓬蓬 贾天柱

30　黑龙江中医药大学中药炮制学科

一、发展历程

黑龙江中医药大学中药炮制学科创建于1972年，1991年获硕士学位授予权，所属一级学科中药学1993年被确定为黑龙江省省级重点学科，2001年和2006年以优异的成绩被确定为省级重点学科，2007年被教育部确定为国家一级学科重点学科。中药一级学科2000年获博士学位授予权，2003年设立博士后流动站，2006年中药学科的研究生导师团队被授予黑龙江省优秀研究生导师团队称号，所在的学科群成为省重点学科群。2010年中药炮制课程被评定为省级精品课。2014年中药炮制学学科获批国家中医药管理局重点学科，2018年以全省第一的优异成绩完成重点学科建设工作，并于2015～2019年完成黑龙江省炮制技术传承基地建设工作，2021年开展中药炮制基地二轮建设工作。2023年本校中药炮制学科获批成为国家中医药管理局高水平中医药重点学科。

中药炮制学科于1998年与其他二级学科一起被评为国家一级重点学科"中药学"。历经50年的中医药科研发展历程，本学科始终致力于推动学术进步、完善学科内涵，在中医药理论指导下系统开展炮制研究与人才培养工作，既弘扬传统理论又深入挖掘科学内涵，同时注重学科外延发展及与其他学科的交叉融合，从而拓宽研究视野。研究重点聚焦于炮制原理、药性理论、性味物质基础及发酵机理，通过整合毒理学、药理学、方剂学等学科知识，系统解析炮制中药的性味物质基础；积极开展中药创新药物等应用研究，开发具有自主知识产权的中药创新药物，注重提高科技成果转化率和科技进步贡献率，为阐明药性理论、复方配伍及炮制原理提供科学依据，促进中医药现代化、产业化和国际化发展。

中药炮制学科坚持以中医药理论为指导，按照"以人才培养为基础，以科学研究为核心"的总体思路，实行教学科研一体化互动，以教学深化科研，以科研促进教学。注重发挥自身特色，充分利用业已形成的人才队伍、科研、实验基地等综合资源优势，大力推进学科交叉研究，培养了一大批高层次创新人才，为中医药的学术进步和事业发展以及国家、地方的经济社会发展，提供了人才支撑。

在学校及上级主管部门的大力支持下，学科不断加强自身建设，在队伍建设等方面稳步前行。通过多方筹措资金，教学科研的基础条件得到了显著提升。各主要研究方向均取得优异成果，科研业绩突出，学科综合实力大幅提升，现已位居国内同类学科前列。

二、学术队伍

本学科目前共有11人，其中教授3人（含龙江学者1名），副教授4人，讲师4人。30～40岁7人，40～50岁2人，60岁以上2人，老中青三代人员配比合理。博士后6人，博士研究生导师3人，硕士研究生导师7人。学科人员毕业于多所院校，如黑龙江中医药大学、日本明治药科大学、北京协和医学院等，且所学专业涵盖中药炮制学、中药化学、中药药理学等各主干专业，学缘结构科学、合理。此外，有9人曾赴澳大利亚、美国、德国、英国等国访问学习，拥有博士后8人。学科人员积极参加国内外学术会议，拓宽思路，不断提高学术水平。

（一）学科带头人

王秋红（建设周期：2005～2016年），教授，中国药科大学，获博士学位，博士研究生导师，现任广东药科大学中药炮制系主任，在中国医学科学院北京协和医学院从事博士后研究工作。王秋红先后2次赴澳大利亚悉尼大学做访问学者，是以匡海学为学科带头人的国家级重点学科、博士学位授权一级学科中药学的主要学术骨干。2011年，获黑龙江省科学技术委员会青年科技奖（并被推荐参评中国青年科技奖）；2012年，被黑龙江省教育厅聘为龙江学者；2014年9月，获黑龙江省优秀教师称号。王秋红为世界中医药联合会中药化学分会副秘书长、世界中医药联合会中药饮片质量委员会副主任委员、中国医药物资协会中药饮片及生产设备协同创新联盟副理事长、中华中医药协会免疫学分会理事、全国参茸产品标准化技术委员会委员。主要研究领域为中药炮制原理研究及中药新药开发研究。

姜海（建设周期：2016年至今），教授，博士研究生导师，中药学博士，北京协和医学院药学博士后。现任黑龙江中医药大学药学院副院长，中药炮制教研室主任，黑龙江省中医药学会中药炮制分会首任主任委员，中药炮制学课程联盟理事，世界中医药联合会中药化学分会理事，中华中医药学会中药炮制分会理事，《世界中医药》杂志青年编委。姜海从事中药炮制原理研究，在传统毒性中药苍耳子治疗类风湿关节炎药效物质基础与作用机制及炮制减毒机理等领域成果颇丰：①以第一完成人获得黑龙江省科学技术奖二等奖1项，获得授权发明专利1项；②以第一或通讯作者在国内外权威期刊发表论文，其中SCI论文40篇，累计影响因子超过100；③主持国家自然科学基金项目2项，省部级项目4项，厅局级项目5项，参与科技部重点研发计划项目1项；④完成专著《北方常用药材炮制研究与临床应用》，作为副主编参与编写科学出版社"十四五"普通高等教育本科规划教材《中药炮制学》，作为编委参与编写中国中医药出版社全国中医药行业高等教育"十三五""十四五"规划教材《中药炮制学》；⑤主持完成省教育教学改革项目"基于中药学类专业教学质量国家标准的中药炮制学课程设计的研究与实践"。

（二）学科梯队

学科带头人积极开展梯队建设，黑龙江中医药大学中药炮制学科有12名成员，包括3名教授（其中3名同时为博导）、2名副教授等，拥有省青年科技奖获得者、学校教学名师以及校教学优质奖获得者等多人，梯队健全，结构合理，力量雄厚。学科成员除具备本专业知识外，还掌握中药药理学、中药化学、分析化学、中药药剂学等专业知识，知识结构具有互补性。目前已形成以学科带头人为核心、中青年骨干为主体，团结协作、学术氛围活跃的创新学术队伍，有力推动了学科发展，为学术研究的可持续发展提供保障。

三、科研研究

（一）研究方向

1. 基于性味物质基础的中药炮制性味理论、炮制原理研究

本研究方向立足于中医药理论，融合临床用药经验，整合现代多学科技术，聚焦于中药炮制品药效物质基础与性味内涵的研究，进而揭示炮制原理。通过体内外药效评价及化学分析，解析炮制对性味与药效的影响机制，阐明性味变化物质基础。研究紧扣"炮制-性味-药效"的核心关系，结合生命科学、信息科学等前沿技术，持续提升研究深度，推动中药炮制学科创新发展。

本研究方向的确定以及所取得的成绩，得益于学科团队在中药药效物质基础研究方面的优势。团队多年来聚焦于黑龙江省产中草药，重点研究三萜类、皂苷类及其他苷类化合物，从40余种植物药中分离出1000余种化合物（含100余种新化合物）。创新提出"中药性味可拆分、可组合"理论并成功实践，率先开展基于生物标志物的寒热中药性效关系研究，表征其在人体中的反应，并对牛膝等中药盐制前后化学成分变化及炮制机理进行研究。

本研究方向承担并完成了国家及省部级以上科研课题16项，其中包括国家973计划课题中药性味可拆分性、可组合性研究、国家自然科学基金重点课题盐制与咸入肾肾主骨相关性研究和国家自然科学基金项目基于生物标志物及其变化规律的苦寒中药的性效关系研究。取得了一批重要的研究成果，发表SCI论文20余篇。近5年来，荣获国家科技进步奖二等奖1项、黑龙江省科技进步奖一等奖1项、二等奖2项以及其他科技奖励10余项，并获得国家发明专利2项。目前在研项目包括国家自然科学基金2项、科技部国际合作项目1项以及多项其他国家及省部级科研课题，研究成果受到国内外瞩目，研究水平达到国际先进水平，在国内外受到广泛关注。

2. 基于微生物次生代谢产物和生物转化产物的中药发酵法炮制原理研究

首次提出中药炮制发酵法的原理是制取微生物次生代谢产物，阐明了炮制发酵法的内涵，纠正了以往误解。随后结合微生物学、分子生物学、生物技术等学科的先进方法和技术，确立了该研究方向。在该项研究中，结合现代生物工程技术，建立了一套涵盖发酵菌种分离、菌种形态和DNA鉴定、次生代谢物的化学研究、纯种发酵、质量标准制定、工艺控制等方面的研究模式。

本研究方向的特色是融合微生物学、生物技术学的新技术，揭示了传统中药炮制发酵法的内涵，并发现了一批具有抗菌、降脂等活性的物质。本研究方向中，王秋红主导的六神曲研究获国家自然科学基金的立项资助；首次揭示了六神曲以次生代谢产物为药效基础发挥抗肠感染作用的机制，其抗菌有效部位已申请专利且有新药开发前景；同时开展淡豆豉、西瓜霜研究，已发表1篇SCI论文；六神曲研究成果被国家统编教材收录。

其他在研项目包括国家自然科学基金项目1项、中国博士后科学基金会项目1项、科技部"十二五"新药创制重大专项1项、国家科技重大专项课题1项、黑龙江省自然科学基金项目1项、黑龙江省教育厅科学技术研究项目2项、黑龙江省教育厅项目1项。

3. 中药创新药物研究

本研究在国内率先提出"中药性味组分组合"的研制思路,开展了洋金花治疗银屑病创新药物、麻黄免疫抑制剂研制、线叶菊抗感染新药研究、黑水缬草抗老年痴呆新药研究、复方接骨木抗骨质疏松新药研究等9项中药创新药物研发课题,同时构建了变化成分、作用靶点与疾病治疗之间的密切关系,以苍耳子、牛膝、独活、款冬花和白芍等为例,较系统地揭示了炮制减毒增效的科学内涵。近年来荣获黑龙江省政府科技进步奖二等奖2项、三等奖2项,其他各级奖励10余项,并获得国家发明专利2项。目前承担"重大新药创制"科技重大专项5项、科技部政府间科技合作计划项目1项,获得新药证书5个。

(二)研究成果

中药炮制学科积极开展科学研究工作,不断提高教学科研水平,支持和鼓励学科教师申报科研项目,并在时间、人力、物力等方面给予大力支持。近10年来,学科共获得各级教育教学基金项目资助15项,并承担科研项目13项(在研项目中拥有国家级研究项目4项,省级项目9项,研究经费超千万元,完全能够满足研究需要)。学科获得各级教学科研奖励3项,其中由王秋红主持完成的教学研究成果荣获省高等教育研究会新世纪教改工程项目二等奖。同时,学科还荣获各级科研成果奖励10余项,并获得国家发明专利3项。学科内骨干及以上人员在SCI学术期刊以第一作者或通讯作者身份发表与本学科相关的学术论文100余篇。

学科积极努力,促进教学科研成果直接或间接服务于医、教、研、产,具有较强的成果转化能力,近5年来科研成果直接转化经费共计400多万元。另外,"洋金花胶囊""方胡黄连胶囊""接骨木总苷片""线叶菊总黄酮片""蝙蝠葛酚性总碱冻干粉针剂"以及与俄罗斯合作研制的新药"二氢槲皮素片"等中药新制剂均已取得阶段性成果,并与相关企业实现了对接,预期也将取得重大的经济效益和社会效益。

四、人才培养

中药炮制学科高度重视青年人才培养工作,建立健全了本学科人才培养相关制度,严格按照制度进行管理,并注意搞好传、帮、带,培养出大批高素质的中药学科研、教学人才。本学科深化成人教育、本科、硕士、博士、博士后等各层次人才培养目标的内涵,建立健全人才培养体系与机制。近5年来,每年培养博士6~8名,硕士15~20名,研修人员9人,进修生5人。在培养过程中,注重学生综合素质及实践能力、创新能力的培养,优化课程设置,不断完善培养计划,为社会输送高质量人才。

学科教师的自身素质也因高水平培养人才的要求而不断增强,人才培养体系与机制也日臻完善。为提高团队中青年人才的技能和素质,使其知识得到现代化的更新,及时了解国际科研新动态,学科曾多次组织率领青年研究人员开展科研研讨、集中备课活动,参加国内外学术会议交流和培训，开展研究课题实验指导、协助设计等，及时学习掌握现代医药动向和研究方法，开阔青年教师的视野，开拓科研思路，青年人才培养卓有成效。5年来，本学科加强与国内外学术界的联系与交流，如与美国、澳大利亚、德国、英国等国家和地区进行学术交流、合作研究、互派访问学者9人次，博士后8人次，他们分别从事分子免疫学、分子生物学、蛋白质组学、代谢组学技术及制剂学研究。

本学科的专业培养目标是为适应医药卫生事业发展需要，培养具备中药炮制学基础知识，掌握中药炮制基本原理、炮制方法与炮制作用，具有良好的科学素养和创新精神及团队协作能力，毕业后能够面向中药炮制等医药卫生及其相关领域，可从事中药饮片管理及研发等方面工作的高级复合型应用型人才。

五、教学改革

（一）专业课程设置

中药炮制学科始终坚持开展教学建设，积极开展教育教学研究与课程体系改革，发表研究论文9篇。同时，根据不同层次、不同类别的人才培养目标分别制定完善的教学大纲，编写特色突出的教材、教参和讲义。

中药炮制学科一直是教材《中药炮制学》的主要编写单位，作为"十一五""十二五""十三五"教材《中药炮制学》的副主编单位，学科做好教材建设工作，积极参与教材编写工作，鼓励和支持学科教师参与中国中医药出版社、中国医药科技出版社、人民卫生出版社等主要出版社组织的教材编写工作，出版相应的学术专著和教材共计20部。

其中学科带头人王秋红被聘为普通高等教育"十五""十一五"教材《中药炮制学》的副主编，参加编写了研究生教材《中药炮制学专论》。另外根据中药炮制实验的特点，学科自行编写了《炮制实验新编》教材，该教材具有很高的实用性。在教学使用中注意教材的修订和内容的更新，教材建设工作取得了显著的成绩。

（二）课程改革

黑龙江中医药大学中药炮制学科以中药炮制学精品课程建设为核心，积极探索课程建设新模式与新方法，不断挖掘潜力，建立了适合中药炮制特色教学的课程体系。同时，深入开展教学研究，根据时代的特点，探讨人才培养的新模式。积极进行教学研究课题的立项与成果申报。加大教学改革力度，不断提高教学质量，注重教学内容与方法的创新，坚持以科研促进教学，以教学深化科研，努力把最新科研动态及时融入到教学内容中，保证教学内容的科学性和时效性，促进创新人才的培养。在教学过程中，针对不同课程、不同教学内容采用不同的教学方法，并积极运用先进的多媒体技术手段，使教学更加生动形象，保证教学质量。经过多年建设，学科现拥有省级精品课程1门，并参与建成国家级实验教学示范中心1个，同时，所在中药学专业为省级特色专业，教学质量工程大见成效。

此外，中药炮制学科除了强化专业素质训练外，还注重学生实践能力的培养。经过多年来的建设，炮制学科研究硬件设施齐备，实验设施充足，可以满足研究生实验的需要。学科一直以来注重研究生开题、实验设计、实验指导等环节，并积极开展最新研究进展交流活动，为研究生开展深层次研究和顺利完成研究任务搭建了有效的平台，取得了良好的效果。在本科生培养上，根据炮制学科的特色，多年来炮制学科进行了多项教学改革研究，建立了实验教学的标准饮片陈列室和多媒体实验操作观摩系统，改革课堂教学内容和教学形式，增加对最新炮制知识和研究进展的介绍，并将其及时补充到教学中，本科生结课后即具备撰写小论文的能力。本学科人才培养能力不断增强，层次不断提高，规模逐年扩大，人才培养体系与机制日臻完善。

六、条件建设

中药炮制学科拥有国内一流的科研环境，依托教育部重点实验室、国家中医药管理局三级实验室、黑龙江省重点实验室以及黑龙江省教育厅重点实验室等重点实验室，为学科科学研究提供了关键性技术平台。本学科独立拥有的大型研究用仪器设备价值达1500余万元，还拥有独立的资料室，共有藏书万余册，长期订阅本专业国内外核心杂志并不定期购买专业书籍，能够反映本学科的最新进展。学校网络中心能满足辅助教学、国内外文献资料检索、科研管理、教学数据统计以及与外界的信息往来等需求，为学科科学研究工作奠定了基础。

（一）基地建设

本学科是国家中医药管理局审批的省级中药炮制技术传承基地，建设有小型现代加工炮制技术传承实训中心，面积约400 m^2，用于教学体验、小规模炮制加工及临方炮制。

本学科依托黑龙江中医药大学正在兴建的中医药博物馆，设置中药饮片展示区、传统药房展示区、传统炮制加工间展示区，并收集整理传统的炮制工具、器物、古籍，作为中药炮制技术传承中心建设的一部分。可以更好地服务于教学，以保护、传承、发扬中药炮制技术。

本学科将本科生及研究生的炮制研究室面积扩建至460 m^2，通过仪器配置、设施建设满足炮制科学研究的需要。按照GMP规范要求建设的新药研究中试基地、药物安全性评价中心和实验中心，可供研究生、科研人员开展炮制研究使用。

（二）经费筹措能力

炮制学科经费主要来源于国家中医药管理局审批的省级中药炮制技术传承基地建设拨款200万元、各项国家自然科学基金资助500余万元、科技部重大专项资助980余万元、科技部国际合作项目资助260余万元，以及各项省级、厅局级项目经费的资助，总经费共达2000余万元。另外，还有可共享的国家973项目经费2300万元，充分保障了本学科各项开支。

（三）仪器设备水平及应用

本学科构建了国际一流的科研设备体系，核心配置包括：PE IVIS Lumina LT型小动物活体成像仪、GE Biacore T200型生物大分子相互作用仪、Waters Xevo G2 QTOF液质联用系统等尖端仪器。设备群总价值逾8888万元，为前沿科学研究与重大课题攻关提供强有力的硬件支撑。

七、学科管理

  中药炮制学科是中药学一级学科下最具中医药特色的二级学科。中药炮制是一门传统的制药技术，根植于中医药理论体系，是几千年来中医用药的特色体现和经验总结，蕴含着深厚的中医药理论，是中医药理论体系的重要组成部分。作为一门中药专业的特色课程，中药炮制也同其他学科一样，在科研、教学上融合现代科学技术，并与其他学科相交叉，使颇具传统特色的中药炮制不断得到传承、发展、创新，并逐渐被现代科学所认可。炮制学科更多地融合了中药化学和中药药理学的研究方法，阐释炮制品的药效物质基础和活性变化，揭示炮制原理。该学科的建设对传承中医药理论，实现中药科学化、现代化意义重大。

  中药炮制是我国一项独特的传统制药技术，形成了独特的中药炮制理论，是中医药的特色与精华。中药炮制研究是医药结合的枢纽，是最能凸显中医药特色的学科，学科发展必将获得国家更多的重视和支持。中药炮制学科未来的发展趋势应是坚持中药炮制与中药基本理论紧密结合，坚持基础研究与新药研发等应用研究紧密结合，坚持与其他相关学科的有机渗透、融合，以促进学科研究水平的全面提高。

  黑龙江中医药大学中药炮制学科已建设发展近50年，始终瞄准学科发展前沿，遵循学科发展趋势，研究方向稳定，学术思想活跃，研究成果显著，学科建设经验丰富，发展前景良好。通过今后几年的重点建设，本学科承担各级各项科研任务的能力将大大提高，将在基于中药药性理论的中药炮制机理研究、中药炮制技术及饮片质量标准研究以及基于生制饮片专属性Q-marker群的产地加工与炮制一体化研究等3个研究方向的各自研究领域内，具备承担国家重大科技攻关任务的能力，逐步发展成为"北药"开发与我国中药现代化科学研究的重要基地，为进一步加强中药高层次创新人才培养、促进我国医药经济发展和推动科研成果转化作出更大的贡献。

撰稿：姜 海
审稿：张 凡 贾天柱

31 港澳台地区中药炮制学科

香港浸会大学中药学学士（荣誉）学位课程创办于2001年秋季，是全港唯一获得大学教育资助委员会资助的全日制本科中药学学位课程。该课程自开办之初便设立了中药炮制学科目。每年仅招收约15名中药专业本科生，课程初期仅由讲师于涛一人负责中药炮制学的授课工作。2006年，禹志领加入香港浸会大学，与于涛共同承担中药炮制学的课堂教学及实验教学工作。自2020年起，符秀琼也开始参与中药炮制学的教学工作。

学科带头人禹志领在香港浸会大学的任职经历包括：助理教授（2006～2012年）、副教授（2012～2016年）、教授（2016年至今）。此外，他自2017年起兼任中华中医药学会中药炮制分会副主任委员。禹志领曾参与编写普通高等教育中医药类"十四五"教材《中药炮制学》。

其研究团队建立了中药炮制辅料米醋及白酒的质量标准，并已提交至中华中医药学会团体标准《中药炮制辅料标准》制定体系。此外，团队还开展了中药炮制工艺的规范化研究，以及炮制增效减毒的物质基础研究，已发表中药炮制相关的SCI论文10余篇。研究成果曾于2018年凭借"中药五味子饮片生产质量关键技术体系构建及推广应用"获得中华中医药学会科学技术奖二等奖，于2021年凭借"五味子药材/饮片品质形成及质量控制标准体系构建与应用"获得教育部科学技术奖二等奖。

团队还多次在国内外学术会议上获奖。国际会议方面，在"The 5th Annual Meeting of GP-TCM Research Association-cum-Summit on Compendium of Materia Medica and Innovative Drug Discovery in Chinese Medicine"会议上获得最佳海报奖，在世界中医药学会联合会中药饮片质量专业委员会第二届学术年会上获得优秀论文奖；国内会议方面，在2016年及2017年中华中医药学会中药炮制分会会议上均获得优秀论文奖。此外，团队已输送2位博士毕业生到内地大学，从事中药炮制学的教学与科研工作。

澳门特别行政区的澳门科技大学于2012年开办了中药专业并设立中药炮制科目。

台湾地区开设中药炮制学科目的大学主要包括台湾大学、成功大学、台北医学大学、阳明交通大学、高雄医学大学、台湾中国医药大学、嘉南药理大学、大仁科技大学等。台湾地区学者开展的中药炮制研究包括：张永勋等"中药药材炮制及质量管理规格之研究（Ⅰ）"，何玉铃等"杏仁炮制之研究"，周正仁等"中药炮炙之研究（二）"，李水盛"中药地黄炮制研究计划"，刘崇喜"中药附子炮制前后的成分及毒性变化研究""建立厚朴中药材饮片炮制基准及炮制厂规范""建立当归中药材饮片炮制技术科学研究及炮制规范""中药炮制基地规范——中药炮制技术科学化研究"，王静琼"大黄炮制研究""白术炮制研究""白芍炮制研究及工厂规范制订""中药炮制之数字化学习教材制作"，李珮端"大黄酒制前后成分吸收之改变及指纹图谱之建立"，温武哲"半夏炮制研究"，张文德等"利用代谢组学建构中药炮制技术科学化规范——陈皮药材炮制技术的比较""利用代谢学建构中药炮制技术科学化规范——何首乌药材炮制技术的比较""台湾常用炮制中药材质量规格研究""炮制中药材检验规格比较研究计划"，李威着"推动GMP中药饮片炮制工厂"，周志中"建立鲜药材现代炮制技术及炮制规范，提升台湾本土农业产业价值——以台湾本土自产之中药材狗尾草为研究范例"。

香港特别行政区作为国际中药贸易中心，在中药市场中具有重要地位。中药饮片及其他中药产品常通过香港出口到世界各地。根据香港的中医药条例，中药相关牌照分为中药材零售、中药材批发、中成药批发和中成药制造4种类型，但缺少专门的中药饮片制造牌照。持有中药材批发或零售牌照的经营者即可合法经营和生产饮片。此外，香港法例中并未规定中药饮片的炮制标准，《香港中药材标准》（即"港标"）也未对炮制事项作出明确规定。澳门特别行政区对于炮制的规定则仅限于卫生署印发的《澳门毒性中药材》中的附注说明。港澳地区的中药炮制实验研究起步较晚，最早的研究成果发表于2001年。初期研究多集中于炮制前后化学成分的变化及炮制工艺的优化，后续研究则逐步扩展到炮制原理、炮制对中药药理作用的影响，以及饮片质量控制等领域。

1. 炮制工艺研究

在炮制工艺研究方面，港澳地区主要针对炮制方法尚未统一的中药饮片，开展炮制工艺的标准化或优化研究。

炮制工艺标准化研究涵盖药材质量、炮制辅料及炮制方法的标准化。但多数研究聚焦于药材质量与炮制方法的标准化，对炮制辅料标准化的关注相对较少。由于炮制辅料的质量直接影响饮片的成分、功效与安全性，因此炮制辅料的标准化同样至关重要。禹志领团队研究并建立了中药炮制用米醋及白酒的质量标准。生半夏毒性较大，经姜汁和明矾炮制成姜半夏后，其毒性降低，且表现出较好的止咳止呕功效，因而广泛应用于临床。然而，姜半夏的炮制方法及所用姜汁的质量在全国各地差异较大，难以保证其临床疗效的稳定性。禹志领课题组对姜半夏的炮制工艺标准化及辅料姜汁的质量控制进行了深入研究。研究以姜汁量、明矾量和煮沸时间为关键评价因素，以水溶性浸出物含量和明矾残留量为评价指标，通过L9(3⁴)正交实验确定了姜半夏的最佳炮制工艺：（每100 kg生半夏，加入12.5 kg明矾和25升鲜榨姜汁）将生半夏加水浸泡至透心，随后煮沸6小时，取出晾干。制备鲜榨姜汁所用的鲜姜中，挥发油和6-姜酚的含量分别为0.29%（mL/g）和0.07%，符合《中国药典》中生姜中挥发油和6-姜酚分别不低于0.12%和0.05%的规定。将生姜加入蒸馏水压榨并调制成1 mL姜汁/g鲜姜后，经高效液相色谱（HPLC）分析显示，其中6-姜酚含量仍大于0.05%。中药饮片企业的工艺验证表明，姜半夏的质量符合《中国药典》规定，该炮制工艺可在实际生产中推广应用。

硫磺熏蒸是中药炮制的传统工艺之一，但目前存在滥用现象。禹志领课题组研究了硫磺熏蒸对桔梗及党参化学成分的影响。结果表明，硫磺熏蒸对这2味中药的化学成分影响显著，但硫磺熏蒸对这2味中药的疗效及安全性的影响仍需进一步研究，课题组建议硫磺熏蒸应适度使用。台湾中国医药大学的张永勋等曾于2002至2004年间对台湾地区市售中药材的硫磺熏蒸情况进行调查研究，每年调查30余种药材，累计调查近100种药材。研究认为，少数经常采用硫磺熏蒸的药材的二氧化硫残留量不得超过500 ppm，台湾地区也因此成为最早对市售中药材二氧化硫残留量提出限量标准的地区。

粤港地区枳壳饮片的炮制方法与历版《中国药典》收载的方法有所不同,具体为:取原药材去核及瓤,加水浸透,待发酵后蒸至紫褐色再切片。枳壳的发酵炮制常受自然环境温度、湿度和发酵时间的影响,发酵时间通常为3～7天。优化枳壳发酵炮制工艺,对于这一特色饮片的生产和临床应用具有重要意义。粤港两地学者利用恒温恒湿培养箱控制枳壳发酵的温度、湿度和时间,对其发酵炮制工艺进行了优化研究。

九蒸九晒为传统中药炮制工艺之一,可去除中药毒性、提升药物口感、增强或改变药效等。香港大学有研究人员对九蒸九晒的中药炮制工艺进行了优化和分析。研究发现,何首乌在蒸晒六次后,其化学成分基本稳定,故认为何首乌蒸晒六次合适;黄精在蒸晒四次后,有效成分增加并趋于稳定,在七蒸七晒后有效成分含量降低,因此,黄精的最佳蒸晒次数为四至五次较为适宜。虽然这些优化后的炮制工艺可以节省炮制时间和减少工序,但这些研究只是基于炮制品的化学成分分析,还需结合其药效和安全性作进一步评价。

2. 炮制原理研究

炮制原理研究是探讨中药炮制减毒、增效、缓和或改变药性的机理,为中药炮制品的临床应用提供科学依据。

中药炮制减毒的机制多与炮制降低毒性成分含量或改变有毒化学成分有关。港澳地区对炮制减毒原理的研究也主要从这2方面展开。

禹志领课题组采用化学、代谢组学、分子生物学及组织病理学方法,对半夏炮制减毒原理进行了研究。结果表明,与生半夏相比,姜半夏对大鼠心脏的毒性较小,能够降低大鼠血浆中的血清素(5-HT)水平,同时升高犬尿氨酸、对氨基苯甲酸(PABA)和酪氨酸的水平。血清素可诱导心肌细胞凋亡,导致心肌肥大、纤维化及心力衰竭;而犬尿氨酸、PABA和酪氨酸具有清除自由基的作用,从而减轻心脏组织损伤。因此,姜半夏对心脏毒性较小可能与其降低体内血清素水平及增强机体清除自由基能力有关。这一研究为半夏炮制减毒提供了部分科学依据,有助于半夏不同炮制品的合理、安全应用。

传统中医药理论认为苍耳子炒制有增效、减毒作用。禹志领课题组在细胞模型上证实炒苍耳子对正常肝细胞的毒性低于生品,且抗炎作用较生品更强,验证了传统中医理论。此外,通过超高效液相色谱/四极杆飞行时间质谱法(UHPLC/Q-TOF MS)研究确定了区分苍耳子生品和炒制品的化学特征,发现苍耳子炒制后有毒成分羧基苍术苷明显减少,这可能是苍耳子炒制减毒的机制之一。

甘遂具有峻下逐水的功效,被誉为"下水之圣药",但生品有毒,经醋制可降低其毒性。然而,醋制甘遂减毒的原理尚未完全阐明。禹志领课题组采用UHPLC/Q-TOF-MS法分析了醋制对甘遂毒性成分的影响。研究结果表明,甘遂经醋制后,11种有毒萜类化合物的含量明显降低,降低幅度为6.66%～95.25%,为揭示甘遂醋制减毒原理提供了化学基础。

生附子(乌头的子根)含有毒性成分乌头碱、次乌头碱和新乌头碱等二酯二萜类生物碱。香港浸会大学学者对生附子和8种不同方法炮制的制附子中二酯二萜类生物碱的含量进行了分析,发现8种制附子中的二酯二萜类生物碱含量均显著下降,仅为生附子含量的3.91%～34.80%。这一研究结果为附子炮制减毒提供了化学依据。

对粤港地区枳壳特色炮制品——发酵枳壳的炮制原理研究发现,枳壳经发酵炮制后产生了3个新成分：圣草酚-7-O-葡糖苷、橙皮素-7-O-葡萄糖苷和5-去甲基川陈皮素。其中，圣草酚-7-O-葡糖苷和橙皮素-7-O-葡萄糖苷为单糖苷。黄酮类糖苷需要通过脱糖基化作用才能被小肠吸收。发酵使枳壳中的部分黄酮类糖苷脱去糖基转化为单糖苷，降低了极性并增加了脂溶性，从而更易于通过小肠吸收进入血液循环，快速达到所需血药浓度并发挥药效。上述研究为发酵炮制增强枳壳临床疗效提供了化学依据。

猪心血丹参是孟河医派特色临方炮制品之一，已有数百年的临床应用历史。猪心血作为补心药的向导，能增强丹参入脑补心安神的功效。澳门科技大学联合南京中医药大学对猪心血丹参炮制前后的化学成分进行了分析。研究表明，丹参经猪心血炮制后，脂溶性有效成分丹参醛、丹参二醇A、丹参酮Ⅰ和氨基酸类成分L-苯丙氨酸的含量显著增加。脂溶性成分较水溶性成分更容易透过血脑屏障，而氨基酸类成分的含量与脑缺血密切相关。因此，猪心血丹参炮制前后这些成分含量的变化可能与其治疗脑缺血作用增强有关。

酒蒸可增强肉苁蓉的补肾助阳作用。有研究指出，肉苁蓉补肾阳的有效成分为苯乙醇苷类化合物。然而，澳门科技大学与暨南大学合作研究发现，酒制后6种苯乙醇苷类成分的含量均有所下降，表明酒制增强肉苁蓉补肾阳的作用可能与苯乙醇苷类成分的含量无关。此外，研究发现酒制品中出现1个新的色谱峰，其峰面积随酒蒸时间的延长而增加，提示该成分可能是肉苁蓉酒制后补肾阳作用增强的相关成分之一。

中药饮片生熟异用，不能以生代熟，否则可能影响方剂的临床功效。当归补血汤为金代李东垣所创的补气生血方剂，原方中当归须酒制入药。然而，现代人们在应用该方或基于该方制备中成药时，常使用生当归。香港科技大学团队通过对比酒制当归与生当归对当归补血汤活性成分的影响，发现酒制当归入药的当归补血汤中，补血活性成分黄芪甲苷、毛蕊异黄酮、阿魏酸和总多糖的含量显著增加，为阐释当归补血汤古方中运用酒制当归的合理性提供了参考依据。

3. 中药饮片的质量控制

完善中药饮片质量检测方法及检测指标，有助于提高中药饮片的质量控制水平。马钱子是治疗关节炎的常用中药，但因其毒性较大，需经炮制后才能入药。通过利用《中国药典》中的高效液相色谱法（HPLC）检测马钱子中有毒生物碱士的宁（strychnine）和马钱子碱（brucine）的含量，可以对马钱子饮片进行质量控制。然而，当马钱子被打成粉末并与其他药材混合时，该HPLC法难以有效检测上述生物碱成分。

Han等人通过比较9个制马钱子样品和15个生马钱子样品的化学成分发现，马钱子炮制后，其主要非生物碱成分马金酸以及毒性生物碱成分士的宁和马钱子碱的含量均显著下降。并且，随着炮制程度的不同，毒性生物碱与马金酸的含量比也明显不同。基于这一发现，他们建立了一种可同时测定上述3种成分含量的简单色谱方法，并指出士的宁与马金酸的相对峰面积可作为马钱子炮制品质量控制的关键参数。运用该方法，研究还成功检测出一些已上市中药产品中含有未充分炮制的马钱子。该方法有助于评估市场上马钱子的质量，从而降低临床使用不合格马钱子药物的风险。

储存不当的生地黄在外观上与熟地黄难以区分。由于生地黄与熟地黄的功效不同，且用于其质量控制的一些化学标志物（如地黄苷D、梓醇等）在两者中均存在，因此选择更具特征性的化学标志物用于区分生地黄和熟地黄，并对其进行质量控制，对临床准确用药至关重要。Li等人利用超高效液相色谱/四极杆飞行时间质谱法（UHPLC/Q-TOF-MS）结合多变量统计分析方法，比较了生地黄和熟地黄的成分差异，发现5-(α-D-吡喃葡萄糖基-(1-6)-α-D-吡喃葡萄糖基氧基甲基)-2-呋喃甲醛是熟地黄最具特征的化学标志物，可用于区分生地黄和熟地黄。

指纹图谱分析方法常用于中药的质量控制，包括高效液相色谱法、气相色谱法、薄层扫描法、高效毛细管电泳法等色谱分析方法，以及核磁共振法、紫外光谱法、红外光谱法、质谱法和X射线衍射法等光谱分析方法。既往对川芎的质量控制方法仅侧重于使用HPLC和毛细管电泳法检测少数化合物。香港浸会大学Fang等使用HPLC联合二极管阵列检测法（DAD）对7批炒制和蒸制的川芎饮片进行指纹图谱分析，发现HPLC-DAD指纹图谱分析具有可行性、重复性和较高的精确性，相对标准误差小于0.76%。HPLC-DAD指纹图谱分析法为中药饮片的质量研究提供了有力支持。

4. 结语

综上所述，港澳地区在炮制工艺的研究、炮制辅料的研究、炮制对化学成分及药效的影响，以及炮制品的质量标准与控制等方面开展了深入研究，取得了一些有意义的研究成果，对促进中药炮制工艺技术规范化、炮制原理科学化、饮片质量标准化作出了一定贡献。然而，港澳地区在炮制缓和或改变药性原理的研究方面仍显不足，且较少针对本地区特色中药饮片开展研究。

港澳地区的饮片制作注重选材精良、外形美观，并采用了一些独特的炮制技术（如压、锤、刨等）和专有器具，在长期实践中逐渐形成了具有港澳特色的炮制工艺。2004年的一项关于香港中药市场的调查显示，在365种常用中药饮片中，有66%是在本地炮制加工的，且其炮制方法与内地的炮制方法有所不同。然而，目前仅有极少数的中药饮片在港澳地区炮制，大多数饮片仍从内地引进或转移至内地生产。内地饮片与港澳特色饮片在化学成分、药理作用及临床疗效上的异同，仍有待通过化学、药理研究及临床观察进一步明确。

事实上，港澳地区的传统中药炮制技术正面临失传的风险。本地区从事中药炮制的药工数量逐年减少，一些"师徒相承，口传心授"的炮制经验尚未被系统记录和整理。值得庆幸的是，禹志领团队获得了香港中医药发展基金的支持，并于2023年5月启动了"香港传统中药炮制技术收集与整理"项目。该项目旨在及时收集、整理香港地区的传统中药炮制技术，使其得以保存与传承，并为针对香港特色炮制技术及特色饮片的研究奠定基础。

此外，港澳地区的中药炮制研究队伍规模较小，仅有少数团队从事相关实验研究。目前，香港、澳门特区均致力于推动中医药发展。香港首座中医医院及政府中药检测中心预计将于2025年底落成。扩大港澳地区的炮制研究队伍，开展针对港澳特色炮制技术及特色饮片的研究，将有助于提升本地区中医诊疗机构的临方炮制能力，推广中医特色诊疗理念，提高中药临床疗效，从而促进港澳地区中医药的全面发展。

台湾地区学者也在中药炮制研究方面开展了一些工作，如炮制辅料作用探讨、炮制对麻黄的影响、半夏炮制的研究、中药炮制对药方的影响、中药吴茱萸炮制后的含量分析研究等。未来应进一步加强港澳台地区与内地（大陆）在中药炮制研究方面的交流与合作，共同推动中药炮制技术的创新与发展。

撰稿：禹志领 张永勋
审稿：贾天柱

32　湖北中医药大学中药炮制学科

一、发展历程

湖北中医药大学（原湖北中医学院）成立于1958年，1971年开始招收中药学专业学生，随即开设中药炮制学课程。陈绪纶是我校中药炮制学科创始人，是第一任炮制课程负责人。我校炮制学科建设初期，中药炮制学课程隶属于中药药剂教研室，经历了第二任课程负责人郑祥银及第三任课程负责人毛维伦的建设，直至2005年9月，中药炮制学教研室独立，于是学科开启了新的发展时期。第四任课程负责人为刘艳菊，现为国家中医药管理局重点学科学科带头人。

我校中药炮制学科经历了1971～2023年共53年筚路蓝缕的发展历程，大致分为4个阶段。

学科发展初期，基本建设阶段（1971～1986年）。学科带头人为陈绪纶，其间教学与实验教师数量保持在2～4人。该阶段炮制学科一无所有，百废待兴。前辈们因陋就简，就地取材，想方设法开展教学工作，最初只能自编油印教学资料，至1979年首本全国统编教材出版，才有统编教材使用，而陈老为为数不多的参编人员之一。实验条件简陋，仅有切药工具、煤炉和炒锅，实验内容以传统操作为主。然而这一时期的学生又十分幸运，有机会见识到陈老的精湛炮制技术，例如如何砂润槟榔，如何口尝制乌头，陈老的口传心授为这代幸运的学子走向社会打下坚实的技能基础；同时，在有限的条件下逐渐开设了"煅淬炉甘石对化学成分的影响"实验。在艰苦条件下，陈老等前辈殚精竭虑，为我校本科教育和人才培养立下汗马功劳。其间，陈老还参与《历代中药炮制法汇典》（1986年）等著作的审校、《全国中药炮制规范》（1988年）的编写工作以及省内外中药产业的技术指导，为全国炮制事业的振兴和建设奉献了宝贵经验，至今仍被后人赞誉。

教学为主兼顾科研发展阶段（1986～2001年），学科带头人为郑祥银，其间教学与实验教师有3人。该阶段炮制学科教学工作有序开展，逐渐兼顾科研、重视科研。其间教学、科研论文逐年增加，科研项目有所突破，获得省级项目，同时参与国家相关项目；人才培养上了一个新台阶，1987年招收首届炮制硕士研究生，这一阶段共培养硕士研究生10余名。

科研和教学并重发展阶段（2001～2006年）。学科带头人为毛维伦，教学与实验教师有3～4人。该阶段学科在教学和科研上取得显著成果，获批教研项目1项，科研项目10项，教学成果奖及科研成果奖各1项，这一时期的建设成果为课程组独立成为教研室奠定了坚实基础。毛维伦教授主持的"中药炮制与相邻学科联网教学模式"教学项目于2001年获湖北省教研项目三等奖，"炒炭中药炮制工艺及质量标准研究"于2004年获湖北省科技进步奖二等奖。短短5年时间，取得的突破性成果，至今仍具有标杆效应。

快速发展阶段（2006年至今）。学科带头人为刘艳菊，学科人数已发展到7人。学科发展进入快速车道，教学、科研、人才培养整体水平持续提升。2011年我校获批中药学博士学位授权点，次年招收炮制方向博士研究生；2012年获批"十二五"国家中医药管理局重点学科，2023年获批湖北省中医药重点学科；2014年后相继获批湖北省中药炮制技术工程研究中心、中央支持地方高校中药炮制实验室、国家中医药管理局中药炮制技术传承基地、郑祥银传承工作室等5个传承创新科研平台，为学科全面发展搭建了功能齐全的人才培养和科学研究平台。此阶段获批各类项目40余项，发表高水平文章300余篇。培养硕士研究生110余名，博士13名。

学科在一代又一代炮制人接续努力中不断发展，其中传承是融入炮制学科血脉里的基因，发展至今我校炮制学科已拥有第一届、第二届、第三届、第七届全国名老中医药专家学术指导老师和学术继承人，形成了四代传承谱系。学科团队成员由当初单枪匹马1人，发展到现在老中青结合，专职教师达7人；学缘结构不断优化，目前7人中本校教师4人，外校教师3人，知识结构交叉合理。学科现有楚天学子1人，享受湖北省政府特殊津贴专家1人。教学设施和实验条件有了极大改善，现在拥有多媒体、多功能的现代教学设备和完善的实验科研平台。基于上述基础，2018年学科获批"湖北省高等学校优秀基层教学组织"荣誉称号。取得这些成绩，离不开社会发展的大环境，同时也离不开全国同仁的支持，更离不开湖北中医药大学炮制人"勤奋务实、砥砺前行"的精神气质。吾辈不仅传承了前辈的学术精华，也汲取了前辈精神营养，奋发向上，不忘初心，传扬炮制的精华。湖北中医药大学炮制团队将一如既往地以中药炮制事业发展为荣耀和使命，教书育人不懈怠，奋力科研不停歇，传承创新齐并进，努力前行创辉煌！

二、学术队伍

（一）学科带头人

陈绪纶（建设周期：1971～1986年），详见学术人物章。

郑祥银（建设周期：1986～2001年），教授，硕士生导师。1965年毕业于成都中医学院药学系，同年分配到湖北中医学院（现湖北中医药大学）任教，曾任湖北中医学院中药系中药炮制、制剂教研室主任。曾兼任国家自然科学基金评审委员、中华全国中医药学会武汉分会中药学会第三届委员会委员。是第二批全国名老中医药专家学术经验继承工作指导老师。1998年被授予享受国务院政府特殊津贴专家称号。

郑祥银从事中药药剂学、中药炮制学、调剂学的教学和科研工作40余年，专业基础理论扎实，学术造诣深厚，中药传统制药经验丰富并多有创新，尤其是对中药传统制剂中的丸剂、露剂以及中药炮制中的制炭工艺有着独到的见解。由他主持完成的"江陵凤凰山168号墓西汉古尸随葬果品及中草药研究"项目于1978年获得全国科学大会奖。他参与编写了《中药炮制学》等多部本科教材，其学术思想在中医药学科领域有较大影响。以国家中医药管理局"郑祥银全国名老中医药专家传承工作室"为载体，郑祥银培养出了一批热爱传统中药制药技术的中青年老师，他们在各自的工作岗位上，不断学习、创新和发扬传统炮制及制药技术，为传承传统中药制药技术奠定了良好的基础。

毛维伦（建设周期：2001～2006年），教授，硕士生导师，为第一批全国名老中医药学术继承人，师承陈绪纶，第三届全国名老中医药专家学术继承指导老师，2003年授予湖北省中青年突出贡献专家称号。毛维伦教学科研成绩突出。教学上，他经验丰富，"中药炮制与相邻联网教学模式的研究"教研课题2001年获湖北省教学研究三等奖；科研上，主持"十五"国家科技攻关项目1项、湖北省科技攻关项目等省部级项目5项；特别在炭药炒炭存性、炙法中液体辅料的鉴别等方面研究深入，有独到建树。所负责完成的"中药炭药炮制工艺及质量标准的研究"2004年获湖北省科技进步奖二等奖，"苍术、乌梅炮制工艺及质量标准规范化研究"2007年获湖北省科技进步奖三等奖。主编出版专著《常用饮片工艺及标准》，为炮制技术的传承创新留下了宝贵的资料。

毛维伦治学严谨，思路活跃，创新意识强，擅以交叉学科的技术方法破解炮制学科中的难题，屡有突破。在炒炭存性标准研究中，引入炭吸附色素原理，采用紫外谱线组法、DNA指纹图谱、高效液相色谱法等技术研究乌梅炒炭等，发表了40余篇文章，为炒炭存性研究提供创新科研思路。对炙法所用液体辅料，采用化学、色谱等法进行定性、定量检测，其中蜜炙法的加蜜量检测至今仍收录于教材中。不幸的是2006年2月16日，毛维伦英年早逝，他未竟的事业由夫人许腊英和学生们一道继续完成，于2009年获批国家自然科学基金课题1项，2010年主持"十二五"科研专项课题1项，参编教材专著多部。毛教授夫妇共培养中药炮制方向硕士研究生50余名。

刘艳菊（建设周期：2006年至今），二级教授，博士生导师，第三批全国名老中医药专家学术继承人，师承毛维伦，第七批全国老中医药专家学术继承指导老师，享受湖北省政府特殊津贴专家，第五届、第六届中华中医药学会中药炮制分会副主任委员。国家中医药管理局中药炮制学科重点学科带头人，湖北省中药炮制工程技术研究中心、中央支持地方中药饮片生产与质量控制实验室、中药饮片药性与质量评价平台、国家中医药管理局炮制技术传承基地等多平台负责人；国家自然科学基金、博士后基金评审专家，湖北省科技厅专家库成员。主持完成国家自然科学基金、科技部基础专项课题、中医药行业及省厅级课题20余项，发表学术论文120余篇，其中SCI论文30余篇。对湖北道地中药苍术研究较深入，围绕苍术的炮制工艺、质量标准、炮制原理开展了一系列的研究，较深入挖掘苍术麸炒、炒焦炮制增效机理，初步明确与药性药效关联的苍术质量标志物，完成了苍术饮片分级、苍术等13味中药标准饮片制备技术等研究。主编专著2部，参编专著和教材10部。

（二）学科梯队

湖北中医药大学炮制学队伍是以刘艳菊为带头人，王光中、刘先琼、曹国胜、许康等为学术骨干的15人教学研究团队。其中许康入选中华中医药学会青年人才托举工程。本学科具有良好的职称、年龄及学缘结构，具有较大的发展潜力，前景广阔。

三、科研研究

（一）研究方向

1. 中药饮片炮制工艺与质量研究

学科团队在中药饮片炮制工艺与质量研究方向上，始终以饮片行业问题为导向，解决实际问题，保障人民用药的安全有效。已完成科技部基础专项、国家中医药管理局"十二五"规划项目子课题、国家自然科学基金等各类中药饮片工艺与质量相关课题10余项。发表论文100余篇。制定了苍术等13种中药标准饮片制备技术规范，提供了13种中药饮片标准物质，并制定《中国药典》2020版标准3项。

2. 炮制理论与原理研究

团队以乌梅、苍术、黄芩、虎杖、杜仲等中药为重点开展研究，探索饮片的活性或毒性成分、药理作用及分子机制。通过对比化学成分、药效和毒理作用，阐述增效、减毒和改变药性的作用机理。目前已完成国家自然科学基金、湖北省自然科学基金等各类炮制机理研究相关课题10余项。发表各类论文100余篇，其中SCI论文30余篇。

3. 饮片药性与质量相关性研究

团队开展了基于饮片药性与质量密切相关性的探索研究，通过药性的表征、药性的生物标志物鉴定，阐释炮制对饮片药性及质量标志物的影响，为建立与药性相关的饮片质量标准提供研究基础，研究成果既可揭示炮制药性理论，又为完善饮片质量标准提供依据。以药性与质量相关性为基础，寻找质量标志物。目前已完成各类饮片药性与质量相关性研究课题2项。发表各类论文20余篇。

（二）科研成果

学科自创建以来至2023年12月，团队共获批省级以上各类基金项目27项，其中，国家自然科学基金7项，科技部专项课题3项，其他省厅级基金项目17项。获奖7项：湖北省科技进步奖二等奖1项，三等奖2项；武汉市科技进步奖一等奖1项，三等奖1项；中华中医药学会科学技术奖三等奖1项，中国中医科学院科学技术奖二等奖1项。申请专利3项，授权专利2项。为企业申报饮片标准15个。国内外发表学术论文300余篇，其中SCI论文50余篇。主编专著3部。

科研成果获奖信息如下。

（1）江陵凤凰山168号墓西汉古尸随葬果品及中草药研究，1978年获全国科学大会奖，郑祥银（第一完成人）。

（2）中药炭药炮制工艺及质量标准的研究，2003年获湖北省科技进步奖二等奖，毛维伦（第一完成人）。

（3）苍术、乌梅炮制工艺及质量标准规范化研究，2007年获湖北省科技进步奖三等奖，许腊英（第一完成人）。

（4）10种中药饮片炮制工艺及质量标准研究，2011年获湖北省科技进步奖三等奖，许腊英（第一完成人）。

（5）茅苍术炮制及标准化生产关键技术研究与应用，2023年获得成果登记证书，刘艳菊（第一完成人）。

（三）学术交流

截至2023年，湖北中医药大学中药炮制学科团队的教师参加了每年的中华中医药学会中药炮制学术年会，学科带头人每年参加"雷公论坛"与全国炮制同仁进行深入交流。团队承办和参加了一系列的学术交流活动，主要信息如下。

（1）1988年11月，中华全国中医学会中药学会首届中药炮制学术会议，江西樟树，参会。

（2）1993年4月，中国中医药学会全国第二届中药炮制学术会议，湖北宜昌，协办。

（3）2016年8月，湖北省中医药学会中药专委会，湖北武汉，承办。

（4）2017年8月，中药炮制方法与实践培训班，湖北黄石，承办。

（5）2016年4月，全国中医药行业高等教育"十三五"规划教材《中药炮制学》定稿会，湖北武汉，承办。

（6）2018年8月，中药传统制药技术传承应用与创新开发培训会，湖北武汉，承办。

四、人才培养

自建校以来，我校中药专业相继拥有专科、本科、硕士研究生、博士研究生各层次全日制学历人才培养资质。1985年获批中药学一级学科硕士学位授权点，2011年获批中药学一级学科博士学位授权点，至此建成完善的人才培养层次体系。目前学科有硕士生导师5人，每年招收炮制方向硕士研究生10～12人，博士生导师2人，每年招收博士研究生1～2名。建校至今中药炮制学科共培养硕士研究生140余人，博士研究生11人。学生获湖北省及学校优秀毕业论文20余篇，优秀博士论文1篇。

五、教 学 改 革

（一）课程设置

自湖北中医药大学药学院成立以来，专业设置不断优化。建院（系）初期，仅招收中药专业学生，随着社会发展对中药人才专业需求的扩大，中药类专业逐渐增设药物制剂、制药工程、中药资源与开发及中药制药等专业，这些专业均开设了中药炮制学课程。此外，对中医专业（含中医、针灸、护理等）开设了临床中药炮制学。中药炮制学科团队始终以为国育人、为党育才为己任。教师们与时俱进，不断提高教学素养，学习教育新理念，探索教学新模式，为培养适应社会需要的高素质人才而锐意改革，在教学中不断探索教学新方法、新模式，优化教学内容。学科共获批湖北中医药大学校级教研项目5项，湖北省教研项目2项，获奖1项。发表教研论文10篇。增设炮制实训教学基地1个。

教学项目与成果如下。

（1）2001年"中药炮制与相邻学科联网教学模式研究"获湖北省教学成果奖三等奖。

（2）2018年获评湖北省高等学校优秀教学基层组织。

（3）2019年"苍术药材生产与饮片炮制"获批湖北省教育厅首批虚拟仿真项目。

（4）2020年湖北中医药大学校级一流课程中药炮制学建设。

（5）2023年获湖北中医药大学教学成果奖一等奖。

（6）2019、2021、2022年分别获青年教师教学大赛二等奖、一等奖、二等奖。

成果应用于教材：部分研究成果被教材收录。毛维伦提出的蜜炙法中用蜜量检测方法与计算公式从2000年至今一直被中国中医药出版社《中药炮制学》教材收录，关于炮制对苍术缓燥增效机制的研究，王光忠关于苍耳子炮制机理的研究等被"十三五""十四五"教材收载。

（二）课程改革

（1）优化课程设置：中药炮制学是中药学相关专业的专业必修课，授课对象包括中药学、中药资源与开发、中药制药和制药工程专业的学生，其中前3个专业学时数相同，均为72学时（理论36+实验36），制药工程专业为54学时（理论36+实验18）。2019年学校对各专业培养方案进行修订，其中，制药工程专业修改了课程设置，将中药炮制学课程改为炮制工程学，学时调整为36（理论24+实验12），并于2020级开始执行；中药学专业增设了为期一周的企业实习，已于2019级学生中执行。课程优化后专业特色更明显。

（2）完善实验内容：中药炮制学实验学时为36，从以验证实验为主，逐渐调整增设了设计性和综合性实验，目前这2类实验达12学时，占总实验学时的三分之一。综合实验为"炮制对炒王不留行浸出物的影响"，设计性实验为"焯制工艺对苦杏仁苷分解酶的影响"。实验内容的调整和完善，既有助于学生掌握基本操作技能，又兼顾培养学生的科研思维。对中药专业增设了一周企业实习，校内校外的强化实验训练，进一步加强了学生理论与实践相结合的能力，使学生对传统工艺向现代工艺转化也有了一定了解，为今后从事相关行业奠定了实践基础，也播种了创新的种子。

（3）研究生课程：基于研究生的培养目标，设置硕士研究生课程中药炮制学导论，为27学时；设置博士研究生课程中药炮制原理与方法，为36学时，课程内容紧紧围绕中药炮制研究的核心问题，分专题授课。中药炮制学专论已建成了校级优质课程，将教学内容上传至线上，为学生能灵活学习提供条件。

六、条件建设

中药炮制学科通过不断积累，搭建了一系列国家、省部级科研学术平台。已搭建中药饮片小试、中试制备平台，中药质量控制检测平台，也已建有独立的细胞室，包括WB、RT-PCR等技术的细胞分子生物学科研平台。拥有以下设备：高效液相色谱仪4台、气相色谱仪2台（其中GC-MS 1台）、原子吸收仪1台、蛋白纯化仪1台、红外光谱仪1台、紫外分光光度计4台、RT-PCR仪1台、荧光显微镜1台、微量高速冷冻离心机，以及切药机、洗药机、炒药机、气相置换真空润药机等。总价值超过1000万，总实验场地超过500 m^2。具备中药饮片工艺与质量研究，中药炮制原理研究的能力。

七、学科管理

湖北中医药大学炮制学科，在学校相关管理制度的统领下，根据炮制学科的自身特点在人才培养、科教研管理及激励机制等方面制定了相关制度，为学科工作的有序开展和可持续发展提供制度保障。

1. 人才培养制度

人才是学科发展的第一要素。炮制学科为建成素质优良、富有活力、精干高效的学科团队，采取引培结合、重在培养的人才培育模式，努力打造炮制人才汇聚的新高地。

（1）引进人才，激活学科内在动力。炮制学科人才须符合时代创新发展需要，因此，引进相关交叉学科高层次人才是激活团队战斗力、激发团队内在动力的重要举措，通过融合协调发展，不断提升炮制人才的综合素质和创新能力。

（2）师承培养，厚植中医药思维。中药炮制学科人才必须掌握中医药理论，熟练传统炮制技术，厚植中医药思维，从而具备较强的中医药创新型能力，真正做到守正创新。本学科一直坚持师承人才培养模式，已拥有国家中医药管理局第一、第二、第三、第七批中医药专家学术指导老师和继承人。

（3）依托平台进行合作交流，是人才成长的源头活水。以学科学术交流为平台，深入学习交叉学科知识，及时获取前沿技术与信息，利于打造高素质、高水平的复合型人才。鼓励人才"走出去，带回来"。每年邀请交叉学科人才在炮制学科平台内交流2～3次。

在上述制度的激励下，至2023年12月学科教师先后获批享受国务院政府特殊津贴专家1人，湖北省中青年突出专家1人，享受湖北省政府特殊津贴专家1人，楚天学子1人，入选中华中医药学会青年托举人才工程项目1人。

2. 科研教研管理与激励机制

学科为激发团队的科研、教研活力，建立了以重点学科建设目标为导向、以考核任务为发力点、以成果产出为考核依据的管理制度和激励机制。

（1）每周两会制度。为保证学科的教科研工作顺利开展，促进团队关注知识和技术前沿，每周坚持1次工作部署与汇报会，1次文献分享组会。

（2）年度计划和总结制度。以目标为导向，科研、教研两手抓。根据学科的教研和科研目标，开年有计划、年底有总结。教学以申报一流课程、申报教研项目、发表教研文章等为教研考核目标。科研以国家、省级和厅局级科研项目和发表文章质量为考核目标。科研教学相长，科研反哺教学。

（3）激励机制。公平公正激励制度是调动团队积极性的重要抓手。科学、合理的激励机制，是维持团队前进活力的保鲜剂。学科制定了激励机制，根据考核结果，由学科建设经费给予补贴和奖励，在平台使用上提供相适应的保障，优秀者优先推荐。

湖北中药炮制学科，将肩负新时代中药炮制"传承精华、守正创新"的责任，努力上进、勇攀高峰。力争建设成为国内一流中医药特色学科。新时代的荆楚中药炮制，有一批80后、90后的青年博士、博士后人才加入，将助力学科的高质量发展。祝愿湖北中药炮制学科的明天会更好！

撰稿：许　康　刘艳菊

审稿：刘蓬蓬　贾天柱

33　湖南省中药炮制学科

一、发 展 历 程

湖南中药炮制历史悠久，从长沙马王堆西汉古墓出土的《五十二病方》，到东汉时期长沙太守张仲景的《伤寒杂病论》，以及当代湖南省药材公司吕侠卿老先生的《中药炮制大全》，都记载有湖南特色的中药炮制技术和炮制品种。除了以九芝堂为首的本土中药老字号所传承的中药炮制技术外，近邻的江西樟帮药工与湖南同行也有着悠久的交往历史。以吕侠卿为代表的许多江西药工，新中国成立前后也在湖南的各大药厂和药号从事中药炮制工作。经过历代发展，逐步形成了以临方炮制为主的湖南现代特色炮制技术及炮制品。

湖南现代中医药高等教育起步于1934年创立的湖南国医专科学校，1960年改建为普通高等本科学校湖南中医学院，1979年成为全国首批取得中医类研究生学历教育资格的院校，1990年原湖南科技大学成建制并入湖南中医学院，2002年与湖南省中医药研究院合并，2006年经教育部批准更名为湖南中医药大学。中药学专业于1960年招收专科生，1975年5月开办药学系后开始招收中药学专业本科生，每年招收本科生50人，中药炮制学为中药学专业主干课程，当时中药炮制学、中药药剂学、高等数学和物理学等4门学科为一个教研室。1985年开始独立出来成立中药炮制教研室，教研室主任为20世纪60年代从成都中医学院中药学专业毕业的黄代秀。实验室及仪器设备比较匮乏，无法开展科研工作，主要承担中药学专业的中药炮制学教学工作。从中药炮制教研室成立至2020年这30多年间，中药炮制学专职教师一直为3人，另有1名实验老师。1995年黄代秀退休后，杨梓懿担任教研室主任至2012年退休，之后由蒋孟良短期主持教研室工作，自2014年10月起至今由石继连担任教研室主任。

学校从2007年整体搬迁至长沙市岳麓区含浦校区以来，中药炮制学科和其他学科一样，在实验室的改造与建设、综合实验开出率、多媒体教学和科研等方面，都有了长足发展。理论教学全部使用多媒体，实验教学也由传统的炮制实验发展到现在的传统与现代相结合，基本操作与综合性、设计性实验相结合的实验教学模式。学生动手能力不断增强，创新能力不断提高。从1989年开始招收硕士研究生，2006年开始招收博士研究生。2012年被国家中医药管理局列为"十二五"重点建设学科。

二、学术队伍

（一）学科带头人

黄代秀（建设周期：1985～1995年），女，1940年生，四川人，教授。1962年从成都中医药大学中药学专业毕业后，分配到湖南中医药大学第一附属医院药剂科工作，主要从事中药炮制和制剂工作，20世纪70年代初由湖南省卫生厅选派到西藏支边工作2年，指导藏族聚居区基层医院的药学工作者进行中药炮制和制剂工作。1975年湖南中医药大学首次招收中药学专业本科生之时，调至学校组建中药系，主要承担中药炮制学的教学工作。1985年建立独立的中药炮制教研室时担任教研室主任，直至1995年7月退休。

杨梓懿（建设周期：1995～2012年），男，1952年生，湖南湘阴人，教授。1975年成为湖南中医药大学首届中药学专业学生，1978年毕业后留校工作，主要承担中药炮制学的教学工作。1995年7月起担任中药炮制教研室主任，主要承担中药炮制学的教学和科研工作，负责中药炮制学科的建设工作，直至2012年12月退休。

蒋孟良（建设周期：2012～2014年），男，1954年生，湖南耒阳人，教授。1975年成为湖南中医药大学首届中药学专业学生，1978年毕业后留校从事中药开发研究工作，自1995年9月起调入中药炮制教研室从事教学和科研工作。2012年10月作为学科负责人申报并获批国家中医药管理局"十二五"建设中药炮制重点学科，直至2014年8月退休。

石继连（2014年至今），男，1973年生，湖南会同人，教授。北京中医药大学中药学博士，广州中医药大学-康美药业股份有限公司联合博士后，执业药师。现任湖南中医药大学中药炮制教研室主任，教授，硕士生导师，中药炮制传承基地副主任，国家药监局首批全国执业药师工作专家，全国中药传统特色技术传承人，湖南省"225工程"学科骨干人才，学校青年教学标兵。主要从事（临床）中药炮制学、中药材加工学和中药调剂与养护学的教学及科研工作。兼任中华中医药学会中药炮制分会常务委员，世界中医药学会联合会中药制剂专业委员会理事和中药饮片质量专业委员会理事等。

（二）学科梯队

本学科创建时不到10人，经过30多年的发展，现有25人，其中教授及主任药师7人，副教授及副主任药师6人，中级10人，初级2人，老中青相结合，年龄结构合理。以本学科王炜、彭彩云、李斌、盛文兵、蔺雨青等为核心的科研团队2021年荣获湖南省"工人先锋号"称号；学科带头人石继连于2017年7月荣获中华中医药学会全国中药炮制青年教师技能大赛最佳授课奖；皮晓华于2020年12月在湖南技能大赛暨第三届全省中医院职业技能竞赛中药炮制大赛中荣获"湖南省技术能手"称号；青年教师周逸群于2018年10月荣获第三届"中医药社杯"高等学校中药学类专业青年教师教学设计大赛三等奖。

三、科研研究

（一）研究方向

1. 湖南民族药有效物质基础及标准研究

由学科带头人王炜牵头，主要成员有8人，主要研究湖南省土家族、侗族及苗族等传统民族药物的有效物质基础及质量标准，近5年来主持国家级科研项目6项，省级科研项目12项，发表SCI论文50余篇，CSCD核心论文100余篇。

2. 湖南中药炮制规范化研究

由石继连牵头，主要成员有5人，主要研究湖南省特色炮制方法规范化及特色饮片质量标准，近5年来主持国家级科研项目3项，省级科研项目8项，发表SCI论文4篇，CSCD核心论文30余篇。

3. 湖南特色中药炮制技术研究

由张志国牵头，主要成员有12人，在以中医药理论为基础、继承老一辈丰富传统技术的同时，结合现代科研方法和手段，总结和挖掘了大量宝贵的学术经验和成果。尤其在中药炮制、中药传统制剂、中药性状鉴别、中药饮片贮藏方面有深入研究和独到之处。近5年来主持国家级科研项目1项，省级科研项目5项，发表高质量学术论文100余篇。

（二）研究成果

本学科成员近5年来主持省部级以上科研项目35项，以第一作者或通讯作者共发表SCI论文60余篇，CSCD核心论文160余篇，获得发明专利10项，获得省级以上奖励5项。

学科提出的新观点或新理论如下。

（1）张志国通过近40年对湖南传统炮制技术进行实践研究，提出了"能砂炒者不用清炒""动物全体药材多酒炙""蜜炙透心"等许多炮制新观点。

（2）湖南省中药炮制青年传承人代表周逸群运用生物超分子化学理论，首次提出"中药为巨复生物超分子体，中药炮制就是对生物巨复超分子体的炮制，其本质是在外界高温、高湿条件下，加辅料或不加辅料对生物超分子主客体促进化学变化的中药制药技术"的观点。中药饮片是经过超分子化学反应后主客体分子产生变化的产物，其内部发生了主客体分子的理化性质变化，如结合水的逸出、化学键的断裂、脱水、炭化及其与辅料作用等。炮制后的饮片药性与药效变化程度取决于主客体"印迹模板"变化程度，并形成以超分子化学为核心的研究对策，阐明中药"炒炭存性"炮制原理，获得国家自然科学基金资助。

（三）学术交流

本学科团队成员积极参加国内外学术会议年均达50人次，并作为主要力量多次承办湖南省内中药学学术年会和中药炮制特色技术培训班，促进了湖南各级医疗机构和中药饮片生产企业的专业人才培养。

为了加强国际交流，2016～2019年本学科团队连续举办4届"湖湘生物医药-中医药创新国际会议"，来自国内各科研院所、高等院校的院士、专家、教授和来自葡萄牙、巴基斯坦、马来西亚、菲律宾、印度、泰国、斯里兰卡、柬埔寨、沙特阿拉伯等国家的知名专家学者每年齐聚一堂，共襄中医药事业发展盛举。

四、人才培养

1. 本科生培养情况

本学科成员主要承担中药学、中药资源与开发、制药工程等本科专业的中药炮制学理论与实验教学工作，年均培养400人；中药资源与开发专业的中药材加工学理论教学工作，年均培养40人；中医学、中医养生学、中医儿科学、中医骨伤学等专业的临床中药炮制学理论与实验教学工作，年均培养700人。

本学科成员作为总指导老师带领学生连续3届参加全国中药学类学生知识技能大赛，2015年荣获团体二等奖，中药学专业学生获个人一等奖1人、二等奖2人；2017年再次荣获团体二等奖，中药学专业3名同学各获个人二等奖；2019年2名中药学专业学生分别荣获个人二等奖和优胜奖，1名制药工程专业学生获得个人三等奖。

2. 研究生培养情况

湖南中医药大学在1981年获批全国首批中药学硕士学位授权点，2013年获临床中药学二级学科博士学位授权点，2018年获批一级学科博士学位授权点。1992年中药学专业获批省教育厅重点专业，2001年获批省级普通高等学校重点专业。至2023年6月，共培养中药炮制学方向硕士研究生70余人，博士研究生2人。

五、教学改革

（一）课程设置

本学科在中药学、中药资源与开发、制药工程等专业开设中药炮制学，在中药资源与开发专业中开设中药材加工学，在中医临床类各专业开设临床中药炮制学，同时在中药学专业硕士生中开设中药炮制学专论课程及中药研究前沿与进展有关中药炮制的专题讲座等。

（二）课程改革

1. 中药资源与开发专业教学

中药资源与开发专业本科生每年约40人，该专业开设的课程包括中药材加工学（理论课32学时）和中药炮制学（理论课40学时和实验课24学时）。根据学校新修订的培养方案，从2023级开始，拟将中药炮制学和中药材加工学合并成中药加工与炮制学（教材选用中国中医药出版社出版的《中药加工与炮制学》全国中医药行业规划教材），课时调整为72学时（包括实验课24学时）。

2. 师承教育研究

张志国为湖南中医药大学第一附属医院主任药师，学术传承博士研究生导师，全国老中医药专家学术经验继承工作第二批（1997～2000年）继承人王奇成的中药学术继承人，湖南老中医药专家学术经验继承工作第二批（2008～2010年）及全国老中医药专家学术继承工作第五批（2012～2015年）指导老师，国家中医药管理局"全国名老中医药专家传承工作室建设项目"专家。

师承工作通过面授进行中药学、中药炮制学、中药鉴定学、药剂学等相关理论知识的学习。学生跟师对100多种中药材进行加工炮制，掌握其各种炮制方法和要点，以及张教授在炮制方面的独特经验；跟师进行日常中药饮片和中药亘货的验收工作，掌握各种中药材性状鉴别和独特经验鉴别的要点；对贮存的药材进行有效的管理，掌握传统、经济、有效的贮存方法；独立进行实践操作，通过独立操作发现问题，从中取得进步。

团队在建设期内收集整理张志国种类丰富、有较高学术价值的大量中药炮制、制剂、鉴定经验成果。这些学术思想和经验体现了浓厚的中医药特色，同时辅以现代科研方法进行研究和探索，阐明其内在机理，体现了中医的独特性、科学性、系统性，其传统的技术经验部分具有操作简单、成品质量高、效果明显、经济实用的特点，极具现实指导意义。

3. 网络教育研究

针对张志国名老中医药专家网络平台的建设，我们制定了计算机管理制度，并指定专人对网站进行维护和及时上传、更新内容。目前对工作室简介、专家风采、特色病案、名师教学、专业团队、论著讲座、学习天地等9大板块共上传193份资料，较全面、完整、系统地展现了张志国名老中医药专家的学术经验。

在配合国家中医药管理局做好信息上传工作的同时，也在湖南中医药大学第一附属医院官网上设置了名医传承板块，建有"张志国全国名老中医药专家传承工作室"网站，设有"工作室简介""专家风采""特色病案""名师教学""专业团队""论著讲座""学习天地""图片中心"等栏目。

六、条　件　建　设

1. 中药炮制教学实验室

现有教学实验室400 m²，2022年进行了全新改造，配备了24个工位的管道天然煤气灶具和相应的排风系统，以及可同时供80人使用的传统切药桌椅，近500 m²的中药饮片陈列柜，同时有高效液相色谱仪、紫外分光光度计等价值近100万元的仪器设备。

2. 张志国全国名老中医药专家传承工作室

现已有名老中医专家临床经验示教诊室，建筑面积20 m²，内有专家藏书1000余册，示教诊室内布置古朴典雅，传承氛围浓厚，可供5～8名工作室成员或学员现场带教。

名老中医药专家临床经验示教观摩室建筑面积30 m²，可同时容纳30余人进行现场观摩。另外有全院传承工作室共用的示教观摩室两个，建筑面积分别为370 m²、51.2 m²，可同时容纳不同群体的人员（或学员）30～360名，可通过同步传输系统观摩示教诊室专家诊疗实时影像全过程。

专家资料室建筑面积50 m²，内有相关期刊杂志20余种，图书500余册，张志国老专家手稿、教案400余份，专家藏书百余套，可供全体学员查阅、统计、整理相关资料。

七、学科管理

在国家中医药管理局和湖南省中医药管理局、省教育厅的大力支持下，在中华中医药学会中药炮制分会的指导下，在学校和学院的领导下，本学科全体成员通过共同努力，在学术传承与创新方面都取得了一定的成绩，成果转化和服务社会方面也在不断加强。

未来，我们将继续致力于中医药发展事业，传承和建设好中药炮制学科，教学和科研两方面并重建设，根据学科发展的趋势、国家和所在地区建设和发展的需要，结合本学科的特点和基础，制订学科建设与发展规划。规划内容主要包括建设目标、主要研究方向、队伍建设、人才培养、环境和基础条件建设、经费筹措、预期成效等方面。进一步明确学科负责人在学科建设中的职责，为优秀学者和学术团队的发展创造条件，完善激励和约束机制。将湖南民族药物及地方特色中药炮制技术传承好，并不断发展创新。

撰稿：石继连　杨　磊
审稿：张　凡　贾天柱

34 新疆维吾尔自治区中药炮制学科

一、发展历程

新疆中药炮制学科建设始于20世纪50年代，由从西安市来疆的老一辈中药专家刘芝壁、李建安、贺生辉等以师带徒形式将相关知识和技艺传承给新疆本地中药专家李延升、李永和、王葆瑞等，此后逐步发展起来。新疆未成立独立的中医药大学，现在新疆医科大学内设中医学院，其前身可上溯至20世纪40年代"三区"革命时期原苏联援办的伊力阿哈买提江卫生学校。1950年迁至乌鲁木齐市，遂更名为乌鲁木齐市卫生学校，1956年迁至乌鲁木齐市新医路，1961年改制为新疆中医学校，陆续开设中药学本科（含大专）专业相关课程，设置中药炮制学课程，前期中药炮制学课程由刘芝壁、王葆瑞讲授，刘芝壁自编中药炮制学讲义。1975年起由李永和负责讲授中药炮制学课程。1986年成立新疆中医学院，1998年与原新疆医学院合并成立新疆医科大学，中医学院成为新疆医科大学唯一的副厅级建制学院，并继续保持了与新疆维吾尔自治区中医医院等附属单位教研医"三位一体"的格局。中医学院设立中药系，中药系未设置中药炮制学二级学科，仅有中药学一级学科本科及硕士学位点1个，中药炮制学课程归属于中药制剂教研室。1998～2006年由李永和担任中药炮制学本科教学课程负责人，2007～2019年由赵翡翠担任本科教学课程负责人，2020年至今由燕雪花担任本科教学课程负责人。

新疆维吾尔自治区中医医院（新疆医科大学附属中医医院）于1959年建院，20世纪50年代自全国各地招聘一些中药相关的专业人员成立中药房及中药炮制加工室，从事中药饮片采集加工、中药调剂和汤剂煎煮工作，由刘芝壁、王葆瑞负责。医院于1965年开设有中药鉴定、中药炮制相关的学习班，最初由李建安讲授，1966年至1993年由李永和负责中药房、中药炮制加工室及学习班工作。1993年10月因医院改建临时关闭中药炮制加工室，1994年搬迁至乌鲁木齐市燕尔窝乌河管理处，正式成立中药饮片炮制加工厂，于2012年6月20日通过国家饮片生产GMP认证，更名为新疆仁济堂药业有限公司，公司可自主炮制加工中药饮片150余种，拥有符合生产条件的基本生产设备，拥有50多年中药炮制加工经验，2019年10月由于新疆医科大学重新成立以经营为主的新疆康达堂医药有限公司而注销。新疆维吾尔自治区乌鲁木齐市中医院于1956年建院，建设之初属于公私合营制，联合当时胡坐堂医生、中医门诊部、药店和医药公司成立加工厂，聘请当时西北路的杨志成，以师带徒形式教授中药炮制经验方法。

2016年新疆维吾尔自治区中医医院经国家中医药管理局确定为省级中药炮制技术传承基地建设单位；2017年乌鲁木齐市中医医院经国家中医药管理局确定为省级中药炮制技术传承基地建设单位。近年来，新疆炮制学科通过炮制基地建设，成立专门的炮制传承工作室和炮制文献资料档案室，储备中药炮制相关文献书籍230多本，组织药学人员对炮制文化、理论进行学习和传承。配备各种传统炮制工具30余件，制作天山雪莲、锁阳、肉苁蓉、红花、黑种草、洋甘菊、菊苣等新疆特有药用植物标本近1000份，正式出版《李永和中药饮片炮制经验集》，总结李永和炮制实践经验，录制李永和炮制操作视频。对新疆本地的国医大师沈宝藩、全国名老中医乐德行、王福全的中药炮制品临床经验进行总结并对专家进行访谈，对新疆名医许公平、杨椿年的中药炮制品临床经验进行梳理与总结。对新疆有毒药材准噶尔乌头、白喉乌头、阿魏等炮制减毒机制及药用价值开展研究。

乌鲁木齐市中医医院第一代中药炮制工作者杨志成在遵循古法炮制的前提下，结合新疆特有的传统炮制理论及地域差异，逐步形成了独特的炮制技艺，正式出版《实用中药饮片临方炮制经验集》。建立中药炮制数据信息库，便于查阅相关中药饮片的炮制操作方法及标准。

新疆维吾尔自治区维吾尔医医院自2017年至今通过对《医学之目》《维吾尔矿物药库西台发》《杜尔达尼努斯赫拉（验方精华）》《中华本草·维吾尔药卷》《百科全书·维吾尔医卷》等文献古籍中的炮制品种收集、整理、归纳，总结维吾尔医药传统炮制技术和民间特色炮制技术共41种，包括维吾尔医常用炮制方法：净选、切割、煅法、炒法、去毒法、库西提法、洗法、炙法、水蒸馏法、取汁法、取油法、浮沉法、取膏法、研磨法等。其中奶浸和油炒法在维药中应用历史最为悠久，为维药材现代临床应用提供支撑。

新疆维吾尔自治区药物研究所自2022年至今通过对维吾尔、哈萨克民族医药古籍经典《白色宫殿》《拜地衣药书》《医学之目的》《治疗指南》《医学大全》《奇帕格尔巴彦》（医药志）等文献古籍中的炮制品种进行收集、整理、归纳，对民族医古代经典名方中需要临方炮制的品种如炒西青果、余甘子去核奶制、炒毛菊苣子、盒果藤根去木芯等进行研究，特别是对其炮制过程中减毒增效及质量传递的共性关键技术进行研究。推动特色炮制饮片在维药新药申报、生产和临床应用方面走向科学化、现代化、规范化。

二、学术队伍

（一）学科带头人

李永和（建设周期：1965～2023年），出生于1946年，主任中药师，1965年至今于新疆维吾尔自治区中医医院药剂科工作，1984～2002年担任药剂科主任，2000年聘为主任中药师，2007年退休返聘至今。长期从事中药饮片鉴定、中药炮制工作，从事中药教学、科研50余年；主编参编著作多部，担任《新疆维吾尔自治区维吾尔药饮片炮制规范》2011年版、《新疆维吾尔自治区中医医院药品加工标准》《新疆药用植物野外识别手册》《新疆常见药用植物图解》《新疆中草药野外识别图集》和《李永和中药饮片炮制经验集》主编，参加编著《新疆维吾尔自治区药材标准2010年版第一册》《新疆中药栽培技术》，同时参加多个科研项目，唇香草临床研究获"卫生厅科研项目"一等奖。1996年确定为新疆维吾尔自治区中医医院中医药专业学术经验继承人指导老师，已培养中药专业学术继承人6名。2023年4月新疆维吾尔自治区中医医院专门成立中药炮制技术传承工作室，聘请李永和为传承指导老师。李永和曾在新疆医科大学中医学院从事教学工作30年，主讲中药炮制学、中药商品学、中药资源学，带教中药学、中药鉴定学课程。曾担任新疆中医药学会常务理事、中药专业主任委员，新疆药学会常务理事、中药专业主任委员，中华中医药学会药房管理分会委员，中华中医药学会中药炮制分会委员，新疆医药职称评审委员，新疆医院等级评审中药专业委员，全国第四次中药资源普查新疆试点省份专家指导组委员。

赵翡翠（建设周期：2007～2023年），出生于1973年11月，主任中药师，教授，博士，中药学硕士研究生导师。现担任新疆医科大学附属中医医院药学部副主任，从事中药炮制教学与研究、中药材质量标准研究、中药资源普查、中药新药及医院制剂研发等科研工作，主持3项国家自然科学基金项目，5项省部级科研项目，5项厅局级科研项目，发表相关研究论文30余篇，其中SCI论文3篇，参编中药相关专著、教材多部。作为主要研发人员参与研发并申报11个中药新药和医院制剂，作为主要研发人员取得4个中药新药临床试验批件、16个医院制剂生产批件、2个医院制剂临床试验批件、担任中华中医药学会中药炮制分会副秘书长，中华中医药学会医院药学分会委员，中国中西医结合学会中药分会委员，中国中药协会心血管药物研究专业委员会委员。2014年12月成为全国首批中药特色技术人才，2018年成功入选自治区科技领军创新人才天山雪松计划，2019年入选国家中医药管理局全国中医药骨干创新人才，2023年当选自治区名中医药传承工作室传承指导老师。自2009年至今进行新疆特有毒性药材准噶尔乌头和白喉乌头炮制减毒、药用价值研究，培养9名硕士研究生，申请发明专利并取得授权3项。

（二）学科梯队

1961年新疆中医学校开设中药学专业相关课程，设置中药炮制学课程，刘芝璧老一辈中药专家为第一梯队，刘芝璧总结炮制经验并自编中药炮制学讲义，以师带徒形式培养了王葆瑞和李永和，王葆瑞和李永和等为第二梯队。1975年由李永和负责讲授中药炮制学课程。2001年起新疆维吾尔自治区中医医院聘请李永和和王葆瑞为炮制传承导师，培养并带教炮制传承人才共4名，聂继红、赵翡翠、张砾岩、刘庆等为第三人才梯队；戴丽莉、轩辕欢、刘兆龙、吴皓东、刘杰、燕雪花、李玉婷等为第四传承人才梯队。乌鲁木齐市中医医院第一代中药炮制传承导师鲁忠，培养传承人才刘艺、李志辉，技术骨干武琳、杨俊玲，他们组成了第二梯队；第二代传承导师唐同欣，培养传承人才许忠、黄莹，技术骨干欧依塔、沈海滨，他们组成了第三梯队。

新疆维吾尔自治区维吾尔医医院形成维吾尔医药传承人才梯队，传承指导老师为阿布都热依木·阿布都克日木和李治建，培养第二代炮制传承人艾尼瓦尔·塔力甫、买买提依力·如尔买提2名，培养第三代传承人霍仕霞、吾买尔·阿布力孜、海斯亚提古丽等13名。

新疆维吾尔自治区药物研究所基于维吾尔、哈萨克民族医药传承构建人才梯队，基地负责人为邢建国，传承老师为斯拉甫·艾白、伊河山·伊明、吾古力汗·努尔哈别克，传承人才为何江、杨伟俊、希尔艾力·吐尔逊、波拉提·马卡比力、艾级买力汗·艾比布拉、徐芳、王雪、哈木拉提·哈斯木。

三、科研研究

（一）研究方向

1. 中药炮制工艺、质量标准研究

开展马钱子、淡豆豉、何首乌、远志、女贞子等相关炮制工艺优化研究，炒茺蔚子、炒白扁豆等炮制品质量标准研究。承担院级、厅局级相关课题18项。

2. 新疆特有毒性药材药用价值及炮制减毒研究

开展新疆特有毒性药材白喉乌头、准噶尔乌头、补骨脂、阿魏等炮制减毒及药用价值研究。承担新疆准噶尔乌头炮制减毒及药用价值研究等相关国家级课题5项，省部级课题3项，厅局级课题4项，院级课题2项。

3. 新疆特色民族药饮片质量标准及炮制研究

开展西瓜子、洋葱子、胡萝卜子、夏橡子、葡萄醋、欧玉竹、西青果、新鲜薄荷、青苹果流浸膏、葡萄藤炭、葡萄（红）流浸膏等民族药饮片质量标准研究；开展醋制驱虫斑鸠菊、天山假狼毒、羊油、新疆赤芍、醋制对叶大戟、葡萄醋制孜然、西青果炒黄、余甘子去核奶泡、炒毛菊苣子，盒果藤根去木芯，巴旦油的炮制、矿物药库西台法等新疆民族药炮制工艺研究。承担相关省部级课题1项，厅局级课题3项，院级课题29项。

（二）研究成果

本学科在炮制研究、技术传承等方面取得了一定成绩。

1. 获得省部级以上奖励1项

新疆白喉乌头炮制减毒及药用价值研究，新疆维吾尔自治区科技进步奖二等奖，2021。

2. 获得国家专利授权3件

（1）从准噶尔乌头中提取分离生物碱的方法，2016-6-22，中国，ZL201410425142.2（发明专利）。

（2）一种白喉乌头及其炮制品HPLC指纹图谱的建立方法及其指纹图谱，2016-3-2，中国，ZL201410254218.X（发明专利）。

（3）8-去氧刺乌头碱的分离方法，2017-2-22，中国，ZL201510212920.4（发明专利）。

3. 发表中药炮制相关研究论文64篇

64篇论文中，SCI论文5篇，核心期刊论文59篇，主要包括炮制工艺、质量标准、有毒药材炮制减毒、炮制教学等方面内容。

基于"谱-毒"关系学完成了补骨脂炮制减毒的物质基础及作用机制研究，考察补骨脂生品及清炒组、盐炙组、雷公组及酒浸组不同炮制品水提物肝毒性作用特点，结果表明与补骨脂生品和清炒组相比，雷公组、酒浸组、盐炙组补骨脂毒性成分补骨脂素含量明显降低，不同炮制方法导致肝脏病理性改变严重程度：生品组>酒浸组>清炒组>盐炙组>雷公组，

其中酒浸法致肝脏病变相对较重，而雷公法肝脏病变程度最轻，对已报道的补骨脂毒性相关的FXR/PPARα信号通路影响最小。

4. 主编著作6部

《李永和中药饮片炮制经验集》《新疆中草药野外识别图集》《刘芝壁中药材传统鉴别经验集》《新疆常见药用植物图解》《新疆药用植物野外识别手册》《实用中药饮片临方炮制经验集》。

5. 参编中华中医药学会7个标准

《中药饮片处方用名规范》《中药饮片包装规范》《中药配方颗粒包装规范》《中药汤剂煎煮规范》《中药饮片临床应用规范》《中药饮片临方炮制规范》《中药饮片处方应付规范》。

6. 创新炮制工艺7种

通过对新疆维吾尔族药羊油、奶制马钱子、新疆赤芍，哈萨克民族药准噶尔乌头、白喉乌头、天山假狼毒、补骨脂的炮制方法和特色进行系统归纳整理，创新7种炮制工艺。

（三）学术交流

2016年至2023年共选派约50人次外出参加全国各种中药炮制相关学术会议，通过参加各种炮制论坛会议，对多种地产药材及民族药的加工炮制进行调研及拍摄视频，提高了学科建设人员的专业水平。2016～2023年在新疆乌鲁木齐市面向全疆中医及民族医师和新疆各层次中药及民族药从业人员举办中药民族药饮片质量管理培训班，中药饮片质量控制及炮制新技术进展、中药质量控制与药学服务、中药鉴定、炮制及信息化在中药质量控制中的应用学习班等国家级、自治区级继续教育项目，开展中药、民族药炮制技术培训，全疆共有医疗机构及药检所近百家单位，约2000人次参加学习班。2021年学科带头人赵翡翠在中华中医药学会中药炮制分会上做学术汇报。

四、人才培养

新疆中药炮制学科承担新疆医科大学中医学院中药系中药炮制学本科教学（理论54学时，实验36学时）、中药炮制与饮片生产（理论27学时，实验9学时）研究生教学工作，编制中药炮制学教学大纲、考试大纲、实验大纲，建立中药炮制学本科教学网络题库，建设中药炮制学网络课程，为新疆地区中药炮制人才培养作出一定贡献。但新疆医科大学中药学本科专业仅开设中药炮制学1门专业基础课程，开设中药饮片的前世今生选修课1门，无课程分化，无炮制相关教改课题。因新疆目前仅有中药学一级学科，无中药炮制学二级学科，目前培养中药炮制研究方向研究生10人，主要从事白喉乌头、准噶尔乌头等炮制减毒机制及药用价值方面的研究。

炮制教学研究：总结了多年中药炮制学课程授课过程中所采取的中药炮制教学改革方法和手段，阐述中药炮制学教学中应用PBL教学法的设计思路，探讨论文案例法在研究生中药炮制学教学中的应用，对中药炮制实验教学进行了初步的实践和探索，探索网络教学平台在中药炮制学混合式教学中的应用效果，针对实施《中药饮片GMP认证检查项目》中遇到的问题，提出解决建议。

五、条件建设

1. 科研平台

新疆医科大学中医学院中药学本科专业开设中药炮制学课程，成立了中药炮制学实验室，配备基本的切制、炒制工具和理化实验设备。新疆中药炮制研究重点实验室2019年12月通过自治区科学技术厅审核，被认证成为自治区级重点实验室，具备完善的符合实验要求的水、电、通风系统和大型精密仪器。现有生物机能实验系统、高效液相色谱仪3台、气相色谱仪1台、全自动薄层色谱分析仪、紫外可见光光度计1台等大型精密仪器。

2. 科研基地建设

2015年新疆维吾尔自治区中医医院经国家中医药管理局确定为国家级中药优势特色传承人才培训基地；2016年新疆维吾尔自治区中医医院经国家中医药管理局确定为省级中药炮制技术传承基地建设单位；2017年乌鲁木齐市中医医院经国家中医药管理局确定为省级中药炮制技术传承基地建设单位；2022年新疆维吾尔自治区药物研究所被确定为省级中药炮制技术传承基地建设单位。各基地分别建设了线上、线下形式的炮制文化展示区，展示炮制工具、饮片标本、民族药炮制理论、技术图谱、炮制用品等。

六、学科管理

新疆中药炮制教学工作主要依托新疆医科大学中医学院中药系中药制剂教研室完成，中药系每年招收50名本科生，自2020年起每年招收约100人。中药炮制学课程无独立的教研室，师资队伍多为中药炮制学和中药药剂学老师互相兼任，力量较为薄弱，发展受到一定制约。新疆中药炮制科研工作主要依托新疆维吾尔自治区中医医院、维吾尔医医院、乌鲁木齐市中医医院、新疆维吾尔自治区药物研究所4个炮制技术传承基地共同建设。新疆维吾尔自治区中医医院同时是新疆中药炮制研究重点实验室，于2020年成立了学术委员会，聘请国内知名中药专家贾天柱和张继作为学术顾问，对学科建设工作给予了大力支持和指导，于2023年顺利完成建设期验收，近年立项多项国家级、省部级、院级炮制课题，发表多篇炮制学术论文，取得一定成绩。

新疆维吾尔自治区地处我国西北，为少数民族聚居地，有其独特的地理、文化环境。新疆中药炮制学科发展起步晚、基础薄，教学科研工作开展较少，学科整体发展水平不高。近年在国家中医药管理局大力支持下，通过新疆维吾尔自治区中医医院、乌鲁木齐市中医医院、新疆维吾尔自治区维吾尔医医院、新疆维吾尔自治区药物研究所4个炮制技术传承基地建设，在中药（民族药）炮制学科传承和发展方面作出了一定成绩；通过新疆中药炮制研究重点实验室建设，在炮制研究方面有一定基础，但与国内高水平中医药大学炮制学科发展仍有较大差距，后续将进一步加强与国内院校的交流学习，加大炮制人才培养力度，加快炮制技术传承，深入开展新疆特有药材炮制机制和原理研究，提升新疆地区中药炮制水平，保证中药饮片炮制质量。

撰稿：赵翡翠　戴丽莉
审稿：刘蓬蓬　贾天柱

35 福建中医药大学中药炮制学科

一、发展历程

福建中医学院药学系成立于1985年，1986年开始招收专科生，1992年开始招收中药专业本科生。1986年毕业于中国药科大学（中药学院），当时身为中国医药报记者且在福建省药材公司工作的蔡古担任中药炮制课教师。同年，章小亮进入炮制教研室担任中药炮制学的教学工作。1990年石静从福建省人民医院调入药学系，担任中药炮制教研室主任。2007年7月陈红、隋利强进入福建中医学院药学系担任中药炮制学理论与实验课的教学工作。2012年8月，章小亮病故。自此，炮制学科拥有专职教师2人，兼职老师2人，兼职技术员1人。在上述发展过程中，中药炮制学科隶属于中药鉴定教研室，至2019年4月成为独立的中药炮制教研室，同时学院任命陈红为中药炮制学科带头人。

二、学术队伍

（一）学科带头人

陈红（建设周期：2019年至今），女，医学博士，教授，硕士研究生导师。主要从事校内本科生、留学生及研究生的中药炮制学、临床中药炮制学、中药商品学及科研思路与方法等多门课程的教学与科研工作。科研主要方向为中药饮片质量标准与炮制原理研究。

教学方面：从2019年起步到今天，该学科带头人从校级一步一步做起，先后主持了中药炮制学校级精品课程项目，以及中药炮制学福建省线下一流课程项目。在教学过程中，积极进行教学改革，对炮制理论课的教学方法、教学内容、炮制实验课的教学方法、实验课的考核方式方法等进行改革。主持教改课题两项。2014年获"中医药社杯"教育部高等学校中药学类专业青年教师教学设计大赛二等奖。2017年获中华中医药学会首届"雷公杯"中药炮制青年教师授课与技能大赛综合二等奖。多次获得校"优秀教师""优秀骨干教师"称号。

科研方面：近年来先后主持国家级、省部级、厅级等各级纵向课题及企业合作横向课题15项，发表相关论文50余篇，参编教材及其他专著20余部。

社会兼职：担任国家自然科学基金一审专家，中华中医药学会中药炮制分会常务委员，中华中医药学会临床中药学分会委员，福建省药品注册专家咨询委员会委员，福建省炮制规范审定专家，福建省食品安全促进会专家等。

（二）学科梯队

2007年以前章小亮一人承担中药炮制学全部课程。2007年7月入职硕博士各1人，中药炮制学3位专职教师共同承担中药炮制学的教学工作。现有炮制学科专职教师2人，教授1人，副教授1人，兼职老师2人，兼职实验师1人。

三、科研研究

（一）研究方向

福建中医学院早期为教学型大学，2010年更名为福建中医药大学，学校转型为教学研究型大学，各级领导对科研高度重视，炮制学科教师陆续开展科研工作。

中药炮制学科研究方向主要有2个：一是中药质量标准、中药药效物质基础及炮制原理研究，主要对福建特色饮片炮制前后物质基础及其作用机制进行研究，各级支撑课题有15项。二是福建特色饮片与发酵炮制研究，主要对福建特有的中药饮片的炮制工艺进行研究，支撑课题有5项。

（二）研究成果

2019年与2020年"闽台特色藤木类药材基础研究及转化应用"先后获得中国中西医结合学会科学技术奖二等奖（陈红排名第6）与福建省人民政府科学技术奖二等奖（陈红排名第5）。2021年"中药标准饮片的制备技术与应用"获中国民族医药协会科技进步奖一等奖（陈红排名第14）。2015年"南武夷山区域中药材白术与瓜蒌规范化种植及加工技术研究"项目获南平市科学技术奖二等奖（陈红排名第3）。2019年作为第一制订人，陈红制订了由中华中医药学会发布的国家团体标准"中药材商品规格等级—鸡内金"。

（三）学术交流

历年来，教研室成员积极参加中药炮制学会的学术交流。2016年7月，教研室3位老师均参加了为期1周的"全国中药炮制学中青年骨干教师培训班"。2017年12月至2018年12月，教研室学科带头人陈红去美国访学1年。中药炮制教研室几年来承办多场相关竞赛与培训。2018年承办福建省中药炮制职业技能竞赛和第四期全国中医师中药炮制理论培训班，2019年承办中华中医药学会第二届"雷公杯"全国中药炮制青年教师授课与技能交流暨中药炮制传承与创新沙龙，2020年承办国家级中药炮制特色技术培训班。

四、人才培养

本校中药学本科专业通过基本理论与实验技能的综合培养，学生具备扎实的中药学专业知识，形成了"重实践-精磨练-琢玉成器；勇开拓-促创新-服务社会"的特色优势。中药炮制学科研究生招生方向为中药制剂与中药炮制研究，为中药学一级学科招生。2002年中药学硕士招生获批。中药炮制研究生于2012年开始招生，至今培养了16名硕士研究生。

五、教学改革

2008年以前，中药学专业、市场营销专业（药品方向）、药物制剂专业均有中药炮制学课程，各专业招生约60人，其中中药学专业理论54课时，实验36课时；市场营销专业（药品方向）理论36学时，实验24学时；药物制剂专业理论36课时。2012年起，中药学专业、中药学专升本专业的炮制理论减为48课时，实验为32课时。2020年起，中药学专升本专业不再招生。2022年起，8年制中医临床专业开始上24学时的中药炮制实验课，其理论与临床中药学合并讲解。

中药炮制学教师除了进行传统课堂教学模式改革、教学内容改革外，还积极探索实验课的教学改革与考核改革，侧重教学过程的评价。并把标志性科研成果融入本科生教学培养，如基于闽产特色药材"福九味"和大宗药材的中药炮制技术与规范研究等成果，形成"科研反哺教学"的教育特色。教研室目前有校级教改项目5项。

在学校和学院的支持下，教学硬件由原来仅有的几套操作设备到今日每生一套操作用具，传统操作实验室为单独的教学楼，实验条件得到了极大的改善。

六、条件建设

中药炮制学科有独立的科研实验室，拥有福建省中药炮制技术传承基地。科研所用设备均来自学院的集中平台。药效物质基础研究平台（药物活性筛分平台）用于快速、有效地分离和纯化中药单体、有效成分，以及开展其最佳配伍的研究。主要仪器包括用于活性成分/药效物质分离和纯化的Waters自动分离纯化系统，用于体外活性筛选的xCeLLigence高通量细胞动态分析仪。

药理研究平台：在动物、组织、细胞和分子水平上，进行中药活性成分特别是筛分平台筛选后的药物成分的作用机理、药效学、药动学/代谢组学等研究。该平台拥有SPF级实验动物房，10万级净化细胞培养室，PowerLab神经电生理研究系统、膜片钳系统及一系列用于药理学技术研究的大型仪器。

药物原料及制剂研发平台：在中药活性筛分、药理等平台的前期研究基础上，利用现代药物技术及药剂学理论，开展药物原料及加工技术和质量控制研究、开展制剂新技术、新方法、新剂型等研究，促进前期研究成果转化、开发新药、服务海西医药。

七、学科管理

每学期开学第一周各级领导下班级听课，检查教案、课件等7大件是否准备充分。学院重视学科管理制度建设，印发《教学管理文件汇编》。建立多元化教学质量监督机制，学科之间互相听课学习，并建立校院两级教学督导与学生教学信息员监督三级教学管理制度，构建各级评价机制，及时向一线教师反馈。教师在教学过程中突出形成性评价，教研室组织集体备课和说课活动。每学期举行课程思政教学比赛、教学创新比赛，以赛促提升，以赛促交流，调动老师的教学积极性。

希望新一届药学院领导更加重视炮制学科的建设，炮制教研室全体教师更加努力奋进，做好教学的同时认真进行科学研究，发挥闽台地域优势，促进炮制学科的快速发展，缩短与国内兄弟院校之间的距离。

撰稿：陈　红
审稿：刘蓬蓬　贾天柱

2

第二章
中药炮制学科的教材与著作

1 中药炮制学科出版的教材

（1）《中药炮制学》，成都中医学院主编，上海科学技术出版社，1980年2月出版，1985年作为首版统编教材，徐楚江主编等署名出版。

该书是由卫生部组织有关医药院校编写的教材，供全国高等医药院校中药专业试用，也是全国中药学专业的第一版统编教材。本教材采用炮制方法与辅料相结合的分类方法。全书共分十章，论述了中药炮制的基本理论、知识和技能，并列举了具有代表性的170余种药物的炮制方法、成品性状、炮制作用等内容。每种药物的来源以《中华人民共和国药典》（一九七七年版）为准（省去了拉丁学名）；炮制方法以《中华人民共和国药典》收载的方法为基础。对于药典未收载但在大部分地区常用的方法，也一并收录，对个别地区较好的方法则列入备注项下。为了反映我国近年来在中药炮制研究方面的进展情况，教材增加了历史沿革专项、炮制研究的内容以供整理提高时参考。

（2）《蒙药炮制学》，（蒙文）罗布桑。内蒙古人民出版社，1989年出版。

该书系中国医药高等院校试用蒙药炮制学教材，全书260千字。编者为进一步提高教学质量，发展蒙医学高等教育事业，参考了《医药月帝》《医经八支》《显明藏库》等古代蒙、藏、汉文20余部经典著作编写了该书。编写过程中坚持理论联系实践的原则，以古代传统蒙药炮制理论为基础，根据现今各地区蒙药炮制经验和蒙药炮制教学的实践及64种药物的炮制实验经验，完成了此部教科书。《蒙药炮制学》由总论、各论、附录3部分组成。总论部分，论述了引言、蒙药炮制的目的，炮制对药物产生的作用、炮制和临床疗效的相关性、蒙药炮制所用辅助材料、炮制质量要求、储存管理等蒙药炮制基础理论和相关知识等内容。各论部分，详细论述了药物炮制前的处理，具有代表性的145种药物的炮制方法、炮制品性状、药物性味、功能、主治、炮制作用等内容，介绍了炮制所用9种机器及其工作基本原理。最后附录收录了24种药物的炮制方法、药物炮制实验须知事项、主要参考的经典医著、药物蒙、汉名称索引等内容。

（3）《中药炮制学》（高等中医药教育自学考试教材），张世臣，贵州科技出版社，1991年出版。

该书根据中医事业发展对人才的实际需求和高等中医发展的现状，以高等中医药自学考试的需求为导向，旨在确保中医人才培养的质量，满足中医行业的需求。书籍论述了中药炮制的基本理论、知识、技能及其研究方法。按药用部位分类列举了百余种中药的古代炮制方法、现代炮制方法、饮片性状、炮制目的、临床应用、炮制研究资料等。

（4）《中药炮制学》，吕文海，科学出版社，1992年8月出版。

全书272千字。共有17章内容，前6章介绍了中药炮制学的学科概念以及中药炮制的过程和方法。后11章以药用部位分类，概述了各类药物总的炮制原则及一般规律，介绍了临床常用中药的来源、药用规格、炮制方法、成品性状等内容，最后总结了同类药物中各自的炮制方法。该书全面详实，共收录常用中药560种。

（5）《中药炮制学实验与指导》，刘成基，中国医药科技出版社，1994年12月出版。

该书为"药学类专业实验教学丛书"系列实验教材之一，供高等医药院校本、专科生作为中药炮制学实验教材使用。全书共144页，分为实验和附录2部分，实验部分选择具有代表性的20个实验，每个实验按实验目的、实验原理、仪器和药品、实验内容及实验教学指导5个大项编写。实验内容分传统方法炮制实验和现代方法炮制实验两大类。在前一类方法中，详细介绍了炒法、炙法、煅法、煨法、制霜法和复制法等传统炮制方法的操作步骤，加深学生对传统炮制方法目的和意义的理解；在后一类方法中，针对一些重点中药材在炮制前后含量的变化，安排了现代仪器测定实验及毒性比较实验等，培养学生的现代研究意识并使学生掌握有关仪器的正确使用方法。附录部分收录了《中药炮制通则》和《中药炮制常用辅料》等与中药炮制相关的药典法规，作为学生实验操作时的参考依据。

（6）《中药炮制学》，叶定江，上海科学技术出版社，1996年出版。

普通高等教育中医药类规划教材之一。书分总论、各论2部分。总论阐述中药炮制的基本理论、知识与技能等；各论载述250余种中药的炮制方法、成品性状、炮制作用及炮制研究等内容。书末附引用资料及药名索引。

（7）《中药炮制学》，叶定江、张世臣、潘三红，中国中医药出版社，1999年出版。

本书是在普通高等教育中医药类规划教材基础上增加提要、发挥、模拟试题及试题答案等内容编写而成。原文部分系原教材的全部内容。提要部分为每章、节必须掌握的重点内容，发挥部分为现代研究成果及作者的个人体会，可供教师备课及研究生、大学生自学，满足在职人员进修、函大及夜大学生自学之需。文中参考书名多用缩写表示，全书名称可见附录。

（8）《中药炮制学》，王正益、龚千峰，中国医药科技出版社，2001年7月出版。

全书574千字，共20章。本教材为全国高等医药院校中医药系列教材之一。主要介绍了中药炮制的概念，中药炮制简史，中药炮制学的基本任务，中药炮制的目的，炮制与临床疗效的关系，中药炮制对药物的影响，中药炮制的分类及辅料，炮制品的质量要求与贮藏保管，净选与加工，饮片切制，中药炮制研究，以及炒法、液体辅料制、煅法与淬法、蒸煮燀法、复制法、发酵发芽法、烘焙煨法、制霜法、提净法、水飞法、干馏法、其他制法等内容。

（9）《中药炮制学实验与指导》，杨中林，中国医药科技出版社，2003年8月出版。

该书是全国高等医药院校药学类实验双语教材，教育部普通高等教育"十五"国家级规划教材，供中药学专业作为中药炮制学实验教材使用。全书共245页，包括有代表性的实验34个，按实验目的、实验原理、实验材料、实验内容和实验指导5个项目编写。实验种类涵盖中药炮制炒法、炙法、煅法、蒸法、燀法、复制法和其他制法，每一实验内容中既有传统的炮制操作，又有现代科学技术手段和方法对中药炮制理论的验证。在内容安排上，一方面力求传统与现代的有机统一，另一方面重点突出现代部分。该书通过指导学生实验操作，帮助学生验证中药炮制学的重要理论，掌握中药炮制学实验的基本技能和方法，培养严谨的科学作风和严密的科学思维方法。同时，该书采用了中英文对照形式，有助于提高学生的专业英语水平。

（10）《中药炮制学实验与指导》，张春凤，中国医药科技出版社，2003年8月出版。

全书共318千字，共8篇，包括净制、切制、炒法、炙法、煅法、蒸法、燀法、复制法、其他方法等34个实验，既有传统实验技能的训练，又采用现代技术手段对传统的炮制理论进行验证；该教材符合《中国药典》2015年版及新版GMP、新版GSP等国家标准、法规和规范以及新版国家执业药师资格考试大纲等行业最新要求，紧密结合《全国高等医药院校药学类第四轮规划教材》，双语体系编写，有利于加快药学教育与国际接轨，提高学生的科技英语水平。

（11）《中药炮制学》，郭建民、田源红，中医古籍出版社，2003年出版。

新世纪高等中医药院校中西医结合大专系列教材，全书456千字，12章，分总论、各论两部分。第一章到第五章为总论部分，介绍中药炮制的有关基础理论和基本知识等内容。第六章到第十二章为各论，采取了炮制工艺与辅料相结合的分类方法，较系统地列举有代表性的210余种中药的来源、处方用名、产地加工、沿革、炮制方法、成品性状、炮制作用、临床应用、现代研究等内容。该书根据高等中西医结合专科的培养目标，以突出实践教学的内容为特色，以新型、实用为目的，旨在培养学生动手能力。故在实践性较强章节中的具体操作步骤和工具使用上，叙述较为详细。同时根据中西医结合医学生的特点，在中药本、专科统编教材工艺基础上增加了中药炮制品的"临床应用"内容，在总论中增加了"临床选用炮制品的一般原则"和"临床调配处方的一般规则"。而对中药炮制的传统理论则从简介绍，对现代"炮制研究"仅作扼要的表述。

（12）《中药炮制学》（普通高等教育"十五"国家级规划材），丁安伟，中国中医药出版社，2005年6月出版。

中药炮制学是研究中药炮制理论、工艺、规格标准、历史沿革及其发展方向的学科。该学科在继承中药传统炮制技术和理论的基础上，应用现代科学技术探讨炮制机理，改进炮制工艺，制订中药饮片质量标准，以保证临床用药的安全和有效。中药炮制学是中药专业的一门专业课。为了帮助学生在较短时间内，按教学大纲的要求，对新世纪教材《中药炮制学》的主要内容加深理解、便于掌握和记忆而编写该书。在编写过程中力求做到标题醒目、重点突出、文字精炼。编写体例的章、节与教材同步。内容与教材保持基本一致。该书每章以不同符号标示教学大纲中不同层次的内容，重点提示部分则是对书中必须掌握的重点内容及不易理解的难点、疑点进行分析讲解。该书可供中药类专科、本科、研究生及中药专业自学人员学习时参考，对学习本门课程起到助学、助考和解难的作用。

（13）《中药炮制学》，蔡宝昌，人民卫生出版社，2006年8月出版。

该书为"国际中医药、针灸培训考试指导用书"丛书的一册。既是国际中医药培训应试备考的主要资料，也是各会员单位和其他教育机构进行中医药培训的教材。

（14）《藏药炮制学》（藏文），增太加，民族出版社，2007年2月出版。

全书共300千字，分总论、灰制类药物的炮制、盐制类药物的炮制、精油的炮制、平息方药物的炮制、下泄方药物的炮制、保健类药物的炮制、壮阳类药物的炮制、熏香类药物的炮制及常用实践操作方法等10章。该教材为藏药学专业本科（四年制）系列教材，由青海大学藏医学院、甘肃中医药大学藏医学院，以及四川、北京、云南等省（市）的有关藏医药学专家和教学人员共同编写完成，是一套试用性教材，是目前国内比较完整、配套的藏药学专业本科正规教材。

（15）《临床中药炮制学》，张振凌，中国中医药出版社，2007年7月出版。

全书450千字，共14章。本教材为新世纪全国高等中医药院校创新教材、全国中医药行业高等教育"十三五"创新教材。临床中药炮制学是研究中药炮制影响药性变化规律，指导中医正确选用饮片规格，保证临床用药安全有效的一门科学。本教材论述了临床中药炮制学的基本概念和发展概况，中药炮制的基本理论与中医临床疗效的密切关系，首次在教材中专章编写了中药炮制的基本理论。按照工艺与辅料相结合的分类方法具体介绍常用中药炮制方法以及临床特殊炮制方法，并依法带教，介绍200种中药饮片的炮制方法，饮片功效、临床应用以及研究摘要。

（16）《中药炮制学》（全国高等中医药院校规划教材），丁安伟，高等教育出版社，2007年12月出版。

该书是一部系统介绍中药炮制学理论和应用知识的教科书。内容包括总论和各论2部分，共16章，总论部分系统介绍了中药炮制学的基础理论，包括传统理论和现代研究理论；各论部分则分类介绍了各种炮制方法和炮制工艺，并结合当前的生产实际，介绍了中药饮片的工业生产和管理。全书收录介绍了具有代表性的225种常用中药饮片的炮制方法、饮片性状、炮制作用和炮制研究等内容。该书内容和体例符合中药类专业学生的学习特点和规律，可供中药、药学、制药工程及中医类专业本科生使用，也可作为成人教育、自学考试及中医药从业人员的教学用书或参考书。

（17）《中药炮制学》，杨中林，中国医药科技出版社，2008年6月出版。

全书分17章，共523千字。该书系统介绍了中药炮制的起源、发展、分类、目的，以及炮制对药物的影响、炮制常用辅料、炮制品的保管等内容。并按炒法、炙法、煅法、蒸煮燀法、复制法、发酵发芽法、制霜法、其他制法介绍了263种中药的饮片名称、来源与加工、饮片炮制、饮片性状、炮制作用、炮制研究、炮制辨析等内容。

（18）《中药炮制学》，蔡宝昌，中国中医药出版社，2008年9月出版。

该教材是普通高等教育"十一五"国家级规划教材之一，可供全国高等中医药院校中药学及其相关专业使用。全书分总论和各论2部分。此外，还附有药名中文笔画索引。总论论述了中药炮制学的基本理论、知识与技能等内容。各论采用了炮制工艺与辅料相结合的分类方法，列举了有代表性的230余种中药的用名、来源、炮制历史沿革、炮制方法、成品性状、质量要求、炮制作用、炮制研究等内容。在第五章中药饮片的生产与设备及第六章中药饮片的质量与养护，结合中药饮片的生产实际及中药饮片企业GMP的要求，以图文并茂的形式，增加并充实了新的内容。在"炮制研究"项下充实了近几年在炮制研究领域取得的新成果和新进展。

（19）《中药文献学》（21世纪高等医药院校教材，第二版，第一版于2003年8月同社出版），丁安伟，科学出版社，2009年3月出版。

该书是一部系统介绍文献学理论和应用知识的教材，其内容在第1版教材的基础上进行了全面的修订和更新，包括中药文献学基础知识、古代文献、现代文献、外文文献、网络文献及文献的实际应用等。书后附录部分收集了重要的网站域名、中药文献数据库及SCI收录国内外核心期刊等，可供便捷查阅。该书可供高等院校中药、药学、制药类及中医、针推等相关专业本科生和研究生使用，也可作为成人教育、自学考试相关专业教师和学生以及广大中医药从业人员和业余爱好者的教学和参考用书。

（20）《藏药炮制学》，尼玛次仁，西藏人民出版社，2009年7月出版。

该教材是西藏藏医药大学主持编写的"21世纪藏药本科教育规划教材"之一。2006年西藏藏医学院特向国家中医药管理局申请藏药专业本科教育规划教材编写项目。在国家中医药管理局的高度重视和大力支持下，2007年正式批准项目立项，2008年在国家中医药管理局指导和教材编写人员的共同努力下圆满完成编写任务，2009年正式出版了10本相关藏药专业的全国首套藏药专业本科教育规划系列教材，填补了藏药本科专业教材的空白。该教材主要以古籍藏药炮制理论为中心，坚持秉承与创新相结合、理论与实际相联系的编写理念。该书由总论、各论、附录3部分组成。总论部分介绍了炮制的目的、通则、基本方法。各论按藏药药物的分类方法介绍了珍宝类药物、矿石药物、植物药、动物药、盐类的炮制方法，共阐述了180多种常用藏药的炮制方法。附录收录了4部与炮制相关的经典古籍文献。该教材充分尊重藏医药传统学科体系分支与特色，保持藏医理论的系统性和完整性，同时紧密结合现代高等医药教育和教学规律，注重培养学生解决问题的实际能力，在较全面、系统、完整地继承藏医药基本理论、基本知识和基本技能的前提下，反映了我国民族医药学之藏药学的发展新水平和新成果。

（21）《中药炮制学实验》，吴皓、蔡宝昌，中国中医药出版社，2010年4月出版。

该实验教材是普通高等教育"十一五"国家级规划教材，也是第1版中药炮制学实验的全国规划教材。全书分为总论和各论2部分。总论部分主要包括中药炮制学实验要求、实验安全要求、辅料的质量标准、传统炮制工具和现代设备。各论部分主要是配合"中药炮制学"理论教学而设立的综合性验证实验，共收录30个实验。本教材与其他中药炮制学实验指导相比，不仅实验的数量有所增加，而且实验的内容更加体现了传统炮制技术与现代实验研究的有机结合，与饮片生产企业相关的实验内容也可以作为学生进行实习的参考资料。各中医药院校或医药企事业单位可以根据教学需要、实验条件等具体情况选择其中的实验作为教学或培训的内容使用。

（22）《中药材加工学》（第二版），龙全江，中国中医药出版社，2010年12月出版。

该教材在前一版教材的基础上修订而成。可供全国高等中医药院校中药资源学、中草药栽培与鉴定、中药学及其相关专业使用。全书分总论和各论2部分。总论论述了中药材加工的基本理论、知识和基本技能等内容。各论采用药用部位分类法，列举了各类有代表性的近170种中药材，阐述了其来源产地、采收、产地加工、主要商品规格、包装与贮藏、质量要求等内容。在70余种中药材项下增加了"现代研究"项，充实了在加工学研究领域取得的研究成果和新进展。

（23）《蒙药炮制学》（蒙文），吴香杰，内蒙古人民出版社，2011年7月出版。

该教材以罗布桑主编的1989年版《蒙药炮制学》为主要参考资料编写，全书共316千字，分总论、各论和实验3部分，共19章。总论分为5个章节，主要包括蒙药炮制的定义、任务、炮制的起源与发展、炮制相关法律法规、蒙药炮制与临床疗效的关系、蒙药炮制的目的及对药物的影响、蒙药炮制的辅料、炮制品的质量要求及贮藏保管等内容。各论分为14个章节，介绍了净制、切制、炒法、烘法、煅法、煨法、燎法、熔制法、浸制法、水飞法、蒸法、煮法及其他制法。实验部分增加了含量测定等新的内容。该教材为21世纪全国高等医药院校蒙医药（本科）专业系列教材。

（24）《基础藏药炮制学》，毛继祖、王智森，中国中医药出版社，2011年11月出版。

全书共分为10章，主要内容包括藏药炮制的发展史、藏药的入方概况、藏药总的加工炮制方法、矿物类药物的炮制方法、植物类药物的炮制方法、动物类药物的炮制方法等。

（25）《中药炮制学》，吴皓、胡昌江，人民卫生出版社，2012年6月出版。

该教材是人民卫生出版社第1版中药炮制学教材，卫生部"十二五"规划教材。该教材共计17章，分为总论和各论2部分，教材末含药名笔画索引和主要参考书目。本教材在编写中采纳了历版同类教材的优点，充分吸收"十一五"以来的最新研究成果，注重继承和创新。教材每章设学习目的与要点、学习小结、复习思考题，引导学生掌握重点、融会贯通；在教材内容上，总论的绪论部分将历代炮制主要传统理论论述进行总结归纳，单列成一章形成中药炮制学的基础理论体系，并在炮制的法规中增加中药炮制技术的保密要求；各论部分在其他教材收载药味的基础上增加了现版药典成药制剂中常用的海螵蛸等15味中药炮制品和炮制方法，并在各药项下将成品性状归并到质量要求项，列出各饮片的质量要点，在各论的最后增加了地方特色的炮制技术一章，这也是本版教材与其他同类教材相比具有创新的内容。

（26）《中药炮制学》，贾天柱，上海科学技术出版社，第二版，2013年6月出版。（第一版于2008年8月同社出版。该书由台湾文光图书有限公司以繁体字形式在台湾地区原文出版。）

该教材共520千字。主要介绍了中药炮制的发展概况、炮制理论、饮片厂设计与生产、净制、切制、炒制、炙法、蒸煮燀、煅等中药炮制的基本技术与理论。既反映了历史概况，又纳入了现代研究成果。该教材主要体现出"精、新、实、廉"的特点，力图取古今之精华，纳百家之特长，出精品教材。为体现中药特色，过去所用"药物"一词，均以"中药"代替；将处方用名改为处方应付；将历史沿革改为炮制沿革，只收历代新增方法，增加了传统炮制作用论述；新增传统炮制理论一章；将历代发展概况根据其实质内容调整为3个时期；将清炒法改为单炒法；将加辅料炒改为固体辅料炒，与液体辅料相区别；将麸炒与麸煨合并为麸制，仍包含煨法；炒炭与煅炭合并为制炭；姜炙并入新列的药汁制；其他制法分章论述，不再单列，并去掉烘焙法。炮制作用中索引方剂尽量采用药典或部颁标准的当用方剂。该教材很多地方做了大胆探索，意在推进中药炮制学的发展，规范炮制教材的内容。

（27）《中药炮制工程学》，蔡宝昌、张振凌，人民卫生出版社，2014年4月出版。

该书为国家卫生和计划生育委员会"十二五"规划教材，内容分为上、中、下3篇。上篇为总论，讲述中药炮制和中药炮制工程学的基本理论；中篇为中药炮制技术与设备，详述主要炮制方法工艺操作及常用设备，列举150余种中药饮片的药材来源、炮制方法、质量要求、炮制作用、炮制研究；下篇为质量控制与生产管理，讲述中药饮片质量控制、贮藏养护以及中药饮片厂设计、GMP认证与实施、设备的设计与开发等。

（28）《中药炮制学》，陆兔林、胡昌江，中国医药科技出版社（北京），2014年8月出版。

该书是全国普通高等中医院校药学类专业"十二五"规划教材之一，全书共分17章，上篇总论介绍了绪论，中药炮制与临床疗效，中药炮制的目的及对药物的影响，中药炮制分类及辅料，中药饮片质量控制与贮藏养护，中药饮片生产与管理，中药炮制的研究；下篇各论介绍了净制，饮片切制，炒法，炙法，煅法，蒸、煮、燀法，复制法，发酵及发芽法，其他制法，中药炮制地方传统技术概述等内容。

（29）《中药炮制学实验指导》，吴建华，陕西科学技术出版社，2014年9月出版。

全书185千字，分上篇和下篇2部分。该教材是"中药学特色专业系列实验教材"之一，是根据新世纪全国高等中医药院校规划教材《中药炮制学》的教学大纲要求编写而成的。本教材分上下2篇，上篇为技能，介绍了实验内容、实验室管理制度、常用炮制辅料、炮制基本操作单元等基本知识。下篇为实验，介绍了中药炮制实验，除了传统验证性实验，还添加了设计性实验、中药饮片厂考察实习、中药炮制学实验考核等内容。附录部分包括中药材炮制通则（《中国药典》2010年版）和《陕西省中药饮片标准》，后者收录了陕西特色中药饮片品种内容。本教材实验内容编写突出实用性、系统性、可操作性、地域性等特点，引入部分陕西道地药材"太白七药"的提取、鉴定与炮制等实验项目。同时，将实验教学和科学研究相结合，构建了新的知识框架体系，引入了部分科研方法，进行了知识更新，拓展了实验教学内容，突出了对学生实践能力和创新意识的培养。

（30）《中药炮制学实验》（全国普通高等中医院校药学类专业"十二五"规划教材），陆兔林、胡昌江，中国医药科技出版社（北京），2015年1月出版。

本教材分为总论和各论2部分。本实验教材与之前的教材相比增加了实验数量，内容体现了传统炮制技术与现代实验研究的有机结合，所收录的与饮片生产企业相关的实验可以作为学生进行实习的参考资料。本教材编写严格按照教学的要求进行，突出重点，精简内容，实用性强。

（31）《中药炮制学》（双语），钟凌云、龚千锋，中国中医药出版社，2015年出版。

该书为全国中医药行业高等教育"十二五"英汉双语创新教材，中药炮制学双语教材是以"十二五"国家级规划教材、全国高等中医药院校规划教材《中药炮制学》为依据编写完成的。全书共12章，其中前5章分别介绍了中药炮制概述、炮制与临床疗效的关系、炮制目的、炮制辅料、中药炮制品质量要求与贮藏等，从第6章至第12章，则对炮制的具体过程，从净制、切制到具体炮制方法等，从品名、来源、炮制方法、炮制作用、炮制现代研究等方面对各饮片炮制进行论述。

（32）《中药炮制学》（国家卫生和计划生育委员会"十三五"规划教材），吴皓、李飞，人民卫生出版社，2016年8月出版。

该教材为国家医药行业规划教材的第2版，与第1版相比，编写体例一致，编写药味相同，在内容上约有10%的更新。本教材更注重中药炮制传统技术和理论的传承以及中医药思维的体现，更展示了现代炮制学科的发展成果。总论中进一步突出了中药炮制的基础理论体系，在中药饮片的生产管理中增加信息化智能化在饮片生产管理中的应用；各论中药物的质量要求收载《中国药典》2015年版饮片标准，并更加强调炮制品的作用与临床疗效的关系，同时炮制研究部分收载了最新的研究成果，具有先进性和时代性。

（33）《中药炮制学》（全国高等中医药院校"十二五"规划教材），张丽，高等教育出版社，2016年8月出版。

该书是一部系统介绍中药炮制学理论和应用知识的教科书。其内容在《中药炮制学》第1版的基础上进行了全面的修订和更新，包括总论和各论2部分。总论部分系统介绍了中药炮制学的基础理论，其中包括传统理论和现代研究理论。各论部分则分类介绍了各种炮制方法和炮制工艺，并结合当前的生产实际，介绍了中药饮片的工业生产和管理。全书收录并介绍了具有代表性的225种常用中药饮片的炮制方法、饮片性状、炮制作用和炮制研究等内容。

全书纸质内容与数字课程一体化设计，数字课程包括重点名词、图片、习题电子教案等数字化资源。该书可供全国各高等中医药院校中药学类、药学类、中医学类及相关专业本科生使用，也可作为国家执业中药师资格考试及中医药从业人员继续教育的教学用书或参考书。

（34）《中药文献学》（普通高等教育"十三五"规划教材），张丽，科学出版社，2016年8月出版。

该书是一部系统介绍中药文献学理论和应用知识的教科书。其内容是在《中药文献学》（第1、2版）的基础上进行了全面的修订和更新，包括中药文献学基础知识、古代中药文献、现代中文中药文献、外文中药文献、国外重要出版社全文数据库及文献的应用等。书后附录将重要的网站域名、中药文献数据库及SCI收录国内外药学相关核心期刊目录等收录其中，可供便捷查阅。该书可供高等院校中药学类、药学类及中医学、针推等相关专业本科生和研究生使用，也可作为成人教育、自学考试相关专业教师和学生以及广大中医药从业人员和业余爱好者的教学和参考用书。

（35）《中药炮制学》，龚千锋，中国中医药出版社，2016年出版。

该书为全国中医药行业高等教育"十三五"规划教材，全书分为总论和各论2部分，总论论述中药炮制的基本理论、基本知识、基本技能等内容，各论采用炮制工艺与辅料相结合的分类方法，列举了代表性中药的炮制历史沿革、炮制方法、质量要求、炮制作用、炮制研究等内容。

（36）《中药发酵炮制学实验指导》，李红伟，河南科学技术出版社，2017年8月出版。

全书118千字，共7章。本教材是中药发酵炮制学教学过程中的重要组成部分，分为实验部分和附录部分2部分内容，实验部分收录了有代表性的实验，每个实验包括实验目的、实验内容、实验材料、实验方法、注意事项等内容，附录部分选录了与实验相关的内容，供实验时参考。

（37）《中药炮制学专论》（第2版），蔡宝昌、龚千锋，人民卫生出版社，2017年9月出版。第一版于2009年1月同社出版。

该书围绕中药炮制学科的"重点""难点""疑点"和"热点"等设置主题。每章一个专论，各章节既有一定关联性，又有相对独立性。该书从中药炮制学导论、中药炮制科研设计的思路与方法、中药炮制文献研究、中药炮制与临床疗效的研究、中药炮制理论研究、炮制对中药物质基础影响的研究、中药炮制解毒的研究、中药炮制增效的研究、中药产地加工与炮制一体化的研究、中药炮制辅料的研究、中药炮制方法和工艺的研究、中药饮片质量标准的研究、中药饮片包装和贮藏养护的研究、中药饮片生产管理研究、中药炮制设备的设计与开发、中药饮片相关产品及研究、中药饮片质量标准的国际化研究、中药炮制产学研合作模式与机制研究等方面进行了论述。既有对中药炮制基本理论和概念的深刻阐明，又有炮制方法工艺对中药成分药效及临床影响的精辟叙述，着重培养学生的创新思维；既对中药炮制的现代科学研究具有指导意义，同时又对中药饮片的生产管理和质量标准研究具有启发作用。

（38）《中药炮制学题库》（《中药炮制学》配套数字化教材），吴皓、李飞，人民卫生出版社，2018年6月出版。

本书是配合国家卫计委"十三五"规划教材《中药炮制学》内容编写的试题库，与已有教材试题相比，本次编写的《中药炮制学试题库》是第一次以试题库的形式成书，试题类型全面，试题内容广泛，从第一章绪论到最后一章中药炮制地方传统特色技术，每章均有相应的试题和试题答案。试题类型包括名词解释、单选题、辨别对错、多选题、综合题、问答题等多种类型，试题题干从易到难，适合多种类型需求。本试题库适用于课程学习时学生学习自测、课程完成后考试试卷组合、在线课程学习内容掌握自评和老师核查、参加执业药师考试复习、自学本科《中药炮制学》课程测试、大专生及研究生复习考试自测等多种学习测评的需要。本试题库内容可从"十三五"规划教材《中药炮制学》封底二维码扫描获得增值服务。

（39）《中药炮制学》，陆兔林、金传山，中国医药科技出版社（北京），2018年8月出版。

该书是"全国普通高等中医院校药学类专业'十三五'规划教材（第二轮规划教材）"之一，全书分上下篇共17章，上篇总论介绍了绪论，中药炮制与临床疗效，中药炮制的目的及对药物的影响，中药炮制分类及辅料，中药饮片质量控制与贮藏养护，中药饮片生产与管理，中药炮制的研究；下篇各论介绍了净制，饮片切制，炒法，炙法，煅法，蒸、煮、燀法，复制法，发酵及发芽法，其他制法，中药炮制地方传统技术概述等内容。

（40）《中药炮制学实验》（"十三五"药学类行业规划教材），陆兔林、张朔生，中国医药科技出版社，2018年8月出版。

本书是"全国普通高等中医药院校药学类专业'十三五'规划教材（第二轮规划教材）"之一，分5章，分别是绪论、中药炮制验证性实验、中药炮制综合性实验、中药炮制设计性实验和中药饮片企业见习。本教材实用性强，主要供中医药院校中药学、中医学、药学及相关专业使用，也可作为研究生考试与医药行业培训的参考用书。

（41）《中药炮制工程学》（制药类"十三五"规划教材），陆兔林、吴纯洁、金传山、张学兰，化学工业出版社（北京），2019年3月出版。

该教材在前版蔡宝昌教授主编的《中药炮制工程学》基础上进行修订，全书整个框架和基本内容不变，仍旧分为总论和各论。总论论述了中药炮制工程学的基本理论、知识与技能等内容。各论分纲列目介绍中药饮片生产过程中涉及的常用方法，在详细阐述各方法的炮制原理及生产设备的基础上，列举有代表性的100余种饮片，展开介绍药材来源、炮制方法、饮片性状、质量要求、炮制作用、炮制研究等内容。

（42）《中药炮制技术》，鞠成国、李慧芬，中国协和医科大学出版社，2019年7月出版。

该教材共470千字，分为3个模块，模块一阐述基本的理论知识；模块二以技能与技术操作为主，以《中国药典》2015年版为依据，介绍30余种炮制方法的基本知识和技能，并在每一种炮制方法后附有相应的"技能实训内容"；模块三结合相关工作岗位需求，介绍中药饮片生产工艺流程、生产常用设备及其标准操作规程。此次教材编写，注重了教学的启发性和学生思维能力的培养，每章开始均配备情景案例导入，并根据每章节的内容安排知识延伸、线上互动、实训、岗位对接、考点提示，每章后附有同步训练，与执业药师考试题型一致。本教材的最大特点是每味中药都加入了炮制工艺流程图，让学生学起来更加直观；另外，本教材运用现代科学信息技术，通过增加二维码链接提供教学视频、教学PPT、课外知识等丰富的资源，从而提高教师的教学能力和学生的学习能力。

（43）《中药炮制学实验》（汉英对照），陆兔林、杨光明，中国医药科技出版社（北京），2020年9月出版。

本实验教材根据中药学教学大纲的基本要求和中药炮制学的课程特点，采用英汉对照的文字，以实验验证理论课内容，实现理论与实践相结合，体现高等院校中药学专业培养的特点，提高学生的实践操作能力；收录的综合性和设计性实验可培养学生发现问题、分析问题、解决问题的能力，以及运用现代科学研究方法和科技手段自由探索和自主创新的能力。既注重对学生基本技能的培养，又适当拓展知识面，实现院校教育与终身学习的对接，为学生后续发展奠定基础。

（44）《中药炮制学》，张春凤，中国医药科技出版社，2019年12月出版，第一版于2015年8月同社出版。

全书分17章，共451千字。该教材包括上篇总论及下篇各论。总论包括了中药炮制的理论、知识与技能，各论采用炮制工艺与辅料相结合的分类方法，介绍了230味饮片名称、来源与加工、饮片炮制、饮片性状、炮制作用、现代研究及炮制辨析。特点：①炮制辨析及最后一章贵重药材的加工炮制是该教材的两大特色内容，便于学科学习及查找。②设有"学习目标""重点小结""思考题"模块，增强了教材的可读性，为学生的学习方向指明了目标，提高学习效率。③该教材为书网融合教材，即纸质教材有机融合电子教材、教学配套PPT课件、题库系统、数字化教学服务（在线教学、在线作业、在线考试）。

（45）《中药炮制学》（河南中医药大学传承特色教材），张振凌，中国中医药出版社，2020年7月出版。

全书582千字，共23章。主要基于挖掘整理传统特色炮制技术，补充各地的特色炮制技术，挖掘传统炮制方法，让学生在重视传承的基础上创新，是目前本科规划教材的补充，首次将中药炮制学教材全书分为上中下3篇。上篇总论，中篇中药炮制技术，下篇质量控制与管理设备，中篇分为净制、切制、清炒法、固体辅料炒法、固体辅料烫法、酒制醋制姜制法、蜜制盐制油制法、煅法、蒸煮燀法、复制法与制霜法、发芽与发酵法、水飞与提净法、干馏法与熬胶法、烘焙煨法与制绒法等。列举代表的200余种饮片的特色炮制和法定炮制内容，其中特色炮制方法是以各地炮制规范和著作中介绍的具有代表性的饮片规格和具体操作方法，法定方法以现版药典收载的方法为主，并在各味中药"炮制研究"项下新增并充实近年来在相关研究领域取得的新成果和新进展。

（46）《中药炮制学》（双语），钟凌云，中国医药科技出版社，2020年出版。

该教材是"全国高等中医药院校中药学类专业双语规划教材"之一，供全国高等中医药院校中药学、中药制药等中药学类专业，中医学、药学等相关专业使用，该书作为双语规划教材，注重了面向国内外的中药炮制传承创新和转化内容的编选。全书共17章，分为总论、各论和专论3部分。其中总论介绍了中药炮制的发展脉络、基本理论、基本知识与基本技能等内容；各论采用炮制工艺与辅料相结合的分类方法，列举了代表性中药的炮制历史沿革、炮制方法、质量标准、炮制作用、炮制研究等内容；专论依据中药炮制技术发展特点，对传统特色中药炮制技术、传统与现代炮制技术工具、中药饮片产业化发展现状以及中药炮制现代研究实例开展了专项论述。

（47）《中药炮制学》，钟凌云，中国中医药出版社，2021年出版。

该书为全国中医药行业高等教育"十四五"规划教材，书分总论和各论2部分，总论论述了中药炮制的发展脉络、基本理论、基本知识与基本技能等内容；各论采用炮制工艺与辅料相结合的分类方法，列举了代表性中药的炮制历史沿革、炮制方法、质量要求、炮制作用、炮制研究等内容。该教材延续了上版教材的编写目标与宗旨，对部分章节进行了改动和补充，如各论部分，在各药"质量要求"项下，均以《中国药典》2020年版规定为依据进行了修订；在"炮制研究"论述部分，更新了近年的研究成果，进行了归纳总结，使内容更为精炼突出，并增加了课程思政的相关内容。

（48）《中药炮制学》，陆兔林、李飞，人民卫生出版社，2021年12月出版。

该教材为第3版，为国家卫生健康委员会"十四五"规划教材，在第2版的基础上，全书进行了约10%的修改，基本框架不变，基本内容不变，全书分上下篇共19章，上篇总论论述了中药炮制的发展脉络、基本理论、基本知识与基本技能等内容；下篇各论采用炮制工艺与辅料相结合的分类方法，列举了代表性中药的炮制历史沿革、炮制方法、质量要求、炮制作用、炮制研究等内容。

（49）《中药炮制学》，李飞、陆兔林，人民卫生出版社，2022年出版。

该教材适用于全国高等学校中药资源与开发、中草药栽培与鉴定、中药制药等专业，为国家卫生健康委员会"十三五"规划教材，全书728千字，共16章。本教材分总论和各论2部分。总论介绍中药炮制的起源与发展、相关法规、基础理论、炮制目的、炮制对中药的影响、饮片质量要求及炮制研究等内容。各论采用炮制工艺与辅料相结合的分类方法，列举有代表性的中药进行系统论述。全书编写围绕中药资源、产地加工、饮片生产及全过程质量控制体系，明确提出通过全程质量管控，生产质量稳定可控的中药饮片是中医药从业人员的社会责任。为强化教学效果，该书设有如下模块："本章小结"从主要内容解读、主要知识点和拓展学习指导3方面对每章整体思路进行梳理，对炮制行业发展的前瞻性问题、研究中的热点和难点问题进行指导；"思考题"针对各章主要内容设置，以问题为导向，启发学生自主学习和科学思维。基于纸质与数字融合的概念，以纸质教材为蓝本，编写团队综合利用数字化技术，配套编写了数字教学资源，可通过扫描各章内二维码获取，以便于师生教学使用。章首PPT讲解教学目标的重点内容；在单味药项下，135个生品和制品饮片的照片可供学生反复观看学习；章末同步练习可起到考核学习效果的作用。

（50）《中药炮制学》，张学兰、贾晓斌，科学出版社，2022年8月出版。

该教材分为总论和各论2部分，书末附主要参考文献，全书620千字。总论主要介绍中药炮制的发展概况、基本理论、基本知识和基本技能。各论重点介绍净制、切制、炒、炙、煅、蒸煮、复制、发酵、发芽等中药炮制常用技术，列举了常用中药的炮制沿革、炮制方法、质量要求、炮制作用、炮制研究等内容，并设专章介绍地方特色炮制技术及中药炮制研究的内容与方法。各药的"炮制研究"部分，综合中药炮制现代研究成果，以炮制原理和炮制工艺为纲进行凝练和总结；在中药炮制研究的内容与方法章中，以系统科学为切入点，介绍中药炮制机制、炮制技术与装备、饮片质量标准的现代研究方法，培养学生的科学思维和创新意识。每章末以教学大纲为主线，采用思维导图的形式对各章重点内容进行总结。本教材主要有以下特点：一是内容精炼、实用，反映学科前沿和发展趋势，在专业知识中融入思政教育，结合案例引导教学，培养学生的科学思维和提高炮制技术水平；二是"书网融合"，纸质教材中穿插二维码，对应教材内容设有教学视频、授课PPT、饮片实物图、习题等数字资源，引导学生掌握重点，融会贯通。

2 中药炮制学科出版的著作

（1）《中药炮制经验集成》，中医研究院中药研究所、北京药品生物制品检定所，人民卫生出版社，1974年2月修订第二版。

本书总结历代药物炮制资料和经验，结合全国28个大中城市有关中药炮制法，根据中医理论和用药特色，保留各地独特的饮片炮制经验技术以"并同存异"的方式，予以综合整理编成。共收录常用中药501种，按治削、炮制、药效等内容加以叙述。该书是新中国成立以来第一部饮片炮制专著，真实地反映当时全国现行的饮片炮制生产经验技术和地方习用的独特的炮制技术，也是近400年来首次将全国性由世代师徒间以"口传心授"的传统饮片炮制的经验技术转为文字的形式较完整传承保留下来，为现今炮制创新发展研究提供奠基性的科学资料（该书曾获1978年卫生部全国医药卫生科技大会奖）。于1963年由人民卫生出版社出版。1973年又将本书进行了修订，删去古代资料部分，改写了其中的部分内容，共录中药482种，重印出版。

（2）《中药饮片炮制述要》，王孝涛，上海科学技术出版社，1981年11月出版。

全书180千字，包括中药炮制概述、中药净选、饮片的切制、酒制、醋制、盐制、姜制、蜜制、药汁制、油制、制炭、炒制、烫制、煨制及煅制。全书共15章，述及190余种中药。每药按来源、饮片炮制、饮片鉴别、成分、作用及应用等项加以简述。

（3）《新编中药炮制法》，马兴民，陕西科学技术出版社，1984年8月第二版。

该书曾于1980年4月出版第一版，根据广大读者的意见，参考本省和外地对中药炮制研究的先进技术，并结合自己在炮制中药实践过程中的经验，对原书中的一些提法和个别品种，进行了修改和充实。该书600千字，内容分总论和各论2部分。总论介绍了中药炮制的定义和发展简史，中药炮制的意义和目的，炮制对药物性能的影响，中药炮制的辅料，炮制的方法。各论部分，按照药用部位，对每味药物，除原来介绍的炮制方法、炮制理由、成品鉴别、来源、成分、贮藏、性味、功能、主治、用量与用法外，还增加了历代有关中药炮制的文献记载、作用等部分。同时，将第一版中常用中药品种由460味增加到518味。并对一些品种的炮制理由提出了自己的见解。

（4）《中药的炮制》，姚景南、肖鑫和，广东科技出版社，1984年9月出版。

广东省新兴县素有"中药炮制之乡"之称，中药从业人员众多，遍布粤、港、澳地区及东南亚各地，有丰富的中药炮制经验。该书作为广东省中药人员专业培训教材，全书分上、中、下3篇。上篇简述了中药的基本知识。中篇共收载广东省常用中药326种，阐述了每种中药的炮制工艺、成品性状、炮制理由和保管方法等内容，并简要介绍了丸、散、膏、丹的制法。书中的炮制方法主要总结老药工的传统炮制经验，收载广东省常用的炮制方法。下篇概述了中药配剂、煎煮、服用方法等常识。

（5）《古今中药炮制初探》，冯宝麟，山东科学技术出版社，1984年12月出版。

全书225千字，共5部分，该书主要包括中药炮制的历史演变，中药炮制的现代研究，中药炮制的基本技术；分述了65味中药的炮制演变、现代研究和讨论，以及对中药炮制的展望。该书通过对中药炮制历史沿革的分析，探讨传统炮制的发展规律、特点和炮制的原始意图、适用范围及方法演变的来龙去脉，同时结合现代的研究成果，对中药炮制的历史、应用、技术、理论的演变和发展，以及现代炮制研究的成就和问题，进行了较系统的分析和讨论，并对如何进一步搞好传统炮制经验的继承发扬工作提出了一些见解。该书为中药炮制现代研究提供了一个很好的研究思路，书中提出的研究设想至今对中药炮制研究领域仍具有很强的指导作用。

（6）《雷公炮炙论》，王兴法辑校，上海中医学院出版社，1986年出版。

《雷公炮炙论》是我国古代一部集大成的中药炮制专著，由于年代久远，原著早已亡佚，其内容散在各家本草之中。王兴法选择现存最古老而内容最完备的《重修政和经史证类备用本草》（简称《证类》）作为底本，参考其他本草名著作为校本，仔细辑佚，逐一勘比，订讹补阙，认真脚注，对校、本校、他校、理校综合运用，努力复原、完善，定名为《雷公炮炙论（辑佚本）》。在校勘中，凡遇和原文无实质性差别的，不加校记，避免繁琐考证；凡遇突出歧义的问题，如舛错、脱漏、衍生、颠倒、误刻等，均作出校记，按序码编排，附于当页下端。该书所辑药物总共268种，体例遵原著，分为上、中、下3卷，药物数量分别为97、85、86种。卷前保留"雷公炮炙论序"，卷后补上"雷敩论合药分剂料理法则""雷敩论宣剂"二则。正文内容，搜集底本中凡雷公所言之全部原文，以合"复原"之义。以雷敩在原文中提及过的药名为该药正名；凡雷敩未提及到的药名，则以《证类》用名为正名；凡正名与今常用名不一致者，均加校记，并在书末附"中药药名索引"。书中另有植物形态、生药鉴别及经验良方等记载。《雷公炮炙论（辑佚本）》是学习和研究中药炮制的重要参考书。

（7）《历代中药炮制法汇典》（古代），王孝涛，江西科学技术出版社，1986年10月出版。

全书500千字，包括植物类、其他类、动物类、矿物类中药。此书系在《历代中药炮制资料辑要》基础上改编而成，分古代部分及近现代部分2册。古代部分载药460余种，按药用部分分类。每药分述其处方用名、炮制方法、炮制作用等内容，编者类集160余种古医药书籍的资料予以编纂。

（8）《历代中药炮制法汇典》（现代），王孝涛，江西科学技术出版社，1989年5月出版。

全书340千字，包括植物类、其他类、动物类、矿物类中药。近现代部分共载药540余种，体例与古代部分多同，资料以博采各省市炮制规范及相关医药书为主。此书系统整理古今炮制经验，为迄今内容最丰富之炮制资料汇编。书末附参考文献及药名索引。江西科学技术出版社于1986年出版古代部分，1989年出版近现代部分。

（9）《中药临床的生用与制用》，叶定江、张名伟、姚石安，江西科学技术出版社，1991年出版。

全书共分17章。首章绪论，概述中药熟制的目的，熟制对中药成分、制剂以及临床疗效的影响。第二至第十七章分述解表药、清热药、泻下药等16类200余味中药临床应用时生用与制用的不同作用，每味药按来源、临床应用（生用与制用）、制备作用、用法用量、注说等项叙述。重点阐述临床用药生用与制用的不同。注说项介绍现代中药应用的研究成果。

（10）《中药炮制名词术语辞典》，李锦开，广东科技出版社，1991年出版。

中药炮制是以中医药理论为指导，根据临床辨证施治用药的需要和药材自身性质，以及调剂、制剂的不同要求，所采取的一项制药技术。出土汉代医学竹简中便有使用炮制药物的记载，一直到今天，我们所用的中药都需要炮制，包括《伤寒论》《金匮要略》涉及的中药。

（11）《中药炮制现代研究》，张兆旺、孙秀梅，湖北科学技术出版社，1992年8月出版。

该书对1991年以前中药炮制研究的一些理论成果和临床报道进行了较为全面的总结、分析和探讨，旨在摸索出一套中药炮制科研的思路和方法。全书共26.6万字，共4章，前2章较全面系统地概述了新中国成立以来，中药炮制研究成果和进展，并结合编者的认识和经验提出一些问题，以供进一步研究探讨。第3章是编者对中药炮制教学、科研工作的经验总结，主要包括建立中药炮制教学新体系，炮制研究选题的途径及实验设计应注意的问题等。第4章是60余种中药的炮制研究，首先简介每味药的功效、主治、历代常用炮制方法和意图，以及《中国药典》1990年版收载的炮制品规格，然后对现代炮制研究的资料进行了系统归纳整理，最后进行综合分析，提出编者的看法和有待进一步研究探讨的问题，以供读者参考。各章及每味中药的文后，附有较多的参考文献。

（12）《常用中药炮制新释及应用》，苗明三，世界图书出版公司，1998年9月出版。

全书字数944千字。该书是在众多现代中药炮制研究的基础上，广览文献，去粗取精，汇总分析，编著而成。该书以高等中医药院校规划教材《中药炮制学》为蓝本，重点突出中药炮制的现代研究成果，具体药味项下又分化学成分、炮制历史沿革、炮制品工艺研究、炮制品药理研究、炮制品临床应用进行详述，力求系统、全面、新颖地反映中药炮制的现代研究概况；并对书中的参考文献逐一进行了核对，标出题目名称及出处，以便查阅引用，书中内容参考文献截止于1998年2月。与中药炮制密切相关的国家法规，则作为附录编于书后，以便应用之急需。

（13）《中药炮制学》（中医药学高级丛书）（第1版），叶定江、张世臣，人民卫生出版社，1999年出版。

全书分总论、各论2部分，总论论述了中药炮制基本理论、知识、技能及其科学研究。各论按药用部位分类，列举了330余种中药古代炮制方法、现代炮制方法、饮片现状、炮制目的、临床应用、炮制研究资料、有关文献摘录等内容。

（14）《中药采制与炮制技术》，王孝涛、曹晖、刘玉萍，华夏出版社，2000年1月出版。

王孝涛先生是我国著名的中药炮制学专家，对中药的采制和炮制有独特的学术经验和技术专长，先后发表了《关于加强中药生产工艺现代化的思考与对策》《中国传统制药技术的科学内涵》等有关论文，初步阐明了中药材采制和中药饮片炮制的原理和科学内涵，并从理论上进行总结归纳，提出了"中药采制控质论""中药炮制制毒增效论"等专论，着重阐述了中药采制和中药炮制的含义、任务、方法、内容以及存在的问题和对策。该书是总结王孝涛先生中药采制和炮制学术经验和技术专长的著作，分总论和各论2部分，收载最常用中药和毒性中药57种，按药用部位分为9大类。每味中药在品名之下分别按来源、道地沿革、采制方法、商品规格、贮藏保管、药材性状与鉴别、炮制沿革、炮制方法、饮片性状与鉴别、临床应用加以论述。

（15）《中国民族药炮制集成》，田华咏、瞿显友、熊鹏辉，中国古籍出版社，2000年9月出版。

中国民族药物有卓越的临床疗效，在各民族中享有很高的声誉，深受各民族人民的信赖和喜爱。民族药炮制内容丰富、方法独特、科学适用，对保证和提高民族医的疗效有不可低估的作用，值得认真学习和深入研究。该书共收载蒙、藏、维、傣、朝、苗、土家、彝、壮、侗等各民族医所用约1100种药物的30多种炮制方法，并分别详述每种药物的具体炮制方法、炮制作用及来源、性味、功用主治、贮存等。该书不仅适用于各民族医的医药人员，对广大中医药临床、科研、教学人员也有开阔视野、增益学识之用。

（16）《医用中药饮片学》，原思通，人民卫生出版社，2001年8月出版。

全书810千字。中药包括中药材、中药饮片和中成药3部分。中药饮片组方入药，具有生熟异治的特点，即同一种中药，其不同饮片在药性、功效及主治等方面有差别。中医工作者只有了解掌握其不同，方能做到临证用药时区别病情、合理选用不同的中药饮片组方或制备中成药，达到安全有效的目的。该书作者针对这一情况，在收集大量古今中药饮片研究资料的基础上，结合自己数十年的研究体会，编撰成该书，书中对医用中药饮片学的理论进行了归纳介绍，对临床常用的280余种中药及其600余种生熟饮片的药性理论、炮制目的、功效差异、应用经验及相关研究（化学成分、药理作用、临床应用等）成果进行了全面阐述，以期为中医工作者临证合理应用中药饮片组方提供参考。该书内容丰富，学术价值高，实用性、可读性强。是中医、中西医结合临床工作者，中医药科研、教学人员不可多得的参考读物。

（17）《雷公炮炙论通解》，顿宝生、王盛民，三秦出版社，2001年10月出版。

该书260千字，对《雷公炮炙论》进行了全面系统的注释，并补充了药材的品质、现代炮制方法和炮制原理，力图用现代药物知识，对每味药物的内容予以扼要说明和必要解析。该书采用药用部位分类法编排，依次分为矿物类、动物类、根和根茎类、茎木类、皮类、叶类、花类、全草类、藻菌类、树脂类及其他类。各类项下以首字笔画为序。该书编写体例如下：①原文，②注释，③译文，④按语。

（18）《中药炮制技术指南》，雷国莲、顿宝生，世界图书出版公司，2002年2月出版。

该书365千字，收载常用中药527种，分上篇、下篇、附录3部分。其中上篇扼要介绍了中药炮制的起源与发展概况，中药炮制的作用与目的，中药加工炮制的常用方法，常用辅料及注意事项，现代中药炮制研究概况；下篇以药用部位分类，分别对每一味中药的炮制及有关项目做了必要的规定；附录收载了中药饮片生产过程中的质量标准，中药炮制基本工具（设备），中药炮制品的贮藏保管方法（包括毒性中药管理办法），炮制对中药理化性质的影响，炮制品的显微及理化鉴别，中药传统煎煮方法和传统用药禁忌，卫生部毒性中药及中成药品种范围及用法用量表。

（19）《简明中药饮片炮制与应用》，王孝涛，金盾出版社，2002年9月出版。

全书共分17章，83千字，分别介绍了中药净选、切制、酒制、醋制、盐制、姜制、蜜制、药汁制、油制、炒制、烫制、煨制、煅制和制炭14种方法，每一种方法均介绍了炮制作用及制作方法，同时还介绍了中药饮片的质量要求和贮存保管知识。书后有中药材采收与加工，毒性中药品种及中医配伍用药禁忌附录，便于读者查阅。内容丰富，科学实用，可操作性强，适合基层从事中药炮制生产、中药调剂、中药经营管理人员及药农阅读，也可供家庭用药参考。

（20）《中药师实用传统技术》，杨锡仓，姜文熙，兰州大学出版社，2002年10月出版。

该书是老中医药专家杨锡仓跟师马炎铭老中药师的经验总结，并对其进一步加工整理，使其内容更加系统、完整和规范。此书收集了中药传统鉴别、炮制、制剂、经营管理技术及药话5个方面的内容，都是中药师业务范围所适用的传统技术，实用可操作性强。其中炮制部分介绍常用中药的具体炮制方法，突出24种工艺复杂的炮制品炮制经验，其中许多炮制技巧是老药工一生练就的"绝活"。

（21）《现代中药炮制手册》，冉懋雄、郭建民，中国中医药出版社，2002年出版。

全书1924千字，共15章，分上、下2部分。上篇为总论，论述了中药炮制的基本概念与发展历史、目的意义与重要地位、研究内容与研究方法、基础理论与临床疗效，以及中药炮制对药物的影响、中药炮制的管理法规与质量要求、炮制常用辅料、炮制分类及基本方法与工艺设备、中药及其炮制品的贮藏技术等。下篇为各论，按植物类、动物类、矿物类及其他类中药进行分类，介绍了707种中药炮制的历史沿革、炮制方法、炮制作用及现代研究等内容，较为系统地介绍了中药炮制品的古今演变及其炮制技术与现代研究成果。该书较为全面地反映了中药炮制的基础理论、基本技术、质量管理、改革思路、现代研究与广阔前景，可供从事中药炮制、中药制药、中医临床、中药经营、中药栽培养殖及相关行业的人员使用。

（22）《中药饮片炮制研究与临床应用》，金世元、王琦，化学工业出版社，2004年1月出版。

该书内容分为3个部分，共1270千字，第一篇论述了历代中药炮制技术演变概况；炮制目的、作用和理论形成的基本规律；列举了有代表性的方剂以充分体现中医应用饮片组方治病主要特点；对传统中药炮制科学性、合理性、实用价值及存在的主要问题提出较详细见解。第二篇概述了179味中药古代炮制考证，近代炮制辑要；将现代炮制研究归纳为工艺、化学、药理、质量、原理和临床等进行了文献综述，精选并列出历代有代表性的不同规格饮片组成的方剂，以说明中医视不同个体或不同病情组方用药、生熟异治的必要性和重要性；对每味中药炮制与应用作了简评。第三篇阐述了近代以来中药炮制研究发展情况；概述颗粒饮片、超细粉片型及中药浓缩颗粒研究成果；炮制研究基本思路、主要内容和科研方法；对炮制研究尚存主要问题及发展前景提出看法。该书对古今中药炮制的技术、目的、作用、理论和应用，尤其是新中国成立以来中药炮制研究取得的成就，作了比较完整的阶段性归结。

（23）《京邦炮制新义》，陈成，中医古籍出版社，2004年4月出版。

该书分上、下篇，其中上篇着重论述中药加工炮制的起源及历史沿革、炮制术语和通论，下篇选择能够充分体现传统炮制特色的64种药物，每味中药项下依次按来源、炮制方法、操作要求、炮制研究、处方备用、备注等进行阐释。该书突出重点、讲求实效，将传统炮制理论与现代学说进行了有机结合。

（24）《中国传统工艺全集 中药炮制》，丁安伟，大象出版社，2004年12月出版。

该书作为中国传统工艺全集中唯一有关中药的一册，对中药炮制的历史概况、中药炮制的要求和理论、中药炮制的工艺和流派、民族药的炮制工艺及特色、中药炮制专著及其相关文献、常用中药的炮制、道地中药材的炮制工艺、传统中成药的制作工艺、老字号中药店等进行了较为系统的介绍。

（25）《中药饮片炮制与临床组方述要》，王孝涛，化学工业出版社，2005年4月出版。

全书210千字，分为常用中药饮片炮制技术和中医临床常用组方2部分。上篇全面介绍15种中药炮制方法的炮制作用、炮制要求、炮制操作方法及应用实例，并介绍了中药饮片的量化质量要求和贮存保管要求。下篇在介绍每种中药的生品、制品及不同规格制品的性味、药效作用的基础上，根据所治疗病证给出疗效可靠、针对性强的常用方剂，供临床医生及读者从中领悟中医用生、熟饮片组方用药的配伍规律。附录介绍了中国中药材产地，中药材采收、加工、干燥、贮藏保管的具体方法，毒性中药品种及中医配伍用药禁忌，中药汤剂的制备与服法等知识。内容丰富，语言精炼，科学实用，非常便于读者学习、掌握，适合基层从事中药炮制生产、中药调剂、中药经营管理人员及药农阅读，也可供家庭用药参考。

（26）《现代中药炮制与质量控制技术》，王琦、王龙虎，化学工业出版社，2005年6月出版。

全书570千字，共5章，该书介绍了中药饮片生产技术，包括净制、切制、炮制（炒、烫、炙、煅、蒸、煮、复制、发酵、发芽、煨、制霜、提净、水飞、拌制等）、包装及贮藏等。收载了223种中药的炮制技术、炮制作用、质量控制技术、药理作用、性味与归经、功能与主治、注意及贮藏等。该书旨在保持传统经验和特色的基础上，为实现中药饮片炮制工艺规范化、饮片质量标准化、中药饮片产业化和现代化提供有益借鉴。对中国传统中药炮制加工技术、炮制目的、炮制作用和应用、生产操作要领等作了较完整综合的归纳，采撷了现代炮制文献精华，以《中国药典》（2005年版一部）为依托，提出了200余种中药近500种饮片的炮制方法及质量控制技术，多数饮片还记述了多种炮制方法，力求充分反映当前中药炮制水平和发展前景。

（27）《中药炮制学辞典》，叶定江、原思通，上海科学技术出版社，2005年6月出版。

本书是一本全面反映中药炮制学历史源流和最新研究成果的工具书。共收录词目2160余条，其中名词术语788条，炮制学文献225条，对炮制学有贡献的医药学家156条，药物炮制994条。内容涉及中药炮制学发展历史、工具应用、工艺改革、发展创新、作用研究等各个方面，书后并附有炮制学常见古文字及古计量单位检索，中药炮制名词术语汉英文对照表，以及中文名索引，具有检索方便、全面实用的特点。

（28）《常用饮片工艺及标准》，毛维伦、余南才、许腊英，湖北人民出版社，2006年11月出版。

该书为毛维伦教授在全国名老中医药专家传承工作带教中完成的成果，共收载中药250余味，400余饮片规格，按方法排序，饮片方法下介绍了"规范方法、药典方法、量化方法"3种，其中量化方法是传承工作的主要内容，也是该书亮点，并对饮片质量从鉴别、检查、含量等多方面进行介绍，书后还附有饮片彩图。该书在保持传统经验和特色的基础上，为实现中药饮片规范化和现代化提供有益的借鉴。

（29）《蒙药炮制文献研究》（蒙文），毕立夫，内蒙古人民出版社，2007年9月出版。

该书是由内蒙古自治区资助的蒙药材标准化研究、蒙药制剂标准化研究、蒙药材炮制标准化研究及蒙医诊断和治疗标准化研究四大蒙医药现代化研究项目之一"蒙药材炮制标准化研究"项目的重要内容之一。内容包括绪论、蒙药炮制古、现代文献、蒙药材炮制方法的文献记载及蒙医药文献基础知识和蒙医药文献基本概况等5章。后有附录，以方便读者查阅。该书可供蒙医药院校教学、科研、临床使用，也可作为蒙药厂、医院制剂室的工具书和参考书。

（30）《现代中药炮制研究》，江云、黄勤挽，科学出版社，2010年4月出版。

该书共18章，519千字，选择临床最常用的150个中药，按《中国药典》附录"炮制通则"的炮制项，将全书按照炮制技术方法分为18章：炒法、酒炙法、醋炙法、盐炙法、姜炙法、蜜炙法、油炙法、制炭法、煅法、蒸法（炖法）、煮法、煨法、燀法、去油制霜法、水飞法、发酵法、发芽法和复制法。具体个药按"来源、性味归经功效、历史沿革、炮制工艺研究、化学成分、药理作用、不良反应（仅毒剧药材）"的体例编排，重点介绍近年来国内研究的中药炮制新方法、新工艺和传统工艺的技术参数，及以中药炮制后化学成分及药理作用的变化以阐明炮制的科学性。

（31）《陇上中医传承集》，鄢卫东、陈成，学苑出版社，2010年4月出版。

该书汇集了甘肃省70余名老中医药专家的学术思想和临床经验。其中中药炮制方面收录甘肃省王子义、朱肇和、杨锡仓主任中药师在中药炮制实践中积累的宝贵经验及炮制学术思想。

（32）《中药饮片炮制与临床组方》，王孝涛，金盾出版社，2010年6月出版。

全书260千字，分为中药饮片炮制和中药饮片临床组方上下2篇。上篇介绍中药的16种炮制方法及应用实例，并阐述了中药饮片的质量要求和贮存保管方法；下篇在介绍每种中药的生品、制品及制品的性味、药效的基础上，对每味中药的不同饮片，分别列有临床组方。书中还介绍了中药材的产地、采收、加工、干燥、贮存保管的具体方法及中医用药配伍禁忌，中药汤剂的制备与服法等知识。

（33）《中药炮制与临床》，汪付田、殷红光，第四军医大学出版社，2010年7月出版。

全书分总论、各论2部分，总论主要介绍中药炮制的起源和发展，中药炮制的基础理论，炮制对中药的影响，炮制对方剂的影响，炮制对制剂的影响，中药炮制与中医临床疗效，中药炮制的方法和辅料。各论收载中药180味，炮制品458种，每味中药按照来源、处方应付、炮制方法、性味归经、饮片功效、临床应用、炮制作用与应用述评、用法用量、注意事项、研究摘要等编写，重点论述每味中药炮制品种的炮制方法、饮片功效与临床应用。

（34）《中药材炮制加工方法图解》，龚千锋、袁小平、钟凌云，人民卫生出版社，2010年12月出版。

该书以图表的形式，用简洁和通俗的文字将中药材常见的加工炮制方法和过程进行例释，既能满足在校学生学习本门课程的需要，又能为广大药农和从事中药制剂前处理工作的科研工作者提供参考。书中收录了我国大部分传统的中药炮制工艺以及现代中药的常用炮制工艺，采用实例详细解析了中药材加工炮制的工艺流程和关键步骤。内容上主要分为炮制概述、炮制工具以及炮制的三大工序（即净制、切制和炮炙）。

（35）《中药炮制工程学》，蔡宝昌，化学工业出版社，2011年2月出版。

该书系统阐述中药炮制基本理论、方法和作用，中药炮制工程学的基本原理，中药饮片工业化的生产、质量过程控制，饮片厂的设计和GMP的认证与管理，中药炮制设备、饮片生产线的研究与开发等内容。并按照企业SOP的要求通过举例介绍常用中药饮片生产操作方法、炮制作用和现代研究。

（36）《中药饮片炮制彩色图谱》，郭长强，化学工业出版社，2011年4月出版。

全书784千字，共5章。该书收录了1140个中药饮片品种，近1300幅照片，对常用中药饮片的炮制进行说明。每个品种包括文字部分与多幅图片，文字部分主要说明了各品种名称、来源、炮制方法、成品性状、注意事项；图片为相同自然光线环境下，拍摄的饮片炮制前后照片图，一目了然地展示中药材炮制前后的外观、色泽变化，显示炮制品外观质量。该书为中药饮片的传统经验鉴别与外观质量控制提供了直观的参考依据。

（37）《中药炮制学》（中医药高级丛书）第2版（"十二五"国家重点图书），叶定江、张世臣、吴皓，人民卫生出版社，2011年4月出版。

该书在保持第1版的优势和特色的基础上，重新增加了自2000～2011年10余年来国内外中药炮制学在教学、科研、医疗、饮片生产、管理、标准等方面的新进展、新技术和新成果等内容，对"十二五"《中药炮制学》教材的内容进行了进一步的拓展和深入，可作为教学、科研以及饮片行业从业人员、中医药专业人员的辅导用书和参考资料。

（38）《中药炮制品临床应用指南》，刘效栓、舒劲，兰州大学出版社，2011年12月出版。

该书分总论、各论2部分。总论介绍了中药炮制对中药的影响、中药炮制与中医临床的关系等内容。各论分为解表药、清热药、化湿药及理气药等18章，从药材来源、炮制方法、性味归经、炮制作用与临床应用、历代论述、用法用量、使用注意、现代研究8个方面阐释了炮制作用及研究进展。

（39）《岐黄医药纵横》，陈成、鄢卫东、肖正国，甘肃科学技术出版社，2012年11月出版。

该书分上、中、下3篇论岐黄医药。上篇《成药制备论》融京帮流派医药文化和成药制备大法于一辑，详述其秘而不宣之方药配本及特色制剂。中篇《炮制法宜论》汇炮制源流、通法、实例及古今学说于一炉，通篇贯穿京帮炮制流派修制之术，且不乏陕、晋、建昌诸家之法；下篇《伤寒存真集》系七言韵律歌诀，集《伤寒论》原文、理法方药及清·柯琴诠释于一编，诵读朗朗上口，涵义致远钩深，乃开宗明义，启蒙敷旨之佳作。其后补录，兼收陇上医家《陈应贤伤寒方药纵论》，对后世具有启迪开蒙、学习借鉴之用。

（40）《冯宝麟中药炮制研究之路》，孙立立，山东科学技术出版社，2013年5月出版。

全书360千字，共5章，内容主要包括5部分：第一部分为冯宝麟先生的学术思想和思辨特点；第二部分为冯宝麟先生的成才之路；第三部分为冯宝麟先生开展的重点科研项目；第四部分为冯宝麟先生主编的三部著作撷萃；第五部分为冯宝麟先生发表的主要学术论文。该书总结研究冯宝麟先生中药炮制经验、学术思想和成才规律，使名老中医药专家的炮制经验和学术思想得以继承和发展，具有非常强的实用性和指导性，通过参考和借鉴冯宝麟老师的中药炮制研究思路和独特的研究方法，有效促进了中药炮制学科人才的培养和科研水平的提升。

（41）《中药炮制传统技艺图典》，曹晖、吴玢、王孝涛，中国中医药出版社，2013年8月出版。

中药传统炮制技术是我国最具有原创性自主知识产权的一门传统制药技术，在数千年的发展历程中积累了丰富的内容，目前文字资料比较多，迄今相关的技艺图谱挖掘研究工作严重滞后，专门的传统炮制图谱尚属空白。该书由首批中医药国家级非遗代表性传承人王孝涛研究员及其弟子，从国内外图书馆保存的多部古代本草著作中精心挑选出380余幅具有代表性的炮制彩绘图谱，配以名称、出处、炮制方法等说明文字，详细介绍了古代中药炮制技术，填补了国内外中药传统炮制技艺图典的空白。本图典为首部集中展现中药传统炮制技艺的专门图典，读者可跨越时空藩篱，将中药炮制精品尽收眼底。

（42）《中药炮制辅料研究》，毛淑杰、王智民、李先端，学苑出版社，2013年10月出版。

中药炮制辅料是对中药饮片有辅助作用的附加物料，遵循中药复方配伍的原理和临床用药的需求，通过炮制这一工艺手段和辅料本身的作用，影响或改变中药某些方面的性能。《中药炮制辅料研究》包括10种炮制辅料的本草考证和实地调研，通过对化学指标和药理指标的综合评价，制定了适宜于炮制用的辅料质量标准，形成了《10种中药炮制辅料标准》草案及起草说明。该书的内容填补了我国在中药炮制辅料标准化方面的空白，为中药炮制辅料的系统研究方法提供借鉴；通过化学、药理、毒理、炮制等多学科结合，揭示了辅料炮制的科学内涵，丰富和发展了炮制理论。

（43）《临床常用中药饮片原色图谱》，欧阳荣、周新蓓、李顺祥，湖南科学技术出版社，2013年10月出版。

全书将临床上常用的500余种中药及1300多种炮制品，分别拍摄成形态逼真的彩图，并加以简洁而准确的文字说明。本书分类科学，品种收录齐全，栏目设置与众不同，文字简明，图谱栩栩如生，既有利于中医药工作者识药、选药，也便于炮制生产、流通、监管及教学、科研和医药消费者参阅。

（44）《京帮青囊存珍集》，陈成、刘效栓、展锐，甘肃科学技术出版社，2014年12月出版。

该书分上、中、下3篇，上篇"橘井崇源"，内容有《伤寒论》歌赋和药性赋分总论、各论2章。中篇"青囊珠玑"，第一篇京帮医药流派治学辑，第一章医药发挥、第二章京帮中药炮制概论、第三章京帮成药制备概论、第四章京帮中药经验鉴别概要、第五章中药药化理论吟；第二篇辨证论治。下篇"杏林春秋"，第一篇岐黄文化综览，第二篇本草演义。

（45）《中药生制饮片临床鉴别应用》，贾天柱，人民卫生出版社，2015年9月出版。

全书共1580千字，包括22章，其中总论4章，分别为中药生制饮片的概念、中药传统炮制理论、中药生制饮片的炮制技术与作用、中药生制饮片的差别；各论按照中药学功效分为解表药、清热药、泻下药等18章。

该书成书是依托于中医药行业科研专项课题"19种生熟异用饮片临床规范使用研究"（编号：201107007）。该课题是按照国家中医药管理局中药炮制研究重心前移的指示，秉持将炮制研究成果紧密联系临床，为临床服务的精神而设立的。重点针对饮片生熟不分、生熟混用、随意替代等现象，深入研究饮片炮制前后的性状与药性、化学成分与药理作用变化等内容，进一步找出生、制饮片的各种差异，为临床的合理应用提供科学依据。该书主要是为临床医生提供生、制饮片处方区分使用依据的专著，同时为中药工作者和研究生、本科生提供参考。

该书编写以临床常用中药为主，收载生饮片205种，加上其炮制品将近500种饮片，基本涵盖了临床常用饮片。首次采用生制饮片对照、鉴别使用列表形式进行比较，并逐项进行注释；首次从化学成分和药理作用变化等方面结合药性和功用来论述炮制作用，开创了炮制作用解析的新模式；首次将生制饮片纳入不同复方进行比较研究，继而将方中的生、制品互换来深入研究其差别，从复方的角度阐释生制饮片作用的异同；首次对生制饮片的功能主治、化学成分和药理药效关系进行归纳，并形成框图，使应用者对炮制的变化与功效和药理作用的关系一目了然，便于选择和区分使用生制饮片；提出新炮制理论，如白术"减酮减燥、增酯增效"、柴胡"生解表，原油原苷；制疏肝，减油转苷"等。

（46）《中药炮制化学》，贾天柱、许枬，上海科学技术出版社，2015年11月出版。

该书为业内第一部获得国家科学技术学术著作出版基金资助的专著。全书共860千字，包括3个部分共20章。第一部分为炮制化学，分为绪言、中药炮制转化及其化学反应类型、中药炮制品化学成分性质及提取分离方法、中药炮制品化学成分分析方法，以及按中药化学成分分为苷类成分中药炮制的化学变化、萜类成分中药炮制的化学变化、挥发油及油脂类成分中药炮制的化学变化等12章；第二部分为化学炮制，共4章，分为化学炮制概述、化学炮制之酸制、化学炮制之碱制、化学炮制之氧制；第三部分为生物炮制，共4章，分为生物炮制概述、抑酶炮制、酶促炮制、发酵炮制。

该书是根据编者多年的教学和科研成果编写的首部炮制化学专著，内容主要来自作者多年承担的国家科技攻关和科技支撑项目，以及国家自然科学基金和行业专项课题，并结合国内外研究文献，经整合提炼而成。该书创新性地以化学成分为纽带，将现代化学与传统中药炮制学相结合，探讨了中药炮制过程中化学成分量变和质变的规律与生物效应。结合前沿的各种谱学、组学手段，促进传统原理的解析与工艺改进和创新，全面揭示中药炮制的科学内涵。同时该书还提出了炮制化学、化学炮制、生物炮制、定向炮制、定性炮制等新观点，为中药炮制深入研究提供新思路，为中药现代化研究开辟新途径。

（47）《中药炮制技术》，李越峰、严兴科，甘肃科学技术出版社，2016年3月出版。

全书400余千字，是一本供中药炮制相关专业理论学习、图文通用的书籍。根据新时期中医药岗位的实际需求，体现"实用为本，够用为度"的特点，通过"三基"（基础理论、基本知识、基本技能），理论联系实际，注重对学生能力的培养，本着"重点突出，深入浅出，新颖实用"的编写原则，文字叙述力求通俗易懂，注重思想性、科学性、先进性、启发性和适用性相结合，并附有常用中药炮制前后外观对照图谱，图文并茂以加深记忆。章节内容主要包括对原药材净制、切制、炮制3个环节，涵盖炒法、炙法、煅法、蒸煮燀法等传统特色炮制方法。

（48）《商品饮片的分级方法及其质量评价》，肖永庆、李丽，科学出版社，2016年10月出版。

全书分总论和各论2部分。总论概述了中药饮片分级的历史、现状及分级研究的思路和方法。各论介绍了30种中药饮片的分级及质量评价标准研究。每个品种独立成章，每章均包括4节，分别介绍原料药材的基原、产地及分级现状，饮片分级及质量评价标准研究，饮片分级要点及各级标准起草说明，各级别饮片质量评价标准草案。该书紧紧围绕当前中药饮片行业发展需要的重大科研项目研究成果而编纂，因此其内容新颖、具有很强的科学意义和实用价值。该书出版后，对于中药饮片行业的从业人员具有非常重要的实用价值，可为中医临床大夫的合理用药提供可靠的参考。同时为今后饮片行业的同类研究提供一个非常有价值的模式。对于稳定中药饮片质量、确保其临床疗效具有非常重要的指导意义。

（49）《全国中药饮片炮制规范辑要（2016版）》，于江泳、张村，人民卫生出版社，2016年10月出版。

全书字数2396千字。收集、整理了全国28个省（市）、自治区现行版的中药炮制规范以及《中国药典》（2015年版、2010年版）、《全国中药炮制规范》（1988年版）相关内容，共收载2109种药材的3433种中药饮片，按来源、炮制方法等分类，书后附有各类名称索引备查。《全国中药饮片炮制规范辑要（2016版）》是我国第一部系统全面收录全国各省市炮制规范的大典，具有检索方便、全面实用的特点，可供从事中药炮制、中医临床、中药制药工作，以及在医院、药房、生产单位等相关行业的人员作为必备工具书和参考书使用。

（50）《樟树药帮中药传统炮制法经验集成及饮片图鉴》，范崔生全国名老中医药专家传承工作室，上海科学技术出版社，2016年10月出版。

该书是对樟树药帮中药炮制传统工艺原汁原味的全面总结与继承。总论对樟树药业发展历史、樟树药帮中药炮制方法、樟树药帮中药饮片的储存以及中药药斗斗谱进行了概述。各论收载介绍了常用中药352种及其炮制品771种，其中樟树药帮炮制品704种、建昌药帮炮制品67种。每种中药材和炮制品均附有原色数码图片，共有1000余幅精美图片供读者鉴赏。

（51）《中华医学百科全书　中药炮制学》，肖永庆、李丽，中国协和医科大学出版社，2016年11月出版。

该书从中药炮制理论、炮制方法、炮制设备、炮制法规，饮片生产流程、质量评价标准、贮藏养护等方面全面系统地阐述了中药炮制学内容；并详细介绍了植物、动物、矿物等各类中药的炮制沿革，炮制方法，饮片性状、作用及质量要求。

（52）《李永和中药饮片炮制经验集》，赵翡翠、聂继红，新疆人民卫生出版社，2016年12月出版。

该书共300千字。从常用的近500种中药饮片中，除去仅需要产地加工和已进行净选切制的药材，筛选出李永和主任药师炮制160多种中药饮片的经验和方法，以及炮制工艺和临床应用的相关内容。饮片按药用部位进行分类，每种中药饮片以《中华人民共和国药典》名称为正名，文字内容包括处方用名、来源、炮制方法、成品规格、炮制作用、贮藏、备注，其中"备注"是李永和主任中药师在实际炮制工作中的经验积累和个人心得。文字内容的编写主要参考《中华人民共和国药典》《现代中药炮制技术》《中药炮制学》《中药炮制经验集成》《常用中草药的加工炮制》《实用中药炮制学》等文献。该书在正文后还加入部分中药饮片炮制前后对比照片，这些照片均为李永和老师亲自炮制饮片后实地拍摄的照片，便于读者直观了解中药材及其饮片的外观性状。

（53）《全国中药炮制经验与规范集成（增修本）》，曹晖、付静，北京科学技术出版社，2017年7月出版。

《中药炮炙经验集成》一书于1963年由人民卫生出版社出版，共收录常用中药501种，是新中国成立后的第一部全国规范性饮片炮制专著。1974年进行了再版，删去古代资料部分，改写了其中部分内容，共收录中药482种，书名改为《中药炮制经验集成》。本次修订是在1974年再版基础上，增加近几十年全国各地制订、修订的地方炮制规范，汇集整理而成。该书尊重老一代中药工作者的贡献，详实记载炮制发展历史。在炮制经验部分保持了原版的内容，真实地反映了20世纪60年代全国28个省市的饮片炮制经验及技术，也包括各地习用的独特的炮制技术，这些技术经过一代代师徒相传、口传心授保留下来，是中药炮制技术传承发展的根基。增修版的规范部分，根据原书收载的中药品种，汇集了现行《中国药典》和各省、市、自治区炮制规范的要求和近些年来的科研成果，较为系统地呈现了中药炮制技术发展的情况，是传承发扬炮制技艺的又一力作。

（54）《藏药炮制技术》（藏文），尕玛措尼、增太加，民族出版社，2017年11月出版。

全书共300千字，分11篇99章。内容包括不同历史时期典籍中记载的"佐太"（水银）的炮制技艺和"八铁八矿"的炮制技艺，以及寒水石的不同炮制技艺、盐制类药物和精油类药物的炮制技艺、保健类药物和壮阳类药物的炮制技艺、熏香类药物的炮制加工方法、常用炮制工艺及常用珍宝类药物的炮制技艺等。该教材为青海大学藏医药学专业研究生试用系列教材，以藏医药学经典《四部医典》《月王药诊》《八支集》等重要著作为基础，结合古今权威诠释，重点汲取优良学术思想，针对学科特色和研究方向，由研究生教学一线导师们通过多年酝酿编写而成，主要供青海大学藏医药学专业硕、博士研究生教学使用，也可供深入研究藏医药学的国内外学者和报考青海大学藏医药学专业研究生的考生参考使用。

（55）《吴门医派中药炮制技艺》，刘逊、薛满、于立伟、许钱华，北京科学技术出版社，2018年2月出版。

该书为辑录苏州地区特色中药炮制技艺及临床用药经验的实用性图书。该书以1959年版《苏州中药炮制》为蓝本，增添地方中草药、地方成方配本等资料并整理而成。内容包括中药炮制概论、中药炮制各论及中药制剂统一处方三部分。该书反映了我国苏州传统中药炮制在20世纪50～60年代的状况，将濒临失传的技艺保留下来，供行业参考。

（56）*Paozhi: Die Aufbereitung chinesischer Arzneimittel Methoden und klinische Anwendung*，胡昌江、Rainer Nögel、Josef Hummelsberger、Ute Engelhardt，Springer，2018年4月出版。

该书由胡昌江教授联合德国西医师国际中医学会的Rainer Nögel、Josef Hummelsberger、Ute Engelhardt共同编撰，全面描述了中药炮制基本理论与方法、炮制辅料，概述了常用中药的来源、采收加工、优劣判别、性味功效，并全面、系统地重点阐述了炮制作用及其应用，并附恰当的方剂以及处方配给，让国外医生与药剂师明确中医用药是饮片而非原生药，避免达不到预期用药目的。

（57）中医古籍名家点评丛书——《炮炙大法点评》，曹晖、吴孟华点评，中国医药科技出版社，2018年12月出版。

《炮炙大法》为明末著名医家缪希雍口述，弟子庄继光录校而成。成书于天启二年（1622年），原附于《先醒斋医学广笔记》中刊行，今独立成书。全书分水、火、土、金、石、草、木、果、米谷、菜、人、兽、禽、虫鱼等14部，记述439种药物炮制前后在性质上的变化，从而说明不同的治疗作用，以及与其他药物的配伍关系、禁忌、贮藏法等项内容。书末附"用药凡例"，系节录历代本草序例的部分。全书文辞简备，多有独到之处，是我国明代一部系统论述炮制的专著，对明、清两代中药炮制影响较大，对当代中药炮制学的形成和发展也有着重要的影响，在我国药学本草史上占有重要的地位。本次整理选用最佳版本为底本，新增了点评。点评融入了专家多年研究中药炮制的心得以及研习《炮炙大法》的体会与实践经验，点评着重于所载各品种的古代炮制方法与炮制机制，并与现代中药炮制及临床应用紧密结合；配有《补遗雷公炮制便览》《本草品汇精要》等明代炮制彩绘图260幅，并有图注说明，有助于读者更为形象地理解《炮炙大法》中的炮制场景，对进一步了解中药炮制具有一定的参考价值。书后对"用药凡例"9则相关制药、煎药、服药等的点评，具有较大的现代实用价值。

（58）《中药饮片注册标准研究概要》，肖永庆、张村，科学出版社，2019年7月出版。

全书分为4章。第一章简要介绍了"中药饮片注册标准研究"提出的背景以及国家有关《中药材、中药饮片注册管理规定（试行）》的文件精神，阐述了实施中药饮片注册管理的必要性。第二章详细说明了中药饮片注册标准研究方案及其技术要求。第三章以淫羊藿饮片的研究技术方案为范例，介绍了中药饮片注册标准的研究方案和具体研究过程。第四章汇集了89种中药饮片的注册建议标准，以期为中药炮制学科及饮片产业从业人员对中药饮片注册标准研究和制定提供参考。

（59）《中药炮制工》，国家中医药管理局职业技能鉴定指导中心，中国医药科技出版社，2019年出版。

《中药炮制工》是国家职业技能鉴定评价教材之一。该书为中药炮制职业教育、职业培训和职业鉴定提供依据，是国家职业技能鉴定评价推荐用书，也是中药炮制工职业技能鉴定评价国家题库命题的重要依据。该书共分为2章。第一章为职业道德，包括基本知识、职业守则；第二章为专业基础知识，包括中医药学基础知识、中药炮制基础知识、中药配制基础知识、中药饮片包装基础知识以及相关法律知识。共计277千字。全书突破传统教材的编写模式，按照理论知识考试、技能考核以及综合评审考核的需要，采取从低到高、从易到难，内容相对独立又相互衔接的方式编写，分为基础知识、初级工、中级工、高级工、技师、高级技师6部分，以生产为主线，以中药炮制基本知识、中药净制、切制、炮炙、配制、饮片包装、管理与培训等职业活动为主要内容，共涉及中药饮片近500种，突出操作性和实用性。

（60）《常用中药饮片炮制规范及操作规程研究》，黄璐琦、于江泳、陆兔林，中国医药科技出版社，2019年10月出版。

全书字数2595千字，共收载常用中药品种193种，饮片规格344种。饮片的炮制规范部分，按药材来源、采收加工、饮片品名、饮片来源、炮制方法、饮片性状、质量控制、性味与归经、功能与主治、用法与用量、注意、贮藏等项分别著录；饮片的操作规程部分，按饮片的产品概述、生产依据、工艺流程、炮制工艺操作要求、原料规格质量标准、成品质量标准、成品贮存及注意事项、工艺卫生要求、主要设备等项分别著录；起草说明部分则是按照研究的技术路线对研究内容进行概括和总结。正文前附有凡例和品名目次。为方便使用，正文后附有附录和索引。

（61）《常用中药饮片临床应用》，吴建华、孙静，陕西新华出版传媒集团、陕西科学技术出版社，2019年11月出版。

该书108千字，按照《中药学》教材体例编写。正文收录有137味中药的不同炮制品规格，共266种饮片规格，按照生品、不同炮制品顺序依次排列，每味中药饮片包含药名、处方应付、饮片功效、临床应用4部分。为方便查阅，附录部分按照处方应付、炮制方法、炮制作用、临床应用4部分编制了查阅简表。该书紧密结合中医学相关专业人才培养特点，以陕西省中医药管理局2010年颁布的《陕西省中药饮片处方用名与调剂给付暂行规定》文件为指导，参照最新版《陕西省中药饮片标准》，结合陕西中医药大学附属医院、西安市中医医院临床用药规范和特点，侧重介绍中药饮片炮制前后临床功效和应用的差异，重点讲述常用中药不同炮制方法的炮制作用，以方便实用、简明扼要、服务临床为特色，突出炮制对中药饮片药性的影响规律。

（62）《中药临方炮制技巧》，邵林、邵新、丁娟娟，山东科学技术出版社，2019年12月出版。

该书的主要内容按药用部位分为根及根茎类、果实和种子类、藤木类、皮类、叶类、花类、全草类、菌藻类、树脂类、动物类、矿物类、其他类中药等共12章，包括近500种临床上常用的品种，每一种药物都介绍了其来源、炮制方法、成品性状。该书的特点：一是药物的临方炮制突出传统工艺技巧，编者根据自己跟随全国有名的老药工所学及临床工作炮制经验，在以药典及炮制规范为依据的前提下编写而成，实用性和可读性强。二是采用高清晰专业数码相机将临床500余种常用中药的同一种饮片的生品与炮制品在相同光线环境下拍摄成逼真彩色图片，真实展示了饮片炮制前后的外观色泽变化和不同炮制品的性状特征。图谱拍摄过程中所用饮片均来源于生产一线，非随意取样。然后将每一张图片都配以准确简洁的文字说明，图文并茂、形象生动、直观性强。

（63）《2018—2019中医药学科发展报告：中药炮制》，中华中医药学会，中国科学技术出版社，2020年7月出版。

全书共339千字，分为综合报告和专题报告。综合报告主要是综述近年的重要研究进展，包括炮制工艺与辅料、理论与原理、新饮片与新设备、国内外研究进展和学科发展趋势与展望。专题报告共10个，分别为：中药炮制的传承、中药饮片创新研究进展、中药饮片炮制设备及智能化生产研究进展、中药炮制化学研究进展、中药饮片质量控制研究进展、中药生物炮制研究进展、中药炮制所致药性变化研究进展、毒性中药炮制研究进展、中药炮制辅料研究进展、中药材产地加工与炮制一体化研究进展。

学科发展报告项目是中国科协于2006年创立的，以推进学术建设和科技创新为目的，组织所属全国学会发挥各自优势，聚焦全国高质量学术资源，凝聚专家学者的智慧，依托科研教学单位支持，形成了具有重要学术价值和影响力的学科发展研究系列成果，每2年编写一次。《2018—2019中医药学科发展报告：中药炮制》是由中华中医药学会中药炮制分会独立撰写的，为首次由分支机构独立承担的学科发展报告。贾天柱教授作为首席科学家，组织来自全国各中医院校的63名中药炮制专家组成编写团队，经过大调查、大总结、大提高，历时2年编写出版了《2018—2019中医药学科发展报告：中药炮制》。该学科发展报告不但反映了行业发展概况，同时极大地激发了炮制人的教学与科研热情。

（64）《中药发酵技术》，江云、任玉珍、高慧，中国中医药出版社，2020年10月出版。

该书的编撰是基于国家中医药管理局2015年中医药行业科研专项"六神曲等7种中药发酵技术及规范化应用研究"项目的研究结果完成的；该书从中药发酵技术的历史和研究进展，六神曲、炮天雄、百药煎、胆南星、淡豆豉、红曲、半夏曲的发酵技术研究，发酵类中药现代研究展望等多个方面进行了系统阐述，是一本对从事中药炮制技术研究的学者和即将从事中药炮制技术研究的学生有价值的参考书。

（65）《百药炮制》，赵中振，中国中医药出版社，2020年11月出版。

该书总论部分概述了中药炮制的历史沿革与研究进展，各论部分收录113味常用中药的255种饮片，按药物来源顺序，即植物类、动物类和矿物类编排。每味中药收载的主要内容有：药材名称、来源、性味功效、饮片比较，对部分炮制品的近现代研究及临床安全用药注意点的评注，以彩色照片展现中药饮片的主要性状鉴别特征，并重点比较不同规格炮制品间的性状差异，加深读者对中药的认识和记忆。

（66）《中药炮制简史》，陈缤、贾天柱、王祝举，辽宁科学技术出版社，2020年12月出版。

该书为业内第二部获得国家科学技术学术著作出版基金资助的专著。全书总计300千字，共分为5章。《中药炮制简史》对中药炮制发展历史进行了整体、系统且脉络清晰的研究，从炮制工艺、炮制工具、炮制人物、炮制理论、炮制辅料以及炼丹术等角度，探寻、揭示中药炮制学发展的内在规律。

《中药炮制简史》的编写共分为5部分：第一章引言，对古代中药炮制学的发展衍变全景作总体性的介绍；第二章炮制技术发展概要，整理从春秋战国至清代中药炮制工艺、专著、工具、人物等的发展历史；第三章中药炮制辅料发展概要，考察历代的液体辅料及固体辅料的应用情况；第四章传统的中药炮制理论，不但考察了炮制工艺作用论、炮制生熟论、辅料作用论、中药制药论、炮制论、药性变化论的形成及历史衍变情况，而且收集了明清医家著作中散在的关于中药炮制的不同见解，并加以对比，从而体现这些传统炮制理论的形成、发展及继承情况；第五章炼丹术与中药炮制，考察了炼丹术的发展历史、炼丹术与本草、炼丹术与中药炮制之间的联系。

该书的内容涵盖了中药炮制学历史发展的绝大部分内容，反映了中药炮制历史发展的概况。该书可以开拓今后中药炮制的研究思路，同时为新工艺新方法探寻理论基础等。作者在撰写《中药炮制简史》的过程中，深入挖掘各个时期的历史资料，不拘泥于中医药类的古籍，对炼丹术及大型书目等多学科的文献也均有涉猎，其目的在于理清中药炮制学的发展脉络，研究其发展变化的具体形式、内容、过程等，从而探寻中药炮制学发展的内在规律。

（67）《实用中药炮制学》，朱胤龙、陈萍，陕西新华出版传媒集团、陕西科学技术出版社，2021年1月出版。

该书1208千字，分总论和各论2部分。总论部分7章，主要论述了中药炮制发展简史，中药炮制的基本理论，中药炮制的基本方法，炮制对中药性能的影响，中药饮片的质量要求，中药饮片的贮藏与养护知识等。各论部分12章，根据药用部位分类，阐述了中药的炮制方法、成品性状、质量标准、炮制研究、化学成分、药理作用、临床应用等内容。

（68）《〈本草纲目·修治〉新编》，刘艳菊、王光忠，湖北科学技术出版社，2021年5月出版。

该书分为总论和各论2部分，总论简述《本草纲目》对炮制发展的贡献及影响；各论按原著的分类法设有原文、古代炮制、现代炮制、研究概况几部分，对《本草纲目》"修治"项所涉及的品种及炮制方法进行梳理，客观评述李时珍对前人方法的修辑和对当今炮制技术发展的影响，以"修治"为依据梳理古今炮制方法传承脉络。

（69）《临床中药炮制学》，胡昌江，中国医药科技出版社，2021年6月出版。

全书共25章，700千字。该书主要围绕中药炮制前后的不同功效和不同临床应用展开，注重炮制对药性及临床疗效的影响，突出中药炮制前后临床运用的区别。全书分为总论和各论，总论为对中药炮制发展历史、基本理论、基本技术等的一般介绍；各论为了突出"临床应用"的特点，药物编排按功效分类，收载250余种药物的炮制方法及其不同的临床应用，生饮片直接入药者原则上不予收录。注重临床应用实际，各炮制品突出临床应用，使中医师临证时，能根据辨证施治的要求，正确选用炮制品，更加符合立方用药的宗旨和法则，使其有的放矢，充分体现"理、法、方、药"整体观，突出中药需炮制入药优势，提高治疗效果，并使精湛的中药炮制技术得以传承，也为实现中药饮片临床应用规范化、合理性提供服务。全书内容丰富，理论深厚，描述清晰，对传承药工工匠精神、丰富中药炮制学科内容、规范化炮制品临床应用具有很强的实际指导意义，对中药炮制技术传承与创新发展、丰富和发展中药炮制理论、提高中药临床效果具有重要的意义。

（70）《历代中药炮制技术及其理论概要》，王英姿、肖永庆，中医古籍出版社，2021年10月出版。

全书字数1290千字，在国家中医药管理局非物质文化遗产保护项目"中药炮制技术"文献研究成果的基础上编纂而成。针对"古代炮制文献资料多散在炮制专著、本草著作和医方书中，查阅极为不便"的问题，作者搜集了现存的汉至清末流传较广的近200部医籍，以文字概述与表格分类相结合的形式整理了历代中药炮制技术及其理论。对每个朝代所采用的大类炮制方法进行拆解，并对采用该法进行炮制的药物进行统计，是该专著的一大亮点。这是一部难得的中药炮制技术非物质文化遗产保护传承专著。

（71）《海南习用药材初加工与饮片炮制》，林天东、唐菲，海南出版社，2021年10月出版。

该书是海南省第一部以习用药材初加工与饮片炮制为主题的研究书籍。共收载138种海南习用药材的初加工与炮制方法，分别从基原、植物性状、海南地方收载等方面进行详细介绍。收载的海南习用药材分为传统使用的品种和当代民族地区收集整理的品种2大类。结合海南省中医医疗机构对饮片的炮制经验，特别是海南省中医院在海南行政区时期对习用饮片的炮制经验，通过大量的植物、药材和饮片的图片详细介绍了地产饮片的炮制过程，如沉香的水制、降香的水火共制等。

（72）《姜保生中药炮制与调剂经验辑要》，姜保生、戴衍朋、石典花，人民卫生出版社，2022年1月出版。

全书227千字，共23章。该书介绍了中药饮片炮制的目的与意义、炮制对中药性味和毒性的影响以及炮制用的辅料、炮制实践经验要领等；并介绍姜保生对净制、切制、炒法、炙法、烫法、煨制、明火煅、焖煅炭、蒸制与炖制、煮法、燀制法、提法以及其他制法的炮制经验，收录了诸多不同于现行药典收载相关品种的传统炮制方法和药典未收录的特色炮制品种，非常值得从事炮制科研和药典标准制定的工作者进一步考证和深入研究，同时介绍了中药饮片调剂，包括中药调剂、处方中常见的俗名、异名及处方应付、毒性中药与禁忌、斗橱谱以及怎样做好调剂工作。该书凝结了姜保生先生毕生的宝贵经验，具有非常强的实用性和指导性，是学习传统中药炮制技术和经验的重要参考资料。

（73）《中药标准饮片概论》，肖永庆、刘颖，科学出版社，2022年6月出版。

该书从"中药标准饮片"的概念、中药产业发展对标准物质的需求、中药标准饮片作为标准物质用于中药质量控制较现有对照品的优势、如何按照标准物质的属性要求进一步完善标准饮片、如何制备和运用标准饮片等方面概述了中药标准饮片研究的全过程。中国中医科学院中药研究所中药炮制研究团队向科技部提出建议，立项进行"中药标准饮片制备技术规范的制定"的研究。"中药标准饮片"以其可溯源的原料药材、规范化的炮制工艺和稳定可控的质量标准，作为标准物质应用于中药质量标准化控制体系，可作为药品管理和检验机构的执法标准，为中药生产、流通和使用单位提供质量检测标准物质，保障中药质量及其临床疗效的安全、可靠。以"中药标准饮片"的科学数据信息建立的"标准饮片数据库"，可为中药行业提供信息共享服务，推动中医药产业的发展，必将产生良好的社会、经济效益。

（74）《中药采制与炮制技术传承集要　第一集　毒性中药篇》，林华、曹晖、钟燕珠，人民卫生出版社，2022年7月出版。

中药采制与炮制是在中医药理论的指导下，按中医用药要求将原料加工成中药材并再加工成中药饮片的传统方法和技术，是中药传统制药技术的集中体现和核心，承载着中国几千年传统文化的结晶，同时又蕴藏着丰富的非物质文化内涵。该书从分散的本草医药历史资料中整理出极具代表性的毒性中药采制与炮制技术，还原中医独具减毒增效特色的饮片历史全貌。全书分总论和各论2篇。总论收载中药采制与中药饮片炮制各类法则的变化发展历史脉络以及炮制用辅料的品种、法则。各论收载的品种来源于国务院颁布的《医疗用毒性药品管理办法》中的毒性中药，《中国药典》（2020年版）标注了大毒、有毒和小毒的中药，以及现代的毒性中药，按药用部位和制备工艺分为11大类。每味中药在品名之下分别按采制沿革、炮制规范2大部分编写。采制沿革包括来源、采制、品质、贮藏4大内容；炮制规范基本包括古代炮制法则、现代炮制经验、现代炮制规范、饮片性状、性味与功效、使用注意、现代毒理学研究、现代炮制机制和炮制工艺研究及参考文献。

（75）《中药炮制技术解析》，吴纯洁，中国中医药出版社，2022年10月出版。

全书共20章，160千字。该书主要围绕中药炮制技术在生产中的应用研究，联系中药饮片产业的实际状况和发展方向，针对中药饮片加工与炮制过程中存在的工艺技术问题，在广泛调查研究、收集材料、总结经验、分析归纳的基础上，本着新颖、实用、深入、系统的宗旨，采用提出问题、分析问题和解答问题的形式，在理论与实践的结合上达到内容创新与形式创新的统一。书中既有中药炮制基本理论与基本技术的一般介绍，又注重贴近生产实际，努力挖掘中药炮制工艺技术中的难点和问题，提出解决问题的基本思路，寻找解决问题的有效方法，探讨中药饮片生产的基本规律，具有针对性、可操作性，力求做到科学性、知识性、创新性、实用性并举，以期为中药饮片领域的同道们提供有价值的参考，满足不同层次教学的需要和不同层次读者的需求，为实现中药饮片规范化、规模化、现代化生产服务。

（76）《建昌帮中药传统炮制法》，梅开丰、张祯祥，人民卫生出版社，2022年10月出版。

该书深入系统地探讨了建昌帮药业及炮制发展史，归纳了建昌帮药业的类型与炮制特色。全书共分总论、各论2部分。总论收载建昌帮药业及炮制简史，传统炮制工具、辅料、方法及其应用，以及传统中药养护保管方法。各论以介绍炮制方法为主，收载各炮制法具有代表性的中药109种。

（77）《王琦中药研究学术思想述要》，李群、王琦、张会敏，山东科学技术出版社，2022年12月出版。

全书449千字，共6章。该书分上、下篇，上篇介绍了王琦研究员的中药研究工作、中药研究求索之路、中药研究科学思维，下篇汇总了王琦研究员的科研项目及主要学术论文、中药学术著作及内容简介等。该书通过汇集整理王琦研究员从业几十年科研经验、学术观点和思想，以及大量的科研技术、学术资料、珍存实物等内容，使其宝贵的中药炮制专业思想、诚挚的敬业精神、认真的科学态度得以保留长存，便于学术交流，为中医药科研人员提供了借鉴和启迪。

（78）《实用中药饮片临方炮制经验集》，刘艺、邓德强、许忠、李志辉，新疆人民卫生出版社，2022年12月出版。

该书是对乌鲁木齐市中医医院老一辈炮制工作者的炮制理论、经验及方法进行整理记录。该书收录了具有代表性炮制理论和经验及方法的常用中药饮片70种，主要以文字形式讲述饮片来源、炮制方法、成品性状、炮制作用、炮制研究、炮制经验，以图片形式进行中药饮片炮制前、中、后步骤演示。该书中处方用名为常用中药炮制品名称。炮制方法采用传统炮制工艺及现代中药常用炮制工艺，实例解析了中药饮片炮制的工艺流程和关键步骤。成品性状通过文字和图片相结合的形式，鲜明直观地对比中药饮片炮制前后性状变化。炮制经验由上一辈炮制工作者亲自指导并加以总结与整理。最后收录的20种新疆特色习用中药饮片，目的是让大家对新疆地方中药饮片的性味、特色辅料、特色炮制方法有初步的认识。

（79）《齐鲁中药炮制技术辑要》，张学兰、刘波，山东科学技术出版社，2023年3月出版。

该书由总论、各论、参考文献和索引4部分构成，全书共820千字。总论包括4章内容。第一章介绍齐鲁中药炮制的起源与发展概况，按年代介绍齐鲁对我国中药炮制学的贡献，归纳总结齐鲁中药炮制技术特色与特色炮制品。第二至四章分别介绍中药炮制理论及中药炮制目的，齐鲁中药炮制常用辅料，齐鲁中药炮制方法。各论对688种中药单味药物进行综合叙述，每个品种项下列有来源、炮制方法、成品性状、性味与归经、功能与主治、炮制作用、用法与用量、注意、贮藏等。各论所列品种均为历版《山东省中药炮制规范》和《山东中药炮炙经验汇编》收载的品种，按用药部位以根及根茎类、果实种子类、全草类、叶类、花类、皮类、藤木类、菌藻类、树脂类、动物类、矿物类、其他类等依次叙述。

（80）《川产道地药材炮制与临床应用》，胡昌江、陈志敏，四川科学技术出版社，2023年6月出版。

该书为业内第三部获得国家科学技术学术著作出版基金资助的专著。全书分上、下两篇（上篇5章，下篇100味药物），共550千字。该书主要围绕川产道地药材炮制技术与临床应用进行系统总结，注重道地性探源，炮制技术的传承，突出中药炮制前后临床运用的区别。全书分为总论和各论，总论对道地药材的形成和认知、产地加工、中药炮制目的与传统制药原则、中药炮制与临床疗效以及川派炮制特色进行了介绍；各论介绍具体药物，根据《四川省中药产业发展规划（2018～2025）》公布的86味川产道地药材，结合发酵、发芽、干馏等特色炮制技艺，共收载药物100种，从药材来源、道地性探源、产地加工、质量要求、炮制沿革、药性与性味、临床与应用、处方配给、使用注意、炮制研究、按语等方面进行了系统阐述。突出了川产药材的道地性，以及药材已有的炮制方法，并注重各炮制品的临床应用实际，体现生熟异治，以满足中医师临证时的临床用药要求，正确选用炮制品，突出中药需炮制入药优势，提高治疗效果，并使川派中药炮制技术得以传承与发展。该书以"道地-炮制-临床"科研传承为主线，突出道地药材的炮制与临床应用，独具匠心，具有创新性、先进性和实用性。全书内容丰富，对川派中药炮制技术的抢救、传承与推广以及丰富中药炮制学科内容具有重要的实际意义。

（81）《中国中药饮片产业发展报告（2022）》，任玉珍、吴宪、江云，北京科学技术出版社，2023年11月出版。

全书226千字。该书首次系统整理了自中华人民共和国成立以来，尤其是"九五"时期以来的中药饮片产业发展历程；清晰地呈现了中药饮片产业发展的政策环境及发展现状；梳理了"七五"时期以来中药饮片产业在炮制技术规范化、工艺技术装备提升和创新、饮片质量标准提升及科研成果在产业的应用等方面的情况；介绍了中药饮片产业人才队伍的建设情况（包括高层次人才及产业一线技术工人的培训情况）；整理了中药饮片标准体系、炮制技术规范和炮制生产设备的标准化进程，中药配方颗粒产业发展概况，以及产业延伸服务发展现状；通过深入分析中药饮片产业现状和发展趋势，明确提出了中药饮片产业发展应对措施，为中药饮片产业的高质量发展提供借鉴和指引。

3

第三章
中药炮制学术人物

现代炮制学科的发展，是新中国成立后一代代炮制人及其相关学科同仁锲而不舍、辛苦耕耘的结果。炮制前辈们通过政策制订、学科建设、科学研究、教材及专著撰写、后备人才培养等，在不同方向发挥个人所长，共同为炮制学科的发展和创新贡献力量。他们矢志不渝的坚持，奠定了炮制学科发展的良好基础。他们的学术思想如繁星般熠熠生辉，照亮了炮制学科的发展道路。

本部分精选全国各地在炮制领域有代表性的学术人物，简述他们的生平、主要学术思想和学术成就，旨在让读者深刻了解炮制学科的发展历程，感恩炮制前辈为学科建设付出的诸多努力，为炮制学科的守正创新作出当代人应有的贡献。

王孝涛

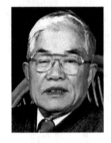

王孝涛，男，1928年6月15日出生于浙江省平阳县。1947～1951年浙江医学院药科毕业；1951～1953年 卫生部中央卫生研究院中国医药研究所生药室，研究实习员；1954～1959年 卫生部中医研究院中药研究所生药室，助理研究员；1959～1963年 卫生部中医研究院学术秘书处情报室，助理研究员；1963年至今 中国中医科学院中药研究所炮制室，副研究员、研究员、资深研究员、首席研究员、荣誉首席研究员。

（一）主要贡献

王老从事炮制教学科研70余年，享受国务院政府特殊津贴，2007年被文化部确定为首批国家级非物质文化遗产"中药炮制技术"项目代表性传承人。2009年获非物质文化遗产保护工作先进个人称号，担任中华中医药学会终身理事、中华中医药学会中药炮制分会名誉主任、中国中医药协会中药饮片专业委员会名誉主任，第一～二批老中医专家学术经验继承工作指导老师，第四～七届国家药典委员会委员，第六～九届政协全国委员会委员。他为创建和完善中药炮制学科和实现传统炮制技术现代化作出了突出贡献。

主持编著的《中药炮炙经验集成》《历代中药炮制资料辑要》《历代炮制法汇典》等专著将2000余年中医药文献和500年来仅靠师徒间世代口传心授传承的炮制技术经验总结整理，并转变为文字资料，这些专著也成为各省市区颁布地方炮制规范的源头资料；主持编订的《全国中药炮制规范》是我国第一部全国性的、法定性的炮制规范蓝本。积极参加《中华人民共和国药典》编写工作，历任四届药典委员，首次完成、增补、完善了《中国药典》1963年版中药饮片炮制工艺和饮片质量标准部分，为中药饮片、炮制工艺立法作出了巨大贡献，为炮制技术的传承和科研，饮片的标准化规范化奠定了基础。

1. 学科建设

王老作为中药炮制学科的开路人、奠基人，被誉为中药炮制学界泰斗。中药炮制作为制备优质饮片的一门原创性的传统制药技术，是在中医临床辨证用药的基础上发展而形成的。中医临床传统采用饮片入药组方，这是中医用药的特色所在，这与西方医学采用单一生药入药有较大的差别。当前除《中国药典》收载了中药饮片为法定药品外，世界各国药典，尚未见有相类同的药品。正由于现代药学中还没有相应的学科，早在20世纪50年代，各中医高等院校中药系虽列有由中药老师傅讲授的中药饮片炮制这门传统制药技术，但是在中医药界的老师、教授中对中药饮片炮制技术的学科归属，认识不很统一，时有所争论。有老师、教授认为可归并入生药（药材）学科中，而多数生药学科老师、教授却提出不同意见，认为生药（药材）学主要在于中药材的真伪优劣的辨认，重在中药材品种、质量的科学鉴定，而中药饮片炮制属于中药制药的范围，不宜归并入生药（药材）学科。同时也有老师、教授认为可并入中药制剂学科，而药剂学科的老师、教授认为药剂学科主要在于中药成药各种剂型的研制以及给药途径的研究，而饮片炮制属于中药成方制剂的原料药的处理和制备范围，也不宜归并入药剂学科中。当时王老正考虑基于这门技术的特色，能否建立一门新学科的问题，他查阅相关学科分列的文献，赞同有学者提到学科分科是"分科是形式，主要决定于内容"的见解，由此他根据中医传统是采用饮片入药组方的辨证用药的特色和有丰富独特的炮制技术内容，既有别于生药（药材）学科，又有别于中药制剂学科的内涵，饮片也正是制备中医成方制剂的原料药（处方药），大胆提出了完全可创立一门中药炮制新学科的主张。在20世纪60年代的一次全国中医药高等院校武汉会议前夕，有老师向王老征求饮片炮制如何分科意见时，王老认真论述了自己对创立中药炮制新学科的建议。后来高校武汉会议通过了中药炮制单列新学科的建议。

2. 科学研究

20世纪70年代开始王老研究组在较全面继承整理古今中药炮制技术资料的基础上，组成专题研究组，持续10多年开展了毒性中药炮制的科学研究，他首选了天南星科的半夏、水半夏、白附子、天南星、虎掌等中医常用的化痰止咳药，在这些药物的炮制历史沿革、原理、工艺及饮片质量标准、炮制化学、炮制药理以及临床验证等多学科综合研究方面均有所建树，1986年起指导并完成"六五""七五""八五"国家科技攻关项目，同时指导"微机程控炒药机"等炮制新设备的研制，获国家级科技进步奖、部（局）级科学技术进步奖10余项。

3. 人才培养

联合培养台湾籍中药炮制学博士（李春兴）、全国第一位炮制学硕士（于留荣）、第二批老中医药专家学术经验继承人（曹晖）等10余名学生，为北京中医学院中药系"全国中药炮制师资学习班"、石油化工部"西药学习中药班"、北京军区后勤部直供部主办"中医中药学习班"，以及日本、马来西亚、泰国、韩国、朝鲜、越南等来华进修班的留学生、进修生讲授炮制学。

4. 学科传承

王老1963年带教山东中医药研究所炮制进修生1名（冯宝麟），1964年带教陕西省中医药研究所炮制进修生1名（姚福汉），2005年北京康仁堂药业师带徒2名（吴玢、付静），2010年四川新荷花师带徒3名（江云、冯斌、付东生），2011年四川好医生集团师带徒1名（耿福能），2012年中国中医科学院第一批"名医名家传承项目-王孝涛学术传承研究室"收传承人3名（程明、李娆娆、张志杰），2014年福建承天药业收传承人3名（熊斌、谢瑞华、傅驿钦），2015年广东省中医院和康美药业收传承人4名（林华、钟燕珠、龚又明、许海清），

2016年河南东森药业收传承人1名（杨春雨），2016年天津中医药大学附属第二医院收传承人1名（邹爱英），2016年暨南大学和广东药科大学收传承人4名（张英、吴孟华、马志国、孟江），2017年广州香雪制药有限公司和安徽亳州沪谯药业有限公司收传承人5名（张洪坤、黄玉瑶、康志英、郭长达、王艳慧），2019年景德中药收传承人3名（徐葱茏、刘明贵、王江），2020年北京市药检所收传承人1名（范妙璇）。

（二）主要学术思想及观点

1. 将传统炮制技术中口传心授的经验转变为文字资料

王老主持编著的《中药炮炙经验集成》《历代中药炮制资料辑要》《历代炮制法汇典》等专著，将2000余年中医药文献和500年来仅靠师徒间世代口传心授传承的炮制技术经验总结整理，并转变为文字资料，也成为各省市区颁布地方炮制规范的源头资料。以上是代表着古今传统中药饮片炮制技术的3部专著，为全国继承中药饮片炮制学术遗产作出了贡献。并为当今开展中药炮制的科学研究提供了极有价值的技术资料，一直得到中药炮制同行的好评，确为中药炮制学科的发展奠定了扎实的基础。

2. 提出"中药采制控质论"的见解

王老在药材产区向老药农调查总结采药、种药和制药过程中控制药材质量的经验，较系统地指出了中药材的生长区域、生长期（年）限、采药季节、干燥条件、储藏期限等因素与其药材质量密切相关。

3. 提出"中药炮制制毒增效论"的见解

王老认为应重视中药炮制技术的继承整理和科学研究。要在全面继承、总结传统中药炮制技术的基础上，采用现代科学技术进行系统的研究，并把中药炮制法则内容纳入中药饮片生产质量规范，进而促进中药炮制的规范化和标准化。

撰稿：曹　晖
审稿：张　丽　贾天柱

王正益

王正益，男，中共党员，1942年12月出生于四川营山县。1961年考入成都中医药大学药学系中药专业，1965年毕业。1965～2001年　河南中医学院制药或炮制教研室副主任，主任。

（一）主要贡献

王老1965年大学毕业后一直在河南中医学院从事中药炮制教学、科研工作，长达40余年，始终坚持真理，敢于分析不同学术观点，积极推动学术发展。制定了21世纪中药高等教育培养目标、课程方案，培养学会生存、学会学习、学会创造、学会做事的"四会"中药人才。"面向21世纪中药专业高等教育改革研究"获省教学成果奖一等奖，为我省中医药现代化发展、中药炮制技术的传承创新、人才培养作出巨大贡献。

王老主编的全国高等医药院校中医药系列教材《中药炮制学》，首次系统简明地论述了中药炮制与临床的关系、炮制对药物的影响，充实了中药炮制学的传统和现代理论和方法，突出了科学性、实用性。他曾被国家、省中医药管理局聘为中药理论及技能大赛评委、科技评审委员、炮制专家组组长。长期以来，王老始终注重学术的传承与创新，常发表论文、申报课题，共编著《中药炮制应试指南》《中药材经营》等3部，在国家核心杂志及国内外学术会议发表论文《斑蝥不同部位微量元素的研究》等80余篇，获部科技成果奖二等奖、三等奖各1项，省教学成果奖一等奖1项，厅级科技奖二等奖1项，三等奖5项。他是河南省中药炮制学科的学术带头人、奠基者。

1. 学科建设

王老从1965～2001年担任河南中医学院制药或炮制教研室副主任、主任，曾任河南中医学院药学院学术委员会委员、全国高等医药院校中药类系列教材编审委员会委员、全国高等中医药院校中药炮制学教学科研研究会副理事长、全国中药炮制学专业委员会委员、中国科协专家委员会专家、河南省政协六、七届委员，第八、九届常委。

2. 科学研究

1986年起王老陆续开展了"斑蝥炮制的研究"，经化学、药理和临床研究证实抗癌碱制助溶增效减毒炮制新方法、新辅料、新理论的研究在国内外未见报道，具有领先水平。在学术和生产技术上有重大建树和创造，是河南省有史以来唯一获得国家中医药科技进步炮制奖的人，也是全国中医药院校率先获得国家中医药科技进步炮制奖的开创者。

（二）主要学术思想及观点

1. 融会川豫炮制技术特点

王老具有丰富的川帮炮制技术文化积淀，始终铭记"八会炮制，火候详细，太过不及，安危所系"，重视中药炮制火候对饮片功效的影响，融会川豫炮制技术特点，建立斑蝥、桔梗烘法新工艺，创新炮制技术，1990年起开展"天南星产地加工炮制的研究""禹南星产地加工炮制""虎掌南星的炮制"等研究，引领河南省产地加工炮制技术研究，其中"禹南星产地加工炮制"的科研成果荣获省中医药科技成果奖三等奖。

2. 重视炮制，创新科学研究

王老从事教学、科研工作40余年，担任教研室主任32年，时刻站在河南省炮制学术创新的前沿，与时俱进。1984～1987年，王老负责"痹苦乃停和痹隆清安治疗顽痹"的两种药的研制，荣获1986年度全国（部）中医药重大科技成果奖乙级奖；1986年起，主持了"七五"国家重点攻关项目中有毒药材《斑蝥新法炮制研究》的设计和实际工作，对斑蝥炮制历史、毒性、药理、成分、烘法、碱法新工艺进行了系统全面研究，搞清了历史沿革，优选了新方法、新工艺，制订客观质量指标等，《斑蝥烘法新工艺研究》《斑蝥碱法炮制新工艺研究》均经国家级、省级同行专家鉴定，荣获河南省医药科技进步奖三等奖、国家医药科技进步奖、

1992年度全国（部）中医药重大科技成果奖三等奖。1989年起陆续开展"怀地黄、怀菊花饮片质量标准的研究"并荣获1997年度省中医科技成果奖二等奖，"鲜地黄汁炮制保鲜""禹南星产地加工炮制""热参地上部位研究"等4项科研成果荣获省中医药科技成果奖三等奖，为创新和规范豫产药材的饮片质量标准研究提供范例与学术指引。

3. 履行政协参政职能，关注炮制发展

青春献给河南，终生奋斗中原。王老是河南省六届、七届政协委员，八届我省中医药界唯一的常委，积极参政议政，发挥政协委员的业务专长，针对社会热点问题，先后撰写第41号《变怀药资源优势为商品优势》，第43号《重视科研成果的推广应用》，被省政协从551件提案中精选62件汇编成《提案办理情况选编》（P9.12，河南省政协提案委员会编印，1993.2.1）。《严打伪劣药品，确保用药安全有效》被省政协七届一次会议提案摘报（二）第5页全版转载（大会秘书处，1993.4.17）。自1995年至2006年多次针对我省中医药事业的发展献计献策，为弘扬传统中医药特色技术谏言立论。如河南省政协九届一次会议666号提案，九届三次会议394号提案，九届二次会议414号提案均被评为优秀提案，并且在河南省政协九届一次会议大会发言：发挥中医药优势加强艾滋病防治，省政协九届三次会议大会发言：发展中医中药实现中原崛起，省政协九届四次会议大会发言：落实科学发展观加快中医药发展，政协九届十八次常委会发言：建议树立健康是和谐的理念。并为制订《河南中医条例》出了力，做了调研，提了案。2001年在"两会"撰写"中药现代化高校应是生力军""中药饮片炮制管理不应忽视"的大会发言，提案27件。曾提出：调整产业结构，发展中药农业；建议拓展中医药旅游资源，弘扬传统中医药文化遗产等观点。为我省中医药现代化、发展中药农业、发挥中医药文化优势、传承创新中药饮片炮制技术等出谋划策。

撰稿：张振凌
审稿：张　丽

王　琦

王琦，男，1935年10月出生于河北省邯郸市临漳县。1959年考入河南中医学院中药系，于1963年毕业。1963～1998年　山东省中医药研究所（现山东省中医药研究院），研究员。

（一）主要贡献

王琦在山东省中医药研究所（现山东省中医药研究院）从事炮制科研36年，是新中国成立后山东中药炮制学科现代研究的奠基人之一，创立了中药炮制研究的"山东王琦模式"。

1. 学科建设

"七五"期间，王琦研究员作为国家中药饮片攻关协作组副组长，负责主持攻关方案的制订和项目指导。在"七五"至"十五"期间，王琦先后主持承担国家科技攻关项目以及多项省部级、厅局级课题，作为主要成员参加了多部国家中药炮制法典及多版《山东省中药炮制规范》的编纂工作，主编和参与出版了《古今中药炮制初探》《中药饮片炮制研究与临床应用》《现代中药炮制与质量控制技术》《实用中药饮片炮制彩色图谱》等著作。

王琦作为山东炮制研究会会长和山东中药学会副主任委员，积极负责组织、筹备，在济南、淄博、青州、济宁、滨州、蓬莱、莱阳、临沂等城市分别主持召开了"山东省中药暨中药炮制学术交流会议"，并在每届交流会议前将百余篇论文编辑成论文集，供与会代表交流讨论。每届会议均有百余名代表参加，通过学术报告、论文交流、代表座谈讨论等形式，提高了与会人员的学术水平、写作能力、业务技术、专业技能、职业素质，提升了炮制工作在各地市的影响力，提高了学术水平，此举当时在全国中药学术界独一无二，受到上级领导和参会者的欢迎和好评，对于炮制学科在山东的发展作出巨大贡献。

2. 科学研究

王琦自从事中药及其炮制研究工作以来，先后组织、主持、合作和参加了所级、厅级、省级、部级和国家级科研项目共计40余项。诸如"中药酒制类研究"首获原山东中医学院优秀科技成果奖（1982年），"七五"国家科技攻关项目中的"中药棕榈炮制研究"获国家中医药管理局科技进步奖二等奖（1992年），"中药制炭工艺及质量研究"获山东省科学技术委员会三等奖（1993年）；"八五"国家重点科技项目——"常用中药饮片研究"专题中"水蛭炮制研究"分别获国家中医药管理局和山东省教委的科技理论成果奖和科技进步奖一等奖（1997年）；"槟榔炮制研究"获国家中医药管理局的科技进步奖一等奖（1997年）；"乳香炮制研究"和"苍耳子炮制研究"均获国家中医药管理局的科技进步奖二等奖（1997年）；"常用中药饮片研究"专题项目荣获国家科学技术委员会、国家计划委员会、财政部颁发的"八五"国家科技攻关重大科技成果奖（1996年）；"中药蔓荆子炮制研究"和"中药山楂炮制研究"课题，分别获山东省卫生厅"八五"科技攻关项目的科技进步奖一等奖（1998年）、三等奖（1997年）等。

先后在国家级杂志和省级杂志等期刊发表学术论文近200篇，其中18篇获山东省科学技术协会（1989～1995年）的自然科学优秀论文学术成果奖，"十地区制川、草乌质量分析"获二等奖（1991年）、"棕榈炮制工艺研究"获二等奖、"正交法探讨吴茱萸炮制工艺"获二等奖（1993年）、"中药炮制作用的药理研究"（1985年）、"不同地区藕节炭的质量比较"（1995年）、"六种商品枳壳的质量分析"（1995年）等均获优秀论文学术成果奖三等奖。

王琦从业60多年来，先后获得山东省卫生系统科技拔尖人才、山东省优秀科技工作者、全国卫生系统劳动模范、山东省政府党工委优秀中共党员、山东省卫生厅机关党委优秀共产党员等诸多荣誉称号，为全国名老中医药专家带徒导师，终身享受国务院政府特殊津贴专家。

王琦曾兼任全国中药炮制科学研究会副秘书长、山东中药学会副主任委员、山东中药炮制研究会会长、"八五"国家科技攻关项目——常用中药饮片研究专题组副组长、中国中药企业管理协会饮片联谊会顾问、中国中药协会饮片委员会专家、国家中医药管理局特邀科技成果评审委员、国家医药管理局新药研究基金评审委员、国家自然科学基金委员会评审委员、卫生部第四届药品评审委员会委员等。《中成药》《中国中药杂志》《中药饮片》杂志编委、《中华医药学杂志》常务编委等。

王琦作为我国中药炮制研究的先行者、开拓者和长期实践者，是为数不多的至今健在的老一辈全国著名中药炮制研究专家之一，从业以来始终对中药炮制研究孜孜以求、矢志不渝、坚持不懈，到了执着、痴迷甚至忘我的程度，退休后依然心系中药炮制事业，日日关注着这个学科的发展，时时为这个学科的进步感到欣慰和自豪。在多年的中药炮制科学研究工作中，积累了丰富的科研经验、心得和体会，逐步形成了很多独有的学术见解和独到的学术观点。现在虽年近90岁仍坚持笔耕不辍，陆续提纲挈领地把自己的思路、想法和建议记录下来，编辑成册，进行交流，供从业者参考和借鉴。

（二）主要学术思想及观点

（1）中药炮制研究必须以继承为基础，应重视和加强传统经验和历史文献研究，没有继承就不会有发展。中药炮制的传承应包含中药炮制技术的传承（商品药材及辅料、加工方法及设备、成品饮片规格、传统质量标准、包装贮藏技术等）、中药炮制文化的传承（炮制文化的理念、传统特色的炮制工具、传统的炮制理论和原理、炮制的目的与作用、炮制的改革与创新、炮制品的临床应用等）以及中药炮制人才的传承，其中中药炮制人才的传承可分为5种方式，即人才培养的5种模式（口传心授模式、师带徒模式、专家工作室模式、传承基地模式和开办学府模式）。

（2）现代中药炮制研究分为"两个时期三个阶段"：以"七五"国家科技攻关课题设立为界线分为两个时期，"七五"之前是第一个时期，即炮制文献的考证、发掘和整理时期，称为"文献研究期"，从"七五"开始是第二个时期，即在文献研究的基础上，借助日益发展的现代研究手段、技术，进行炮制技术的优化与提升、炮制理论的验证、现代炮制设备的研制，以及以饮片质量控制等为核心内容的研究，称为"实验研究期"。三个阶段即治标阶段（"七五"至"八五"）、标本兼治阶段（"九五"至"十一五"）和治本阶段（"十二五"至今）。

（3）中药饮片的现代质量标准（化学成分的定性与定量）应与传统质量标准（成品的形、色、气、味）相吻合或一致（判断标准和根据为功效），现代中药饮片研究应加强中药治病的物质基础（四气五味、升降浮沉、五色与归经等）研究。

（4）现阶段"道地药材，遵古炮制"的观点已经过时，也不准确，更不符合现实。"道地药材"并不是原始和传统的同义词，"道地药材，遵古炮制"目前仅是一种商业形式的广告，它重视、强调了经营的药材是优质的，遵循传统的炮制技术和方法，我们应提倡道地但不拘泥于道地，坚持唯有药材的质量才是第一位的原则。

（5）辅料炒制法和辅料烫制法是两类不同的炮制方法，不能将这两类传统炮制技术混为一谈，更不能取消烫制法。中药烫制法作为独具特色的炮制方法，必须要继续传承。《中国药典》从2010年版开始将烫制法并入炒制法，取消了中药烫制类炮制技术，这样合并其实并不妥，建议修正。

撰稿：李　群
审稿：张　丽

王兴法

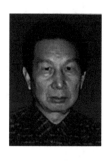

王兴法，男，1942年1月10日出生于江苏省常州市金坛区登冠公社紫阳桥。1961年9月至1965年7月，在南京中医学院中药学专业攻读学士学位，毕业后1965年8月进入上海中医学院工作。1965年8月至1980年5月任炮制教研组助教，1980年5月至1988年12月任炮制教研组讲师，1988年12月至2002年1月任中药学院炮制研究室副研究员。

（一）主要贡献

王老师从事中药炮制教学与科研工作37年。1986年辑校的《雷公炮炙论》为学习和研究中药炮制的重要参考书，1988年参与了《全国中药炮制规范》编写工作，1989年和1998年参与了《历代中药炮制法汇典》现代部分的编写工作，为上海中药炮制学科发展作出了积极贡献。

1. 学科建设

王老师参与创建了最初的炮制实验室，编写了《炮制实验讲义》，积极参与了上海中医药大学炮制学科的建设。

2. 科学研究

王老师的研究方向为中药炮制的文献、原理、工艺及质控标准，承担了"八五"国家科技攻关课题：中药甘遂炮制和质控标准的研究。在国内核心期刊发表研究论文7篇。

3. 人才培养

王老师为上海中医学院试点班的学生讲授中药传统的制药技术，为中药专业学生讲授中药炮制学，并多次接受学校公派到新加坡讲授与中药学相关的理论知识，为中医药文化的传播贡献了自己的力量。每年带教本科生做毕业专题，指导年轻教师如何查阅炮制方向的古代文献，为中药专业人才的培养尽心尽力。

4. 学科传承

王老师系统梳理了中药炮制历史沿革研究的思路和方法，对炮制的目的和原理进行了详细的阐述，首次以《证类本草》为底本，辑校了《雷公炮炙论》，基本再现原书面貌，并得到文献界的认可。该书成为中药炮制学科传承和研究的重要典籍，为中药炮制文献的继承和发展作出了重要贡献。

（二）主要学术思想及观点

1. 中药炮制研究应走"实践-认识-再实践"之路

王老师认为炮制方法被发明创造乃至被医家患者所共识并传代，临床效果是其根基。对于不同炮制品的临床应用范围相关知识，正是今日具有一定现代科学知识的新型中医药师们所缺乏的,王老师希望今后的炮制研究者深度挖掘古籍汤头方中脚注的炮制资料,去粗存精地借鉴古代医者的临床经验,使中药炮制在紧密结合生产的基础上,又紧密地结合临床,走"实践-认识-再实践"之路。

2. 中药炮制历史沿革研究必须要做到"一真二早三全"

王老师认为研究炮制历史沿革的意义在于承前启后,补缺完善。研究炮制历史沿革是一个很严肃的科学问题,必须用科学的态度来对待。由此,王老师提出了中药炮制历史沿革研究的思路和方法,指出研究炮制历史沿革,必须做到"一真二早三全"。真者,真实也,第一手资料、原始资料最为真实;早者,创始者也,一药一法的炮制文献资料在数代多人的书中体现,选用时,当取最早发明这一炮制方法、最先阐述其炮制作用、首先创立其炮制理论者;全者,齐也,要详尽地占有材料,在炮制原理尚未搞清以前,人为地舍弃或遗弃一些非重复性的材料,这不是研究历史沿革的思路和方法。

3. 中药炮制古籍文献资料查阅"三步走"

古代炮制文献资料的特点是散在,因此为了查阅到真实、全面的古代炮制文献资料,王老师提出了三步查阅法。第一步,先查阅古代的炮制专著,找到原始资料;第二步,查阅古代的本草药书,找到前人综合整理的炮制文献及对当时经验的总结编纂;第三步,查阅古代汤头方书,找到最早保存古代炮制方法的医籍文献,收集全面的古代炮制文献资料。资料整理时应先易后难,由简至繁、再删繁就简,古为今用。

4. 中药炮制研究应明确炮制目的及原理

王老师对炮制的目的和原理进行了详细的阐述,即炮制的目的是:改变药物性能,扩大用药范围;除去毒性烈性,保证用药安全;保留有效物质,提高中药疗效;变异形态结构,便于调剂、制剂。炮制原理,就是指中药材经过炮制后其内在物质发生各种变化而利于病的最基本、最原来的科学道理。他从化学成分角度对含有生物碱类、苷类、挥发油类、鞣质类及无机成分类中药的炮制原理进行了阐述,如延胡索醋制成盐、白芥子清炒杀酶保苷、芍药竹刀去皮防变黑、煅制石膏、明矾去除结晶水等。

撰稿:修彦凤

审稿:张 丽

叶定江

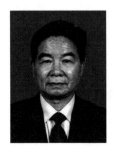

叶定江,男,1934年8月出生于浙江省宁海县。1953年考入华东药学院药学专业,1956年华东药学院更名为南京药学院,1957年毕业。1958年参加南京中医学院首届西医离职学习中医研究班学习。1957~1958年 南京药学院,助教;1961~1965年 南京中医学院;1966~1970年 无锡第五制药厂;1970~1973年 江苏新医学院,教学大队四连连长;1973~1975年 江苏新医学院,新药系副主任;1975~2000年 南京中医学院，中药系副主任，后相继晋升为讲师、副教授、教授、中药系主任。

（一）主要贡献

叶老师是中药炮制学领域著名专家，是南京中医药大学中药炮制学学科创始人、奠基人，所带领的中药炮制学科始终走在全国中医药院校最前列。曾任南京中医学院中药系主任，南京中医药大学中药学院院长，南京中医学院首批博士生导师，享受国家政府特殊津贴专家。叶老师是药学专业出身，后经过中医学理论的系统学习，积极投身于传统医学的现代化研究，为中药炮制事业的继承、开拓和创新奋斗60余载，为培养中药炮制后备人才作出了突出的贡献。

叶老师主编的全国第一本规划教材《中药炮制学》，为全国中药类专业和中医专业中药炮制学课程的教材建设进行了开创性的工作，奠定了全国《中药炮制学》教材的基本框架、编写思路和主要内容。1996年《中药炮制学》（中医药教育丛书）在台湾地区出版，对海峡两岸的炮制学科发展具有促进作用。参与主编的全国第一本中药炮制教材辅导用书"中医药学高级丛书"《中药炮制学》（第1版）和国家重点专著"中医药学高级丛书"《中药炮制学》（第2版），内容详实丰富，对中药炮制教学、科研以及临床应用具有较强的指导意义。致力于炮制师资队伍建设，把南京中医学院打造成卫生部中药炮制师资进修基地，为全国的中药炮制高层次人才培养和师资培养作出突出贡献，同时广泛接受国外学者进修，推动了中药炮制学的持续化、国际化发展。

1. 学科建设

叶老师经常下厂和下药房调研，学习炮制传统操作，收集老药工经验，并将其体现在1963年编写的《中药炮制学讲义》中。他始终秉持传承的目的在于创新，在参与编写教材时既注重传统理论经验的继承，也注意收录中药炮制的现代化研究。叶老师认为，传承和创新是中医药学发展的必由之路，应是螺旋式地渐进。首先是继承，到药厂和药房向老师傅学习，广泛阅读古代文献，厘清古人炮制的目的和历代炮制方法的沿革，对照现代炮制的目的，看是否存在差异，并找出原因，用现代科学技术进行评述和研究。当在科研和教学中遇到了问题，再进一步查阅古今文献和开展实验研究。无论是"炮制理论""炮制工艺""炮制辅料"还是"质量鉴定"等，均应随着时代的变迁和进步而不断创新，应充分借鉴古人的经验，创立中药炮制新的内容。如辅料和工艺不能局限于古人用的，凡是能提高疗效和降低毒副作用的辅料均可被认定为新辅料。这些观点和思路对中药炮制学科的建设起到了提纲挈领的作用，引领了中药炮制学的现代化发展。

2. 科学研究

叶老师将传统中医药知识与现代科研有机结合，在有毒中药炮制解毒、炭药的制炭工艺和炮制机制的研究方面取得丰硕成果，发表论文100余篇，主编和参编专著和教材12部。对常见的90余种有毒植物药进行分类比较，叶老师总结出5条有毒中药的炮制要点：①研究传统的炮制机理，不断加以提高；②应用中药配伍消除或降低毒性；③应用中西药配伍消除或降低毒性；④搞清成分的作用，去除有毒成分；⑤通过化学手段除去或降低毒性。运用现代科学技术进一步深入研究炮制对藤黄、草乌、半夏、三棱和马钱子解毒的影响，为有毒中药的炮制提供现代科学依据，其中"中药藤黄的炮制研究"获1995年国家中医药管理局科技进步奖二等奖，以及"八五"重大科技成果奖。叶老师从理论、实验、临床3个方面对中药炭药进行了深层次和全方位的系统研究，提出棕榈煅炭便于调剂制剂，增强止血作用，印证了古人"棕榈药用当以陈者为良"的用药经验。对20种中药炒炭前后的苯并［a］芘含量进行测定，提出炭药使用时若恰当或控制用量，就不具有致癌风险。

3. 人才培养

20世纪60年代，叶老师为解决本科生实验课程问题，白手起家建立全国中医药院校的首个中药炮制实验室，首创中药炮制实验课程，并带领年轻教师将现代医药学技术及理论引入传统中药炮制技术的科学研究和实验中。带领中药炮制学科团队连续举办3次全国炮制师资进修班，提高全国中医药院校炮制教学科研水平；接受国外学者进修，推动中药炮制的国际化交流。招收全国首批中药炮制学博士研究生吴皓（南京中医药大学中医药研究院院长、药学院院长，国家中医药管理局中药炮制学重点学科带头人）和崔箭（中国民族大学药学院院长）；合作培养了南京中医药大学中药学博士后流动站首个博士后郑维发；开展师承传授，培养了河南中医药大学中药炮制传承基地主任、河南省中药炮制技术中心主任、河南中医药大学中药炮制学重点学科带头人张振凌。

4. 学科传承

1961年叶老师调任南京中医学院中药系从事中药炮制教学工作，20世纪70年代末叶老师带领丁安伟、蔡宝昌开展炭药和有毒中药科研工作，将现代医药科学技术和知识引入传统中药炮制技术的合理性和科学性研究，目前南京中医药大学国家中医药管理局中药炮制重点学科的有毒中药及炭药研究方向，领衔全国同领域的学科，并不断创新和发展。

（二）主要学术思想及观点

1. 中药炮制研究应注重继承和发扬

中药炮制作为我国独有的、非物质文化遗产之一的一门传统制药技术，遵循中医药传统理论指导，源于中医长期临床用药的经验总结，是在临床实践中产生的。到药厂和药房向老师傅学习，阅读归纳整理古文献，是继承；明确该药古人炮制的目的，历代炮制方法的沿革，然后对照现代的炮制目的，找出差异的原因，并用现代的科学技术开展研究，这就是发扬。继承和发扬二者之间是反复来回和螺旋式渐进的。

2. 创新炭药的制炭工艺和炮制机制研究

叶老师认为应从理论、实验、临床出发，系统开展炭药研究，以现代科学技术考察活性和成分，探讨炭药炮制的影响因素及工艺。

撰稿：吴　皓

审稿：张　丽　贾天柱

傅宝庆

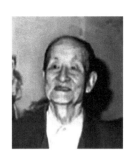

傅宝庆，男，1912年10月生，河北龙卢人。1926年，进入奉天（现沈阳市）万育堂做学徒，在此期间掌握了调剂、制剂的基本技能，并自学《药性赋》《汤头歌》《药性歌括四百味》《医学三字经》等医学书籍，掌握了中药的基本知识和鉴别真伪虎骨、牛黄、鹿茸、人参等贵细药材的技术。新中国成立后，进入辽宁省药材公司从事中药材鉴别、收购、生产等工作，并参与辽宁省药材资源调查项目，掌握辽宁省药材资源的情况，于1957年编写了全国中药学第一部指导药材收购、生产的专著《辽宁药材》。1958年，辽宁中医学院成立，傅宝庆调入该院从事一线教学工作。后晋升为副教授、教授，并成为国家中医药管理局首批全国名老中医药学术经验继承指导老师。

主要贡献

傅教授从事中药炮制研究近50年，积累了丰富的中药炮制经验，是全国著名中药炮制专家。傅教授为辽宁中医学院的中药炮制学科建设和人才培养作出了突出贡献，曾担任中华全国中医学会中药学会顾问和中国药学会辽宁分会副理事长等职务。为《中药通报》《中成药研究》编委。傅教授曾参加《历代中药炮制法汇典》（1986年）古代部分的审校工作，参编《全国中药炮制规范》（1988年）。

1. 学科建设

傅教授从教多年，主要讲授中药学、中药鉴定学、中药炮制学等理论课程及实验课，参与编写了第一版《中药炮制学》统编教材（上海科学技术出版社）、《中药炮制与制剂》等教材。注重改善学科基础条件，强调传统实验的重要性，坚持采用传统炮制工具及煤气热源炮制中药饮片，为我校的炮制学科建设打下了坚实基础。

参与多版《辽宁省中药饮片炮制规范》的制订与编写。

2. 科学研究

炒制技术研究：针对辽宁道地药材刺蒺藜的传统炮制技术演变以及炒制前后炮制作用差异进行古籍文献的整理，并提出种子类药材"捣碎入煎"的理论，"汤中煎剂用完物，皆劈破、碾碎入药。不碎，如米在谷中，虽煮终日，米岂能出哉"，此后研究人员相继开展了刺蒺藜、瞳蒺藜、酸枣仁等中药炮制工艺及原理的相关研究。

3. 人才培养

傅教授在教学过程中，重点抓实验教学，亲自带领学生上山采药，采集药用植物标本，建立中药标本室和中药炮制实验室。在讲授中药炮制课程时，除了理论教学外，还亲授蒸、炒、炙、煅等传统炮制技术以及炮制经验。傅教授对师资培养极为重视，他鼓励青年教师要紧紧围绕实验教学、课堂教学、毕业专题3个环节，不断提高教学和科研水平。他还经常帮助青年教师备课、修改讲稿，组织观摩教学，开展教学法研究。指导广西中医学院、大连、盘锦、黑龙江等地的众多进修生。因年龄关系，仅指导了贾天柱、胡丽萍两名硕士研究生。

1991年被卫生部确定为首批国家名老中医药专家继承指导老师，徒弟为纪俊元、徐连城，均为鉴定专业。傅教授参与编写的《全国中草药汇编》曾荣获全国科技奖，主编的《辽宁常用中草药手册》对普及中药知识，指导农村医生用药，具有一定的参考价值。

实践第一、理论并出、烂熟于心、运用自如，是傅教授的学术思想。傅教授向来重视实践，总是要求本科生、研究生到饮片厂去实践，真正学习到炮制技术。同时要根据实践中的体会，结合自己的研究成果，提炼炮制理论。对于传统炮制技术和理论都要深刻理解，全面掌握，如此，才能真正达到运用自如。

净制是饮片质量第一关，一定要把住；软化分档是常态，保留成分是关键。用固体辅料炒时，温度是影响质量的关键因素，时间是质量的保证，如麸炒白术、滑石粉炒阿胶、砂烫鸡内金、砂烫干姜等。液体辅料炙法的关键是辅料用量及润制时间，以吸尽润透为度，如蜜炙甘草、黄芪，酒炙大黄等。对同为蒙药也为中药的辽宁地产药材进行炮制研究，重在探究其本质的区别。如甘草、黄芪、黄精、黄芩、苦参、沙棘、龙胆、酸枣、五味子、柴胡等，这些品种也是目前本学科重点研究对象，对其炮制工艺及产地加工参数进行深入研究，并依据传统炮制理论，对其原理进行阐释。

撰稿：史　辑　贾天柱
审稿：张　丽

尼　玛

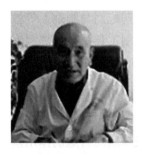

尼玛，男，1933年12月出生于青海省共和县，2022年3月逝世。10岁拜著名藏医大师罗桑朗多嘉措为师，通过学习《根本部医典》开始了藏医的学习；17岁获得著名藏医甲乙活佛的医书与医疗器械之后，对藏医产生了浓厚的兴趣。1954年1月拜老藏医诺果日却智和次成嘉措为师，学习《四部医典》的小三部医典和《晶珠本草》。1968年被青海省共和县政府派送到青海省中医院进修。返乡后，一边继续跟随次成大师学习，一边筹建甲乙合作医疗站，一边为牧民群众诊病，得到了当地民众的高度赞誉。1978～1983年　应省政府邀请至青海省高原医学科学研究所藏医科工作；1983～1985年　带头创办了青海省藏医院，并担任第一任领导职务。1985～2022年　任青海省藏医院副院长、名誉院长、首席专家、主任医师。

（一）主要贡献

尼玛大师从事中藏医药炮制及临床工作60余载。先后任青海省科学技术协会五届、六届委员会委员，青海省政协委员，2002年被评为青海省名中医，历任第一批、第二批、第三批、第四批、第五批全国老中医药专家学术经验继承指导老师，2007年被文化部确定为首批国家级非物质文化遗产"藏药七十味珍珠丸赛太炮制技艺"项目代表性传承人，2012年6月由中国非物质文化遗产保护中心授予"首批中华非物质文化遗产传承人薪传奖"，2012年5月由中国健康教育中心授予"我最喜爱的健康卫士"称号，2017年荣获"国医大师"称号。

尼玛大师首次试制成功了青海省首批藏药名贵药品——"七十味珍珠丸"，并在我省首次开展藏药"佐太"所需的金、银、铜、铁等八金八矿的炮制，成为青海首批知名藏医药专家。

尼玛大师是机械化"佐太"炮制学术思想和理论的开创者，自1987年从西藏措如·次郎大师处传承"佐太"炮制技艺以来，对传统"手工碾磨"流程实施"机械碾磨"工艺改造，有效缩短生产周期，提高了生产效率，降低成本，常年不辞辛劳，不计报酬，至今在甘肃、青海两省和西藏自治区无私传授此项技艺39次，其医德医风誉满雪域高原。

尼玛大师首次提出利用藏医药经典古验方，通过调养生息、平衡"三因"（隆、赤巴、培根）、协调阴阳、藏医泻脉疗法，形成通络止痛、抑制肿瘤、延缓病情的诊疗方法，创新推广藏医特色外治疗法，使藏医药对肿瘤疾病的诊疗取得了突破性进展，在中国藏医药发展史上占有重要地位，具有深远影响。

1. 学科建设

尼玛大师积极推动学科建设，先后任国家中医药管理局重点学科藏药制剂学、藏药炮制学学术带头人，开创和见证了藏医药学学科建设从无到有、从弱到强的历史进程，挖掘、整理、丰富了藏药学炮制理论和方法，注重实践操作并应用于制剂工艺中，开发和研制藏药新制剂100余种，至今仍广泛应用于临床。

2. 科学研究

尼玛大师在藏药炮制研发和采药、鉴别、筛选、配料、投料、加工制作、品种鉴定等方面都十分精通，是目前国内藏药传统炮制技术的名老专家、老行家。他传承的藏药七十味珍珠丸"赛太"炮制技艺和藏药"阿如拉"诃子炮制技艺，被列为国家级首批非物质文化遗产保护项目。多年来，他为了研发更多更好的藏药制剂产品，亲自带领制剂人员，先后走遍了平均海拔4000米的巴颜喀拉山、布尔汗布达山、祁连山等十几座大山，走访了青海塔尔寺、甘肃拉朴楞寺以及瞿檀寺等十几所寺院，采集藏药药材，学习藏药炮制工艺，生产出了一批批高效藏药制剂药品。

尼玛大师先后主持编写了《藏医临床札记》《藏医药选编》《全国藏医中专教材》《藏医大专教材》等书籍，为加强古籍文献的收集、整理工作，先后参与《藏医药大典》（60卷）、《藏医药经典文献集成丛书》（130部）、《四部医典曼唐详解》（6卷）的编撰工作，基本涵盖了当今所有遗存的古籍文献，为继续挖掘和整理传统炮制工艺奠定了基础。

3. 人才培养

尼玛大师2007年10月被国家中医药管理局评为全国老中医药专家学术经验继承工作优秀指导老师，培养全国老中医药专家学术经验继承人（昂青才旦）等10余名，兼任青海大学藏医学院博士生导师。并以传帮带的形式带教出来自全国及欧美、印度、尼泊尔等地藏医药人才300余名，他经常教导学生和徒弟，行医必须注重医德，并提出医生必须具备智慧，有同情心，谨守誓约，精通医术，工作勤奋，行为高尚等。

4. 学科传承

尼玛大师凭借60余年的藏药炮制经验，亲自操作、指导炮制的藏药药品有200吨左右；

他为了及时挖掘和拯救濒临灭绝的传统藏药炮制工艺，组织全院名老藏医及技术骨干对"热斗色曼""君西赤台""檀香酥油剂"等藏药的处方组成、药材鉴别、工艺流程、功能主治、用法用量、禁忌进行详细的梳理和论证，并指导制剂科严格按照炮制工艺流程成功完成炮制生产。常年不辞辛劳，不计报酬，至今在甘肃、青海两省和西藏自治区无私开展"佐太"炮制技艺传承活动39次，传承人次达200余人，为历代藏医药历史开展此项技艺最多医者，其医德医风誉满雪域高原，造福百姓，他用毕生精力为传承和培养藏医药人才作出了突出贡献。

（二）主要学术思想及观点

1. "藏药采集及炮制七法"手工唐卡7幅的复原

尼玛大师组织专家参照《蓝琉璃》《晶珠本草》等古籍对七法的相关记载，完成了7幅"藏药采集及炮制七法"手工唐卡的复原，为全国藏医首创。

2. 提出寒水石临方炮制分类论

尼玛大师根据藏药炮制学理论，针对临床治疗消化疾病的制剂配方中使用率最高的藏药寒水石，提出分类炮制法理论，指出现有许多制剂疗效不显著是因为放弃古法煅烧后牛奶精制法，而采用通用炮制法造成不能对症下药和影响疗效，并提倡寒水石炮制需依据古人古法思维和区分寒热进行分类炮制和入药。

3. 提出"热斗瑟曼"为汉地"三仙丹"论

针对藏药炮制工艺中争论较大的"热斗瑟曼"，尼玛大师通过文献考证，提出了藏药"热斗瑟曼"和中药"三仙丹"实际为同一处方和炮制方法，印证了文献中关于"汉地丹药"的记载。

4. 首创"辅料决定炮制质量学术理论"，规范64种辅料的鉴别与炮制

针对现今"佐太"基础研究主要集中在工艺领域，业内很少有关注决定炮制质量相关的辅料，而难以确保炮制质量的问题，以及各地区对部分炮制辅料鉴别存在"同名异物"差异，且至今对辅料的品质没有具体的要求和标准等瓶颈问题，尼玛大师首次提出"辅料决定炮制质量学术理论"，强调"炮制工艺中涉及的64种辅料的产地来源、正伪鉴别、性味品质、炮制方法是否得当、使用的剂量、配制比例、碾磨的时间都将直接影响'佐太'炮制的质量，应定性定量后予以规范"。并依据自己亲自实践的30余次"佐太"传承培训的经验，秉持集思广益、求同存异的观点，多年来搜集不同地区所选用的辅料标本和炮制方法，对"佐太"炮制工艺中涉及的64种辅料从来源、鉴别、性状、炮制方法、性味功效、用法用量等进行了详细阐述，并对辅料配比、温度、时间、清洗次数等参数进行定量后于2017年编纂完成青海省藏医院院内标准《藏药"佐太"炮制工艺与辅料质量标准》。

撰稿：多杰才让
审稿：张　丽

冯宝麟

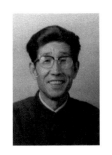

冯宝麟，男，1928年7月出生于天津市，2008年3月于山东省济南市逝世。1950年考入齐鲁大学，1952年齐鲁大学药学系并入华东药学专科学校，成立华东药学院，转入华东药学院药剂系，1954年毕业。1954～1956年　武汉制药厂；1956～1958年　山东省卫生厅实验药厂；1958～1978年　山东省中医药研究所，实习研究员；1978～1982年　山东省中医药研究所，助理研究员；1982～1987年　山东省中医药研究所，副研究员；1987～2008年　山东省中医药研究所，研究员。

（一）主要贡献

冯老师是我国最早开展中药炮制研究的创始人之一，是著名的中药炮制专家，是新中国成立后山东省第一批中药炮制研究工作者，在全国中药炮制领域内享有较高声誉。1992年开始享受国务院政府特殊特贴，是全国首批和第二批老中医药专家学术经验继承工作指导老师，曾兼任《中成药研究》编委、《山东中医杂志》编委、光明中药函授学院山东分院院务委员、第一届中华中医药学会中药学会委员等。从事中药炮制研究近50年，在探索中药炮制研究方法和途径方面做了大量工作，学验俱佳，成果丰硕，为山东乃至全国中药炮制学科的建设与发展作出了突出贡献。

冯老师等共同编写《山东中药炮制经验汇编》和《中草药加工炮制手册》，为第一部《山东省中草药炮制规范》（1975年版）的从无到有奠定了基础，对中药饮片生产加工具有很强的指导意义，同时给《中药炮炙经验集成》编写提供了山东经验。参与的《历代中药炮制资料辑要》一书，辑录了160余部医药古籍中的炮制资料，是迄今为止提供历史资料最多的炮制资料。承担了《中国药典》1977年版审定工作，《中国药典》1985年版炮制项起草以及《全国中药饮片炮制规范》《山东省中药饮片炮制规范》（1990年版）审定工作，为中药饮片标准法规建设作出了积极贡献。

1. 学科建设

冯老师作为炮制研究开拓者之一，在无相应先进学科借鉴情况下，先到山东省中医院中药房去认药，到饮片加工室和药店加工作坊去实地学习；又到中国中医科学院学习、查文献。通过收集山东省散在民间的炮制经验、查阅历代炮制文献，发现问题后运用多学科实验方法开展研究，通过不断学习、钻研、积累经验、探索炮制研究方法途径，形成了独特的炮制研究观点。冯老师指出炮制学科应以传统中医药理论为指导，遵从中医药发展规律，在炮制历史沿革、炮制方法和工艺、炮制品质量评价标准、炮制作用和炮制原理5个方面整理提高和深入研究，建立符合饮片自身特色的、科学化的质量标准，解析炮制原理，丰富和完善炮制理论体系，更好地实现传统炮制意图，提高饮片质量和疗效的稳定性和可靠性。这些针对炮制学科研究、发展、改革途径及方法的观点绝大多数是在炮制学科领域首次报道，并一直对炮制学科发展起到了引领作用，至今仍是炮制学科研究工作的重点。

2. 科学研究

20世纪60年代初，面对炮制研究领域的空白，冯老师深入山东省13个市区，全面调查了500余种中药的炮制经验，记录操作要点和实践认识，与他人共同撰写了《山东中药炮制经验汇编》。冯老师在调研中发现中药炮制"各地各法，一药数法，法同质异"，为正本清源，查阅了大量炮制历史文献，对炮制历史演变、发展规律进行了系统研究，提出很多新见解，发表了炮制历史沿革相关论文20余篇。在学习整理古今文献的基础上，主编出版了《古今中药炮制初探》，该书成为当时业内的一部好书。基于现状调研和文献整理中发现的问题，从自主选题到主持或指导完成多项国家及省部级科研项目期间，冯老师从炮制理论、净选、切制、加热和加辅料炮制等方面入手，从不同角度、途径进行炮制研究探索。如对"陈嘉谟炮制理论"进行了应用范围界定和价值的客观评价，改进了麦冬去心工艺，提出了减压冷浸软化工艺的思路，规范了川乌、马钱子等的炮制工艺，提升了棕榈炭、蜜制类中药等的质量标准，探讨了酸枣仁、醋制类、制炭类中药等的炮制原理。

3. 人才培养

冯老师第二批全国老中医药专家学术经验继承人是吕文海，2007年获全国首届中医药传承高徒奖。冯老师是光明中药函授学院山东分院院务委员，曾先后指导单位内、外十几位同志进行炮制研究。2007年山东省中医药研究院获批"十一五"国家科技支撑计划项目"冯宝麟中药炮制研究经验、学术思想研究"，2010年获批国家中医药管理局名老中医药专家冯宝麟传承工作室，在负责人孙立立的带领下，以课题组和工作室的形式培养传承人，主要骨干人员有石典花、戴衍朋、周倩、张乐林等。通过主编出版《冯宝麟中药炮制研究之路》，参编《当代名老中医成才之路》《全国名老中医药专家传承工作室建设成果概览》《齐鲁当代名老中医学术思想辑要》等著作，发表《冯宝麟成才之路》《名老中药炮制专家冯宝麟先生学术思想和研究经验》等论文，举办国家和省级中医药继续教育项目及参加学术交流会等方式，传承推广冯老师学术思想和研究经验，多维度培养炮制人才。

4. 学科传承

1958年冯老师进入到山东省中医药研究所从事炮制研究，20世纪60年代初冯宝麟和王琦组成了炮制研究组，80年代成立了炮制研究室（庄立品、王琦、卢充伟、孙立立、葛秀允等先后担任负责人），2021年成立了炮制研究所（石典花为所长，戴衍朋为副所长）。

（二）主要学术思想及观点

1. 中药炮制研究应重视历史沿革整理

要真正规范炮制方法，做到继承发展，需了解前人发展情况，把零散的炮制资料进行系统整理和分析，搞清炮制历史沿革，弄清炮制原始意图，完整认识炮制全貌，去粗取精，去伪存真，才能为现代中药炮制发展奠定坚实基础。

2. 中药炮制研究可按炮制基本技术和炮制品类别开展研究

冯老师发现千变万化的中药炮制有规律可循，炮制方法都是由净制、水制、加热制和加辅料制4种基本技术组成，他对4种基本技术的历史演变和现代研究分别进行了系统研究，归纳各自的基本作用、炮制目的，提出按炮制基本技术分类研究的观点。他还提出可按炮制品类别开展研究，因每一类方法涉及的药材虽不同，但其炮制意图可能是一致的且有共性规律，如传统认为炒用性缓、炒焦健脾、炒炭止血等，为什么炒能缓？焦能健脾？炭能止血？寻找其改变的共同点，则可逐步搞清炮制原理。

3. 中药炮制应重点开展炮制原理和理论研究，加强临床与炮制理论相结合

冯老师认为应在弄清楚炮制原始意图基础上，进行炮制前后有效成分和药理作用变化研究，逐步厘清炮制原理，并指导改进炮制方法和工艺，提高饮片质量。同时也要密切结合中医治疗和用药规律，借鉴中医使用经验，从化学、药理、临床方面来探索中药治疗理论及作用机制。

4. 中药炮制应重点开展统一炮制工艺、质量标准及炮制设备现代化研究

冯老师指出应以中医药理论为指导，在炮制历史沿革研究基础上，运用药理、化学等现代科学手段，密切结合临床和生产，对饮片炮制工艺和质量标准进行重点研究，加快炮制工艺的统一，优选切实可行的炮制工艺参数，制定相应质量标准，提高生产效率，减少环境污染，保障饮片质量和临床疗效。同时运用现代科学手段，密切结合生产和应用，进行机械化、现代化炮制生产设备的研究和开发，更好地提高生产效率，保证饮片质量和临床疗效。

5. 创造新的炮制法和新型炮制品

冯老师提出采用现代科学技术，在中医药理论指导下丰富和发展传统炮制技术的思路，创造新的炮制方法和新的炮制品种，提高饮片质量，方便临床使用。

撰稿：石典花

审稿：张　丽

冯敬群

冯敬群，男，1935年出生于陕西泾阳，2006年逝世。1956年考入西北大学生物系，1960年毕业。1960～1961年　西北轻工业学院；1961～1995年　陕西中医学院药学系，助教、讲师、副教授、教授，药学系主任。

（一）主要贡献

冯老师从教40余年，主要从事中药炮制学的教学和科研工作。曾任陕西中医学院团委副书记、药厂厂长、药学系主任，是第一批陕西省名老中医学术经验继承工作指导老师，中华中医药学会陕西分会理事、中华中医学会陕西分会中药专业委员会副主任委员。他为创建陕西中医学院中药炮制学科和中药炮制的传承创新研究作出了突出贡献。

1. 学科建设

冯老师结合中药本科教育，创建了陕西中医学院中药炮制教研室、中药炮制实验室、中药炮制学科，为陕西乃至西北地区中药炮制人才培养和事业发展奠定了基础。1982年，组织部分教师、学生深入陕西省各市县区中药饮片加工厂和药材公司，对全省炮制行业现状（厂房、机器设备、从业人员、生产情况等）进行全面调查，形成了详细的调查报告，为行业发展规划提供了数据支撑。

冯老师开设了传统中药炮制实验项目：西瓜霜制备、血余炭煅制、鳖甲炮制等。主持拍摄的《中药炮制技术》电教片由中华医学电子音像出版社出版发行，主持申报的"中药炮制学实践性教学环节探索及实践"项目获陕西中医学院优秀教学成果奖一等奖。

2. 科学研究

冯老师重视对古代中医药文献的搜集整理工作，正本清源；同时重视对现代研究资料的整理，为进一步研究发展中药炮制事业提供素材，主持撰写的《中药炮制资料辑要》（内部资料，未正式出版）一直作为中药炮制专业硕士研究生教材。

冯老师注重利用先进科学技术诠释传统炮制理论，并在搞清楚炮制原理的基础上，对传统的炮制工艺、方法进行了大胆改进，取得了一定成绩。

系统开展了含挥发油类中药饮片的炮制研究，如白术、草豆蔻、陈皮、厚朴、木香、女贞子、生姜、当归、苍术等，为中药炮制的研究提供了开创性的研究思路和方法。主要承担的科研项目有"白术炮制的初步研究""绞股蓝的引种及成分研究""灵丹安神口服液的研究""常乐酒的研制""保健饮料鹿寿茶"等；发表学术论文10余篇。

3. 人才培养

积极创造条件开展中药炮制专业研究生教育，培养硕士生10余名，毕业生现已在全国各地药监局、科研院所、高校、企业的重要岗位就职。

4. 学科传承

20世纪80年代初在省中医管理局的牵头组织下，对全省药材公司人员进行了中药炮制专业系统培训，提升了从业人员的炮制专业素养。培养中药炮制学术经验继承人宋小妹、张恩户。

（二）主要学术思想及观点

1. 重视文献研究，实现中药炮制研究的现代化

冯老师通过不断的研究探索，逐渐形成了以传统与现代科学技术相结合的研究途径来研究中药炮制的思路，他认为要发展中药炮制事业，首先要搞清中药炮制的发展历史和现状。冯老师在几十年的中药炮制研究实践中进行了大量的文献整理工作，为中药炮制的现代化研究提供了有用的资料。

（1）从古文献研究入手，正本清源，促进中药炮制研究现代化：在20世纪60～70年代，冯老师对中药炮制资料进行了全面的搜集整理工作，对散见于各中医药文献如最早的医方书《五十二病方》《黄帝内经》《神农本草经》《雷公炮炙论》等多种中医药文献中的炮制资料从各方面进行了详细的分析和总结。如酒炙法，从酒的发现和利用，以及酒对中药炮制的贡献等都作了全面的研究。他从火在炮制中的地位、火的产生和利用、火对人类的保健作用及火对炮制的贡献等多方面都作了详实全面的论述。通过分析总结，将中药炮制发展历史概括为6个时期，并对各时期的特点及主要代表著作作了简明扼要的论述，对弄清中药炮制的本质、探明炮制方法的历史沿革、更好地进行炮制研究都具有积极的指导意义和参考价值。

（2）重视现代研究资料整理，为进一步研究发展中药炮制事业提供素材：冯老师认为中药炮制技术虽然是一项传统的制药技术，但由于受到当时落后生产力和社会文明进步程度的制约，其中的许多内容与科学相违背，因此，对一些传统的炮制方法、理论应取其精华，去其糟粕。近几十年来，中药炮制工作者在这方面做了大量工作，并取得一定成果。为了对中药炮制研究的现状有一个较全面的了解，避免盲目重复实验研究，冯老师在近十几年间对分散在各中医药期刊中的中药炮制资料按炮制方法进行了综述，撰写了《中药炮制资料辑要》（1949~1983年，1984~1996年），多年来一直作为中药炮制专业研究生的参考材料。冯老师非常重视现代化学手段在中药炮制研究中的地位和作用，他以现代化学的色谱技术为线索对中药炮制资料进行整理，编写了《中药炮制研究层析图谱》一书，为中药炮制的现代研究提供了第一手资料。

2. 传统与现代相结合的研究途径，是促进中药炮制发展的动力

中药炮制是一项传统的制药技术，历经数千年的发展，技术水平参差不齐。为了不断发展中药炮制事业，更好地为医疗服务，必须在尊重传统制药理论的基础上，大胆利用先进科学技术进行研究，使中药炮制进一步发展。

（1）科学地解释传统炮制理论：要客观科学地解释中药炮制作用和理论，就必须借助现代科技手段，为进一步改进传统炮制工艺方法提供科学依据。对一些含挥发油药材如白术、苍术等不同炮制方法的研究，以挥发油的含量、折光率、旋光度、比重、组织结构的改变为指标，结果表明，炮制后挥发油的含量均有不同程度的降低，同时挥发油折光率、旋光度、比重等物理常数，挥发油的组成及组织结构均有不同程度的变化。现代认为中药的"燥性"与中药所含的挥发油有关，因此，炮制后挥发油含量下降可以说明传统理论如麸炒苍术等可以缓和"燥性"是有一定科学道理的。

（2）重视炮制工艺、方法的研究：为了控制饮片的质量，保证临床用药安全有效，冯老师在多年的工作中对一些传统工艺进行了文献和实验研究，对传统的炮制工艺、方法进行了大胆的改进，取得了一定的成绩。

冯老师对西瓜霜的传统炮制方法进行了改进，其方法是将西瓜切碎，去籽，置于搪瓷盆或陶缸内，一层西瓜一层芒硝，盆用塑料封严，放置48 h，然后绞取汁液，过滤、浓缩，浓缩液在放置过程中即可析出白色结晶粉末，此法方便简单，生产不受季节限制，而且周期短，成本低，适宜大量生产。

（3）重视中药饮片质量的研究：饮片质量是影响中医临床疗效的主要原因之一，冯老师认为，原药材的质量优劣及饮片净制、切制、炮制的每一个环节都可能影响饮片质量。为了严格控制饮片质量，①应注意原药材的选择；②严把净制质量关；③炮制不严，有法不依，法不统一，这些亦都影响着饮片的质量。冯老师经过几年时间，走遍陕西各主要饮片加工厂，了解饮片加工过程中影响质量的主要因素，进行收集整理研究，并将一些按炮制规范制作的标准饮片制作成"常用中药饮片"幻灯教材，增强了学生对中药饮片性状的感性认识。

中药炮制学是一项传统的制药技术，中药炮制在漫长的发展实践过程中，形成了自己独特的理论体系，随着科学技术的发展及社会文明的进步，传统的中药炮制方法、理论、工艺远远满足不了日益发展的中医药事业的需要。冯老师在几十年的炮制研究工作中非常重视现代科学技术在炮制研究中的作用，积极运用现代科学技术研究中药炮制，同时也非常重视对中药炮制传统理论、方法及历史沿革的研究，以探明传统炮制工艺、方法的真实意图，弄清某炮制方法演变过程，以便更好地为进一步研究中药炮制、改进中药炮制方法、发展中药炮制事业服务。

撰稿：宋艺君
审稿：张　丽

李大经

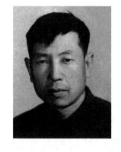

李大经，男，1931年出生于河北省邯郸市，2011年逝世。1958年，于长春中医学院中药专业进修，1959年结业。1978年于长春地质学院进修1年。1959年毕业于长春中医学院，并留院从事中药炮制工作，原长春中医学院中药系中药炮制教研室主任，为该校中药炮制学科奠基人和首届学科带头人。1959～1992年　长春中医学院（现长春中医药大学）。

（一）主要贡献

李大经对全国的矿物药资源进行调查与采集，收集20个省市近400个矿物药样品，建立矿物药库。率先建立以矿物药本草研究为基础与地质学研究技术相结合的矿物药及其炮制品的质量评价体系。于1988年由地质出版社出版了汉、英、日三种文字的我国第一部对矿物药进行全面研究的学术专著《中国矿物药》。此书首次将中医药学、矿物学和化学的研究技术结合在一起对矿物药进行研究分析，内容和方法学均有较高的学术参考价值，不仅对20世纪70年代以前的矿物药研究方法进行了归纳总结，而且将矿物药的研究提升到了一个新的高度，其使用的研究方法、技术仍沿用至今并且有所发展。李大经所引领的矿物药研究，也为长春中医药大学后续中药炮制学科的发展奠定了坚实的基础。

1. 学科建设

1978年吉林省招收第一届中药学专业本科生，随即长春中医药大学中药系就组建了"中药炮制教研室"，李大经作为首位教研室主任以及炮制学科首届学科带头人，带领张亚敏、李超英、魏秀德等教师在学科组织机构建设、人才队伍培养，教育教学、科学研究等方面做了大量工作，搭建长春中医药大学炮制学科梯队，建立矿物药研究平台及矿物药研究方法。

李大经在20世纪80年代走访全国多个矿物药产区，收集了多例矿物药样品，并独立制作相关标本，做了详尽的记录，至今仍保留在学校，为学校后续中药炮制学科的发展奠定了坚实基础。长春中医药大学于1996年开始招收中药炮制学方向的硕士研究生，是该校招收硕士研究生较早的学科之一，并在20世纪90年代末联合其他院校培养博士研究生，为学校中药学学科申请博士点积累了宝贵经验。

2. 科学研究

李大经自20世纪80年代初即开始对矿物药进行有计划的系统研究。首先进行了矿物药的文献整理及本草考证等方面的研究工作。并于1983年编撰整理了油印版的《矿物药志》（上、下册），在省内交流，引起相关专家的重视，经过多番研讨，李大经进一步明确了研究方向。通过申请立项，继而承担了吉林省重大科研项目"原矿物药质量标准和炮制方法研究"。李大经潜心研读本草，在当时缺乏网络检索技术的背景下逐一查阅大量的本草古籍，梳理每本古籍中矿物药的基原信息、炮制方法等脉络，并参阅相关典籍总结出使用方法、研究方法的具体思路。针对矿物药的特点创新研究技术手段，李大经与原长春地质学院相关专家合作，运用地质学、化学、药理学、毒理学等手段，对54味矿物药的组分和化学成分、基原、炮制加工及炮制品与生品的区别、矿物药在不同剂型或不同性质渗出液的疡面等诸多方面进行了深入研究。采用的显微镜鉴定法，利用偏光镜的不同偏光组合（单偏光、正交偏光、正交偏光加聚光）及附件，检查和测定晶质矿物的折射率和晶体对称性所表现出来的光学特性和常数，用来鉴定和研究晶质矿物药；采用X射线分析方法对利用外观性状或偏光显微镜难以鉴别的晶质矿物粉末得到精准的鉴别结果；采用热分析法可以对矿物药炮制前后的各项性能参数进行精准检测，能够准确判断某种矿物药结构和水分变化所需要的温度和时间，为矿物药煅烧时确定温度和时间提供依据；采用化学分析方法，利用专属试剂、发射光谱法、吸收光谱法、火焰光谱法及极谱分析技术对矿物药中的常量元素和微量元素进行准确的定性定量分析。在此基础上，出版了《中国矿物药》一书，此书分2部分。总论部分7章，论述了矿物药研究的主要内容、矿物药的分类、矿物药成因及其成分特征、矿物药加工和炮制、矿物药治病物质基础的研究、矿物药的一般鉴定法和研究法、矿物药标品来源和筛选。各论3章，论述了原矿物药54味、矿物制品药16味、矿物制剂药4味以及上述各味药的鉴别、可溶性、炮制和应用，并探讨了矿物药治病的物质基础，列有古今文献和典型样品的实测数据和图志，附图200余幅，表174个。最后列有参考书目，可供进一步参考。此书的内容和方法学均有较高的学术参考价值。这也是我国第一部对矿物药进行全面研究的学术专著。在矿物药定性鉴别方面，研究了显微鉴定法、X射线分析法、热分析法和化学分析法等。该项成果1989年通过省级鉴定，1990年，李大经牵头申报的"中国矿物药研究"项目获得吉林省科技进步奖二等奖。

3. 人才培养

将传统炮制技术进行传承，学科涌现出张亚敏、李超英、魏秀德等多位炮制技术传承人。

4. 学科传承

依据矿物药来源的特殊性，明确矿物药研究的手段与方法，收集大量不同产区的矿物药标本，为矿物药可持续研究发展奠定基础。张亚敏于20世纪80～90年代发表了《炮制对八种矿物药毒性成分的影响》《矿物药的现代化研究》《蒙药矿物药硫黄在酸性碱性及中性介质中溶出率的测定》《矿物药炮制目的析》《对雄黄"忌火煅"的探讨》等多篇矿物药炮制研究论文。其后李超英、魏秀德传承矿物药炮制研究，承担国家自然科学基金项目"抗癌中药三氧化二砷增效减毒体系与机制研究"并发表《基于〈中国矿物药〉的矿物药现代研究》《中成药雄黄朱砂配伍规律及其毒性研究》《炉甘石炮制方法及其质量标准研究》等文章。目前于澎传承整理李大经矿物药炮制研究的学术思想，总结凝练具有代表性的矿物药研究经验，建立了李大经矿物药炮制传承工作室，在矿物药遵古炮制基础上开展现代矿物药炮制技术及炮制机理研究，主持多项矿物药相关研究项目，团队也制定了多项省级标准，发表了《白矾煅制工艺及质量优化》《基于CiteSpace的矿物药研究现状可视化分析》《朱砂锆球水飞工艺及质量评价研究》等多篇高水平矿物药研究学术论文。

（二）主要学术思想及观点

（1）矿物药历代本草研究与地质学研究技术相结合，正本清源，率先采用显微鉴定、X射线分析、热分析和化学分析技术对矿物药的品种鉴别和炮制前后组分和化学成分的变化开展研究。通过大量实验证明偏光显微鉴定、X射线分析、热分析等技术在矿物药研究领域应用的科学性和实用性。

（2）矿物药多为不均一多组分混合物，探讨依方炮制对于药物性状及成分溶出性能的影响。对22味具有代表性矿物药的炮制前后进行对比研究，着重探讨了炮制方法对性状改变的影响，尤其是对药物可溶性的影响，单味药的粒度不同时也会对溶出率产生影响；人工破坏粒级不同的对比，代替不了天然形成的更分散的，甚至呈胶体微粒级的对比。自然界产出的同一种矿物，在不同粒度样品中某一成分溶出率的研究意义，尤其是胶体粒级与结晶粗粒对比研究的意义，如磷灰石组成的龙齿与龙骨等。针对矿物药溶出性能的研究为深入探讨矿物药炮制机理奠定基础。

（3）指出矿物药炮制前后的差异性研究，应包括化学成分与组分，以及粒度、结构紧密程度的区别；矿物药炮制须与制剂、服用方法等临床应用相结合，在进行矿物药炮制前后比较研究时还应开展该单味药在历代常用剂型中的应用研究。研究明确矿物药传统炮制方法应与其首载原方相联系，阐明矿物药炮制在不同时期、在配伍不同验方时炮制与疗效的关系。

（4）矿物药在不同剂型或用于不同性质渗出液的疡面，其可溶性成分是矿物药治病的主要物质基础。建立矿物药在不同剂型（汤剂、散剂等）或用于不同性质渗出液（不同pH）的疡面条件进行其可溶性实验的方法，对矿物药及其制剂治疗不同性质渗出液的疡面的作用机制进行探讨。

撰稿：于　澎
审稿：张　丽

许志明

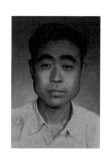

许志明，男，1921年3月8日生于河北省三河市，1992年6月18日逝世。

1955年在中医学专业参加中医学理论学习一年，1956年参加中医学会预备会员学习班学习一年。1934～1946年 北京北庆仁堂药店，学徒；1946～1957年 延益堂药店门市部，主任；1957～1958年 北京市药材公司永安堂门市部，行政主任；1958年后调入北京中医学院，先后担任药店主任、东直门医院药房主任、中药系炮制教研室副主任、中药系炮制教研室主任。

（一）主要贡献

1958年7月，许老师作为炮制人才从北京市药材公司选调到了北京中医学院中药系，几十年如一日般深耕于中药炮制的教学与科研第一线。1960年起，许老师开始担任炮制课实验与实习的指导老师，与谢海洲、王佩珊、王孝涛等老先生讲授中药炮制理论与实验课，于1971年担任教学主讲。许老师投身中药行业近60年，在继承老一辈中药传承的基础上，用一生的实践经验，不断探索总结，逐渐提炼形成中药炮制理论，并不断创新完善，主编了《中药炮制学讲义》，参编了卫生部组织的《中药炮制学》统编教材、《全国通用炮制学》等教材。最初，许老师协助谢海洲、王佩珊讲授中药炮制课；开本科班时，许老师协助王佩珊讲授炮制传统实验课；北京中医学院与中国中医研究所合并时期，与王孝涛共同讲授中药炮制课；"文革"期间也曾举办了一些培训班。许老师将自己的炮制经验融入教学中，作为编委参编了第一、二、三版的全国统编《中药炮制学》教材。自从1977年全国恢复高考后，许老师开始担任中药炮制教研室主任，在许老师的带领下，中药炮制教研室制备了三四百种常用饮片标本，用于示范教学，并制作了《中药炮制学》录像片，起到了"传帮带"的作用。后期在北京中医药大学中医药博物馆建立之初，教研室将他带领炮制教研室老师制备的300余味中药饮片捐献给博物馆作为展品，推广展示了炮制技术。

1. 学科建设

许老师从事中药工作近60年，他一贯忠诚党的教育事业，热爱中药教育工作，有丰富的实践经验，并毫无保留地传授给青年教师和学生。他把自己的毕生精力全部献给了祖国的中药教育事业，为党培养了一大批中药炮制人才，在同行中有较大影响。他为人师表，教学严谨，不畏困难，勇于探索，不断进取，为中药炮制教研室的建设作出了突出贡献。作为北京中医药大学中药炮制学科的早期创立者，许老师积极促进中药炮制学科的发展，不仅讲授理论课，而且大力提倡炮制技术实操的重要性，建立炮制传统实验室和现代实验室，亲自带领中药炮制教研室教师制作饮片，将自己多年的实践经验倾注于培养青年教师、提升中药炮制学科的整体实力。

2. 人才培养

在多年的执教生涯中，许老师指导了许多青年教师，如现北京中医药大学中药炮制系主任李飞、教研室的李晓明、吴武兰、曹满录、宋懿伦、谢燕茹、王玥琦、张镝京等老师，并对兄弟院校、中药企业、药房药店的进修人员给予热情指导。如江西中医药大学的龚千锋、成都中医药大学胡昌江等，当年均得到过许老师的指导。许老师在带教时不仅讲授炮制知识，还通过实操指导传承中药炮制技术，如传授张镐京切药刀的磨刀技术等。积极组织本科生去校外实习，如在天津中药饮片厂轮岗实习1周，不仅使学生对于饮片厂的全貌有所了解，还对于净选与加工、切制、炒制、蒸制、煅制等各个环节进行实际操作，课堂理论与生产实际相结合，增长了学生的见识。另有留学生培养，包括外国领导人亲属，亲自一对一、一对多讲课带教实习采药。

许老师曾赴江西德兴等地参加开门办学，培训基层药剂人员，因收效显著，其先进事迹先后在当时的《江西日报》和《北京日报》均有登载。

3. 学科传承

自1960届起担任了炮制课实验与实习的指导老师，71届后一直是炮制学教学主讲。在晚年仍亲自带教讲课、带实验，关心教研室青年教师的成长，利用各种机会传帮带。许老师带领中药炮制教研室王玥琦、李飞等青年教师，亲手制作了包括切制、蒸、炒、炙、煅等多种炮制技术的300余味中药饮片，传承了炮制技术。参与《全国中药炮制规范》的编写。

（二）主要学术思想及观点

倡导规范中药饮片规格，科学区分中药的生熟鲜品种，有利于保留中药的功效及应用，起到拨乱反正的作用。

撰稿：李　飞
审稿：张　丽

张世臣

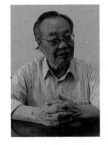

张世臣，男，1940年2月28日出生于辽宁省锦州市义县。1960年考取西医医疗专业，后按组织安排转学中药专业，1964年北京中医学院中药系（今北京中医药大学中药学院）首届毕业。1964～1978年，北京市中医研究所，研究员；1978～1985年，北京中医学院，鉴定教研室老师；1985～1993年，北京中医学院，炮制教研室主任，后任中药系（现中药学院）主任兼中药研究所所长；1993～1998年，卫生部药政局，副局长，兼任中华中医药学会副会长；1998～2000年，国家药品监督管理局，注册司司长；退休后，2002～2008年被聘为香港特别行政区卫生署顾问。2006～2018年，中国医药保健品进出口商会，中药饮片专家组组长；2018年任中国中药协会副会长及中药饮片专业委员会主任。现任中国中药协会首席科学家、中国中药协会中药饮片专业委员会专家组组长。

（一）主要贡献

张世臣教授，国务院"有突出贡献专家"，并获发国务院政府特殊津贴；曾获国家计划委员会、国家科学技术委员会、财政部颁发的"八五"国家科技攻关重大科技成果奖和国家中医药管理局中医药科学技术进步奖（一等奖）。

　　张世臣熟读中医药经典，深谙中药鉴别、中药炮制、中成药标准的精髓，始终坚持以"中医药理论指导中药研究"为中心，倡导"药为医用、医因药秤"的学术思想，为《中华本草》编委，撰写药物"炮制"项，带领编著了《中国附子》《经典本草导读》《医圣张仲景药法研究》等著作，总结提出以十论为框架的完整中药经典理论体系，奠定中药学科的经典基石。1986年在中国中医学会（现中华中医药学会）内成立了中药学会，任副秘书长，在中药学会之下再设中药炮制学分会，任主任委员。2006年，张世臣在中国中药协会内成立了面向中药饮片生产企业的中药饮片专业委员会，任主任委员，推动了产业的发展。在药政管理岗位上，亲自推进濒危物种中药如人工麝香、人工牛黄、引流熊胆粉、人工虎骨的研发和生产链建设。倡导中药材饮片炮制、临床应用、炮制研究"三位一体"的多元思辨模式，对中药饮片的推进实施"三步走"战略。引领中药行业发展，以"三性指标综合质量指标体系"为核心提出基于全程质量控制理念的"工业饮片"标准化体系建设思路等。

1. 学科建设

　　张世臣跟随多位名师名家，树立了"学中药当解本草"的观点，强调中药学的发展应该根植于本草，传承经典，丰富科学内涵，构建中药学的学科建设。基于"一切从学科建设出发"的执教理念，总结出"名师""教材"和"实验室仪器设备"是中药学科体系高等教育的三要素。提出"辨证论治是中医之魂，饮片炮制是中药之根"的学术观点。1987年，张世臣作为仅有的2名中医药院校中药系代表参与了新中国成立以来第一次药学研究生教育学科设置的论证会议，力争在中药学一级学科下建立了中药炮制学、中药鉴定学、中药药剂学、中药化学、中药药理学二级学科，开创了中药学科体系二级学科下的中药研究生教育。同年，组织召开了第一次全国中药炮制学术大会，开启了中药炮制学术研究与交流的活跃局面，推动了中药炮制学教学与科研的发展，逐渐形成了教学、科研相互促进的新局面，推动了中药炮制学科的发展。

2. 科学研究

　　张世臣在科研理念上坚信中药的有效性，应用现代科学技术，围绕疗效基础开展中药研究，坚持求药效成分而不唯成分论，对吴茱萸、川乌、草乌、自然铜、芫花等多种中药的炮制工艺开展基于有效物质的工艺考察，深度解读传统炮制的科学原理。张世臣坚持"中药以疗效为本"的理念，认为以单一化学成分来表征中药有效性和安全性的方法有失偏颇，应以临床疗效为前提，以物质基础为纽带建立综合性指标评价体系，提出了"三性指标综合质量指标体系"，通过三者的关联性实验研究和系统模型分析，寻找物质基础、生物效应和外在性状之间的关系，从而寻找能够表征中药有效性的关键指标或综合指标，为中药质量评价提供合理、有效的方法。

3. 中药产业与管理

　　2006年，在中国中药协会下，面向中药饮片生产企业，张世臣组建中药饮片专业委员会，任主任委员，针对饮片行业内的具体问题组织多次研讨、交流会议，推动了产业的发展。提出了基于全程质量控制理念的工业饮片标准化体系建设思路及"工业饮片"的概念，认为工业饮片即为药材按照制剂品种工业投料的规格标准，经过炮制加工制成的可直接用于制剂生产的处方药品。推动佛慈制药在甘肃省药监局的支持下，首次开展了工业饮片的试行试点研究。

张世臣坚守中医药本质与特色，以国际化、标准化中药管理为出发点和最终目标，将中药管理提升到新的高度。在卫生部药政局工作期间，对中药饮片的推进实施了"三步走"战略。张世臣从20世纪80年代提出要确立中药饮片是中医临床处方药的地位，到《中华人民共和国药典·一部》2010年版得以确认；在2009年卫计委拟发布《国家基本药物目录》之际，张世臣发现目录中只有西药和中成药，没有中药饮片，这将影响中医临床辨证论治处方用药，便向卫计委建议将中药饮片纳入目录，最终被采纳，中药饮片得以纳入《国家基本药物目录》；2008年，向国家药监局提出制定实施全国炮制规范的建议，被采纳，并且已纳入《国务院办公厅关于印发"十四五"中医药发展规划的通知》（国办发〔2022〕5号文件）中，建议将中药饮片纳入《国务院中药品种保护条例》，对中药饮片实施审批管理，此建议也得到药监局重视，并在国务院文件中提到要"探索实施"。

4. 人才培养

张世臣参与、引领、见证了中药的教育、科研、管理建设和产业发展，特别关注人才培养。1987年教育部确立中药研究生教育专业后，张世臣即于当年招收了1名中药炮制学硕士研究生，至1993年奉调卫生部前，共培养了4名中药炮制硕士研究生。退休后，作为学术带头人，以经典理论学习为主，言传身教地引领和培养了一批教育、管理和产业领域的人才。

5. 学术传承

张世臣立足经典本草的思维、传承中医药理论和技术，带动中药教育发展。创造性地建设高校、学会、企业为一体的传承工作室（站）团队9个，分别为北京市"薪火传承3+3工程"名老中医工作室、张世臣名师传承工作室（北京中医药大学）、中药炮制传承基地（中国中药协会）、张世臣中药炮制传承创新工作室（盛实百草药业有限公司）、张世臣传承创新燕京工作站（北京市双桥燕京中药饮片厂）、张世臣百药煎发酵技术传承创新基地（浙江德润全生物科技有限公司）、张世臣中药传承创新佛慈制药工作站（兰州佛慈制药股份有限公司）、张世臣传承创新工作站（重庆泰尔森制药有限公司）和张世臣恒山黄芪工作室（广盛原中医药有限公司），培养中药炮制的高水平团队，带动全国的中药饮片行业人员的学术传承和发展。

（二）主要学术思想及观点

1. 坚持医药结合，提出中药饮片是中医临床处方药观点

坚持中医药特色，提出中药饮片是中医临床处方药的观点，认为医要知药、药要知医，倡导"读本草、问临床、做研究"，主张医药圆融，坚持中药饮片炮制生产工艺、研究、临床应用三位一体，多元思辨，不断提高中药炮制的学术水平。

2. 提出基于本草学理论体系构建中药炮制理论，倡导"药为医用、医因药称"

坚持中药发展必须学经典、传承精华。提出构建本草学理论体系，方能构建基于传统的中药炮制理论。以此为中心，倡导"药为医用、医因药称"的学术思想，带领编著了《中国附子》《经典本草导读》《医圣张仲景药法研究》等书，以立足经典本草的思维引领和传承中医药学科和技术，带动中药教育发展。

3. 提出创新须守正

坚持守正创新。在20世纪80年代于中药炮制教学中提出"中药炮制，实为传统的化学制药与生物制药，为世界药学之中国独有者，内含丰富宝藏，有待发掘提高。"指导北京传承基地炮制九转胆南星，发现传统用牛胆汁、生南粉入胆囊密闭发酵有独到之处，而所谓改进法，用羊胆、猪胆，甚至用胆膏、制南星粉，简单混合后蒸制之工艺不合古意，质量亦低下，表明创新必须守正。弄清精华，再创新，方为守正创新！再如"工业饮片"，是立足于《中国药典》规定的处方药品，既具有药材炮制的传统属性，又结合制剂品种的生产工艺实际，是探索中药炮制理论与工艺经典传承和现代制造之间的有效融合的守正创新之举。

撰稿：董　玲
审稿：张　丽

陈绪纶

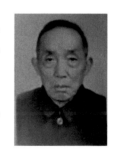

陈绪纶，男，1915年生于湖北省咸宁市，2001年逝世。小读私塾。1931～1935年　武昌得胜桥，汉昌茂药店，学徒；1936～1938年　师从咸宁名医镇神州、王晋三学医；1939～1954年　在湖北咸宁开诊所行医；1955～1957年　咸宁县卫生院中医门诊工作，参加当地血吸虫、天花防治；1958～1959年　湖北省中医进修学校学习；1959～1966年　湖北中医学院内经教研室任教；1966～1969年　湖北中医学院从事杂务，不时行医、制药；1970～1987年　湖北中医学院中药炮制教研室，讲师、副教授、教授。

（一）主要贡献

陈绪纶是湖北中医学院教授，硕士生导师，全国中药炮制学科奠基人之一，是我国首批全国名老中医药专家学术经验继承指导老师，是湖北省名老中医，被收录于《湖北当代名中医传》中（湖北省卫生厅主编，1989年）。兼任全国中药炮制研究会名誉副会长、中华全国中医学会湖北分会中药专业委员会主任委员、湖北省药品标准委员（1982年）、湖北省新药评审委员（1985年）。陈老为人和蔼谦逊，高风亮节，治学严谨，耽嗜典籍，精通《内经》，旁及各家医学源流。集中医、中药专长于一身，医药融通，临床每收奇效。陈老临床经验丰富，看病诊疾，专心致志，遣方用药，反复忖思，治疗偏头痛名声享誉省内外。陈老许多方药收载于《名医名方录》（中医古籍出版社，1991年）。陈老谙熟制药技艺，对中药炮制技术火候把握精准，传统制剂技艺炉火纯青。陈老为《历代中药炮制法汇典》（1986年）的审校，参编《全国中药炮制规范》（1988年）及由成都中医学院主编的《中药炮制学》首部教材，主审《炮制作用类编》等著作5部。为全国炮制学科的发展作出了突出贡献，为湖北中医药大学炮制学科建设和可持续发展奠定了坚实基础。

1. 学科建设

陈老是我国中药炮制学科奠基人之一，是全国中药炮制学科初期建设主要贡献者，参编首部《中药炮制学》教材，探索中药炮制理论教学与实验教学的方法和路径。陈老是湖北中医药大学中药炮制学科创始人，我校于1971年招收首届中药专业学生，随之成立中药炮制课程组，陈老为课程负责人，是学校炮制学科的开山鼻祖。建设伊始，没有教材、没有大纲，陈老主编了我校最早的油印讲义，制定了中药炮制理论教学与实验教学的教学大纲，初步建成了较为完善的教学体系；没有实验条件，陈老一锅一灶自己设计，创建了中药炮制实验室，满足了炒制煅等较全面的传统实验内容操作，并在实施中不断优化实验内容，于1980年后增加了煅炉甘石等现代综合实验。陈老与全国炮制前辈徐楚江、付宝庆、王孝涛等专家在教材建设、课程建设、人才培养、科学研究等方面为后来的中药炮制学科发展奠定了坚实基础。陈老为中医药事业奉献了清贫而丰富的一生。

2. 人才培养

陈老是我国最早的炮制学科教授之一，为炮制学科可持续发展培养了第一批高质量的人才。在20世纪80年代，科研条件极其简陋的情况下，陈老带教了20余名本科实习生，并培养了首届炮制硕士研究生1名（1987～1990年黎莉）。陈老于1991年被国家人事部、卫生部遴选为首届全国名老中医药专家学术经验继承工作指导老师，带教毛维伦和陈克进2名学术继承人，2人分别传承了陈老的医、药专长，毛维伦为炮制学科学术继承人，陈克进为中医内科学术继承人。陈克进后来成为湖北省中医附院的知名内科专家、湖北省劳动模范、湖北省突出贡献的中青年专家、中国名师，名扬省内外。毛维伦经过3年师承学习，深得陈老真传，炮制功底更加深厚。在传承的基础上，进一步将陈老的炮制经验与现代技术相结合，将传统工艺经验的宏观信息转化为客观量化数据，并延伸至炮制技术与方法的共性特点，通过系统研究编写成《常用饮片工艺与标准》专著，成为后学者重要参考专著。毛维伦采用现代技术对中药炮制的理论、原理和方法进行深入挖掘，形成诸多创新性见解，取得了创造性成果，获湖北省科技进步奖二等奖、三等奖各一项。毛维伦后来成为一名业界公认的创新性炮制专家，并于2002年被遴选为第三届全国名老中医药专家学术经验继承工作指导老师，指导学术继承人刘艳菊等。

3. 学科传承

陈老为人谦逊，朴实无华，其医药融通，诊疗严谨、医术精湛，良医之德医界广为传颂；其制药辨药绝活，声誉九州。陈老的学术经验是荆楚汉派炮制代表性的特色技术，在省内外炮制学科队伍中传承至今。刘艳菊将带领许康、颜春潮等青年教师继续传承陈老经验，挖掘其医药经验内涵，汲取学术精髓，并发扬光大，使陈老学术经验生生不息，学术思想历久弥新。

（二）主要学术思想及观点

1. 炮制火候判断要素——看色、闻声、摸捏、敲拆

陈老炮制经验独到，方法简单。炮制方法不同、品种不同，判断方法虽有侧重，但以"看色、闻声、摸捏、敲拆"判断火候，总能准确把握。如炒炭法，看表面看断面；煅法，听声音，轻轻敲击。准确掌握四要素，能正确把握炒炭存性、煅制存性。此外润药习用手捏，把握适中，如沙润槟榔。陈老还常以身试药，对于有些毒性中药炮制标准的判断，常演示给学生，如制首乌，陈老亲口尝试判断是否微有麻舌感，这一举动是奉献精神的体现，更体现陈老对炮制标准的自信。

2. 医术精湛源于精准配伍

陈老医术精湛，源于他临床开方讲究，常说"病因甚多，分别用药""差之毫厘，谬以千里"。他指出疾病病因较多，遣方用药时，配伍要精准，即使同一味中药针对不同病因，也应付不同饮片，方能疗效奇佳，否则功效难求。陈老治疗偏头痛经验丰富，组方用药考究，擅用酒制品。如方中常用酒黄芩，陈老对酒制作用有深刻理解，并精准应用酒制品于临床。黄芩清热泻火，酒制后引药上行，善治头面疾病，与李时珍治疗少阳头痛的清空膏（片黄芩酒浸透，晒干为末）、治疗眉框痛方（黄芩酒浸、白芷等分，为末）吻合。陈老诸多经验收录于《炮制作用类编》，该书简要记述了方中同一种药味不同饮片功效作用理解，摘一例与大家分享。

甘草：和中补脾胃，粳米拌炒，或蜜炙用《得配本草》。

陈老按语：脾胃不和，原因甚多，需针对病因分别用药；但多数兼夹中气虚，又需佐以补中，是谓和中。二陈汤，甘草和中补土；平胃散（炙甘草）甘缓和中。用补佐消（补消合用），调治中土，使臻于安和。

3. 脉证合参，重在验证

陈老认为临床上有时理论与实践并不一致。就诊脉而言，陈老认为：脉有常有变，须验之以证；证有真有假，尤须验之以脉，脉诊合参。因此提出"脉证合参，重在验证"的观点，也就是全面审查临床见证以作为治疗依据。陈老辨证诊治的临床经验得到了广泛的认可和借鉴。

撰稿：刘艳菊

审稿：张　丽

郭润康

郭润康，男，1917年2月生于江苏省丹阳市，2017年3月于贵州省贵阳市逝世。

1931～1945年　上海五洲大药房；1945～1951年　贵阳新洲药房，药剂生；1951～1952年　贵阳中山东路联合诊所，药房主任；1952～1954年　贵阳市人民政府卫生局，药政科科员；1954～1956

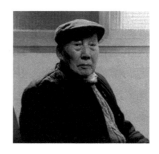

年 贵阳市门诊部，药房主任；1956～1965年 贵阳市中医院，药房主任；1965～1976年 贵阳中医学院附属医院，药房主任；1976～1988年 贵阳中医学院中药系，中药炮制教研室主任、副教授

（一）主要贡献

郭老从事中药工作60余年，对中药炮制、中药学、中药鉴定、中药调剂均有所得，尤擅中药炮制，积累了丰富的炮制经验，形成了独特的学术思想。郭老曾兼任贵州省政协委员，政协医药卫生工作组副组长，贵州省卫生厅医药科学委员会常务委员，中国药学会贵州分会常务理事兼秘书长、贵阳分会副理事长等，为《中药通报》《中国医药药学杂志》《中成药研究》《贵阳中医学院学报》编委。他为人和气，治学严谨，辛勤耕耘，德技双馨，整理了贵州中药炮制经验，奠定了贵州中药炮制规范的基础，为中药炮制教育作出了突出贡献。

郭老1956年调到贵阳市中医医院后，通过向老中医、老药工请教，自己刻苦学习，不断钻研，认真实践，在短短的时间内，建立了药品齐全、依法炮制、称量准确、煎药认真的大型中药房。市中医医院划归贵阳中医学院后，郭老醉心于中药研究，特别对中药炮制深下功夫，成为中药及炮制专家。1965年，写出了《炮制谈荟》一文，由医院印成小册子与全国各兄弟单位交流，从此锲而不舍，笔耕不辍，撰写了大量中药炮制经验总结相关论文，发表论文60余篇；对贵州中药炮制技术进行了整理、总结，编撰了《中药饮片加工炮制》，为贵州炮制规范提供了技术资料。在教学过程中，编印了《中药炮制学》讲义作为教材使用，并编写了《中药炮制十讲》《中药配方学》《细料中药的经验鉴别》供教学参考。编撰了《中药炮制词典》《中药炮制综述》，对中药炮制技术的传承作出了积极贡献。

1. 学科建设

郭老首次对贵州中药炮制技术进行了整理、总结。1959年作为主要编撰人员编写了《中药饮片加工炮制》（经验总结初稿），为其后贵州省中药炮制规范的编撰奠定了基础。参加1963年贵州省卫生厅《贵州省中药饮片炮制暂行规范》（讨论稿）及《贵州省中药饮片炮制规范》（1964年版、1975年版、1986年版）的编撰工作。郭老思想开放，兼收并蓄，不存门派之见，对贵州主要炮制流派的炮制技术及品种的影响均在其编撰的著作中得以体现，并将部分民族药饮片纳入炮制规范，也将个别饮片地方常用药用部位纳入，如大蓟根。郭老还参与《中国药典》（1977年版、1985年版）炮制通则部分的起草及炮制方法的审稿工作，为《全国中药炮制规范》编委。

2. 人才培养

郭老为贵州省中药炮制学科教育的开创者。1950年，郭老积极参加了贵阳药师公会举办的药剂士班"调剂学"的教学工作。1956年，贵阳市中医医院举办中医班、中药班，郭老认为医药不能分家，中医、中药师必须掌握中药炮制后饮片药性的变化规律，非常重视对年轻医生进行中药炮制、饮片应用知识的培训，均开设了中药炮制学课程，并担任主讲，开中药炮制学教育的先河，其学生李宗智现为全国名老中医。1976年，由于教学需要，郭老由附院调入学院中药学任中药炮制教研室主任，创建了中药炮制教研室和实验室，编撰了《中药炮制学》自编教材。1979年，受贵州省卫生厅委托，编写了《中药炮制学》培训教材，用于省内中药专业人员培训，强调实用性。

3. 科学研究

郭老深研经典，博览医籍，撰写《中药炮制词典》《中药炮制综述》。郭老治学刻苦，善于总结，强调学科必须有所总结，有所创新；总结要系统，不能失之偏颇。郭老认为，当时中药炮制著作究其内容形式而言，大致可分为规范、资料汇集和经验介绍3类，而综合性者不多见。20世纪70年代，郭老博览中药炮制有关著作及医籍，以1958年写成的《中药炮制略论》为骨架，充实内容，三易其稿，编撰了《中药炮制综述》，具体体现其系统化思想，全书共分16章，从炮制的起源和发展、定义和范围、目的、运用和规律、原则和要求、工具和设备、分类、辅料和用料、方法和操作等分别论述，重点论述了炮制方法与操作；又如炮制方法中的烫法，除砂烫、蛤粉烫、滑石粉烫等常用方法外，尚有牡蛎粉烫、石膏烫、石灰烫、铁砂烫、无名异烫、赤石脂烫、盐粒烫、糯米粉烫、菟丝子烫等，条分缕析，非常系统。郭老根据当时尚未见中药炮制的工具书的现状，将多年收集的4500余条炮制术语汇编为《中药炮制词典》，以传统术语释义为主。以上两书由于当时引文未标明出处，未能出版，仅作为教学补充资料应用，至为遗憾。

（二）主要学术思想及观点

1. 强调医药不分家，唇齿相依，各为所长

强调医药不分家，中医师必须懂中药饮片，中药师必须懂中医基本理论。郭老认为中药炮制与中医临床唇齿相依，炮制的继承与研究，必须以中医药的特点为基础，紧密结合临床，这样才能使中医中药的优势得以充分发挥。但中医、中药的结合不是合二为一，而是在分工的基础上进行深度协作。

2. 饮片应炮制得法，用之有方

郭老认为中药炮制富有民族用药特点，也具有普遍科学意义。强调中药炮制的继承与研究，重视饮片炮制前后的药性变化，何病宜生用，何证宜制用，各有法度，一定要根据临床治疗的要求进行炮制，这样才能突出中医药特色，保持中医药的特色与优势。

3. "道""术"统一，不可偏废

郭老强调应在中医药理论指导下认识和应用饮片，非常注意继承发掘传统炮制理论，究其根本，才能触类旁通。同时，又认为中药炮制是一门传统加工技术，必须强化动手能力，才能更好领会中药炮制的精髓。他知行合一，认真践行。他的论文与著作中既有炮制理论的梳理，也有炮制的各项技术及其基本要点的细致介绍及炮制经验的总结。此外，郭老对炮制操作的规范性要求严格，为此，在组建中药炮制教研室时，特意将附院手头功夫过硬的樟帮老药工程希堂调入教研室，专门负责传统炮制实验教学及年轻教师培训工作，年轻教师跟师3年才能上理论课，对中药炮制技术的传承收效良好。

4. 中药炮制研究要"有成分论，不唯成分论"

郭老早在20世纪80年代就提出中药炮制研究要"有成分论，不唯成分论"。中医药的核心是整体观，不能以一两个成分来代表中药的功能。不仅要研究炮制前后化学成分的变化，

更要研究其药理作用及毒性的变化及其临床应用的差别。

撰稿：李　玮
审稿：张　丽

原思通

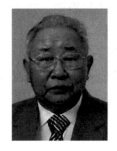

原思通，男，1937年7月17日出生于河南省武陟县，2012年1月27日逝世。1963年毕业于河南中医学院中药系，同年分配到广西中医学院，创建了广西中医学院制药厂和药学系，历任广西中医学院中药系主任、广西药学会常务理事、广西中医学院药厂厂长等职。1982～1986年　河南中医学院，中药系副主任兼河南省药学会常务理事等。1986～2004年　中国中医科学院中药研究所，炮制室主任、中药所副所长、所长、所党委书记、中药所学术委员会主任委员、中药所高级专业技术职务评聘委员会主任委员。2004年退休后，仍任中国中医科学院首届学术委员会委员，为中国中医科学院首批中医药专家传承博士后导师，第四批全国老中医药专家学术经验继承工作指导老师。

（一）主要贡献

原老师是全国著名中药炮制专家，享受国务院政府特殊津贴。曾兼任国家秘密技术审查专家组专家，卫生部进口天然药物专家委员会副主任，卫生部第四届药品审评委员会委员，《中华大典》之《医药卫生典》编委，《药学分典》副主编，《中华本草》炮制专业编委会副主任委员，《中国中药杂志》编委会委员、副主编、顾问，《家庭中医药》杂志编委会主任，《中草药》杂志编委，中国药学会理事，中国药学会中药与天然药物专业委员会副主任，中国保健科技学会专家委员会委员，中华中医药学会中药炮制分会主任委员，北京中医药学会理事等职。原老师从事中药炮制研究近50年，积累了丰富的中药炮制经验，为中药传承发展和中药炮制学科建设作出了突出贡献。

1. 学科建设

原老师通过不断学习、钻研、积累经验，探索炮制研究的方法和途径，形成了独特的炮制研究观点。原老师重视炮制原理的研究，他认为炮制前后药效的改变实质上是由成分的改变引起的，成分变化是药效变化的物质基础，探寻二者之间的关系，以揭示中药炮制的科学内涵。主编出版《医用中药饮片学》，与叶定江合作主编出版《中药炮制学辞典》，参加编写出版《中华本草》《全国中药炮制规范》《历代中药炮制法汇典》《抗衰老中药学》《中药炮制品古今演义评述》《临床中药炮制学》《有毒中药现代研究与合理应用》等专业著作10余部。

2. 科学研究

原老师毕生致力于中药炮制科研事业，是全国著名中药炮制专家。从1986年到中药研究所工作以来，先后主持完成"七五""八五""九五"国家科技攻关课题，国家自然科学基金和国家中医药管理局资助课题"商陆（直序商陆，垂序商陆）、红娘子（樗鸡）、芫花、雄黄、槐花等常用中药的炮制历史沿革、炮制原理、炮制工艺及饮片质量"等课题的研究工作，发表科研及学术论文110余篇，作为课题第一负责人，先后获得省部级科技进步奖一等奖1项、二等奖1项、三等奖4项、中国中医科学院及省卫生系统科技成果奖二等奖2项、三等奖4项，国家科学技术委员会、国家计划委员会和财政部颁发的"八五"国家科技攻关重大科技成果奖1项、全国首届医药卫生科技成果展览会"优秀成果奖"1项。

3. 人才培养

原老师共培养硕士5名（含1名国际生）、博士生3名（含2名国际生，其中1人获中国中医科学院裴元植奖学金，1名中国学生获中国中医科学院何时希、谢海洲奖学金），博士后2名（其中1名获2008年度中国中医科学院"中健行"中医药传承创新博士后优秀成果奖），在第四批全国老中医药专家学术经验继承工作中带徒1名。

4. 学科传承

以原老师姓名命名的工作室在2009年被中华中医药学会评为"全国先进名医工作室"。

（二）主要学术观点

1. 科学看待中药毒性问题

原老师认为"是药三分毒。善用，毒药可起沉疴痼疾；误用，补药亦可伤人害命"。有"毒"、无"毒"，"毒性"强弱都是相对的。不加限定地将某药视为有毒或无毒，并将其绝对化，既不符合客观实际，也有违科学。从严格意义上讲，不存在绝对无"毒"的药物。"毒性"和"药效"是同时存在的药物属性。用药对证，剂量及用法恰当，"毒性"可以变为药效，祛病健身。相反，药不对证，剂量及用法不当，"药效"（偏性）亦可变为"毒性"，甚至损害人体健康。他提倡要加强对毒性中药的化学、药效学、安全性评价、药物在体内过程及药代动力学研究，逐步明确各种毒性中药的毒性及起效量、极量和解救措施等，减少对有毒中药应用方面的盲目性，使安全用药建立在科学的基础之上。

2. 强调饮片入药，生熟异治

原老师强调"饮片入药，生熟异治"是中医用药的基本特色。中医临床上用以治病的药物是汤药和中成药，而汤药和中成药的原料均是处方标明的生、熟中药饮片，并非中药材。即使"中药配方颗粒"，其原料亦是"严格按照中药炮制规范生产的中药饮片"。严格地讲，各种中药书上所言中药的性味、归经、功能主治、用法用量等，实为中药饮片的属性。饮片生熟，功效不同。通过炮制不仅可以减毒、增效，有的药物还可以转变药性，产生新的药效。这正是部分"毒药"早已被西方国家淘汰，而我国仍作为常用中药载入药典的原因。

3. 提出中药炮制工艺研究需"多指标考察综合评价"

关于中药炮制的科学研究问题，原老师十分推崇陈敏章"继承不泥古，发扬不离宗"的理念，认为传统的中药炮制经验是中医药工作者在长期制药用药实践中观察总结形成的。研究中药炮制应在中医药理论指导下，紧密结合中医的用药经验，制定严密的实验方案，选择好实验指标。原老师提出了中药炮制工艺研究中的"多指标考察综合评价"方法。认为炮制过程中各成分或多或少地发生着质或量的变化,在中药有效成分不清楚时,研究中药的炮制工艺,不能以一个或几个成分的变化来评判炮制工艺的优劣。一定要多学科、多指标相结合,进行综合评价,在此基础上进行中试验证,考察新工艺的可行性和稳定性。只有这样,才能公正、客观地评价不同炮制工艺的优劣,筛选出最佳炮制工艺。

4. 首创并运用"单体化学成分模拟炮制法"

原老师重视炮制原理的研究,认为它是解决其他炮制问题的基础。炮制后药效的改变实质上是成分的改变引起的,成分变化是药效变化的物质基础。原老师将主要药效单体成分与饮片在相同条件下模拟"炮制",然后对比二者炮制前后的物质变化和药效变化,探寻二者之间的关系,以揭示中药炮制的科学内涵。

5. 中药饮片生产应走规范化道路

原老师非常关心中药饮片产业的发展,多次向国家职能监管部门阐述了自己对产业发展的看法,并提出了不少宝贵意见和建议,认为"中药饮片生产应走规范化道路"。只有中药饮片生产规范化、规模化、现代化,中药饮片质量标准化,才能保证中医临床的治疗效果。

撰稿:王祝举
审稿:张 丽

徐楚江

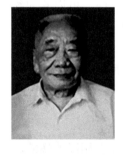

徐楚江,男,成都人,1921年出生,2004年逝世。由于出生于私塾世家,4岁便开始启蒙,13岁进入"中伦"当学徒,成为段鹤龄门人,18岁起在药房工作,此后长期从事与中药相关的工作。在成都中医学院从事炮制教学科研40余年。

(一)主要贡献

1. 学科建设

徐楚江进入成都中医学院工作时,正是中药系创建初期,条件艰苦,没有成熟的办学方案,全靠自己摸索。没有教材,他自编教材,根据教学需要结合学校实际条件,开设炮制实验,并亲自指导实验。通过长期探索、实践,中药炮制学科教学体系逐步形成,教师队伍慢慢扩大,并成立了中药炮制教研室,有利于中药炮制学科的发展。基于他的能力与影响力,他主编了首部全国高校统编教材《中药炮制学》第1版及第2版,该教材建立了中药炮制学教材的基本框架,后期的炮制学方面的教材大多以此方法,为中药炮制学科的发展、中药人才的培养提供了有力保障。他曾先后担任中国中医药学会理事、中国药学会四川分会和中华全国中医学会四川分会理事、国家药典委员会委员、高等医药院校中药专业教材编审委员会委员、《全国中药炮制规范》编委、四川省政协医卫组成员、四川省科技顾问团第二届成员等，也是教授、硕士研究生导师，并在1991年被国家确定为全国老中医药专家学术经验继承工作指导老师，为中药炮制学科的发展作出了巨大贡献。

2. 科学研究

徐楚江在从事教学工作的同时，也不忘开展相关研究工作。一方面针对传统的文献进行工作。对唐代道地药材产地进行整理研究，药材由于产地不同，对药效有不同影响，道地药材因地质与气候有利于药材生长，质量相对较好，更有利于临床疾病的治疗。徐楚江对道地药材鉴别造诣很高。他认为，唐代国力昌盛，科学发达，医药事业倍受国家重视，对道地药材的概念更加明确，故他对唐代药材产地进行了分析整理。另一方面，徐楚江也进行现代研究，如针对四川特色炮制品附子进行了系统研究，对附子的炮制沿革、炮制方法、质量标准等方面均进行了研究。广泛查阅资料，了解附子的炮制沿革；在炮制方法上，分别对传统炮制方法和现代炮制方法进行了研究比较，如炭火烤、砂炮、爆花机爆、电烘箱烤、红外烘箱等，最终采用微波炮制，并进行成分、毒理等方面的全面研究，确定炮制条件，并申请专利，为附子炮制工艺改革提供了依据。还对百药煎的炮制方法进行了研究，在古法的基础上，自创新的方法，并进行药效、毒理等实验，效果良好，安全性高。

3. 人才培养

长期从事中药炮制、中药制剂等方面的教学工作，为国家培养了一大批中药方面的学生，同时也是硕士研究生导师，培养了硕士研究生2名。作为全国老中医药专家学术经验继承工作指导老师，培养学生1名。

4. 学科传承

徐楚江建立了中药炮制团队。徐楚江是第一批学科带头人，在他的带领下，团队在人才培养、科研等方面都逐渐形成了自己的体系，也在中药炮制与临床相结合方面形成了自己的特色。此后，其传承人胡昌江继续带领团队发展，在各方面都取得不同的成绩，也在继续保持特色。

（二）主要学术思想及观点

中药炮制"遵古"而不拘泥于古。中药炮制是我国的一项传统制药技术，是中医在辨证施治的实践中不断总结、逐步发展起来的，是历代中医药家经验的总结，具有长期的临床应用历史。中药炮制是巩固提高药材质量的关键，关系到广大群众用药的安全与有效，是中医药理论与实践的结合，是祖国医学宝库的一部分，有悠久的历史，有丰富的经验和理论，我们必须对其进行继承、整理，使之得到提高和发展。许多炮制方法不仅优良有效，而且是传统理论的总结，对于临床诊疗工作有极为重要的意义，值得继承和发扬。中药炮制是为临床服务的，也应便于生产，应该用辩证的、科学的态度看待。不可否认，中药炮制有许多行之有效的方法，对保障临床用药的安全有效起到了作用。但中药炮制在发展过程中，因生产条件、科学技术的发展，不应该一成不变地全部按照传统方法进行炮制，应该科学、合理、辩证地看待中药炮制。遵古炮制与炮制的继承和发展并不矛盾。进行药物炮制时，首先明确炮制目的，在此基础上判断采用的炮制方法能否达到目的，该方法是否合理，有无更好的方法。这是逐步研究、分析、判断的过程。对于炮制过程而言，它分为净选、切制、炮炙等，需要分析药物选择的药用部位是否科学，每一步的操作是否必要，炮制方法能否改进，有无更方便、有效的炮制方法。有些药物炮制需要加以研究进行改进。在对传统工艺的改进方面，徐楚江也做了尝试，对川产道地药材附子进行了研究。附子有毒，临床应用需久煎，传统炮制方法复杂且濒临失传，该如何解决这个问题？复杂的炮制方法不利于炮制技艺的传承，炮附子这个炮制品又为临床所需要，故他对炮附子进行了系统研究，改进了炮制方法。在炮制方法上，他根据附子的炮制目的，结合当时的设备，对从传统方法至新兴的技术设备都进行了考察研究，考察指标包括外观性状、颜色、气味，也对疗效和毒性进行了全面比较，最后选择了微波炮制，这种方法既能在性状上满足要求，又能提高安全性、增强疗效、缩短生产时间。他的研究思路与方法给后人的启示是：中药炮制方法需要不断改进，但不能盲目，需要在全面科学研究的基础上，保证药物安全有效，达到炮制目的，提高生产效率。

撰稿：余凌英　胡昌江

审稿：张　丽　丁安伟

4

第四章
中药炮制研究述评

中药炮制历史悠久，特色明显，是一项古老的制药技术。中药炮制的主要成品就是饮片，在古代中药饮片的炮制及应用都很广泛，其应用范围远远超出中成药。然而到近代饮片炮制反而落后了，究其原因，是中药制剂快速发展，而饮片炮制自身发展步伐较慢，所以出现了落后的窘境。

中药饮片炮制在中华人民共和国成立前就是采用前店后坊的生产形式，但中华人民共和国成立后，国家重视炮制发展，在《中国药典》1963年版附录就收载了中药炮制通则，即：治削、水制、火制、水火制及其他制法，中药炮制的研究也陆续开展起来。其实真正的炮制研究是从20世纪80年代"七五"国家科技攻关课题开始的，之后才陆续进入状态。

这里根据不同年代的研究内容分段论述中药炮制的研究成果。

1 1949～1989年中药炮制研究述评

中药炮制作为我国特有的一门制药技术，已经有上千年的发展历史，形成了丰富多彩的炮制方法、炮制文化。也正因如此，中药炮制形成了"各地各法、一药多法"的局面，导致了现代炮制的历史沿革错综复杂。为了便于炮制研究的整理提高，有必要先搞清楚炮制的历史沿革。只有了解了炮制形成的来龙去脉，才有可能对炮制的作用、目的和方法等有正确的认识，才能在继承前人的基础上，将中药炮制加以发扬[1]。因此，要搞好炮制研究，对历史沿革的整理研究至关重要。研究人员在这个阶段对历代炮制文献进行了系统整理，于1979年首次编写了全国高等医药院校《中药炮制学》教材，这期间采用现代科学技术对炮制工艺筛选优化、炮制原理等做了系统性的研究。

一、中药炮制历史沿革研究

1. 中药炮制的目的和意义

任应秋、冉小峰等[2-4]对传统的炮制方法进行梳理后，总结了雷公炮炙十七法和现代沿用的各类炮制方法，证明了中药炮制的科学性[5]。

2. 单味中药炮制历史沿革研究

1949年至1989年期间，有文献报道的涉及炮制历史沿革的中药有天南星、乌梅、商陆、黄芪、巴豆、黄连、何首乌、当归等。其中，唐一上等[6]统计了40多部历代文献中乌梅的炮制历史沿革及不同炮制品的临床运用，发现醋制、蜜制、炒焙、盐制、煅炭、蒸等在炮制乌梅时较为常用；应钶[7]总结了中药黄芪炮制方法的历史沿革，提出可考虑试用诸如水蒸气、干热空气或远红外线间接烘制的新技术；甄汉深[8]对何首乌历代使用的30余种炮制方法进行了系统总结；曹晖[9]对当归见诸历代文献的21种炮制方法的炮制历史沿革、炮制的传统理论及其不同炮制品的临床应用等做了比较系统的研究，得出：当归常用的炮制方法有酒制、炒制、制炭等，当归炮制的传统理论主要是在于改变药性，扩大药用范围。

二、中药炮制工艺研究

中药炮制工艺与中药饮片的质量密切相关，新中国成立初期，为了使中药饮片的质量规范化、标准化，很多学者对传统中药炮制工艺展开了研究[4]。

1. 净制切制工艺研究

在药材软化与质量关系方面，中药饮片传统的软化处理方法一般是采用冷水浸泡，但在此过程中，易导致药材中的水溶性成分溶于水中流失，从而影响饮片的质量，如有学者通过实验研究证明了传统的软化法使槟榔中槟榔碱损失18%～30%，大黄中的蒽醌类成分损失近10%，黄柏中的小檗碱损失达50%[10]，从而证明了应该采用"少泡多润""药透汤尽"的软化原则，以减少中药材在软化时有效成分的损失。同时，为解决此类问题，北京、天津中药饮片厂提出了冷压软化法和原药材破粗粒的新工艺，上海杨浦区中药切制厂也研制出了减压蒸汽润药的新工艺，有效地避免了传统软化药材时易出现的水溶性成分流失和发霉变质等问题，并大大缩短了润药及干燥的时间，显著提高了中药饮片的获得率[5]。

在净选、切制方面，有学者研究发现麦冬的心和肉主要成分相似[10]，人参芦头中人参总皂苷含量比根高了近2倍[11]，因此认为人参可不去芦使用。对饮片片型规格的研究也证明了饮片片型对汤剂中的浸出物含量会有很大影响，如2～4 cm宽的杜仲片的浸出物含量为10.45%，而2～3 mm宽的杜仲丝片的浸出物含量可达18.19%[12]。

2. 蒸、煮、燀等炮制方法研究

在发酵、制霜方面，天津市药检所等[13, 14]通过实验研究，对胆南星和巴豆的传统炮制工艺进行了改进，对传统炮制胆南星北方常用的发酵法和南方常用的混合蒸制法进行研究比较后认为：混合蒸制法炮制品比发酵法炮制品的作用更强，从而肯定了南方"混合蒸制法"炮制胆南星的新工艺；对巴豆的炮制工艺进行改进后提出了巴豆仁加淀粉制霜的新工艺。

在蒸、煮、燀制方面，中医研究院中药研究所等单位研究发现传统采用燀法炮制黄芩、苦杏仁的目的是破坏药材中酶的活性，从而保留其主要有效成分，即今所谓的"杀酶保苷"。为了防止此类药材炮制时药效成分的损失，天津市中药饮片厂也提出了用常压蒸制法代替传统水燀法的新工艺；同时，为了充分利用杏仁油，又提出了可将苦杏仁改为苦杏仁霜入药，并制定出了苦杏仁制霜的新工艺[15]。

3. 炮制解毒工艺研究

在探究乌头类中药炮制"减毒"机理方面，黑龙江祖国医药研究所尝试将传统的水漂后辅料煮制工艺，直接改成用清水煮制，并提出了用有毒成分乌头碱的限量检查来控制清水煮制法炮制品的质量[16, 17]。

在半夏的炮制方面，中医研究院中药研究所等单位对北京和天津等地的法半夏、清半夏传统工艺进行改进研究后，制订出采用白矾水浸制清半夏和用石灰、甘草液浸制法半夏的新工艺[18, 19]，且通过药理实验证明了两种新法的半夏制品均有良好的祛痰、镇咳作用。两种新法半夏炮制工艺与原工艺相比较，均具有节约辅料、提高饮片获得率和缩短生产周期等优点。

总之，在炮制工艺研究方面，应该在继承前人传统炮制经验的基础上，努力向现代化工业生产迈进，以利于对中药饮片规格、标准的统一。

三、中药饮片质量与标准研究

（一）中药饮片质量评价方法

1. 中药饮片质量整体评价方法 [20]

中药饮片质量的整体评价方法一般应包括饮片规格、光洁度、色泽、气味等几个方面内容，这一阶段对饮片质量的整体评价还基本停留在"手摸、眼看、鼻闻、口尝"等传统的主观饮片评价方法上。这些方法虽然简单、快捷，但由于主观性误差太大，其标准很难统一，具有很大的不稳定性，故在评价时应尽量采用仪器量具等，并规定具体的标准来进行评价。如切片的厚薄检验可随机取成品饮片五片或十片重叠在一起，用游标卡尺进行测量，计算出单片片厚，确定其是否符合标准；色泽可用标准比色板或标准样品对比色泽差异，以确定质量的优劣。

2. 中药饮片质量数字化评价方法 [20]

洁净度评价：饮片的洁净程度高低是饮片质量优劣的一个重要方面。一般通过检验灰分及杂质含量两个方面来评价中药饮片的洁净度。具体检验方法为随机取样，净选出灰屑、泥屑及杂质，计算其所含比例并进行评价。

含水量评价：中药饮片含水量过多容易使饮片霉变腐烂，含水量太低饮片又容易破碎、不利于运输，所以确定饮片的含水量标准，是减少饮片变质损耗、确保质量的关键。

含量测定评价：对于有效成分明确的中药饮片，必须对其主要成分进行含量测定。如黄连中的小檗碱、何首乌中的游离蒽醌含量等。

有毒成分的限量评价：对一些有毒中药饮片的毒性成分及重金属、农药等，必须精密测定，以达到规定限量。如川乌中的乌头碱的限量。

3. 中药饮片质量生物学评价方法 [21]

中药饮片需要经历采集、加工、运输、贮藏等过程，操作烦琐，很容易造成细菌污染，有的饮片被污染后含菌数可高达数万，因此有必要做细菌培养来加以检测。

（二）中药饮片标准制订及分级标准（含药典收载情况）

本部分未检索到相关参考文献。《中国药典》自1963版收载中药炮制品，设有"中药炮制通则"专篇，规定了各种炮制方法的含义、具体的操作方法及质量要求。1988年中华人民共和国药政管理局组织编写了《全国中药炮制规范》，记载了常用中药的炮制方法和成品性状。

（三）中药材趁鲜切制及产地加工炮制一体化研究 [22]

中药材的产地加工环节直接影响到中药材的质量，与中医临床疗效密切相关，这一阶段就有学者[2]提出要建立饮片产地加工的设想，认为应该在药材的产地建立相适应规模的产地加工厂，对一些在水处理时有效成分容易损失的情况，以及非药用部位的处理，应该严格按照药典和地方炮规的要求，在产地时就趁鲜分类、加工并及时进行干燥处理，从而避免药材有效成分的损失以及后续浪费药材、浪费时间再重复加工药材。提出在产地加工时应该尽可能去除非药用部位，如蒲公英、紫花地丁、秦艽、紫菀等去泥沙；藜芦、威灵仙、怀牛膝等去芦头；石韦、狗脊、鹿茸、枇杷叶等去绒毛；苍耳子、金樱子、白蒺藜等去果刺；金樱子、乌梅、诃子等去核；防己、榧子、附子等去皮；龟板、鳖甲、豹骨、虎骨等去筋膜。提出临床有要求规格的中药材应尽量在产地加工时就趁鲜切制，如黄芪、大黄、黄柏、当归、薄荷、藿香、紫苏、仙鹤草等含水溶性成分和挥发性成分的药材，产地趁鲜切制可有效避免水溶性成分在后期软化时流失，避免挥发性成分在干燥时二次损失。提出富含浆汁、多糖、淀粉的中药材，如黄精、百合、天麻、麦冬、玉竹、白芍、女贞子、五味子等药应该在产地加工时直接蒸制，避免传统的煮透工艺损失有效成分。

因为中药材大多来源于动植物，其品质本就受产地、栽培、品种，以及采收时间等因素的影响很大，所以合理的产地加工对后期炮制成饮片具有重要影响，只有把好了中药材产地加工这一关，才能有效保证中药材的质量，进而提高临床疗效。

四、中药炮制化学研究进展

据研究，中药的化学成分主要包括生物碱、苷类、挥发油、有机酸、鞣质、酶、油脂等，由于中药的来源广泛，其成分也极其复杂。中药在炮制时，炒、炙、蒸、煮等加热处理，浸、泡等水制操作以及酒、醋、盐、蜜等辅料的加入，均可能导致中药的化学成分产生变化[23]。

炮制对生物碱的影响方面，陈大成等[24]研究发现未炮制的生元胡水煎液只能提出其所含生物碱的25.06%，而醋炙元胡在相同煎煮条件下，可提出所含生物碱的49.33%，故得出以生物碱为主要药效成分的中药因大多数生物碱不溶或难溶于水，常采用醋炙使其生成可溶性醋酸盐的方法炮制，以提高中药有效成分的溶解度的结论；炮制对蒽醌类成分的影响方面，研究发现大黄[25, 26]、何首乌[27]中所含的泻下成分结合性蒽醌衍生物遇热不稳定，经煮、蒸等加热处理后可分解成游离的蒽醌类衍生物而失去泻下作用；炮制对挥发油的影响方面，有人[28]对15种中药用不同的方法进行炮制后，测定挥发油含量发现：炒炭损失约80%，炒焦损失约40%，煨制损失约20%，清炒、土炒、盐炙、米泔水炙损失约10%～15%，故认为含挥发油的药材应尽量避免加热炮制和直接在日光下暴晒，以减少其挥发油的损失。炮制对有机酸、鞣质的影响方面，据报道[29]山楂炒焦后，其有机酸含量减少了68%；有人对地榆、山栀子、蒲黄等十余种止血中药进行炒炭前后定性定量研究，结果表明：此类中药炒炭后除山栀子、蒲黄的鞣质含量变化较小外，其他药物炒炭后鞣质含量均有明显下降的趋势，地榆、大黄、侧柏等药鞣质含量显著降低[30]，藕节和茜草炒炭后其鞣质几乎损失殆尽；炮制对含酶药物的影响方面，研究发现麦芽、谷芽、稻芽等消食导滞药，微炒并不影响其酶（淀粉酶）的活性，但炒焦后可使其酶活性明显降低[31]。

因此，在炮制过程中必然伴随各种各样的化学反应发生，使中药的化学成分产生质或量的改变，这种化学成分的改变又必然会在药理作用上反映出来。由此可见，研究炮制对中药化学成分的影响，对于改进炮制的操作工艺，提高中药的质量与疗效具有重要的意义[23]。

五、中药炮制药性、药效变化研究进展

高晓山等[32]通过实验证明：在试管内及近似胃肠道的生理条件下，清宁片、醋炒大黄、酒炖大黄、酒炒大黄和大黄炭对胃蛋白酶的活性没有明显影响；大黄炭对胰蛋白酶、胰淀粉酶的活性没有明显影响；酒炖大黄对胰蛋白酶的活性有较弱抑制能力，对胰淀粉酶的活性没有明显影响；酒炖大黄和大黄炭对胰脂肪酶的活性抑制能力最强。醋炒大黄对胰蛋白酶的活性抑制能力最强。酒炒大黄和清宁片对胰淀粉酶的活性抑制能力最强。当存在血清时，酒炒大黄对胰脂肪酶的活性抑制能力不明显；醋炒大黄有较弱抑制能力。从而说明不同大黄炮制品的生物活性各具特征，炮制对于改变生大黄的某些药性是有意义的。有学者[33]采用饱和矾水浸泡半夏，对清半夏炮制工艺做了改进，然后对新法炮制的清半夏、老法炮制品和生品煎剂的药效进行比较发现，新法炮制的半夏有明显的止咳、祛痰作用，药效比老法制品作用明显。半夏和水半夏生品煎剂与新法炮制品煎剂的镇吐作用也相仿，无明显的毒性，说明清半夏的新工艺是可行的。

六、中药减毒炮制及饮片安全性评价研究进展

为保证临床安全用药，毒性中药材都会通过煮、炒、制霜等各种炮制方法降低其毒性。如在炮制减毒方面，江林等[34]发现雪上一枝蒿炮制品总碱含量会随着水或辅料的作用时间延长而发生不同程度的降低，从而降低其毒性；有学者[35]研究发现斑蝥中主要有效成分为斑蝥素，其毒性较大，仅30 mg就能致死；张瑞等[36]通过枳壳、枳实中挥发油离体肠实验发现，其挥发油可使肠蠕动频率显著增强，振幅显著降低，麸炒可使挥发油含量减少50%，减少了对肠道的刺激，从而说明枳壳、枳实炮制原理确为通过减少其中挥发油含量以达到缓和药性的目的；蒙光容[37]根据实验认为炒制马钱子的温度不同，其番木鳖碱含量差异较大；乌头类中药如川乌、草乌等有较强的毒性，通过煮制，其主要毒性成分双酯型生物碱可水解为毒性较小的苯甲酰乌头碱和苯甲酰次乌头碱等单酯型类碱，如继续水解，则转化为毒性更小的乌头胺、中乌头酰及次乌头胺等胺醇类碱[38]；大黄主要含蒽苷衍生物，大部分与葡萄糖结合成蒽苷，为泻下成分，水解为游离状态时，则失去泻下作用，不同的炮制方法，如炒、煮等，都能使结合蒽苷含量减少，从而减缓其泻下作用[39]；有学者[40]发现何首乌蒸制50小时后，游离蒽醌衍生物含量随时间的延长而递增，结合蒽醌衍生物含量则递减，故认为蒸制能消除何首乌生品的致泻作用。

七、辅料研究进展[41]

炮制中药材常用的辅料可分为固体辅料和液体辅料两大类，常见的液体辅料有酒、醋、蜂蜜、米泔水、药汁、麻油等，常见的固体辅料有伏龙肝、盐、米、麦麸、蛤粉、滑石粉等。本阶段辅料的研究主要围绕酒、醋、蜜、土等辅料展开。

酒：中药炮制用酒分为黄酒和白酒，一般选用度数较低的黄酒炮制药物。酒内所含的乙醇是一种良好的溶媒，中药中含有的生物碱、苷类、挥发油等成分大多易溶于乙醇。用酒作为辅料炮制药物主要目的有三，一是酒制可使药物有效成分易于溶出，进而提高药物的临床疗效，如酒制黄芩增加了黄芩苷的浸出量，使其抑菌作用显著强于生黄芩药材[42]。二是酒制可降低药物的副作用，增强补益功效，如生何首乌主要含有结合型蒽醌衍生物、卵磷脂等，酒制可使其结合型蒽醌分解成游离型蒽醌衍生物而失去泻下作用，而何首乌中的卵磷脂却对热稳定且可溶于乙醇中，故酒制有利于何首乌卵磷脂的溶出，从而使制何首乌补益作用增强。三是药物经酒制可借酒辛热升腾行窜之性，从而增强了药物通经活络、驱寒逐湿、引药上行等功能，还可中和药物的苦寒之性、矫除一些动物类药的腥臭气味。

醋：醋制中药目的有三，一是醋制时酸能与药材中的生物碱类成分发生反应生成盐，从而增加药物有效成分的溶解度，如延胡索生品煎煮时只能提取出总碱的25.06%，醋炙后可提出总碱的49.33%，醋制后显著增强了有效成分的溶解性[24]。二是醋制能消除药物的刺激性并降低毒性，如甘遂、大戟、芫花等苦寒有毒类药物，生用安全隐患较大，一般需经醋制后才能使用。研究证明大戟中所含有的毒性成分主要是三萜类化合物及大戟苷等，有类似斑蝥素和巴豆油般的刺激作用，大戟经醋煮后，能消除刺激作用[43]；据报道，分别给小鼠口服生甘遂和炙甘遂的酒精浸膏，发现生甘遂的泻下作用较强，58只实验鼠死亡了11只，而醋炙甘遂的泻下作用明显降低，且小鼠无死亡情况[43]。三是醋制还可增强入肝经作用、矫味矫臭，如柴胡、香附等常用醋制增强其入肝散郁作用，五灵脂、穿山甲等常用醋制消除不良气味。

蜂蜜：蜂蜜主要含有葡萄糖和果糖，两者含量约占蜂蜜的70%～80%，但由于蜂的品种、植物的种类、环境等因素不同，蜂蜜的质量差异较大[41]。传统中医认为蜂蜜有补益、润燥、解毒等功用，如蜜炙冬花会降低冬花生药的升压作用[44]，蜜制紫菀、枇杷叶、桔梗等可增强其润肺止咳效果。

土：作为辅料炮制中药材常用的土有伏龙肝、陈壁土、黄土、红土等，其中以伏龙肝即灶心土最为常用。现代研究也发现灶心土经过长时间的高温煅烧，带碱性的物质增多，能中和胃酸，从而显著增强药物的健脾止泻之力。如白术土炒可使其挥发性成分苍术醇、苍术酮含量明显减少，从而缓和了刺激之性，增强了健脾止泻的作用[41]。

八、创新饮片及设备研究进展

据有关部门统计[45]，这一时期炮制设备研究方面出现了中药净选设备、中药软化切制设备、中药炒制设备、中药蒸煮设备、中药饮片干燥设备等。也有单位在原有的单机基础上，不断试制改进，尝试向联动化、自动化方向发展。中药炮制机械化的出现，为实现炮制生产现代化展示了美好前景。

净选方面，传统的净选加工多为人力手工操作，效率很低，难以适应现代化生产需求。于是湖南省常德地区中药厂研制出了GQ-1A型滚筒式去毛机[46]，兰州佛慈制药厂研制了三杵式捣白粉碎机[47]、活动圆筒齿轴旋转式除毛机[48]等机械，利用旋转使药材与机械间、药材与药材间相互摩擦，从而达到去除非药用部位的目的。如加工香附、盐知母、桃仁、杏仁、蔓荆子、栀子、鲜半夏、狗脊、骨碎补、枳壳、金樱子、苍耳子、刺蒺藜等药材，加工效率较手工操作可提高10倍以上，但为了能更好地适应不同中药材的加工需要，尚需从控速定时、自动化进料、多功能化等方面不断改进发展[49]。

切制方面，传统使用的切药机一般以转盘式切药机和剁刀式切药机为主，存在功能单一、切出饮片规格不均匀、易出现败片、切制损耗大等问题。为提高切制质量和效率，江熟平等对转盘式切药机进行改进[50]，改进后的切药机不仅能切横片及球茎类药材，还能切斜片、切段，并具有连续进料的优点。秦晓峰通过改进C74-10型剁刀式切药机的刀门结构，解决了枝条较细的把子货药材送料不顺的问题[51]。此外，还有人将单冲压片机改革为切药机用于切制梅花鞭、海狗鞭、广狗鞭等坚韧难切药物，工效可提高两倍以上[52]。赵清新[53]提出用电动刨片切制降香、苏木等木质类药材较为方便。江涛[54]发现用粉碎机制麻黄绒可大大提高工效且能保证质量。

炒制方面，这一时期出现了转筒式炒药机和平锅式炒药机，具有操作方便、转速可控等优点，克服了传统人工炒制法翻炒不均匀、火候不稳定、炒制效率低等不足[49]。

中药炮制研究从中医临床实践中来，再通过现代化学、药理等基础研究，最后又回到中医临床中去，中医临床实践可以为炮制研究提供线索，基础研究又要通过临床实践得到验证[55]。因此，炮制的基础研究必须紧密结合临床展开，只有二者合理结合，才能使中药炮制的研究科学化、实用化。中药炮制是在中医辨证论治基础上发展起来的，包含着人类与疾病作斗争的丰富实践经验，关系到广大人民防病治病、康复保健的医疗效果[56]。

综上，中药炮制学是一门独特的传统制药技术，是密切联系中医临床与中医饮片生产的应用科学技术，是祖国医药学宝库中的重要组成部分。中药炮制学是一门古老而又年轻的学科，古老是指中药炮制的发生发展几乎伴随着人类文明的进程，已有上千年的发展史；年轻是因为对炮制的现代研究起步较晚，目前尚处于探索性阶段。相信在每一个炮制工作者的不懈努力下，中药炮制学科必将行稳致远地向前发展。

参 考 文 献

[1] 冯宝麟, 王琦. 中药炮制研究应重视历史沿革的整理[J]. 中成药研究, 1982(7): 20-22.

[2] 任应秋. 中药的 "炮制" 问题——一九五四年五月二十一日在重庆市中药从业人员业余学习班报告[J]. 中医杂志, 1954(8): 19-21.

[3] 冉小峯. 中药炮炙法的讨论[J]. 中药通报, 1955(2): 50-54.

[4] 冉小峰. 论 "伤寒论的药剂技术" [J]. 中医杂志, 1956, (10): 525-530.

[5] 王孝涛. 中药炮制研究概况与展望[J]. 中成药研究, 1981(1): 3-7.

[6] 唐一上, 蒋蔚屏. 关于乌梅炮制历史的沿革研究[J]. 中成药研究, 1988(3): 16-17.

[7] 应钶. 黄芪炮制方法的历史沿革探讨[J]. 中药通报, 1988(1): 22-25, 62.

[8] 甄汉深. 何首乌炮制历史沿革的研究[J]. 中成药研究, 1987(6): 17-18.

[9] 曹晖. 关于当归炮制历史沿革研究[J]. 中药通报, 1986(2): 22-25, 28.

[10] 冯宝麟. 建国以来炮制研究概况与展望[J]. 中成药研究, 1983(4): 2-4.

[11] 李向高, 张福仁. 对人参不去芦问题的研究[J]. 中成药研究, 1981(10): 30-32.

[12] 袁坤祥. 杜仲饮片规格标准的探讨[J]. 中成药研究, 1984(4): 16.

[13] 吴连英, 赫炎, 王孝涛. 胆南星炮制历史沿革研究[J]. 中国中药杂志, 1998, (4): 27-30.

[14] 王秀兰. 浅谈巴豆的毒性及炮制[J]. 河南中医, 1985, (2): 41-42.

[15] 苦杏仁压油后药用问题[J]. 中草药通讯, 1972, (5): 51-52.

[16] 乌头炮制的研究[J]. 中草药通讯, 1974(3): 24-25, 71.

[17] 李泽琳,陈瑞华,郭济贤.中药乌头炮制方法的研究[J].上海第一医学院学报,1964,(1): 97-100.

[18] 半夏炮制工艺的改进[J].新医药学杂志,1977,(6): 43-45.

[19] 中医研究院中药研究所.半夏炮制研究[M].北京,1979.

[20] 高天正.建立中药饮片质控标准的探索[J].上海中医药杂志,1986(12): 28-29.

[21] 于留荣,李吉来.黄芩炮制饮片质量标准的研究[J].中药材,1989(4): 27-29.

[22] 杨建国.建立饮片产地加工厂设想[J].中药通报,1987(4): 24-25.

[23] 原思通.炮制对中药化学成分的影响[J].广西中医药,1979(1): 40-44.

[24] 陈大成,梁世彰.中药延胡索炮制的初步化学研究[J].广东医学,1963(2): 25-27.

[25] 李胜华,郭宝莘,楼之岑.中药大黄炮制前后蒽醌类成分及鞣质含量的变化[J].中国药学杂志,1980,(8): 1-2.

[26] 炮制大黄蒽醌类物的变化研究[J].河南中医学院学报,1979,(1): 52-54.

[27] 凌罗庆,刘慧理,邹元杰.何首乌炮制的初步研究[J].上海中医药杂志,1966(2): 78-80.

[28] 毛兆雄.对部分中药炮制前后理化性质的探讨[J].山东医药,1981,(10): 50-54.

[29] 叶厚宾,吴彬彬.炮制山楂对其有机酸含量影响的探讨[J].云南中医杂志,1994,(5): 32.

[30] 赵伟康,洪筱坤,倪黎平.对炒炭止血药炮制前后所含鞣质的分析[J].上海中医药杂志,1963(7): 39-40.

[31] 壮立品,冯宝麟.麦芽、谷芽和稻芽的炮炙研究[J].中医杂志,1961(6): 27.

[32] 高晓山,李玉珍,朱彦.中药大黄炮制研究Ⅲ——大黄不同炮制品对4种消化酶活性影响的比较及其有关药性探讨[J].中药通报,1981(5): 24-26, 36.

[33] 中医研究院中药研究所,北京中医学院中药系.半夏炮制前后药效的比较(Ⅱ)[J].中草药,1985, 16(4): 21-23.

[34] 江林,胡元聪.雪上一枝蒿炮制方法的探讨[J].中成药研究,1985(12): 18-19.

[35] 陈金华.斑蝥中毒死亡的检验附五例报告兼论斑蝥堕胎的危险[J].云南医药,1981(1): 15-17.

[36] 张瑞,王和平,花似虎.枳实、枳壳麸炒原理的实验研究[J].中医药学报,1981(01): 53-54.

[37] 蒙光容.砂炒马钱子对番木鳖碱含量的影响[J].中国药学杂志,1964,(9): 409-411.

[38] 中国医学科学院药物所.中药志(第一册)[M].北京:人民卫生出版社,1979: 138.

[39] 李胜华,郭宝莘,楼之岑.中药大黄炮制前后蒽醌类成分及鞣质含量的变化[J].中国药学杂志,1980(8): 1-2.

[40] 凌罗庆,刘慧理,邹元杰.何首乌炮制的初步研究[J].上海中医药杂志,1966(2): 78-80.

[41] 周立良.试谈辅料在中药炮制中的作用[J].广西中医药,1980(4): 41-43.

[42] 徐楚江等.中药炮制学[M].上海:上海科学技术出版社,1985: 146

[43] 胡乐群.谈谈中药炮制用醋的意义[J].中级医刊,1984(11): 58-59.

[44] 王筠默.炮制与中药药理的研究方法[J].中成药研究,1983(6): 38-39.

[45] 国家医药管理总局中成药情报中心站.我国中成药生产机械的进展[J].中成药研究,1980(4): 5-10.

[46] 王智勇.GQ-1A型滚筒式去毛机[J].中成药研究,1984(5): 34.

[47] 逯佛存.三杵式捣臼粉碎机[J].中成药研究,1984(2): 30.

[48] 蔡勇.部分中药除毛工艺及机械的改进[J].中药通报,1987(4): 25-26.

[49] 李川,江文君.近年来中药炮制机械化改革概况[J].中药材,1988(6): 45-47.

[50] 江熟平.一种多功能切制机[J].中成药研究,1986(8): 46.

[51] 秦晓峰.C74-10型剁刀切药机送料不顺的改进办法[J].中成药研究,1984(4): 32.

[52] 曹桂芝,朱尊德,司建富.中药前处理机械小革新二则[J].中成药研究,1984(3): 37.

[53] 赵清新.苏木和降香电动刨片经验[J].中药通报,1983(5): 24.

[54] 江涛.粉碎机制麻黄绒[J].中药通报,1987(12): 28.

[55] 张瑞.略谈中药炮制现代化的途径[J].中药通报,1984(5): 21-22.

[56] 谢霖富.论提高饮片炮制和配方质量[J].上海中医药杂志,1987(12): 27-28.

撰稿：邱　斌

审稿：张振凌

2 1990~1999年中药炮制研究述评

中药炮制是中医药体系的重要组成部分，是中药临床应用前必不可少的环节，但由于过去技术的制约，其理论技术的发展十分有限。伴随现代科学技术的不断革新，中药炮制的研究逐步深入，在1990~1999年这10年中，共发表了几百篇关于中药炮制研究的论文，对中药炮制历史沿革、制备工艺、质量标准，炮制对化学成分的影响，炮制对药性、药效及毒性的改变，炮制用辅料、创新饮片及设备、饮片产业发展进行了深入探究，使传统中药炮制研究从比较简单的技术转变为复杂的机制机理研究，进一步丰富了中药炮制的内涵，改进了中药炮制品的质量。本文主要评述了1990~1999年这10年时间的中药炮制整体研究，特别是个体药物的具体炮制方法的历史沿革，并对上述年间发表的关于中药炮制研究的文章进行全方位的整理挖掘，有利于促进未来中药炮制事业的发展，承前启后，为现代炮制研究提供历史和理论依据。

一、中药炮制历史沿革研究

1. 中药炮制历史沿革的意义

1992年，王兴法在《中药炮制历史沿革研究的思路和方法》一文中强调[1]，炮制历史沿革研究的意义在于承前启后，补阙纠偏。对前人炮制历史经验全面、系统地进行总结，把现在认为有实用价值的炮制技术、炮制理论继承下来，为用现代科学技术研究提供历史和理论的依据。

2. 中药炮制技术历史沿革

米泔制具有去燥性而和中的作用，王佐德对米泔制的炮制历史沿革进行研究，系统梳理了历史上的7种米泔制法和95种米泔炮制品，其中最早可见于南北朝刘宋时代的射干炮制[2]。药汁制是将药物用一种或几种药物的药汁进行炮制的方法，是从中医方剂配伍演变而来，谌瑞林对药汁制的炮制历史沿革进行研究[3]，认为药汁制起源于南北朝刘宋时代，在明代形成了药汁制理论体系。盐制具有引药下行、增强治疗肾经疾病疗效、增强滋阴降火、缓和药物辛燥之性等作用，居明秋对盐制的炮制历史沿革进行研究，系统梳理了历史上的10种盐制法和92种盐制炮制品，其中最早可见于南北朝刘宋时代的薏苡仁炮制[4]。

3. 单味中药炮制历史沿革

对杜仲[5]、陈皮、地榆、佛手、茯苓、甘遂、红芪、黄柏、苦杏仁[6]、滑石、羚羊角[7]、附子[8]、麦芽、芒硝[9]、天南星[10]、菟丝子[11]等中药的历史沿革进行了研究。例如，当时对血余炭炮制存性程度的讨论，对此后相关血余炭的研究都有一定的影响力[12]。但当年的文章在现在看来缺乏系统的整理，对相关药物的历史沿革探讨仍不够深入。

后来总结概括了诃子[13]、狗脊[14]、牛膝[15]、使君子、酸枣仁、淫羊藿[16]等在内的十多种药物的炮制历史沿革。其文章不但考证了相关古代文献关于其药物的炮制方法，还通过当时新发表的相关研究对相关药物的炮制研究提出了不同的见解，例如：在当时对诃子的研究中作者指出，不能通过对诃子的鞣质含量的多寡来判断炮制方式的优劣，有必要全面系统地对诃子进行质量标准研究。

此外学者们还在中药炮制的历史沿革这方面的研究继续加深，其先后对韭菜子[17]、巴戟天[18]、香附、大黄[19]、麦冬[20]、栀子[21]等近百种中药的炮制历史沿革进行了分析整理和文献考证，并积极采用现代科学技术和方法，对传统的炮制技术理论做出科学评价，改进传统炮制方法，优化炮制工艺，提高饮片质量，为发展炮制理论、制订质量标准和鉴定方法提供了科学的依据。

为了进一步梳理炮制工艺变化过程，先后报道了白矾[22]、白附子[23]、白芍[24]、侧柏叶[25]、蟾酥[26]、芫花[27]、蜈蚣[28]、枳壳[29]、藤黄、珍珠[30]、巴豆、补骨脂、决明子[31]、苍耳子[32]、千金子[33]、莪术[34]等近百种中药的炮制历史沿革，其不但对药物的炮制历史沿革、现代新型炮制科学技术进行了归纳总结，还对于研究中药炮制工艺演变以及炮制内涵具有深刻意义，甚至对中药炮制学科发展都有不可小觑的影响。

在炮制方式方面，其在整理归纳古代文献炮制方式的基础上还不断地吸纳相关现代化炮制研究，并不断提高相关炮制工艺水准，以简化后续相关炮制实验性论文的步骤。同时更加注重相关炮制理论的研究，通过本草考证相关炮制理论的合理性并用以指导后续相关的基础研究。

10年的时间里，中药炮制历史沿革的文章体系更加完善，大量中药的炮制方式都通过古代文献进行了完善的整理，炮制的历史沿革方面的文章趋于成熟，文章更加注重实际，敢于实践，不仅可为研究选题提供依据，也可为解决炮制实际问题提供借鉴，使炮制目的符合实际，从多方面进行实验探索研究。

二、中药炮制工艺研究

1. 净制与切制研究进展

净制是用不同方法去除药材及饮片中的杂质的操作过程。切制是指将药材制成片、段、丝、块，使药物达到配方的要求的炮制技术。在传统炮制中，古人已经发现是否趁鲜切制、软化方法或软化时间等对中药疗效具有明显影响，20世纪90年代研究主要集中在部分饮片软化工艺和切片工艺的提升，更好地服务于饮片需求日益增长的医药市场。通过阅读文献发现，减压冷浸法是当时较为流行的软化方法，无论是种子类的槟榔[35]，还是块茎类的三棱[36]，使用该方法均可以达到缩短浸润时间、减少成分流失和防止霉变等目的。减压冷浸法也是目前工业大生产最常用的软化方法之一。根或根茎类药材的切制厚度对最终饮片有效成分的煎出也格外重要，文献中显示白芍和丹参[37，38]切成薄片后，均获得了很好的评分。但是在生产过程中，除有效成分溶出率外，还要考虑成本和工厂机器的可操作性，综合考虑后方能最终决定不同药材最佳的厚度。除了饮片类加工方法的研究，炮制工具的改良同样是当时的热点。改良的铡药刀装置[39]，在原有结构基础上进行改进，结构简单，造价低廉，操作易于掌握。但目前工业大生产中是否应用不得而知。

2. 炒法工艺研究进展

从古至今，炒法一直是最基础的炮制方法。干漆传统炮制方法有煅、炒法，但不适应大批量生产要求。改用焚烧法后，经临床观察疗效无显著差异，操作时间缩短且节省燃料，适用于大批量生产[40]。乳香结合水炙乳香法和打粉炒法两种方法探索出直火烧灼法，比传统法节省药材并降低损耗，但只适用于少量乳香炮制[41]。乳香采用谷壳拌炒法来缓和药物的刺激性和改善药物的色泽[42]。苍耳子炒制时，采用油砂作中间传热体，使药物受热快而又均匀，冷却后刺脆易脱落，并通过碾米机的滚筒摩擦脱刺率达98%，省工省时[43]。地龙[44]传统炮制有砂炒法、麸炒法和酒炒法等，用于矫臭矫味。但采用此法炮制时，高温会破坏部分有效成分，且在炮制过程中产生有害气体危害炮制人员健康。因此改为使用电热恒温干燥箱进行炮制。

清炒白扁豆[45]有增强健脾止泻的作用，但该法所得炒白扁豆外表有焦黑斑点，不易炒熟并有豆腥味，影响炮制品质量。后采用浸润砂炒法改进工艺。白扁豆经水浸润后炒熟所需时间大大缩短，采用砂作为传热媒介，增加药物受热面积，温度易于控制。近年来，不乏对王不留行[46]炮制工艺进行研究的人。王不留行运用炒药机清炒至大多数爆开白花是为了提高煎出效果[47]。有人认为炒品比生品水溶性浸出物含量高，而且爆花率越高，其浸出物含量也越高。也有用烤制法和清炒法对比，认为烤法爆花率高，优于清炒法。同时还有用油砂炒制，爆花率可达100%，故主张以油砂炒为佳。为了论证油砂炒法优于其他炮制法，分别测定油砂炒品、生品、清炒品、烤制品的水溶性浸出物和醇溶性提取物含量。最后发现油砂炒品爆花率最高，达100%，膨化率最大；清炒品次之。从水溶性提取物和醇溶性提取物的含量来看，清炒品略高于油砂炒品。山楂[48]的炮制工艺研究包括净制和炒制两方面。炒制主要是清炒和辅料炒。清炒大都沿用药典之规定，但有人提出是否可用烘法代替炒法，认为采用烘炒法加工炮制，可以严格控制不同制品的受热温度，控制内在成分量的变化，以保证临床疗效。此外，还有用糖麸炒制，同清炒法一样可以降低酸性并缓和刺激性，同时又能抑制酸性且不降低有效成分。麸炒山楂可以使其受热均匀，增强健脾和胃功能，比清炒省时减耗。

3. 炙法工艺研究进展

炙法是中药炮制中一类重要的炮制方法，包括酒炙、醋炙、盐炙、蜜炙、姜炙与油炙法，根据中药的药性或临床用药要求选择不同的液体辅料以达到增效减毒的目的。刺蒺藜为蒺藜科植物蒺藜的干燥成熟果实，因与补肾药沙苑蒺藜同名而常被混淆，20世纪90年代以前，人们常以炮制沙苑蒺藜的盐炙法来炮制刺蒺藜。谢盘根等认为应去除盐炙法，以炒黄、酒炙或酒拌蒸及醋炙法等方法来炮制刺蒺藜[49]。以恒温烘炙法代替直火拌炒法蜜炙药材可以使蜜水黏度降低，易渗入药材组织内部，被充分吸收，久存不变质，色泽均匀，还可以使药材内外受热均匀，防止外焦内生或糊化[50]。枇杷叶、麻黄为常用中药，以生用或蜜炙入药。潘洪平等按照《中国药典》1985年版所载炙法炮制枇杷叶和麻黄。在长期实践中他们发现药典所载方法火候不易掌握，往往造成药材受热不均，甚至使部分饮片焦化、炭化，影响外观质量，贮存中易发生"回潮"现象。根据当地地处南方，气温、湿度较高，不易贮存保管等特点，调整蜜的用量，改用烘箱55 ℃恒温烘烤。改进的方法优于传统方法，具有操作简便、容易掌握、质量稳定、安全有效和能较长时间贮存[51]等优点。

4. 煅法工艺研究进展

煅法是将净制后的药物，置适宜的耐火容器内，高温加热至一定程度的方法。煅法通常分为明煅法、煅淬法和闷煅法。瓦楞子入药有生用及煅用二种，传统煅法，即将瓦楞子置于锅内，用武火煅至红透，取出晾凉，碾成粗末。但煅制时间较长，且不易掌握。研究发现用砂烫代替煅制，可使瓦楞子受热均匀，且砂烫温度可达230～280 ℃，足以使瓦楞子中所含的碳酸钙分解成氧化钙，并分解其有机物质，使结构脆松，达到炮制目的[52]。牡蛎传统炮制方法是将牡蛎装入特制带孔的浅铁锅内，上盖一相应铁锅，置火炉上武火煅烧。改用电热自动恒温干烤箱煅制牡蛎，温度易于掌握，受热均匀，不受煤烟污染，干净卫生，且具外观美观、易于打碎、方法简便[53]等优点。

5. 发酵法工艺研究进展

自古有采用发酵法制曲的方法，最常见的为神曲、红曲等。传统发酵法工艺简单、要求较低，目前绝大多数药厂仍沿用此法生产神曲[54]。但是该工艺为获得合适的温、湿度，只适于盛夏进行；人为因素影响大，发酵结果取决于操作人员的实践经验，而不同操作人员的经验水平参差不齐，造成产品差异较大；环境因素影响大，传统发酵法是利用自然环境中的杂菌进行发酵，神曲品质取决于发酵环境的菌种和数量，造成不同产地甚至相同产地不同地点生产的神曲差异较大；染菌情况严重，传统发酵法利用环境杂菌发酵，极易染菌，产品中带有大量的杂菌及毒性代谢产物（如致病菌和黄曲霉素等）。近10年发酵工艺只是简化了一定过程，然而以上弊端并没有得到很好的解决。

6. 复制法工艺研究进展

复制法是用不同辅料反复炮制的技术。如何首乌[55]卵磷脂，卵磷脂易溶解于黄酒中。最早记载炮制半夏的方法为汤洗，即用热水去滑洗尽表面的黏液质，达到减毒作用。半夏[56]采用复制法同样为达到减毒作用，但是在包括浸、泡、漂、蒸煮等多流程炮制过程中，半夏水溶性成分均产生损失。辅料生姜汁、白矾、石灰、甘草可以制其毒性，对药效成分产生促进作用，不同程度影响半夏的药效。但是石灰加水量、浸漂时间、浸泡时间、干燥温度等均没有明确的量化指标，单凭麻舌感和外观来决定半夏炮制优劣，较为主观，缺乏客观、量化的质量评价标准。

7. 其他制法工艺研究进展

水飞雄黄时用水量越多，则As_2O_3含量就越低。当用水量为1:125时，As_2O_3含量较低，接近1 mg/g[57]。巴豆霜的毒性实验发现，当含油量不超过20%时，其毒力显著低于巴豆油，因此制霜的含油量以不超过20%为宜[58]。苦豆子是多年生草本植物,民间多以其干馏油治疗湿疹、溃疡等,但是由于提取方法落后,提取物中药用有效成分含量低,产率也低。徐梁等采用减压干馏法制取苦豆子干馏油,操作简便,无环境污染,产出的干馏油质量好,产率高,可达15%[59]。取净肉豆蔻先用清水将其表面湿润后,用适量滑石粉泛制含量,再包面皮,解决了传统方法面煨后难剥去面皮的问题。芦家莲选择用黄土煨肉豆蔻,既保证了药效,又节省了辅料,简便易行[60]。

三、中药饮片质量与标准研究

1. 中药饮片质量评价方法

中药饮片是可直接用于中医临床的中药制品。作为中医临床用药的原料,其质量直接关系着临床疗效和患者的用药安全。合理的中药饮片质量标准可保证饮片安全有效和质量稳定可控。中药饮片的质量控制还与中医药事业的健康发展息息相关。优质的饮片质量评价会严重影响下游产业链的发展,是推动中药优质优价的关键因素。

目前,对中药饮片感官质量的评价,主要依据《全国中药炮制规范》。该规范在评价标准上,存在大量的"模糊概念",缺乏明确的定量特征,如"味甜而特殊""味微甜而略带苦""质坚""气微香"等,具体评价时容易受人、环境的主客观影响,使结果的客观性和准确性饱受争议,由此可见该规范的可操作性较差。为弥补这一不足,张祖汉等试用模糊数学方法对中药饮片感官质量进行评价[61]。他们先按常规方法对样品进行评定,再应用层次分析法确定评定中药饮片感官质量的权重向量,最后应用模糊数学进行综合评判。评价过程中将定性分析与定量分析结合,故其结果无疑将优于经验方法得出的结果。

根据焦志铁等[62]的研究,《中国药典》1995年版的颁布和实施及《医疗机构中药饮片质量管理办法》的执行,对中药饮片的质量控制起到十分重要的作用。但在医疗单位中,中药饮片品质评价仍存有一些问题。首先,按药典标准评价,中药饮片仍存在质量差异;其次,炮制工艺不统一,与《中国药典》标准不符的地方规范目前仍有执行。饮片加工厂加工的中药饮片名称不符合药典规定,而且与《中国药典》不符的中药饮片仍有出售。建议加强执法力度,管住源头。不符合药典标准的中药饮片,不要因为原药材不是伪品,就流入市场。

加强饮片质量标准研究,建立统一的饮片质量标准并强化中药饮片品质评价制度,提高中药饮片质量,使中药在防病治病中发挥更好的作用。

2. 中药饮片标准制订及分级标准

《中国药典》1990年版一部在质量标准评价,即真实性、纯度、品质优良度3个方面充实了大量内容。如薄层色谱鉴别法占品种总数的20.5%,比例幅度较上版药典约增加了1倍;色谱对照品由单一化学标准品或药材改进为两者同时用作对照品,提高了对贵重药材鉴别的准确性。本版药典还更频繁地使用现代检测手段,如有5个品种首次采用了高效液相色谱法,斑蝥等2个品种采用了气相色谱法,收载有含量测定方法的品种数较上版药典增加24个,这些都对中药质量标准化起到有力的推动作用[63]。

1993年提出对胶剂采用分级过滤的方法，将不溶物、可溶性蛋白类和小分子分离，再分别测定它们的含量，并对蛋白类物质进行粘均分子量测定。可以根据各级含量的多少，以及蛋白类的分子量作为胶剂的质量标准[64]。

1994年对扶正冲剂中的主药淫羊藿鉴别，发现淫羊藿苷的薄层扫描含量测定方法简便，灵敏快速，回收率高。以上作为本品的质量标准是可行的[65]。

1995年版药典毒性中药炮制品单列品种又新增千金子霜，原药材千金子未设含量测定项，由于生千金子的毒性与所含的脂肪油量有关，故千金子霜规定了脂肪油含量限度，能更好地控制其内在品质，保证了该品种用药的安全有效。

原药材炮制项下增加饮片性状等检测项目，是本版体现中药特色的重要内容之一。如半夏，保证了直接入药的饮片有较高的质量，且法半夏单列品种，本版在薄层鉴别的数量、色谱质量以及同品种的药材在不同中成药中的协调统一方面又有较大的突破，且充分体现中药特色。千金子的鉴别方法由理化鉴别改为薄层鉴别，千金子霜也是薄层鉴别，增订该项目的还有半夏和斑蝥。本版含量测定方法增加较多的是薄层扫描法，毒性为"小毒"的两面针、蛇床子及毒性中药制剂马钱子散含量测定采用薄层扫描法。附子理中丸增订乌头碱限量检查。还修订了朱砂、雄黄的剂量，以保证服用安全[66]。

1999年中药的质量标准研究除少量采用形态法（包括显微）外，一般均用现代理化分析方法。提出应当依据中药品种分子遗传特征（蛋白质工程、印迹法、DNA指纹法）开展中药质量标准研究的新思路[67]。采用HPLC法测定蒲公英中咖啡酸和绿原酸的含量，为药典建立蒲公英药材的质量标准提供了依据[68]。对中药胆石宁袋泡剂在性状、含水量、装量差异、水溶性总浸出物、主要活性成分的含量、微生物限度检查等方面进行了研究探讨，拟订了胆石宁袋泡剂的质量标准以及相应的工艺措施[69]。

四、中药炮制化学研究进展

1990～1999年中药炮制化学的研究颇多，中药炮制化学成分的研究一直是中药炮制研究的热点，通常是通过化学成分的含量测定来控制饮片质量，以及通过炮制前后化学成分的变化来解释中药炮制原理等。以下将从中药成分的含量测定，炮制方法对中药成分含量的影响，中药成分中微量元素的研究三个方面进行概述。

1. 中药成分的含量测定

此类研究主要通过HPLC法测定中药材成分含量、通过LGS型色诊仪检测中药材色泽来评价中药材质量等级[70]。如：附子考察乌头碱和中乌头碱等生物碱含量，葛根考察葛根素含量，干姜考察姜辣素和姜烯酮含量等；白芍色泽可分为黄褐、浅黄、白偏红和白偏淡红，山药分为黄褐、黄、浅黄和粉白等。中药炮制化学成分的含量测定为炮制后药材的质量定性和定量控制提供了参考。

2. 炮制方法对中药成分含量的影响

中药炮制的目的可以概括为增效减毒，炮制前后中药化学成分的改变通常被人们作为解释炮制原理的依据。

研究者常采用薄层扫描法、薄层层析法、高效液相色谱法、紫外分光光度法、原子吸收色谱法等方法对生物碱类、有机酸类、皂苷类、微量元素等物质进行成分鉴别和含量测定[71-74]。双波长扫描法测定发现白芍经蒸和泡后酒炒苯甲酸含量最高;而闷润后酒炒者含量则明显降低;单纯泡、蒸、润法苯甲酸含量略高于闷润后酒炒法[75]。栀子炮制后,栀子苷及鞣质含量均有明显的变化,随着温度的增高,栀子苷的含量速减,而鞣质含量增加[76]。葛根炮制品中的葛根素[77]、黄芪炮制品中的黄芪甲苷[78]、陈皮、蔓荆子、肉豆蔻炮制品中的挥发油[79-81]、苍术、马钱子炮制品中的微量元素[82, 83]等,炮制前后均出现了化学成分变化。槟榔生用则槟榔碱含量最高,水浸泡切片含量略有下降,炒黄及盐炒含量最低[84]。金银花炮制用于抑菌、止血时以200 ℃烘制10~15 min或220 ℃烘制10 min最好[85],金银花的主要抗菌消炎成分是绿原酸和异绿原酸,炭品中绿原酸含量大大降低,仅为生品的十分之一,这可能是炭品抗炎作用弱于生品的原因[86]。

3. 中药成分中微量元素的研究

近几年来,人们对中药所含微量元素的作用十分关注,微量元素的变化与中药毒性大小息息相关。毒性降低程度与Zn/Cu比值有一定的关系,如半夏、天南星炮制后毒性降低,Zn/Cu比值下降;白附子炮制后,Zn/Cu比值上升[87]。同时,通过原子吸收光谱的方法对药材中含有的微量元素进行测定[88, 89],包括阿胶、决明子、牡蛎、山药等,也可以用于解释中药炮制原理。随着科学的综合发展,中药微量元素研究的不断深入,这必定为开发祖国医药学宝库开辟新的广阔前景[90-93]。

五、中药炮制对药性、药效变化研究进展

1990~1999年关于中药炮制药性、药效变化的研究逐渐增加。合理炮制可以消除或减轻药物的毒副作用,可以改变药物的性能,增强药物疗效,以及可矫臭、去臭,易于患者服用[94]。除了化学成分以外,药性也一直被认为是可以反映和表征炮制影响药性变化的依据。

1. 中药药性研究

中药药性理论即研究中药的性质、性能及其运用规律的理论,其核心包括四气、五味、归经、升降沉浮、有毒无毒等。如,吴茱萸中苦味物质羟基吴茱萸碱溶于水,而有效成分吴茱萸碱和吴茱萸次碱水溶性较差,《伤寒论》中记载,吴茱萸经水洗后可以大大改善口感,增强患者的可接受度[95];半夏炮制前后对眼睑结膜的刺激作用减轻,镇咳及镇吐作用增强[96];以鸡蛋作为辅料,加热处理蓖麻子,稀释了蓖麻子成分的含量,使其毒性大大低于生蓖麻子,而对肿瘤的抑制率依旧达到80.6%[97];白术性温,味苦、甘,入脾、胃经,具有补气健脾、燥湿利水、止汗、安胎的功效。常见的炮制品有炒白术、麸炒轻品、麸炒黄品、麸炒焦品。不同炮制品中白术内酯Ⅰ的含量不同,原因是白术中的挥发性成分苍术酮不稳定,遇热、见光易分解产生白术内酯Ⅰ,其中麸炒黄品中含量最高[98]。

2. 中药药效研究

中药药效是在长期的临床实践中，依据中医药理论对药物治疗作用的集中体现和高度概括。药性与药效相关，但不尽相同，历代医家均强调"药性互参""性效结合"，对药性与药效的研究有助于发现药性与药效的内在联系，有利于在整体层面阐释中药药性的内涵，对药效理论的发展具有重要意义。如，大黄味苦、性寒，具有攻积导滞、泻火凉血、活血祛瘀、利湿退黄、外敷清火解毒消肿等功效。大黄不同炮制品对泻下作用影响不同，生大黄泻下作用峻烈，经酒、醋炒后的大黄，其泻下作用比生大黄低30%，原因是起泻下作用的大黄酸、大黄次酸含量明显下降，起收敛作用的鞣质没食子酸含量明显增高[99, 100]；何首乌是常用的滋补强壮药，在实际应用中有生品和制品之分，历代文献记载，制首乌比生首乌有着更强的滋补强壮功能[101, 102]；肉豆蔻用面煨或单蒸炮制，甲基丁香酚和甲基异丁香酚含量均增加，止泻作用增强[103]；金银花的主要抗菌消炎成分是绿原酸和异绿原酸，炭品中绿原酸含量大大降低，仅为生品的十分之一，这可能是炭品抗炎作用弱于生品的原因[86]；马钱子性苦寒，有大毒，炮制马钱子的目的是降低毒性，便于临床安全用药，马钱子主要成分是士的宁和马钱子碱，炮制后毒性大的士的宁和马钱子碱含量显著减少，同时毒性小的异士的宁和异马钱子碱等开环化合物含量在转化中明显增加，并保留或增加了药物某些生物活性[104]；苦杏仁具有祛痰、镇咳、平喘作用，有小毒，杏仁的炮制一直都是对苦杏仁进行热处理，使苦杏仁酶受到破坏，而苦杏仁苷不会迅速酶解，实验结果表明，杏仁蒸制品药效优于杏仁沸水焯制品和杏仁原生药，并且祛痰、镇咳、平喘效果更显著[105]。

除中药炮制品外，研究人员还将目光放到了炮制辅料上，验证了酒、醋、盐、蜜等[106]液体辅料能改变药性，降低药物毒副作用，增强药效。但是，许多药物只知炮制方法，对药物炮制原理尚未清楚，炮制意义也少有阐述，仅停留在化学成分的研究上，对中药的药性和药效研究仍缺少药理和毒理研究，且大部分化学成分的研究中，使用的仪器以及方法都较为单一[107, 108]。随着各项社会事业不断发展，如何用现代技术手段直观和客观地表征中药药性，以及研究炮制对药性和药效产生的影响，一直以来都是中药炮制药性理论研究的难点和热点。科学技术的发展，促使中药研究逐渐由粗简向精密前进[109, 110]。

六、中药减毒炮制及饮片安全性评价研究进展

许多中药虽有较好疗效，但毒性较大，临床应用安全性较低，需通过炮制去除有毒成分或减少有毒成分的含量，毒性中药饮片的安全性是中医药传承和创新的核心之一，而炮制工艺及机制的科学合理及其安全性评价是保证毒性中药饮片临床应用安全有效的关键。相关文献与报道的整理发现，这10年间中药减毒炮制研究与安全性评价有很大进展，不同于仅利用人工技术的传统炮制，现代炮制研究结合高科技仪器分析技术，使得中药炮制安全性研究层次上升到分子机制层面，揭示了传统中药炮制的合理性。并且现代炮制研究在传统炮制工艺的基础上研究改进，呈现了更多更有针对性的研究思路与方法，逐步形成更加科学有效的实验组合，使有毒中药炮制加工后仍保持一定功效，但毒性进一步降低，并节省药材及人力资源，省时省工，极大程度地保障了毒性中药在临床应用的安全有效。

1. 炮制减毒的方法及机制

净制能去除或分离药材中的毒性成分，是炮制的第一道工序，减毒机制是去除有毒副作用的部位。如蕲蛇，蝮蛇头部毒腺含有强烈毒素，去头后降低毒性。又如苦楝皮外层毒性较大，用时应彻底剥离。但多数中药的有毒成分也是有效成分，在炮制过程中还需将有毒成分的含量控制在合理范围内，因此上述有毒药物一般通过水处理法、加热法、制霜法、辅料制毒等炮制办法，从不同角度破坏一些毒性物质，减少毒性成分的含量，达到抑制药物的烈性或减毒的效果[111]。

对毒性成分易溶于水或易被水解破坏的药物，可通过水处理降低其毒性。如朱砂是临床常用的重镇安神药，其有效成分为HgS，还含有少量重金属离子汞。汞有剧毒，传统通过水飞法炮制去除，现代一些中药生产厂家采用球磨机加工朱砂，此法虽能提高工作效率，减轻劳动强度，但球磨机在高速运转时会产生大量热量，使部分朱砂氧化，颜色加深，毒性增加。宋志刚[112]等采用球磨机加水研磨朱砂，解决了研磨过程中的产热问题，既能把朱砂毒性降至最低，又能提高工作效率。

加热去毒主要是利用高温破坏或分解药物的有毒成分，通过此种方法炮制减毒要求较高，需要操作者对加热过程中的火候准确把握。如马钱子为剧毒中药，主要含番木鳖碱（士的宁）、马钱子碱，其中士的宁为主要毒性成分和主要有效成分，马钱子碱毒性也较大，但疗效仅为士的宁的1/40[113]，经传统砂炒炮制后，上述毒性成分含量均显著减少。张万福[113]等研究表明马钱子砂炒的适宜时间为3 min 45 s，出锅筛去砂的适宜温度为230 ℃，若低于此温度、短于此时间，则士的宁含量不易降低，达不到炮制目的；若高于此温度、长于此时间，则士的宁含量剧减，而失去临床疗效。并且砂炒时间虽仅相差数秒或十几秒，外观形状变化不大，但其士的宁含量却甚为悬殊，当颜色、质地已发生较大变化时，则标志士的宁含量受到严重破坏，爆裂声的变化可有效判断炮制终点，及时出锅。

制霜法是通过加热去除油脂，将药材制成松散的粉末，或经加工析出细小的结晶，或经过升华、炒制制成粉渣的炮制方法，适用于毒性成分为油脂类的药物[114]。如巴豆主含脂肪油（巴豆油）40%～60%，巴豆油为主要活性成分，但油中还含强刺激性和致癌成分。此外，巴豆中含有18%的蛋白质，其中包括一种毒性球蛋白，即巴豆毒素，遇热则失去活性。为降低其毒性，传统炮制工艺是将其制霜入药，炮制机理为加热使巴豆毒素失去活性，制霜后使巴豆油含量降低18%～20%，从而降低毒性，缓和泻下作用。姜玉娟等[115]在巴豆制霜的传统工艺基础上进行研究，先将巴豆脱脂再粉碎过筛，采用神曲、山药粉或粮食淀粉作填充剂，低沸点有机溶剂石油醚作为提取剂，提取巴豆油，得到巴豆制霜新工艺。该方法能使粉末达到入药要求的粒度、便于准确调控含油量、准确分取剂量，并且与填充剂共同作用起到攻补兼施的作用。

传统药物减毒炮制还可加入辅料，通过物理反应吸附毒性，或通过化学反应，即通过炮制将中药的分子结构甚至是细胞结构完全改变，只保留其药用价值，彻底分离其毒性。醋制法是传统加辅料炮制方法的一种，醋性味甘温，具有散瘀止痛、理气、解毒等作用，用于炮制芫花、商陆等毒性中药，可降低其毒性。芫花是传统的泻下逐水药，其药力峻猛，所含的二萜原酸酯类成分芫花酯甲等有很强的毒性和对皮肤、黏膜的强烈刺激性，并能直接兴奋子宫平滑肌，具有引产作用。研究发现，将其醋炙后芫花酯甲含量降低率可达45%，能有效控制毒性并缓和峻泻作用[116]。赵一等[117]优选商陆减毒炮制工艺的研究显示，商陆经不同方法，即清蒸、醋蒸、醋炒、醋煮、水煮及软化炮制后，与原药材比较毒性降低，其中局部刺激性降低16.7%～83.3%；LD50提高1.66～10.47倍；祛痰作用提高1.10～1.57倍，但多数利尿作用降低16.0%～45.0%。其中清蒸炮制使其毒性降低最大，但同时药效较差，综合毒性降低与药效分析，以醋煮法为优。

文献研究显示，川乌[118]、斑蝥[119]、半夏[120]、马钱子[121]、巴豆[122]、苦杏仁[123]等少数毒性中药的研究阐述较为清晰，但由于中药品种繁多、成分复杂及技术限制等，减毒炮制研究仍存在些许问题[124]：①某些中药的毒性成分认识不全面，如对马钱子炮制减毒的研究，仅考虑士的宁而忽略马钱子碱，马钱子碱同样具有较大毒性但药效较低；②某些有毒中药的治疗成分研究不全面，如对苦杏仁止咳平喘作用的研究，仅考虑苦杏仁苷而忽略苦杏仁油，苦杏仁油有润肠通便的作用；③只强调某成分的毒副作用，不考虑其治疗作用，如何首乌中结合性蒽醌有致泻副作用，经加热蒸制后，水解成游离蒽醌衍生物，泻下作用缓和。但蒽醌类物质有利于降血脂，为何首乌有效成分之一；④只承认符合传统炮制理论的研究成果，与之相悖的结果受到冷落，如泽泻生品、酒炙、麸炒均有利尿作用，而盐制作用不显著，这与传统认为的泽泻盐水炒利尿作用更明显不符，但《中国药典》1990年版泽泻炮制项下仍收载盐泽泻。因此中药减毒炮制研究与安全性评价仍需利用较为先进的、高灵敏度的检测方法对其深入探究。

2. 安全性评价

随着中草药及其制剂在国内和国际上的应用愈发广泛，其安全性问题亦逐渐凸显。传统中药理论上有"凡药三分毒"的说法[125]，中药的有害物质是影响安全性的重要因素，有害物质包括内源性有害物质和外源性有害物质。内源性有害物质指中药本身所含的具毒副作用的化合物，外源性有害物质主要包括残留的农药、重金属及有害元素、黄曲霉毒素、二氧化硫等，上述有害物质来源于药材种植、采收、加工、储藏、运输等环节，还可能与植物本身的遗传性及对某些有害物质的富集能力有关。为保证临床用药安全有效，在国内及国际市场上充分展示中药的优势和实质性内涵，建立健全的科学化中药安全性评价质量体系。分析化学已发展了许多先进的分析仪器，如ICP-MS、气相色谱仪、紫外分光光度计、高效液相色谱仪等，这些仪器的普及度越来越高，GC/MS、凝胶电泳技术、薄层扫描技术等在实验中的应用逐渐广泛[126, 127]。现代中医药学者积极吸收现代科学研究成果和先进的技术并结合临床疗效，不断推进中药安全性评价研究进展，中药安全性评价中特别注重对重金属、农药残留等限量标准的研究。

重金属元素主要指砷、汞、铅、铜、铬、镉等金属元素，中药中含量过高或形态不同时，对机体生命体系有毒害作用[128]。为了推动中药中微量重金属元素检测工作，1993年已经组织有关单位对此项工作进行系统研究，至1999年已完成并建立了13种出口中成药中微量重金属元素（8元素）检测方法，可应用于我国药材、中成药中微量重金属的安全性监控[129]。据报道，到1999年分析测定了33种中药材的砷含量、16种中药的汞含量、33种中药的铅含量、124种中药的铜含量、95种中药的铬含量、24种中药的镉含量等重金属元素在多种植物药中的含量[130]。杨建春[131]等对中草药注射剂中重金属检查方法及限量进行了探讨，研究显示中草药注射剂多为含芳环或杂环的有机药物，须将其分子进行有机破坏后再进行重金属检查，并总结出更合理的重金属含量控制方法，通过该法检出重金属限量为 2.5×10^{-6}，为制备中草药注射剂工艺复杂的生产厂家提供了更合理的内控质量标准。

药用植物中的农药残留源于种植过程中喷洒或植物从环境中吸收，农药积累在人体内可引发慢性中毒现象，其危害范围颇为广泛[132]。我国在1999年有限量规定的农药有21个品种，未建立中药农残限量标准，许多关于农药残留检测方法与研究仍在加紧进行。张曙明等[133]选用氮磷检测器和SPB-1701毛细管柱，以丙酮-石油醚混合溶剂提取残留农药，建立了同时测定中药中8种有机磷农药残留量的前处理及毛细管气相色谱测定法。研究显示敌百虫、敌敌畏、甲胺磷、二嗪农、乐果、马拉硫磷和对硫磷7种农药均呈现较好分离，且样品回收率高、检出限低，因此通过该法检测中药中有机磷农药残留，具有灵敏度高、选择性强、重现性好、适用性广等特点，有良好的应用前景。

二氧化硫和黄曲霉毒素均为中药安全性评价的内容，黄曲霉毒素是由黄曲霉、寄生曲霉等产生的一种真菌毒素，在自然界广泛存在，易对中药材产生污染。黄曲霉毒素包含不同种类，其中黄曲霉毒素 B_1（AFB_1）毒性最大。药理研究表明，AFB_1 是一种很强的肝毒素，能诱发大鼠肝细胞癌变，因此其对机体伤害极大[134]。至1999年国家未规定药物中黄曲霉毒素的含量标准，许多学者只能参照我国食品卫生标准，开展有关黄曲霉毒素的质量评价研究。刘鹏等[135]应用间接竞争酶联免疫吸附分析法考察了18批中成药中 AFB_1 的含量，研究显示实验品均有不同程度的 AFB_1 污染，污染率达83%，AFB_1 的含量均小于 $1\ \mu g/kg$，并且发现应用该法检测 AFB_1 具有准确、快捷的特点，为尽早制定中药 AFB_1 质量控制标准提供了科学依据。少数中药如大黄、天麻、当归等炮制加工过程中会采用熏硫制法，以达到防虫蛀与防止霉变的目的。但同时也给药材质量及保管带来了弊端，如药材有效成分被破坏、与微量金属元素生成稳定化合物、造成空气污染等[136]。鉴于上述诸多问题，再加上熏硫中药出口的限制，越来越少的中药进行熏硫处理，1990～1999年关于中药材二氧化硫残留量的研究较少，且同样未规定药物中二氧化硫残留量的含量标准。李月茹等[137]利用硫标准溶液滴定法测定熏硫人参二氧化硫残留量，研究显示熏硫后的两种大力参、一种全须生晒参和一种保鲜参，所测二氧化硫数值大大超过食品卫生国家标准，为高残毒人参，且其表皮由正常黄白或淡黄白色泽变为白色。由此可得人参熏硫后有害而无利，应取消熏硫加工工艺。

七、炮制用辅料研究进展

1990～1999年这10年中关于中药炮制辅料的研究主要为辅料炮制的历史沿革探源、辅料炮制技术研究、炮制辅料种类介绍及辅料炮制作用研究。

中药材辅料炮制最早记载于医书《五十二病方》及《神农本草经》，后不断发展至南北朝时期形成第一部炮制专著《雷公炮炙论》，运用辅料炮制的药材种类增多[138]。直至元明时期，炮制理论逐渐形成，更加注重辅料炮制对于中药药性及药效的影响。随着时代的发展，辅料炮制方法不断增加，同时人们也基于临床疗效及化学成分变化对辅料种类及炮制方法进行进一步精简。

1. 辅料的种类研究

关于辅料种类的研究主要将其分为液体辅料和固体辅料两大类，液体辅料主要有酒、醋、蜂蜜、甘草汁、生姜汁、黑豆汁、米泔水、食盐水、胆汁等，此外还有食用油、羊脂油、鳖血、山羊血等根据临床用药需求而选用的辅料。固体辅料则主要为米、麦麸、灶心土、豆腐、白矾、滑石粉、蛤粉、河砂等[139]。但实际炮制加工过程中常见选用炮制辅料不规范的现象，如米糠代麦麸、黄土代灶心土、酒精代白酒、糖浆代蜂蜜[140]等。伪品辅料的使用，严重影响药材的药效甚至产生不良效果。此外，辅料的制备方法在这一时期内也备受关注。唐永明[141]提出用食物油炼制油砂作为炮制辅料的方法，而孙桂明等[142]则认为油砂烫制药材不仅无法增效，反而污染药材，增加毒性物质含量。由此可见，制定严格的辅料质量标准对于保证中药炮制品的有效性及安全性尤为重要。

2. 辅料炮制工艺研究

此外，运用辅料炮制中药饮片的技术研究也逐渐深入。例如醋制技术又分为醋炒制、醋煮制、醋淬制、醋煅制、醋提净等操作方法，而醋炒制又分为先拌醋后炒及先炒后拌醋两种方法[143]。运用正交法[144]优选辅料用量、炮制时间等因素从而确定最佳炮制工艺的研究方法也较为常见。同时，研究表明炮制过程中存在辅料污染：①药材可经辅料这一媒介而被污染（麸炒枳实和白术，使白术失去健脾之功而导致泄泻）；②共用辅料可导致不明原因的中毒（马钱子和鸡内金砂炒）；③辅料反复使用（影响药物的色泽、增加致癌风险）[145, 146]。加强对炮制过程中每一环节的技术把控及辅料的处理利用是保证药材炮制品质量的重要前提。

3. 辅料炮制原理研究

这一时期内对辅料炮制的作用机制研究也十分广泛。辅料炮制作用的传统理论是古人基于对药性的认识结合临床用药经验总结而来，如"酒制升提，姜制发散。入盐走肾脏，仍使软坚；用醋注肝经，且资住痛……"因此许多科研人员尝试运用现代研究方法揭示其作用原理，通过对炮制前后化学成分的变化及临床药理实验研究，最终证实选用适宜的辅料进行中药材的炮制能够起到改变药性、降低药物毒副作用、增强药效的作用[147]，说明了辅料炮制的科学性。但因中药成分复杂，炮制过程中自身化学成分发生变化或与辅料化学成分相互作用，导致仅测定极少数成分或药理指标无法全面揭示其炮制原理[148]。因而深入进行系统性的化学、药理学等多学科综合研究分析对于揭示辅料炮制的科学性及合理性是十分重要的。

八、创新饮片及设备研究进展

1. 中药创新饮片发展现状

中药饮片是中医处方调剂或中成药生产的原料，中药饮片多来源于天然动植物，其质量受产地、种植、加工、入药部位、应用方式等因素的影响，物质基础的均匀性差，中药饮片的品质难以保证，严重影响临床疗效和质量控制，难以满足现代药品安全、有效、稳定、可控的要求。在生活节奏日益加快的当代，中药饮片难以满足人们对便捷用药的需求。中药饮片的应用形式与"精准""便捷"的时代要求相去甚远，亟须创新发展。

中药饮片改革历来都是中医药工作的重要任务之一，近年来，中医药工作者为此做了大量的工作。在传统中药饮片的基础上推出了中药创新饮片，包括中药小包装饮片、免煎饮片等，这些新型饮片正逐步在各医疗单位推广应用，也越来越受到广大中医药工作者及患者家属的重视和欢迎。随着中医事业的改革和发展，以中药浸膏颗粒剂替代传统饮片的实践已经开始，将中药饮片改为单煎后制备成其他剂型，如单味中药浓缩颗粒，是在中药汤剂的基础上提出来的，是中药饮片改革的积极探索[149]。

中药浸膏颗粒剂的开发和应用，有利于患者携带和服用[150]，有利于药房调剂和现代化管理，有利于中药资源的综合利用，有利于中医药研究水平的提高，有利于中医药走向世界。但在实际生产中，也或多或少地存在一些问题，例如各批次间有重量差异，不够均匀，生产出来的产品易潮解或结块，导致服用时不易溶解等。基于此，可采用一系列质量控制措施来避免以上问题，如使用不同种溶媒提取药材中不同种有效成分，调整浸提时间、调整浓缩清膏密度等措施[151]。

2. 中药创新设备研究进展

1955年，中药饮片厂在全国陆续建立，这标志着我国中药产业从此由传统手工制造向机械生产过渡，各种中药机械设备开发出来，面对日渐扩大的中药饮片市场，既需要保证中药饮片的质量，又需要满足中药饮片品质及提升生产效率需求，中药产业愈加离不开设备的不断更新换代、推陈出新。

中药炮制所需设备较多，较常用设备为传统炒锅，但存在着浪费能源，污染环境、费工费时等缺点。对此中药工作者做了大量工作，力图选择一种先进的设备代替传统设备，进行炮制工艺的改进，并取得了许多成功经验。

（1）烘烤法代替传统炒制：烘烤法利用电烘箱以恒定温度烘烤饮片，以达到清炒、炙法、辅料拌炒、煨制等不同效果。

（2）电烘法代替煅制法：用电烘焙法代替传统煅法、煅淬法，用转炉代替明煅法。

（3）蒸制：在蒸制工艺中，用蒸汽压力锅作为蒸制设备。

但从设备特点讲，虽然烘烤法、高压蒸汽法克服了传统炒制法的某些缺点，但仍然存在着工艺烦琐、费工费时的弊端，如果用微波炉代替电烘箱或高压蒸汽锅，由于它以微波为热源，具有穿透力强、升温快、温度高并具灭菌作用等优点，对于液体辅料制的药材，还可以缩短闷润的时间，既可节约能源，又缩短了炮制时间，而且适应范围广，是一种可行的炮制设备。其适应药材及工艺参数有待进一步研究[152]。

中药饮片生产技术的创新是中药饮片行业可持续发展的必由之路。中药相关创新设备的突破，是制药企业实现节能减排、绿色制造、技术革新的重要举措，关系着中药现代化进程，随着相关研究的不断深入，相信在未来，中药饮片行业中将会应用越来越多的新技术、新设备，为祖国传统医药事业作出新的贡献。

九、中药饮片产业全过程物联溯源系统进展

面对中医药学术进步与事业发展的大好机遇，应认真地分析中药饮片产业开发和产业

化现状，并且要建立好中药饮片产业全过程物联溯源系统。这指的是将中药材种植和养殖基地、中药饮片生产企业和中成药生产企业、中药饮片经营企业、医疗机构及零售药店等环节的关键信息联系起来，公开透明地展现中药材流通的每一环节，中药材的原料可追溯到生产基地，实现中药材的全流程追溯监管。它能够解决药品全流程追溯、物联网信息管理、监督执法管理、药品库预警管理、大数据分析等中药方面的问题。在1990～1999年这10年的时间内，对于中药饮片产业全过程物联溯源系统的建设还没有进行，整个行业没形成这一概念体系，大多停留在饮片生产和销售这两个环节。

这10年来，中药饮片产业仍处于个体化加工生产状态，尚未形成由国家一级药品监督机构颁布的常用中药饮片生产与炮制技术的质量规范，因此饮片生产质量控制主要还是依靠区域性的、经验性的、以饮片传统鉴别性状为特征的质量控制[153]。值得注意的是，在这一时期，审批文号作为中药饮片生产过程和流通过程中必不可少的要素，它不单是贯彻执行《中华人民共和国药品管理法》的需要，更是更好地建立物流溯源系统的需要[154]。其有利于改进生产设备、减少药材有效成分流失、防止市场用药混乱。需要建立中药饮片生产批记录制度，即中药饮片生产企业为准确地反映各批中药饮片从原料进厂到成品销售全过程中各个环节工艺规程的执行情况和质量监控情况，而以各种表格的形式所建立的专门记录有关内容的完整记录[155]。另外还有人提出建立城市区域性中药饮片配送中心的设想[156]，由配送中心作为中药饮片的贮存部门，按照国家或地区卫生主管部门的要求，建立现代化标准与规范的中药饮片贮存仓库。主要承担药品的贮存与配送职能，并对中药饮片的质量进行长期监控，包括入库、出库和定期的抽样监控，超过有效期限和失效的药品进行及早处理。日常工作主要是依据中药供求关系的信息，向用药部门配送指定的优质的中药饮片，凭用药部门的收药回执与供药部门定期结算。各地中药加工厂（公司）进入本区域销售药品，都应将中药饮片送到配送中心贮存，这样就有效地保证了中药饮片进入本区域的质量，而不至于破坏中药供求的市场竞争秩序，建立供求部门的资料档案，更有利于实现全社会的网络化。

同时有调查研究发现，中药饮片产业流通过程中出现较多的问题，如中药饮片质量下降，具体表现为混伪品的出现、毛货上柜等现象，同时中药饮片市场混乱，无序竞争激烈[157]。另外，中药饮片厂还存在"多、小、散"、经济效益差等问题，这些都可能导致无法建立有效且合规的中药饮片全过程物联溯源系统。

中药炮制是我国传统独有的中药制药技术，历史悠久，包含着深厚的中医药理论及丰富的经验技艺，是最具有民族特色和自主知识产权的独特制药技术。本研究通过相关文献与报道的整理发现，1990～1999年这10年间，以传统炮制技术经验和中医处方用药特点为基础，用现代科学技术阐明原理，完善和发展炮制理论，明确研究对象和方法，炮制学的研究和发展已逐步涉及化学、药理学、微生物学等学科领域。对于中药炮制在其历史沿革、炮制工艺、质量标准、化学研究、药物性效研究、安全性研究和炮制辅料研究等方面的研究内容与特点，亦进行了归纳与评价。

在中药炮制的历史沿革方面，这10年对陈皮、地榆、佛手、茯苓、甘遂、红芪、黄柏等几十味中药进行了具体的炮制沿革研究，为改进传统炮制方法、优化炮制工艺、提高饮片质量、发展炮制理论、制订质量标准和鉴定方法提供了科学的依据。其中大量中药的炮制方式都通过古代文献进行了完善的整理，炮制的历史沿革方面的文章越发趋于成熟，但当年的文章的写作水平与质量在现在看来缺乏系统性，对相关药物的历史沿革探讨仍不够深入。

中药炮制工艺均是在历代中医用药实践中不断改进、逐步累积形成的。在中药炮制工艺改进方面，三棱与泽泻可通过优化饮片软化工艺和提升切片工艺的方法达到缩短浸润时间、减少成分流失和防止霉变等目的。除了饮片类加工方法的研究，炮制工具的改良同样是当时的热点。烘箱烘烤法，作为炒法与炙法的改进，具有操作简便、容易掌握、质量稳定、安全有效和能较长时间贮存等一系列优点。但也因为当时的工艺优劣评价的相关技术缺失，无法运用相关精密仪器进行客观公正的判断，加之当时的学者在改进炮制工艺时，没有明确的量化指标，多凭性味和外观来决定炮制品优劣，较为主观，缺乏客观、量化的质量评价标准。

在中药炮制相关质量标准提升方面，相关国家标准与地方标准在质量标准评价方面充实了大量内容，对中药质量标准化起到有力的推动作用。且在炮制品的标准研究方面，大量使用现代理化分析方法。提出了应当以中药品种分子遗传特征为依据进行中药质量标准研究的新思路。

在中药炮制相关炮制品化学研究方面，1990～1999年中药炮制化学的研究通常是通过化学成分的含量测定来控制饮片质量，以及通过炮制前后化学成分的变化来解释中药炮制原理。因为大量现代理化分析方法的运用，中药炮制化学成分的研究逐渐成为中药炮制研究的热点。而随着对学科交叉的综合发展以及中药化学成分研究的深入，必定为开发中药炮制宝库开辟新的广阔前景。

在中药炮制相关炮制品药物性效研究方面，多通过对各典籍中炮制方法的机制与方法进行分析总结，解释炮制品药性药化方面的趋向与改变。但是，当时的文章重点阐述炮制方法，却对炮制意义与炮制的机理少有阐述。其炮制改性改化的研究，也仅停留在化学成分上，缺少相关的药理和毒理研究，对中药炮制药物性效研究不够深入。

在中药炮制相关炮制品安全性研究方面，中药炮制结合了现代的高科技仪器分析技术，在传统炮制工艺上做出了改进，形成了更加科学有效的实验组合，节省了药材及人力资源，促进了毒性中药的临床应用。但由于中药品种繁多、成分复杂，减毒炮制研究仍存在些许问题。

在中药炮制辅料研究上，主要对辅料炮制的历史沿革、相关技术、种类及作用进行了大量的研究，对临床疗效及化学成分变化与辅料运用的关系进行了进一步精简。而在相关设备的研究上，针对当时相关炮制设备浪费能源、污染环境等缺点，相关中医药学者进行了大量的工作，进行炮制工艺与相关仪器的改进，获得了许多优秀的成果与经验。

回顾这10年，我们了解到，若想使中药炮制在21世纪焕发新的光彩，加强科学研究是实现中药饮片现代化的必由之路。我们需加大对中药饮片研究的资助力度，加强中药炮制原理、炮制工艺方法的筛选优化及饮片质量标准化研究，加快中药炮制规范化及饮片质量标准化的步伐，提高中药炮制学科的科学水平。同时借助多种现代科学技术，逐步揭示和阐明炮制机理，完善和统一炮制工艺，并通过临床实践验证相关成果。

中药炮制必将发展为民族化、现代化和科学化的学科，并在世界医药史上放出奇光异彩。

参 考 文 献

[1] 王兴法. 中药炮制历史沿革研究的思路和方法[J]. 中国中药杂志, 1992, 17(11): 660-662.

[2] 王佐德. 中药米泔制历史沿革初探[J]. 中成药, 1990, 12(11): 18-19.

[3] 谌瑞林. 药汁制法历史沿革[J]. 中成药, 1994, 16(1): 23-25.

[4] 居明秋, 金玲. 中药盐制的历史沿革[J]. 基层中药杂志, 1995, 9(4): 4-6.

[5] 奉建芳. 杜仲炮制历史沿革 [J]. 中成药, 1990, 12(6): 22-23.

[6] 程超寰. 苦杏仁炮制的历史沿革研究 [J]. 中国中药杂志, 1990, 15(10): 20-24.

[7] 王爱芳. 羚羊角炮制沿革的研究 [J]. 中成药, 1990, 12(9): 22-23.

[8] 吴文, 刘金基, 叶文才. 中药乌头的炮制历史沿革 [J]. 中药材, 1990, 13(7): 27-29.

[9] 王斌, 王玉胜. 芒硝类药材炮制历史沿革初考 [J]. 中药材, 1990, 13(8): 26-27.

[10] 仝燕. 天南星炮制的历史沿革研究 [J]. 中国中药杂志, 1990, 15(5): 24-28.

[11] 甄汉深. 菟丝子炮制的历史沿革 [J]. 中国药学杂志, 1990, 25(11): 681-684, 701.

[12] 覃元. 血余炭炮制历史沿革研究 [J]. 中药材, 1990, 13(3): 25-26.

[13] 孙红祥. 诃子炮制历史沿革研究 [J]. 中药材, 1991, 14(5): 31-33.

[14] 甄汉深, 黄家智. 狗脊炮制历史沿革的研究 [J]. 中药材, 1991, 14(8): 31-33.

[15] 王高升. 牛膝炮制的历史沿革 [J]. 中成药, 1991, 13(5): 20.

[16] 甄汉深. 淫羊藿炮制历史沿革的研究 [J]. 中药材, 1991, 14(10): 29-32.

[17] 褚小兰, 范崔生. 中药韭菜子炮制历史的沿革 [J]. 中成药, 1994, 16(5): 19-20.

[18] 王晓奇, 刘立维. 巴戟天的炮制历史沿革 [J]. 中成药, 1994, 16(4): 26.

[19] 秦秀敏, 邓光菊. 大黄炮制的历史沿革 [J]. 中医药学报, 1994, 22(2): 22-24.

[20] 孙红祥, 漏新芬. 麦冬炮制历史沿革研究 [J]. 山东中医学院学报, 1994, 18(1): 59-60.

[21] 赵淑杰, 梁大哲, 马双成, 等. 栀子炮制历史沿革及炮制现状的研究 [J]. 中国中药杂志, 1994, 19(2): 119-121.

[22] 白权, 孙琪华. 白矾的古今炮制 [J]. 川北医学院学报, 1995, 10(4): 50-51, 64.

[23] 王孝涛, 吴连英. 白附子炮制研究进展 [J]. 中国中医药信息杂志, 1995, 2(12): 16-17.

[24] 蒋纪洋, 贺川仁. 白芍饮片炮制方法初探 [J]. 时珍国药研究, 1995, 6(1): 25.

[25] 江海燕, 陈国佩. 侧柏叶炮制方法的历史沿革及探讨 [J]. 基层中药杂志, 1996, 10(3): 13.

[26] 杨祖山, 王宁. 蟾蜍的药用和炮制 [J]. 基层中药杂志, 1995, 9(4): 11-12.

[27] 原思通, 张保献, 王祝举, 等. 中药芫花炮制历史沿革研究 [J]. 中国中药杂志, 1996, 21(5): 55-57.

[28] 孙元光, 李金玲, 李中杰. 蜈蚣炮制的历史沿革研究 [J]. 中药材, 1996, 19(2): 82-84.

[29] 蒋纪洋. 枳壳炮制历史沿革研究 [J]. 时珍国药研究, 1996, 7(1): 41-43.

[30] 袁浩. 珍珠炮制历史沿革研究 [J]. 中成药, 1996, 18(6): 18-19.

[31] 张启伟, 阴健. 决明子炮制历史沿革研究 [J]. 中成药, 1996, 18(2): 23-24.

[32] 张典瑞, 王集会. 苍耳子炮制历史沿革的探讨 [J]. 时珍国药研究, 1996, 7(5): 57-58.

[33] 李群, 王琦, 陈建新. 千金子炮制发展的研究 [J]. 中药材, 1996, 19(5): 240-243.

[34] 朱万珍, 莪术炮制的历史沿革 [J]. 中药材, 1997, 20(12): 613-614.

[35] 孙立立, 庄立品, 王琦, 等. 中药槟榔饮片切制工艺研究 [J]. 中成药, 1997, 19(11): 20-22.

[36] 程丽萍, 戚务炎, 贾富霞, 等. 三棱润切工艺探讨 [J]. 中药材, 1997, 20(6): 296-297.

[37] 蒋纪洋, 贺川仁. 白芍饮片炮制方法初探 [J]. 时珍国药研究, 1995, 6(1): 25.

[38] 王文凯. 丹参饮片制备工艺研究 [J]. 中成药, 1996, 18(10): 20-22.

[39] 杨松林. 铡刀法工艺改进初探 [J]. 中成药, 1991, 13(8): 38.

[40] 吕桂月. 中药干漆炮制工艺改进 [J]. 中成药, 1990, 12(4): 45.

[41] 王加财. 也谈乳香炮制工艺的改革 [J]. 中药材, 1990, 13(11): 46-47.

[42] 徐光明, 杨秀芝. 谷壳拌炒乳香法介绍 [J]. 基层中药杂志, 1992, 6(4): 18.

[43] 刘赞清. 苍耳子炮制工艺改进 [J]. 中成药, 1994, 16(12): 45.

[44] 胡金林. 地龙炮制工艺改进 [J]. 中成药, 1990, 12(11): 47.

[45] 徐涛, 雷光芹. 浸润砂炒法炮制白扁豆 [J]. 中药材, 1992, 15(6): 9.

[46] 黄柏良, 汪明爱, 刘桂焕, 等. 王不留行炮制工艺的比较研究 [J]. 湖南中医杂志, 1994, 10(3): 46-47.

[47] 陆成龙. 王不留行炮制方法简介 [J]. 中成药, 1992, 14(11): 49.

[48] 杨书斌, 孙敬勇, 衣秀义. 山楂炮制历史沿革 [J]. 中成药, 1995, 17(9): 21-22.

[49] 谢盘根, 龙达仁, 陈素霞, 等. 刺蒺藜不应盐炙 [J]. 中药材, 1990, 13(5): 23-25.

[50] 张维安. 用恒温烘灸法蜜灸药材[J]. 中国药房, 1992, 3(5): 46.

[51] 潘洪平, 王凤, 莫志江. 枇杷叶及麻黄蜜灸法的一点改进[J]. 中成药, 1993, 15(10): 45.

[52] 杨省. 瓦楞子炮制方法的改进[J]. 中成药, 1990, 12(5): 47.

[53] 王昭云. 利用烤箱煅牡蛎[J]. 时珍国药研究, 1992, 3(1): 23.

[54] 刘双, 杨静, 江振作, 等. 中药"神曲"发酵工艺及质量标准研究进展[J]. 天津中医药, 2015, 32(5): 318-320.

[55] 孙勇金. 何首乌的炮制及其理论探讨[J]. 时珍国药研究, 1994, 5(2): 28-30.

[56] 崔美娜, 钟凌云, 张大永, 等. 中药半夏复制法炮制的研究进展[J]. 中国中药杂志, 2020, 45(6): 1304-1310.

[57] 熊少希. 炮制对雄黄毒性成分 As_2O_3 含量的影响[J]. 中成药研究, 1984, 7(1): 15-16.

[58] 王毅, 张静修. 巴豆霜的新制法及其急性毒性试验[J]. 中药材, 1993, 16(4): 24-27.

[59] 魏志鹏, 徐梁, 窦好义, 等. 减压干馏法制取苦豆子干馏油[J]. 新疆农业科学, 1994, 37(4): 179.

[60] 芦家莲. 泥煨法炮制肉豆蔻[J]. 山东中医杂志, 1994, 13(5): 222.

[61] 张祖汉, 张华, 阮修珍. 中药饮片感官质量评价方法研究[J]. 湖北预防医学杂志, 1999, 10(4): 44.

[62] 焦志铁, 王学年. 对中药饮片品质评价的建议[J]. 时珍国药研究, 1998, 9(3): 66.

[63] 徐兴鼎. 从五版中国药典的颁行看我国中药质量标准工作的进展[J]. 中国中药杂志, 1992, 17(12): 757-760.

[64] 郭立山, 冯立彬, 康毅华. 中药胶剂质量标准测定方法的探讨[J]. 中成药, 1993, 15(4): 11-12.

[65] 闫雪生, 陈雪, 吴隆智, 等. 扶正冲剂质量标准的研究[J]. 山东中医学院学报, 1994, 18(4): 265-266.

[66] 王景敏, 闻平, 杨大中. 从六版中国药典看我国毒性中药质量标准工作进展[J]. 中医药学报, 1996, 24(5): 55-56.

[67] 吴谦. 分子免疫学在中药质量标准研究中的应用[J]. 中药新药与临床药理, 1999, 10(6): 327-329.

[68] 凌云, 范国强, 肖橄, 等. 中药蒲公英的质量标准研究[J]. 中草药, 1999, 30(12): 897-899.

[69] 洪有江, 许金宏. 中药胆石宁袋泡剂质量标准研究[J]. 时珍国医国药, 1999, 10(3): 27-28.

[70] 李海生. HPLC技术在植物药及其制剂研究中的应用[J]. 国外医药(植物药分册), 1992, 7(1): 4-7.

[71] 余南才, 叶明波. 地榆炮制前后鞣质及微量元素含量的变化[J]. 中国中药杂志, 1994, 19(3): 153-154.

[72] 赵淑杰, 梁大雪, 梁大哲. 不同温度炮制栀子炭的成分考察[J]. 中药材, 1994, 17(12): 24-25.

[73] 李轩贞, 张世臣, 刘智伟, 等. 煅自然铜中硫化物含量测定的研究[J]. 北京中医药大学学报, 1994, 17(5): 60-62.

[74] 张韬, 张世臣, 魏璐雪. 吴茱萸及其炮制品中生物碱的含量测定[J]. 中国中药杂志, 1994, 19(7): 409-411, 447.

[75] 杨白玉, 王栋, 李馨, 等. 不同方法炮制白芍中苯甲酸含量的测定[J]. 哈尔滨医科大学学报, 1994, 28(3): 199-200.

[76] 赵淑杰, 杨颖, 梁大雪, 等. 栀子及不同炮制品中栀子甙的含量分析[J]. 中国中药杂志, 1994, 19(10): 601-602, 638.

[77] 刘舒平, 王静竹, 刘春生, 等. HPLC法测定葛根炮制品中葛根素的含量[J]. 中国中药杂志, 1998, 23(12): 19-21, 58-59.

[78] 王静竹, 闫汝, 南关莹, 等. HPLC法测定黄芪炮制品中黄芪甲甙含量[J]. 中国中药杂志, 1998, 23(2): 20-21.

[79] 王其献, 程曙光, 张腾, 等. 陈皮不同炮制品挥发油、浸出物的研究[J]. 安徽中医学院学报, 1998, 17(6): 50-51.

[80] 张韬, 李铁林, 江文君, 等. 炒制对蔓荆子等含挥发油类药材外观性状和内在质量的影响[J]. 中国中药杂志, 1998, 23(1): 22-24, 62.

[81] 周燕华, 谭建宁. 不同炮制条件对肉豆蔻挥发油、脂肪油及肉豆蔻醚含量的影响[J]. 中国中药杂志, 1998, 23(4): 25-27, 63.

[82] 李凯鹏, 刘荣华, 刘红星, 等. 苍术炮制前后微量元素的比较[J]. 广东微量元素科学, 1998, 5(10): 62-63.

[83] 余南才, 孙翠华. 马钱子炮制前后有效成分及元素含量的研究[J]. 中国中药杂志, 1998, 23(2): 21-23.

[84] 张定佳. 不同炮制方法对槟榔有效成分的影响[J]. 中国中药杂志, 1990, 15(12): 24.

[85] 南云生, 魏长志, 孙志广. 炮制对金银花化学成分的影响[J]. 中成药, 1990, 12(9): 20-21.

[86] 黄艳英, 黄敏, 陆中海. 金银花炮制的实验研究[J]. 中药材, 1994, 17(1): 25-27.

[87] 李楷, 张景山. 毒性中药的炮制与微量元素[J]. 佳木斯医学院学报, 1990, 13(3): 260-261.

[88] 陈定一, 王静竹, 刘文林. 阿胶及其炮制品中氨基酸和微量元素的分析研究 [J]. 中国中药杂志, 1991, 16(2): 83-84, 126.

[89] 周然, 裴妙荣. 炮制对决明子微量元素溶出的影响 [J]. 中医药研究, 1991, 4(4): 45-46.

[90] 王伟明, 洪鸣, 张云凌. 浅谈中药提取工艺对药品质量的影响 [J]. 黑龙江中医药, 1992, 35(2): 45-46, 53.

[91] 魏锋, 刘薇, 严华, 等. 我国中药材及饮片的质量情况及有关问题分析 [J]. 中国药学杂志, 2015, 50(4): 277-283.

[92] 陈建章, 邓国旺. 不同炮制法对中药微量元素的影响 [J]. 中药材, 1992, 15(5): 24-27.

[93] 敖书华. 中药微量元素的研究概况及方向 [J]. 中国药学杂志, 1992, 27(8): 457-459.

[94] 王蓉新. 重视中药炮制提高临床疗效 [J]. 陕西中医, 1992, 13(4): 183-184.

[95] 王付, 王军瑞.《伤寒论》药物炮制法探讨 [J]. 基层中药杂志, 1995, 9(1): 13-15.

[96] 汤玉妹, 周学优. 半夏炮制前后的药效比较 [J]. 中成药, 1994, 16(9): 21-22.

[97] 陈百先, 丁元生, 陈陵际. 蓖麻子炮制品抗肺癌作用的实验研究 [J]. 中国中药杂志, 1994, 19(12): 726-727, 762.

[98] 文红梅, 张爱华, 王莉, 等. 炮制对白术中白术内酯 I 含量的影响 [J]. 中药材, 1999, 22(3): 125-126.

[99] 何秀菊, 刘红. 大黄不同炮制品的临床应用 [J]. 开封医专学报, 1995, 14(4): 254-255.

[100] 门早兰, 大黄不同炮制品的临床应用 [J]. 医药导报, 1997, 16(6): 287-288.

[101] 武刚毅, 吕洪岭, 刘峙, 等, 何首乌的炮制研究进展 [J]. 青岛医药卫生, 1997, 29(8): 15-16.

[102] 李秀英. 略谈几种中药经不同炮制的不同作用 [J]. 四川中医, 1997, 15(6): 20.

[103] 贾天柱, 沙明, 曹爱民, 等, 肉豆蔻不同炮制品挥发油中丁香酚类成分测定 [J]. 中国中药杂志, 1997, 22(8): 91-92.

[104] 张万福, 尹文仲, 韩建伟, 等. 马钱子炮制工艺研究 [J]. 中药材, 1999, 22(10): 509-510.

[105] 张文娟, 施觉民, 高家鉴, 等. 苦杏仁炮制品药效和急性毒性的比较 [J]. 中药材, 1991, 114(8): 38-40.

[106] 刘德模, 几种液体辅料用于中药炮制的作用 [J]. 川北医学院学报, 1997, 12(2): 73.

[107] 侯锡花. 中国中医药学会第三届学术会概述 [J]. 医学研究通讯, 1993, 22(5): 9-11.

[108] 赵玉姬. 炮制学的发展概况及临床意义 [J]. 佳木斯医学院学报, 1993, 16(2): 79-80.

[109] 孙秀梅, 张兆旺. 中药炮制研究中有待深入探讨的课题 [J]. 山东中医学院学报, 1993, 17(1): 45-49.

[110] 罗小萍, 陈德伟. 中药炮制研究现状及存在问题探讨 [J]. 中成药, 1993, 15(12): 38-39.

[111] 李行健. 中药炮制古今谈 [J]. 医药导报, 1991, 42(5): 26-28.

[112] 宋志刚, 杨艳荣, 周发尧. 朱砂炮制法改进的体会 [J]. 时珍国医研究, 1994, 5(2): 30.

[113] 张万福, 尹文仲, 韩建伟, 等. 马钱子炮制工艺研究 [J]. 中药材, 1999, 22(10): 509-510.

[114] 程静, 张玲. 浅谈中药炮制减毒原理 [J]. 时珍国医国药, 1998, 9(5): 394.

[115] 姜玉娟, 盛秀梅, 朱凤琴, 等. 巴豆霜炮制新工艺研究 [J]. 中医药信息, 1999, 40(3): 64-65.

[116] 原思通, 张保献, 夏坤. 炮制对芫花中芫花酯甲含量的影响 [J]. 中国中药杂志, 1995, 20(5): 280-282.

[117] 赵一, 原思通, 李爱媛. 炮制对商陆毒性和药效的影响 [J]. 中国中药杂志, 1991, 16(8): 467-469.

[118] 罗伟雄, 黄人社. 生川乌煮制方法的改进 [J]. 中药材, 1990, 13(1): 11.

[119] 张振凌, 王正益, 孙水平, 等. 斑蝥不同炮制品药理作用的研究 [J]. 中国中药杂志, 1990, 15(4): 22-25, 62.

[120] 杨锡, 罗兴平. 正交设计法研究半夏的炮制工艺 [J]. 中成药, 1993, 15(8): 18-19.

[121] 蔡宝昌, 吴皓, 朱文英, 等. 炮制对马钱子中生物碱煎出率的影响 [J]. 中国中药杂志, 1993, 18(1): 23-24.

[122] 邹丽焱, 焦庆文, 张纯, 等. 巴豆炮制浅见 [J]. 中医药信息, 1994, 40(3): 28.

[123] 聂淑琴, 李泽琳, 梁爱华, 等. 炮制对甘遂、牛膝、苦杏仁特殊毒性及药效的影响 [J]. 中国中药杂志, 1996, 21(3): 153-156.

[124] 张兆旺. 谈中药炮制原理研究 [J]. 中国中药杂志, 1992, 17(3): 152-154.

[125] 肖雨. 说说中药的毒性 [J]. 健康博览, 1999, 32(11): 6.

[126] 石俊英, 孙伶俐, 荆雪梅. 6种中药及其不同炮制品的电泳分析 [J]. 中国中药杂志, 1995, 20(9): 533-535, 574.

[127] 周华蓉, 顾月翠. 薄层光密度法测定川黄柏及其炮制品中小檗碱的含量 [J]. 中国中药杂志, 1995, 20(7):

405-407, 447.

[128] 周天泽. 中草药微量元素形态分析的几个问题 [J]. 中草药, 1990, 21(10): 37.

[129] 田金改. 中药中重金属、农药残留研究现状及安全控制 [J]. 中药研究与信息, 1999, 1(8): 28-30, 25.

[130] 卢进, 申明亮. 中药材重金属含量与控制 [J]. 中医药管理杂志, 1999, 33(2): 33-36.

[131] 杨建春, 王晓春. 中草药注射剂中重金属检查方法及限量的探讨 [J]. 基层中药杂志, 1999, 13(1): 47.

[132] 洪奕, 饶广杰. 中药材农药残留性的研究趋势 [J]. 广州中医学院学报, 1993, 10(1): 55-56.

[133] 张曙明, 田金改, 高天兵, 等. 中药中有机磷农药残留量的毛细管气相色谱测定方法 [J]. 分析测试学报, 1999, 18(5): 15-17.

[134] 沈儒龙, 徐秉栋, 李晶格, 等. 黄曲霉毒素B1诱发大鼠肝细胞癌变的组化研究 [J]. 临床与实验病理学杂志, 1990, 6(3): 201-203.

[135] 刘鹏, 杜平华, 苏德模. 18批中成药黄曲霉毒素的检测 [J]. 中国中药杂志, 1999, 24(5): 31-32.

[136] 陈国盛. 浅谈药材加工、保管中的硫磺熏制法 [J]. 中药材, 1998, 21(11): 571.

[137] 李月茹, 孙晓秋, 李树殿. 熏硫人参二氧化硫残留量分析测定 [J]. 人参研究, 1995, 12(2): 16-18.

[138] 周锡龙. 中药历代辅料炮制沿革讨论 [J]. 基层中药杂志, 1999, 13(4): 43-44.

[139] 杨洪武, 刘桂芳. 中药炮制专题讲座第三讲中药炮制的分类及辅料 [J]. 实用乡村医生杂志, 1996, 13(2): 24-25.

[140] 周绍密, 董华贵. 中药炮制辅料伪品举隅及刍议 [J]. 中药材, 1991, 14(10): 32.

[141] 唐永明. 两种固体炮制辅料的选材与制备 [J]. 中国中药杂志, 1996, 21(8): 473.

[142] 孙桂明, 孙世成. 对炮制辅料"油沙"的商榷 [J]. 中国中药杂志, 1998, 23(1): 28.

[143] 史鲁艳, 董时明. 醋制中药材的炮制技术 [J]. 浙江临床医学, 1999, 1(5): 360.

[144] 吴皓, 叶定江, 刁和芳, 等. 正交法优选姜半夏的最佳炮制工艺 [J]. 中国中药杂志, 1996, 21(11): 20-23, 63.

[145] 王昌利, 杨景亮. LGS型色诊仪用于中药质量管理方面初探 [J]. 中药材, 1992, 15(7): 36-37.

[146] 郑希林. 不能忽视辅料对药材的影响 [J]. 中药材, 1992, 15(10): 47.

[147] 刘德模. 几种液体辅料用于中药炮制的作用 [J]. 川北医学院学报, 1997, 12(2): 75.

[148] 毛淑杰, 李先端, 程丽萍, 等. 辅料对中药炮制影响的实验研究概况 [J]. 基层中药杂志, 1997, 11(1): 16-18.

[149] 吴增文. 中药饮片改革研究概况 [J]. 湖南中医杂志, 1997, 13(S2): 46.

[150] 王根荣. 中药免煎饮片质控探讨 [J]. 苏州医学院学报, 1998, 39(1): 28.

[151] 袁建珍, 吴佳琪, 张纯, 等. 中药浸膏颗粒剂替代饮片使用探讨 [J]. 时珍国医国药, 1998, 9(6): 1.

[152] 沈烈行, 耿晖. 中药炮制设备及应用 [J]. 中药材, 1999, 22(8): 398-400.

[153] 王一涛. 我国中药研究开发及其产业化的现状与思考 [J]. 世界科学技术, 1999, 1(2): 16-22.

[154] 王维珍. 浅谈地产中药饮片实行"审批文号"的必要性和可行性 [J]. 中药材, 1991, 14(11): 44-45.

[155] 宋传周, 张茂强. 建立中药饮片生产批记录的模式 [J]. 中成药, 1992, 14(12): 43-45.

[156] 黄艳虹. 建立城市区域性中药饮片配送中心的设想 [J]. 中药材, 1998, 21(7): 375-376.

[157] 关于当前中药饮片生产流通情况的调查 [J]. 中药研究与信息, 1999, 1(7): 31-33.

撰稿：黄勤挽　吴纯洁
审稿：张振凌

3 2000～2009年中药炮制研究述评

中药炮制是中医药的重要组成部分，其历史悠久、经验丰富、技术独到、理论完备、目的明确、效果显著，是连通中医和中药的桥梁，也是中药传统制药技术的核心。为了充分发挥中药防治疾病的作用，并克服某些毒副反应，保证临床用药安全有效，中药材在使用前必须根据病情和实际需要，采用不同的方法进行炮制处理成中药饮片，且中药饮片作为中成药与中药汤剂最基本的组成单元，其炮制过程各环节条件的改变均会对饮片质量造成一定影响，进而影响临床疗效。因此解析中药炮制原理、优化炮制工艺、建立质量标准在中医药学学科发展和中医药传承创新方面具有重要意义。本章主要针对2000～2009年中药炮制在化学、药理、生物、工艺和质量标准等方面开展的研究进行论述。

一、炮制化学研究

1. 炮制可以提高部分药效成分含量

中药中的化学成分是其所发挥药效作用的物质基础，部分中药经过水制、火制或加辅料炮制后可提高药效成分含量，增强疗效。中药中化学成分主要包括生物碱、黄酮、挥发油、苷类、鞣质、有机酸、无机盐、氨基酸及蛋白质等。

生物碱类成分与酸反应生成生物碱盐，水溶性增强，因此在炮制以生物碱类成分为主要药效物质的饮片时，常以酒、醋等为辅料，可显著提高药效成分的溶出率。延胡索为止痛要药，其镇痛物质基础延胡索甲素和延胡索乙素为生物碱类成分。李小芳等[1]比较了生品及两种炮制品水煎液和氯仿提取液中总生物碱含量及镇痛药效差异，结果表明醋煮法及醋炙法均能提高其总生物碱的含量，增强止痛作用，且醋炒法生物碱含量及镇痛疗效均高于醋煮法，推测延胡索乙素及总生物碱溶出量与辅料醋中总酸含量有关[2]。

部分中药的苷类成分在一定温度及湿度下会发生酶解反应，导致药效成分含量降低，影响疗效，甚至产生毒性及不良反应。如苦杏仁中苦杏仁苷受潮，易被苦杏仁苷酶水解，产生剧毒物质氢氰酸。因此，苦杏仁常用焯法炮制以达杀酶保苷的目的。包国林等[3]采用蒸汽热压法及微波法对苦杏仁进行炮制，并与传统炮制法进行了比较，结果表明微波法苦杏仁苷保存较好。微波炮制法为加工炮制中药材提供了新技术，很有开发价值，值得进一步研究。

挥发油分为结合型与游离型，其中游离态挥发油于常温中易挥发，杨正银[4]对不同的炮制法制备的砂仁中挥发油含量进行了测定，发现带壳砂仁挥发油含量显著高于不带壳砂仁，粉末放置时间与其挥发油含量成反比,这是因为砂仁壳质密,可有效防止挥发油挥散。谌瑞林等[5]测定了不同炮制方法枳壳的挥发油含量,发现果瓤的挥发油含量仅为原药材的6.85%,主要成分柠檬烯的相对含量仅为原药材的12.60%,绝对含量为原药材的0.86%,可见去瓤不仅可以提高临床疗效,还可以消除副作用。

以无机盐为主要成分的中药质地都较为坚硬,溶出率低,并且某些重金属元素含量可能超标,故生品很难应用于临床。卢文彪等[6]利用吸收光度法测定三种不同产地磁石生制品水煎液中铁元素的含量,并采用电感耦合等离子体发射光谱法测定了砷、铅等十四种金属元素含量。结果表明炮制后水煎液中铁元素的溶出量增加五倍,且其中毒性大的砷和铅的溶出量显著降低,低于检出限。提示炮制可有效降低饮片中重金属溶出率,有利于临床用药安全。

药物炒炭后能增强止血、止泻等作用,一般都与鞣质含量的增加有关,刘建波等[7]对蒲黄及不同条件炮制品鞣质含量进行测定,并研究了对小鼠凝血时间的影响。结果显示蒲黄炭与生品比较,凝血时间大大缩短,经统计学处理,均有显著性差异。鞣质含量也明显升高,且有显著性差异。

2. 炮制可以降低部分毒性成分含量

中药炮制是中药材入药前必须经过的一道工序,对降低药物毒副作用有着积极的作用,能够有效减少药毒反应的风险,提升临床用药安全性,应用效果优异,于中药临床应用意义深远。经炮制后,毒性成分发生质变或量变,以达到降低毒性的目的。

生物碱加热易分解,因此可以通过炮制来降低中药中毒性生物碱的含量,以达到减毒效果。如乌头炮制有蒸、煮等方式,张荣[8]等考察了不同的蒸汽压力和蒸制时间下川乌中乌头碱、次乌头碱等双酯型生物碱含量变化。结果表明随着蒸汽压力的增大和蒸制时间的延长,川乌中主要的双酯型生物碱含量逐渐降低。《中国药典》2005年版[9]对川乌仅记载净制炮制,尚未规定川乌的双酯型生物碱限量,川乌中乌头碱和次乌头碱的适宜含量为多少,炮制时采用何种炮制方法更能兼顾制川乌的安全性和有效性,可能需要进一步试验来确定。

部分毒性苷类成分需要经过炮制水解以降低含量,如赵玉丛等[10]对山茱萸生品、酒蒸品中各类药效成分的含量进行考察,并初步探讨了山茱萸炮制前后其药理作用发生变化的相关物质基础。试验证明山茱萸各炮制品中的马钱素含量相对于生品含量有所降低,其中的水提多糖增加了18.9%,碱提多糖增加了45.4%[11],减弱了山茱萸抗休克、固虚脱的药理作用,这与传统认为固脱敛汗宜用生品的观点相吻合。

也有些药物需要进行加热炮制以减少或除去挥发油,降低副作用以更好地服务临床。易炳学等[12]对白术各炮制品进行挥发油含量测定对比,试验结果显示土炒白术的挥发油含量降到了最低,仅为原药材的30.1%。白术炮制后挥发油减少较多,仍有一定的治疗作用,说明其健脾和胃功能可能和其他有效成分有关。历来评价白术品质的指标只有挥发油的含量,其实验研究也为白术的质量评价提供一个新的标准。

有机酸对口腔、胃等部位有刺激性,可通过加热炮制降低其含量,黄显芬[13]测定了山楂不同炮制品有机酸含量,发现炒山楂、焦山楂及山楂炭有机酸含量分别为生品的82.65%、46.42%及2.58%,提示炮制可有效消除"生食损齿"的弊端,缓和对胃的刺激性。斑蝥中的斑蝥素为有机酸的酸酐,遇水变成有机酸,具有较强的肝、肾毒性。程存良等[14]以薄层扫描法测定斑蝥及其炮制品中斑蝥素的含量,发现110 ℃以上的炮制品,斑蝥素的含量均下降,而低于升华点的炮制品，其斑蝥素的含量与生品相差不大。以薄层扫描法来控制斑蝥及其炮制品的质量，准确度高、重现性好、操作简便，为其他药物炮制检测及质量控制提供了新思路。

矿物药物中共存的无机成分也常常多种多样，需要经过炮制去除有毒成分。李超英等[15]以显微镜下动态观察结果、成品收率、As_2O_3含量等为指标对雄黄水飞炮制工艺及其机制进行了研究，结果表明雄黄水飞炮制后可显著减少As_2O_3含量，达到保证用药安全、有效、可控的目的。雄黄水飞炮制技术不但科学、合理、可行，还是制备及分离微米级药物的可靠技术。对于无机盐类中药加工炮制，其所含成分主要通过氧化、水解等途径发生各种不同的变化，有些反应已经被人们所了解，但多数还是需要进一步深入研究。

鞣质极性强，可溶于水，易溶于热水，有一些药材经高温处理会导致鞣质含量降低。贾天柱等[16]用络合法测定不同狗脊炮制品鞣质含量。结果显示狗脊生品鞣质含量为17.07%，经过不同的炮制方法加工后，最低可降至2.65%，因此若主要用鞣质时宜用生狗脊。

3. 炮制可以使部分成分发生质变

有些药物的有效成分并不稳定，经过炮制后往往会转变成其他物质，并且产生其他的药效。如史国兵[17]对何首乌炮制前后蒽醌类和二苯乙烯苷的含量变化进行了测定。通过实验比较，制何首乌中游离蒽醌的含量高于生何首乌中游离蒽醌的含量，而结合蒽醌的含量则相反，提示生何首乌中有泻下作用的结合型蒽醌衍生物炮制后水解成无泻下作用的游离蒽醌衍生物，而后者具有滋补肝肾作用；生何首乌中二苯乙烯苷的含量略高于制何首乌，提示两种何首乌均具有降低血清总胆固醇的作用。利用二苯乙烯苷作对照品，与以往以白葫芦醇苷作对照品相比较更为客观、更为真实。

李伟等[18]对白术炮制过程中倍半萜类成分的转变进行研究，发现是由于在加热炒制的过程中苍术酮氧化生成白术内酯。并且利用化学反应验证白术倍半萜类成分的转化。推断苍术酮的氧化过程可能是先与氧自由基结合，再经过重排、转位，形成自由基中间体，然后接受质子自由基，形成白术内酯Ⅰ，或两分子间偶联生成双白术内酯，或进一步氧化形成白术内酯Ⅲ。这种验证炮制化学成分转化的方法为炮制成分研究提供了新思路、新方向。

郑云枫等[19]采用超临界流体色谱分离技术（SFC）及HPLC测定方法，对泽泻加工炮制前后的三萜类成分的变化进行研究。发现在盐制（190～200 ℃）及麸制（160～170 ℃）过程中，随着炮制温度的升高，23-乙酰泽泻醇B的量与泽泻药材中相比大幅降低，24-乙酰泽泻醇A和泽泻醇A的量则显著提高，但泽泻醇B的量增加却不明显。实验结果提示，为了更好地控制泽泻各炮制品的质量，对生泽泻饮片应建立23-乙酰泽泻醇B的定量测定方法，而盐泽泻饮片则需对23-乙酰泽泻醇B、24-乙酰泽泻醇A和泽泻醇A的定量分别进行控制。

炮制前后成分变化差异得到进一步验证，随着现代成分分析检测技术的发展，成分研究成为中药炮制研究不可或缺的一部分。但与西药相比，中药炮制成分研究显得难度更大，多成分的联动效应使得中药副作用较小、功效较广，但难以直接关联成分与药效。诸多学者对各种炮制品有效成分变化进行研究，证实了生品与炮制品的差异，对于现代化炮制的推动具有积极意义。

二、炮制药理研究

1. 建立了炮制药效评价思路与方法

中药成分复杂，单味药或中药复方均是通过多成分共同作用于多靶点、多途径产生药效，其作用机制难以精确阐述。而西药多为单一化合物，具有特定的作用靶点，作用模式相对专一。因此如果只是简单机械地套用西药的药效评价方法来评价中药疗效，就会发现这种评价方法难以全面有效地反映中药对不同疾病的疗效。因此，亟须建立一套符合中医药理论的中药药效学的评价标准。针对上述问题，韩京艳等[20]提出了三种较为全面、科学、有效的中药药效评价方法，一是由王智民等建立的"水闸门"法，二是由杜力军等人总结出的总分法，三是由韩京艳团队综合上述两种方法总结出来的加和法。三种方法各有优劣，在实际应用过程中，总分法与加和法用于横向比较药物间多靶点的综合药效，可以得到较好的结果。如果在阐明了某一药物作用机制的前提下，欲预测此药物的治疗总有效率，"水闸门"法将优于其他两种方法。尽管提出了相对有效的中药药效评价方法，但针对中药药效标准的研究仍有较大的进步空间[21]。

建立中药药效标准是中医药走向世界须迫切解决的问题，薛莎等[22]通过监测家兔给药后24小时内血液中微量元素的代谢情况，建立了"微量元素特征谱"，用来客观评价中药药效。该团队所采用的中药微量元素血液药效学研究方法，与当时在国内外刚刚兴起的中药血清药理学研究方法的思路近似。

2. 开展了炮制药效评价研究

这一时期发表了大量关于炮制前后药理评价研究相关论文，如刘圣金等[23]对杜仲炮制前后的药理药效进行了总结归纳，分析表明杜仲经盐水制后可增强其补肝肾作用，同时盐炙还可缓和其燥性，有利于临床治疗；杜仲经过炒制后，可以增强其降压作用，有研究表明炒杜仲、砂烫杜仲、杜仲炭的降压作用均强于生品。口维敏[24]对比了不同炮制方法下柴胡成分及药效差异，发现柴胡总皂苷和柴胡挥发油的含量由高到低依次为：蜜柴胡＞酒柴胡＞醋柴胡＞生柴胡，可能是由于在炮制过程中，在辅料与加热的共同作用下，非皂苷类成分转化为皂苷类成分，脂溶性挥发油易溶于辅料中的脂质成分，从而使炮制品中皂苷类及挥发油成分含量提高。朱郁文[25]分析了大黄不同炮制品种的药效差异，结果表明，酒炙大黄相较生品结合型蒽醌含量降低，泻下作用减弱，但起抗菌消炎作用的游离型蒽醌含量增加，抗炎抗菌作用增强；大黄经过酒蒸后，其结合型蒽醌被大量破坏，泻下作用减弱，而大黄素含量有所增加，对血小板凝集的抑制作用增强；大黄炭的结合型蒽醌被极度破坏，因此几乎没有泻下作用，而大黄素甲醚、大黄酚含量比生品提高2.7倍、4.1倍，这两种成分可以提高胃肠血管张力，改善毛细血管脆性，提高微血管收缩能力，促进骨髓血小板的生成，缩短出血血凝时间。

炮制对药效影响的研究方面，李志坚等[26]提出炮制降低药物的毒副作用和不良反应的途径大致可分为三种，一是利用高温破坏毒性成分结构以减毒，如生半夏中草酸钙簇晶具有强刺激性，可诱发机体炎症反应，高温可破坏其晶型，使毒性降低；二是通过制霜法去除药物中的油脂类毒性成分，如巴豆所含的巴豆油既是有效成分又是毒性成分，通过制霜处理可有效控制其含量，使其既能发挥应有药效又可保障临床用药安全；三是加入辅料以达到解毒目的，常用辅料有甘草、明矾、豆腐等，其解毒机制主要是将辅料成分与毒性物质结合，使其不被人体吸收。如甘草中的甘草甜素，易分解为甘草次酸和葡萄醛酸，其中甘草甜素可吸附毒性成分，葡萄醛酸可与多种毒性物质结合，生成不易被人体吸收的结合型葡萄糖醛酸。诃子，又有音译"诃黎""诃黎勒"等，是藏医学中的常用药[27]，药理研究发现诃子有抗氧化、抗病毒、抗肿瘤等作用[28]，盛书贵[29]对诃子的煨、炒、烫制品进行含量测定，发现经炮制后鞣质含量均有一定程度升高，表明炮制后确实能增强其收涩作用。

中药炮制的药理研究有了飞速的发展，较为清楚地从药理角度阐释部分中药炮制前后的作用机理，但大多研究没有注重对炮制前后药理药效作用变化规律的系统研究，对民族药内容研究较少。

三、炮制生物学研究

1. 基于药物代谢组学开展研究

2000～2009 年间中药现代化研究取得了长足的发展，但是药物的毒性影响了药物的使用，代谢组学在中药安全性研究中具有较大的应用前景。

随着马兜铃酸事件的发生，中草药的毒副作用引起了大众的关注，中药的安全问题引发了国际上的讨论。刘莎等[30]采用毒代动力学研究了广防己中马兜铃酸 -I 的肾毒性作用机制，实验表明马兜铃酸 -I 及其代谢产物马兜铃内酰胺 -I 均可降低大鼠肾清除肌酐及尿素氮的能力，使肾小管萎缩、坏死。

2007 年，李伶[31]对附子及其主要毒性成分对大鼠毒性进行了代谢组学研究，在实验中进行了黑顺片、生附子对大鼠毒性的代谢组学研究。结果显示与对照组相比，给予黑顺片的动物组的尿液中牛磺酸含量明显降低，但随着后期给药可以重新升到正常水平，且这种变化呈剂量依赖性。对生附子的毒性研究结果表明，随着给药时间的增加，牛磺酸的水平一直升高。这也反映出了炮制对附子毒性的影响。

2. 基于药物药代动力学开展研究

药物进入体内，通过各种途径进行吸收、分布、代谢和排泄。中药药代动力学的研究是在西药的药代动力学的研究基础上发展起来的，中药相比于西药研究起来具有难度，中药具有毒性小等优点，但是由于成分复杂，干扰因素多，其药代动力学研究难度较大。

2003 年，徐艳霞等[32]研究了甘草和五味子对大鼠丙咪嗪药代动力学的影响，利用 HPLC 法测定各组丙咪嗪体内代谢变化，结果显示，中草药组显著影响了丙咪嗪的代谢，使代谢加快。这项研究表明甘草和五味子与丙咪嗪合用时药代动力学发生改变。2005 年，刘奕明等[33]进行了参麦注射液中人参皂苷 Rg1 和 Re 的药代动力学研究，通过绘制血药浓度曲线，检测出药物的分布半衰期分别为 0.28 h 和 0.1 h，消除半衰期为 2.1 h 和 1.2 h，这对其临床用药有积极意义。2007 年，兰薇等[34]研究蒙药广枣酚酸溶液中没食子酸（GA）在正常和气滞血瘀家兔体内的药代动力学差异，研究发现广枣酚酸溶液灌胃后其主要成分没食子酸在病理动物体内吸收入血快，血药浓度增加，对心血管疾病有较好的疗效。2009 年，郭宇洁等[35]研究了葛根素和葛根黄酮的药代动力学，研究发现葛根素和葛根黄酮可以通过血脑屏障，这一研究为临床脑血管疾病以及相关疾病的治疗提供了用药指导。

3. 基于药物信号通路开展研究

随着中药机制研究的深入，这个时期已有学者开始尝试在中药炮制研究中引入分子生物学技术，探索中药药效成分所作用的信号通路。

2005年，丰俊东[36]观察川芎嗪对血管内皮生长因子受体与其配体结合的影响，对血管内皮生长因子受体-2表达量的影响，研究结果显示川芎嗪可以抑制VEGF信号转导通路，影响VEGF发挥生物学效应，进一步抑制VEGF介导的血管新生，这使得肿瘤的生长和转移受到了控制。除此之外，川芎嗪还可以诱导肿瘤细胞凋亡，使肿瘤的生长与转移受到控制，这项研究结果为研究其抗肿瘤机制提供了新的思路。2008年，王珏[37]对丹参素对肝星状细胞蛋白激酶B（Akt）和酸化蛋白激酶B（p-Akt）蛋白表达的影响进行了研究，阐明了丹参可以抗肝纤维化的机制。研究结果显示丹参素作用于该细胞时，p-Akt的表达减弱，且浓度越高抑制越强。2009年张金平等[38]发现了红景天苷可激活HIF-1α表达，抑制缺氧诱导的心肌细胞凋亡可能的信号通路，红景天苷对缺氧诱导的心肌细胞凋亡有抑制作用，其机制可能是通过PI3K/Akt信号通路激活HIF-1α的表达。廖火城等[39]研究了四逆汤对心肌纤维化大鼠TGF-β/Smad信号通路的影响，大量的研究已经证明TGF-β/Smad信号传导通路是TGF-β1发挥生物学作用的主要通路，结果显示四逆汤能抑制异丙肾上腺素诱导的心肌纤维化。

4. 基于药物作用靶点开展研究

用现代医学理论探讨中药的作用机理和靶点。药物与机体生物大分子的结合部位即药物靶点，药物的靶点有多种类型，例如受体、酶、离子通道、转运体、核酸等生物大分子。现代新药研究与开发的关键限制因素是寻找、确定和制备药物筛选靶点，寻找药物筛选靶点也成为中药药物机制研究的途径之一。

对于经过炮制后的中药的靶点研究的成果已经有较多的文献，但是中药具有复杂的成分，哪些成分在体内有相应的靶点可以产生治疗作用有待研究。抗瘤作用呈现多靶点、多环节、多效应等特点，2007年，陈永顺等[40]对青蒿素及其衍生物一类新抗肿瘤化合物的靶点研究进行了综述，作者对其阻滞肿瘤细胞周期、调节肿瘤细胞信号传导的作用机制以及诱导肿瘤细胞凋亡等靶点进行了推测和总结，为青蒿素及其衍生物成为具有临床价值的抗癌新药提供了可能。2008年，郭微等[41]对中药蛇足石杉中的有效成分石杉碱甲（HupA）的多靶点进行研究，临床上发现其对阿尔茨海默病、血管性痴呆、智力低下等神经退行型疾病有一定的治疗作用，研究发现无论是调节神经递质还是保护神经细胞，石杉碱甲均具有很大的潜在价值。同年，林娜等[42]对中药积雪草中的成分积雪草酸（AA）抑制肿瘤细胞增殖作用的线粒体靶点进行了研究，建立了利用转基因酵母对抗肿瘤药物作用的线粒体靶点进行研究的方法。AA经线粒体介导的方式影响肿瘤细胞增殖，也可能是直接作用于线粒体，与影响线粒体外膜的VDAC功能有关。

生物评价法广泛用于炮制原理分析，借鉴代谢组学、药代动力学等研究技术，基于信号通路、作用靶点的研究方法，开展了中药炮制作用原理研究，使药物在体内的运转更为明晰，也为中药炮制研究的创新发展提供了新的思路。

四、炮制工艺研究

炮制工艺研究是保证中药饮片生产质量和稳定性的前提，该时间段内主要的研究方法有正交试验法、均匀设计法、综合评分优选法等，不仅能够比较出各种不同的炮制方法的产品优劣，还能优选出炮制过程中影响药物品质的条件数据，如最佳炮制温度、时间、辅料种类比例及加入方式等，使得炮制技术不再拘泥于传统经验的总结。炮制工艺研究可以加强炮制生产的科学性、合理性，提高饮片的药用质量，是科技成果转化为生产力的重要纽带。

1. 改进药材净制方法

药材净制是饮片生产的前提，药材必须净制后方可进行切制或炮炙等处理。中药材来源于天然的植物、动物及矿物，采集时多含有泥沙杂质或非药用部位，去除杂质、去除非药用部位是保证药物净度的重要步骤。早在明朝就有医家提出"去瓤免胀，去心除烦"，这说明去除非药用部位可降低药物副作用，是净制过程重要的一环。而现代研究对于传统净制方法进行了深入思考，如针对麦冬是否去心的问题，有学者认为麦冬心的重量仅占全麦冬的3%，且临床上长期使用带心麦冬，并未发现心烦的现象，因而提出麦冬净制可不去心，压扁即可[43]。也有学者分析了麦冬不同炮制品中黄酮总含量，发现去心麦冬总黄酮含量高于其他炮制品，故认为有必要去心。此外，蛤蚧有"毒在眼，功在尾"的说法，而现代研究表明蛤蚧眼、头足均无毒性反应。此类研究针对中药药效部位进行了深入探讨，验证了传统炮制经验的可行性和必要性，有利于炮制工艺的进一步优化，推动了中药材资源的可持续发展。

2. 提高药材水处理科学性

植物药材在切制之前大多要经过水处理软化，这是致使药物有效成分（特别是水溶性成分）流失的重要环节，处理不当，将加剧成分流失，甚至在切制之前就使药材变性变质。中药在切制前的软化过程中应当遵循少泡多润的原则。中药在水洗时对于时间的把控也非常重要，对于有效成分易溶于水的中药，一般采用"抢水洗"法（快速洗涤药材，缩短药材与水的接触时间），防止有效成分损失，并及时干燥，防止发生霉变。如传统制天南星用冷水浸漂10余天去除麻舌味，因浸泡时间过长而致使有效成分大量流失，改用8%白矾溶液闷润后加热加压60 min，所得饮片不但麻味消除，且水浸出物量大大提高[44]。钟革[45]采用常压蒸制炮制黄芩以达杀酶保苷的目的，最终优选工艺为黄芩在10倍量沸水中煮10 min后切片干燥或润湿后蒸45 min切片再干燥。

3. 提高饮片规格规范性

饮片的形状与中药的药效成分和煎出量有关，不同的中药饮片都有适合其自身的饮片形状。在药材进行粉碎的时候也根据不同的中药有不同的要求。有学者比较了茯苓不同切制方法的水溶出率，发现茯苓颗粒和茯苓粉水溶出率较传统块根显著提高，提示以颗粒和粉末入药为佳[46]。将饮片粉碎处理可在一定程度上增加有效成分溶出率，但粉碎过度可导致煎煮时糊化而影响成分的溶出。此外对于过于坚韧或松泡的药材，如松节、降香以及动物骨角类药材如羚羊角、水牛角等，粉碎成本较高，因此通常切制成厚度为0.5 mm以下的极薄片，对于质地致密、坚实、切薄片不易破碎的药材如乌药、槟榔、当归、白芍等切制成厚度为1～2 mm的薄片，对于质地松泡、粉性强、切薄片易破碎的药材如山药、天花粉等切制成厚度为2～4 mm的厚片。适宜的饮片规格不仅可以使饮片外观精美，也可以充分保证饮片优良的药效。

4. 基于数学模型优选最佳工艺

建立数学模型以实现对炮制工艺的优选，通过分析炮制温度、炮制时间、辅料种类比例及加入方式等因素对炮制品质量影响的显著性，确定影响因素，为炮制技术的改进提供了数据支持，推进了炮制技术的进步。如杨庆等[47]采用正交试验筛选出酒黄芩的最佳炮制工艺为：加酒量10%，炒炙温度170 ℃，时间为5 min。晋霞等[48]研究发现，白芍麸炒以用麸量10%，温度190 ℃，炒制10 min为宜。田源红等[49]用正交设计综合评分法优化黑豆汁炖何首乌的工艺，得出黑豆汁炖何首乌的最佳工艺为炖36 h，干燥9 h，干燥温度80 ℃。韦晓华等[50]采用正交试验法得到微波炮制何首乌最佳工艺条件为微波功率60%，炮制时间5 min，药材铺叠厚度2 cm。陈美燕等[51]以多糖为指标，用正交设计试验对盐巴戟天炮制工艺进行研究优化，得到巴戟天在8%食盐水中浸泡20 min，蒸20 min为最佳炮制工艺。曾陈娟[52]采用民族植物学方法对铁棒锤的药用情况进行了调查，在尊重民族用药习惯的基础上，对羌药铁棒锤的化学、药效、毒性进行研究，规范铁棒锤炮制工艺，并建立铁棒锤药材质量标准。通过对炮制工艺进行优化，精简了炮制工序，提高了饮片生产效率，为后续中药现代化生产奠定了基础。

5. 改进生产方式提高效率

中药炮制传统加工方式大多依靠人工操作，存在设备落后、生产效率低下等问题，优化中药饮片生产方式已成为炮制工艺研究亟待解决的问题。传统炒、炙、煅法等都是直火（煤火）加热，而现代烘制法是利用恒温电烘箱替代炒锅的一种间接加热方法，将之应用于炮制工序中，将对传统火候的掌握转变为对温度的调节与加热时间的控制，可实现对炮制程度的精准控制，对于中药的炮制工艺研究大有裨益。蒋世银等[53]进行了烘制法、炒制法对比试验，测定乳香炮制前后失重率，结果表明烘制法挥发油驱除率明显高于炒制法，且具有产品疏松，无焦糊结块等优点。

研究方法更加多样丰富：用化学的方法来探讨炮制工艺具有简单、快捷、重现性好等特点，常通过比较炮制前后中药中化学成分及浸出物的变化以优选最佳的炮制工艺，以有效成分、主要成分、毒性成分、化学成分加浸出物等作为评价指标。药理研究通常以药效成分、毒副作用或者化学成分配合药效作为评价指标[54]。

多学科相结合进行研究：不断借助其他学科的新技术、新成就来研究中药的炮制工艺。将数学、化学、药理学、微生物学、生物化学和临床医学的研究方法结合起来进行了全面的研究，得出的最佳工艺更加科学可靠。

新设备的出现极大促进了炮制工艺研究：随着科技的发展，开始采用微波法、恒温干燥箱烘烤法、远红外箱烘烤法等进行炮制工艺的改进[55]。

五、饮片质量标准研究

中药饮片质量的好坏很大程度上影响着中医治疗效果。而饮片质量标准则是控制饮片质量的重要手段，此期间的专家学者已经充分认识到饮片质量的重要性，多篇文献报道了饮片质量标准相关研究[56, 57]。

中药饮片生产经过"七五""八五"时期的整顿，在国家各部门的大力支持下，"前店后厂"的附属加工模式转变为独立的企业化经营模式，通过引进先进的生产机器，对常用中药饮片进行深入研究，饮片生产实现初步现代化[58, 59]。但是由于缺乏相应的质量标准，饮片质量不稳定，中药饮片行业发展困难。进入21世纪，我国中药饮片产业发展进入了新的发展阶段，饮片质量标准的研究也随之发展。

在中国知网、万方、维普数据库中以饮片质量标准为检索条件，除去重复的文献，筛选出单味药材饮片的质量标准研究共195篇（见图4-1）。发文量总体呈逐年增加态势，在2005年及2009年呈现两个峰值。2005年科技部根据"十五"国家科技攻关计划启动了中药饮片质量研究，科技部自"九五"末期至"十五"期间，先后分批资助启动了100余种中药饮片的炮制规范化研究及饮片质量研究，投入科研经费达1500余万元，极大推动了饮片质量研究的进展。2006年5月，国家正式将"中药炮制技术"列入"第一批国家级非物质文化遗产名录"，并提出了对非物质文化遗产实行"保护为主、抢救第一、合理利用、传承发展"的16字工作方针。2007年以后我国实行中药饮片GMP生产制度，饮片企业生产需要遵循规范的工艺及适用的质量标准，并且2007年发布的《中国药典》2010年版编写大纲明确要求深入研究规范中药饮片的质量标准[60]。多项并举，进一步激发饮片企业及炮制学科科研人员的研究热情，推动饮片质量标准的研究，中药炮制学科得到长足的发展。

"辨状论质"是传统的鉴别方法，即靠老药工"眼观、鼻闻、口尝、手摸"等方法判断药物质量优劣真假[61]。该方法简洁直观，能够快速鉴别药材饮片的真假优劣，适用于简单的、差异较大的饮片鉴别。但缺点是传统的质量鉴定方法很大程度上依赖于老药工的经验，主观性强，缺乏客观证据支撑结论，且难以统一，导致饮片质量标准参差不齐。为改变中药饮片标准不明确、饮片质量不稳定的乱象，自21世纪以来，新一轮的科技革命给中药炮制这一古老技艺带来了新生，我国的科研工作者将许多先进理论与技术应用于饮片质量检测当中。

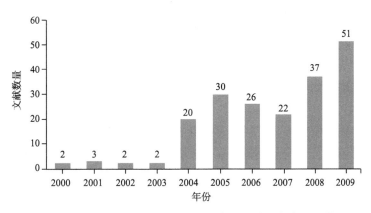

图4-1　2000～2009年中药饮片质量标准研究文献数量变化

1. 研究常用方法

早期研究中，中药质量控制通过模仿化学合成药物以及天然药物的质量标准的研究模式，初步建立起了中药质量标准，大多数饮片只是采用单一有效成分或部位作为质量控制的指标，如千金子[62]、丹参[63]、乌梅[64]、赤芍[65]、蒲黄[66]等饮片，但是这种方法也存在缺陷。首先中药组成复杂，有效成分并不单一，不像化学合成药物单个成分仅作用于某一个或几个靶点，而是多种有效成分共同作用，单一成分无法全面表征中药的药效。其次不同炮制方法炮制后的饮片的功效不同，某一有效成分含量并不能反映不同饮片之间的差异。最后部分药材炮制后化学成分含量改变，生品中主要成分经炮制后含量降低，这与炮制减毒增效的作用相悖，故一味地沿用生药的质量标准并不科学。因此越来越多中药质量标准采用有效部位结合有效成分作为含量测定指标，或同时采用多个有效成分作为检测指标。

将符合中药药效特征的某一有效部位和有效成分共同作为中药质量控制指标，能够弥补单一成分评价中药材质量的缺点，如王丹红[67]以朝藿定C、淫羊藿苷、总黄酮以及总多糖作为淫羊藿的含量测定指标，能更加全面地表征饮片的质量。周玥[68]在党参炮制原理及质量标准研究中对党参及其炮制品中5-羟甲基糠醛、党参炔苷及多糖含量测定进行了相应的方法学研究，为党参饮片的质量控制提供新方法。

多指标质量评价新模式，多个成分共同表征药物的药效，有利于从整体上控制中药质量。匡艳辉等[69]创新采用一测多评的方法，建立小檗碱与巴马汀、黄连碱、表小檗碱、药根碱的相对校正因子，并用该校正因子进行巴马汀、黄连碱、表小檗碱、药根碱的含量计算（计算法），实现用一个对照品测定多种成分含量。朱晶晶等[70]通过建立人参皂苷Rb1与其他8种皂苷间的紫外相对校正因子（RCF），实现了单一对照品标定多个人参皂苷类成分的含量，以解决人参等药材质量控制中对照品供应不足问题。

2. 研究常用技术

在本阶段，在饮片质量标准研究中，常见的技术方法有色谱法、色谱-光谱联用等。

随着科技发展，色谱分离分析技术的应用越发普及。几乎90%的中药饮片质量标准引入了色谱法。高效液相色谱（HPLC）法以其高柱效、高选择性的优势，被广泛应用于中药材及中药饮片的含量测定，薄层色谱鉴别具有简单易操作、快速、成本较低等优点，已经成为中药理化鉴别的首选方法。肖永庆等[71]在防风及其饮片的质量标准研究中建立了升麻苷、5-O-甲基维斯阿米醇苷等4种成分的薄层色谱鉴别方法，并采用HPLC法测定了升麻苷、5-O-甲基维斯阿米醇苷的含量；龚千锋等[72]在大蓟饮片、大蓟炭的炮制质量标准研究中采用高效液相色谱法建立了大蓟中柳川鱼叶苷成分的含量测定方法；钟凌云等[73]采用RP-HPLC技术建立了天南星科药用植物中草酸钙针晶的含量测定方法，可用于天南星科药用植物及其炮制品的质量控制。

色谱与光谱的联用极大提高了对于复杂化合物的分析能力，成为近年来的研究热点。色谱与光谱联用同时包含了光谱与色谱信息。光谱如质谱、红外光谱、紫外可见光谱等能提供化学物质大量的定性信息，而色谱则能提供定量信息。赵淑军[74]建立了丙烯酰胺的液相色谱-串联质谱的检测方法，应用于炒谷芽、炒麦芽中丙烯酰胺含量的测定。

中药指纹图谱能够很好地反映中药整体化合物的特征，具有特异性、指纹性，这使中药指纹图谱受到了热捧，成为中药整体质量控制的有效手段。国内很多学者进行相关的研究，蔡皓实验室对325种中药饮片色谱指纹图谱进行了深入的研究，已完成了大黄[75]、马钱子[76]、侧柏炭[77]、草乌[78]等饮片的指纹图谱研究。

此外，随着人工智能技术的不断提升，电子感官技术被摸索着应用于中药质量标准控制，采用电子鼻、电子舌将炮制后饮片的气味客观化、数据化，以便更好地控制饮片质量[79]。许广桂[80]提出采用仿生嗅觉技术对中药材进行气味指纹图谱研究，结果表明图谱能很好地对不同类别的中药材进定性分类，并计算其相互相关性系数。

3.《中国药典》2005年版修订情况

据统计，2000～2009年共有29个质量标准相关的科技成果，形成218个饮片的质量标准。部分成果被药典收载，如中国中医科学院中药研究所完成的58种中药材和饮片质量标准研究，其中有22个饮片的质量标准被《中国药典》2010年版采纳，极大地填补了中药饮片质量标准的空白。

《中国药典》2005年版的修订幅度较大，注重与国际接轨，从原先的两部改为三部，首次将生物制品列为单独一部。相较于2000年版药典，本版药典在质量控制技术手段方面有跨越式提升，薄层色谱鉴别几乎全覆盖，应用高效液相色谱等先进手段作为含量测定方法的药材及饮片达到一半之多，并且革新重金属及有害元素测定方法，并对重金属含量规定了具体的限度，要求铅（Pb）不超过百万分之五、镉（Cd）不超过千万分之三、砷（As）不超过百万分之二、汞（Hg）不超过千万分之二、铜（Cu）不超过百万分之二十。但是在饮片质量标准方面则稍显欠缺，相较于上一版药典，2005年版药典仅新增了13个饮片的质量标准。本版药典凡例中药材与饮片的界定有些模糊，缺乏饮片的明确定义，不利于饮片的质量控制（见图4-2、图4-3）。

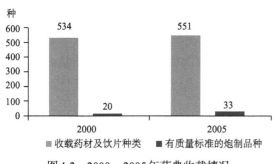

图4-2　2000～2005年药典收载情况

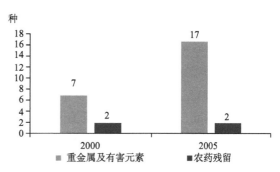

图4-3　《中国药典》(一部)中有害物质限量品种变化

4. 各省市地方炮制规范修订情况

2000～2009年共有18个省修订了炮制规范（见表4-1）。各省炮制规范收载品种的范围不一，大多省份收载品种以《中国药典》收载品种及地方习用品种为主，如北京、上海；部分省份则仅收载《中国药典》未收载但在本省应用较多或具有本省特色的饮片，如《云南省中药饮片标准》，本版标准采用一饮片一标准，188个饮片均是现行《中国药典》未收载的品种。

表4-1　2000～2009年我国中药饮片地方标准情况

地区	执行标准名称	年份	收载品种数量（种）
安徽	安徽省中药饮片炮制规范	2005	850
天津	天津市中药饮片炮制规范	2005	758

续表

地区	执行标准名称	年份	收载品种数量（种）
上海	上海市中药饮片炮制规范	2008	965
湖北	湖北省中药饮片炮制规范	2009	633
浙江	浙江浙江省中药炮制规范	2005	952
四川	四川省中药饮片炮制规范	2002	736
山东	山东省中药饮片炮制规范	2002	658
陕西	陕西省中药饮片标准	2009	628
甘肃	甘肃省中药炮制规范	2009	343
北京	北京市中药饮片炮制规范	2008	807
江西	江西省中药饮片炮制规范	2008	738
广西	广西壮族自治区中药饮片炮制规范	2007	623
重庆	重庆市中药饮片炮制规范及标准	2006	749
河南	河南省中药饮片炮制规范	2005	806
贵州	贵州省中药饮片炮制规范	2005	545
云南	云南省中药饮片标准	2005	188
河北	河北省中药饮片炮制规范	2003	181
江苏	江苏省中药饮片炮制规范	2002	757

5.民族药质量标准研究情况

在中国知网上以"民族药质量标准""藏药""蒙药""维药"为关键词检索，共搜出164篇文献，其发表趋势如图4-4所示，呈逐年上升趋势，表明民族药的发展逐渐被学者们关注研究。但90%以上的文献集中在药材的质量标准研究，对于饮片或者炮制品的质量标准的研究仅5篇，可见民族药饮片质量标准研究仍有很大的空白，亟待填补。我国共有1178种民族药的国家标准，其中民族药制剂有865种，药材质量标准313种，且大部分收载于卫生部部颁标准（藏药、维吾尔药、蒙药）中。此阶段的标准主要对药材外观性状、显微鉴别进行规定，少数药材有简单的含量测定标准[81]。

总体趋势分析

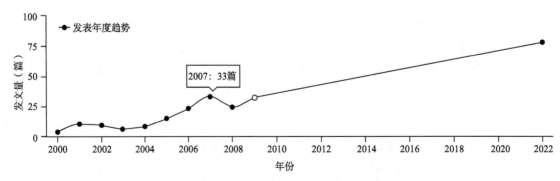

图4-4　2000～2009年民族药质量标准文献发表趋势

　　薄层色谱、高效液相色谱、气相色谱法等先进技术的普及，色谱与质谱联用技术的兴起，将原本模糊、专属性差的饮片质量标准逐渐量化、客观化。研究人员逐渐将以往参照化学药质量控制建立起的研究模式改为符合中药炮制特色的多指标含量测定、兼顾整体性的研究模式，采用传统鉴别方法结合多成分含量测定以及指纹图谱等现代新技术保证中药饮片的真实有效。

　　《中国药典》2005年版还引入了许多新的分析手段如高效液相色谱、薄层色谱等，大大提高了中药饮片质量研究的科学性。《中国药典》2010年版于2009年底完成编撰，于2010年7月正式发行。此版药典收载的饮片质量标准达到822个，并且单列饮片的数量达到了23个，几乎涵盖了《国家基本药物目录》所载品种。

　　通过对2000～2009年来中药炮制研究发展历程的回顾，我们发现针对中药炮制原理研究，主要从化学、药理、生物学三个角度出发。通过对比炮制前后成分差异，探究成分改变对药效的影响，并建立炮制前后药理药效评价方法，对饮片炮制前后药理药效进行系统性评价，进一步探究炮制减毒增效机制，利用代谢组学、药代动力学、信号通路等手段深入研究药物成分在体内的吸收、作用、代谢情况，进而全面阐明中药炮制原理。中药炮制工艺研究多基于前期炮制原理研究结果，利用数学模型对药材炮制工艺进行优化，从而筛选出最佳工艺参数，并结合现代科技对生产设备进行升级，提高饮片生产效率。在此基础上，依托国家及地方政府的支持，对炮制饮片进行质量规范化研究，利用现代检测手段建立了饮片质量标准，极大地填补了中药饮片质量规范的空白。由此可见，2000～2009年是中药炮制事业的迅速发展期，为后续中药炮制饮片研究提供了参考、创造了条件、奠定了基础。

参 考 文 献

[1] 李小芳, 罗庆洪, 任文. 延胡索炮制前后生物碱含量测定及镇痛作用的对比研究[J]. 湖南中医药导报, 2001(5): 253-255.

[2] 马志静, 李先端, 顾雪竹, 等. 不同品种醋对延胡索内在成分的影响[J]. 中国中药杂志, 2006(6): 465-467.

[3] 包国林, 杨益, 刘梅, 等. 苦杏仁炮制方法探讨[J]. 陕西中医, 2001(12): 758-759.

[4] 杨正银. 砂仁加工炮制方法不同对挥发油含量的影响[J]. 药学实践杂志, 2000(1): 59-60.

[5] 谌瑞林, 何行真, 龚千峰. 枳壳不同炮制方法对其挥发油的影响[J]. 江西中医学院学报, 2004(1): 44-47.

[6] 卢文彪, 杜同仿. 不同产地磁石炮制前后元素的溶出量分析[J]. 广东微量元素科学, 2001(11): 53-55.

[7] 刘建波, 耿小平. 蒲黄炭不同炮制程度的比较[J]. 中国药师, 2004(5): 400.

[8] 张荣, 方庆. 川乌加压炮制对乌头类生物碱含量的影响研究[J]. 中医药学刊, 2003(1): 156-158.

[9] 国家药典委员会. 中华人民共和国药典——部[M]. 北京: 化学工业出版社, 2005.

[10] 赵玉丛, 李存法, 刘国际. 炮制对山茱萸中药效成分的影响[J]. 安徽农业科学, 2008, 36(35): 15529-15531.

[11] 丁霞, 蔡宝昌. 山茱萸炮制前后有效成分含量比较[J]. 中成药, 2006(11): 1597-1600.

[12] 易炳学, 龚千锋, 曹君, 等. 白术炮制的初步研究[J]. 时珍国医国药, 2006(7): 1244-1245.

[13] 黄显芬. 炮制对山楂有机酸含量影响的探讨[J]. 广西中医学院学报, 2000(1): 59-63.

[14] 程存良, 张建平, 孙成考, 等. 薄层扫描法比较斑蝥及其炮制品中斑蝥素的含量[J]. 山东中医杂志, 2000(2): 109-111.

[15] 李超英, 魏秀德, 王凯, 等. 雄黄水飞炮制工艺及其机制研究[J]. 中国药房, 2008(27): 2151-2153.

[16] 贾天柱, 胡凤艳, 李军, 等. 狗脊不同炮制品中鞣质的含量测定[J]. 辽宁中医杂志, 2001(5): 305-306.

[17] 史国兵. 炮制对何首乌中有效成分含量的影响[J]. 中国医院药学杂志, 2003(2): 33-35.

[18] 李伟, 文红梅, 崔小兵, 等. 白术的炮制机理及其倍半萜成分转化的研究[J]. 中国中药杂志, 2006(19): 1600-1603.

[19] 郑云枫, 朱玉岚, 彭国平. 泽泻炮制过程中23-乙酰泽泻醇B的转化[J]. 中草药, 2006(10): 1479-1482.

[20] 韩京艳, 邢东明, 卢弘, 等. 对中药药效评价的方法学探讨[J]. 哈尔滨商业大学学报(自然科学版), 2001(2): 4-6.

[21] 蒋文跃. 亟待建立中药药效标准学[J]. 辽宁中医杂志, 2002(4): 230-231.

[22] 薛莎, 汤学军, 马威, 等. 右归丸血液药效学探讨[J]. 中国医院药学杂志, 2001(1): 22-25.

[23] 刘圣金, 狄留庆, 吴德康. 杜仲炮制的研究进展[J]. 时珍国医国药, 2005(11): 1078-1080.

[24] 口维敏. 炮制对柴胡药效的影响及临床运用规律[J]. 时珍国医国药, 2006(10): 1998-1999.

[25] 朱郁文. 浅析大黄的几种炮制方法及其影响[J]. 中医药导报, 2007(8): 91-92.

[26] 李志坚, 邢善东. 浅谈中药炮制对药效的影响[J]. 中国现代药物应用, 2009, 3(18): 171-172.

[27] 周宁, 彭富全. 中藏药中诃子、毛诃子和余甘子的本草考证[J]. 中草药, 2001(4): 69-71.

[28] 张吉仲. 藏药余甘子、诃子和毛诃子对实验动物脏腑cAMP、cGMP含量的影响[J]. 云南中医中药杂志, 2009, 30(6): 53-55.

[29] 盛书贵. 论不同炮制法对诃子质量的影响[J]. 中国药业, 2000(9): 41-42.

[30] 刘莎, 杜贵友, 李丽, 等. 马兜铃酸-I在大鼠体内的毒代动力学及组织分布研究[J]. 药物不良反应杂志, 2006(3): 169-174.

[31] 李伶. 附子及其主要毒性成分对大鼠毒性的代谢组学研究[D]. 北京: 中国人民解放军军事医学科学院, 2007.

[32] 徐艳霞, 张锦楠, 闫淑莲. 甘草和五味子对大鼠丙咪嗪药代动力学的影响[J]. 首都医科大学学报, 2003(2): 121-123.

[33] 刘奕明, 杨柳, 曾星, 等. 参麦注射液中人参皂苷Rg1和Re药代动力学研究[J]. 药学学报, 2005(4): 365-368.

[34] 兰薇, 王世祥, 房敏峰, 等. 蒙药广枣中没食子酸在正常和气滞血瘀家兔体内的药代动力学研究[J]. 中国民族医药杂志, 2007(6): 48-49.

[35] 郭宇洁, 孟硕, 徐辉, 等. 葛根素和葛根黄酮的药代动力学研究概述[J]. 中国实验方剂学杂志, 2009, 15(6): 82-85.

[36] 丰俊东. 川芎嗪对VEGF信号转导通路的干预作用研究[D]. 重庆: 重庆医科大学, 2005.

[37] 王珏. 丹参素对肝星状细胞PI3-K/Akt信号通路的影响[D]. 重庆: 重庆医科大学, 2008.

[38] 张金平, 陈建宗, 刘安恒, 等. 红景天苷通过PI(3)K/Akt激活HIF-1α表达抑制缺氧诱导的心肌细胞凋亡[J]. 细胞与分子免疫学杂志, 2008(4): 406-408.

[39] 廖火城, 吴琳, 练梦绮, 等. 四逆汤对心肌纤维化大鼠TGF-β1/Smad信号通路的影响: 第11届中国南方国际心血管病学术会议, 中国广东广州, 2009[C].

[40] 陈永顺, 杨斌. 青蒿素及其衍生物一类新抗肿瘤化合物的靶点研究[J]. 时珍国医国药, 2007(8): 2021-2022.

[41] 郭微, 麦俊华, 孙文强, 等. 中药有效成分石杉碱甲的多靶点作用研究进展[J]. 中国医药生物技术, 2008(5): 385-388.

[42] 林娜, 方春钱, 周军, 等. 积雪草酸抑制肿瘤细胞增殖作用的线粒体靶点[C]. 华东六省一市生物化学与分子生物学会2008年学术交流会, 中国江苏南通, 2008.

[43] 郭萍, 肖健. 麦冬炮制法的沿革与现状[J]. 山西中医, 2002(5): 7.

[44] 武刚毅, 谭政. 天南星的炮制研究概述[J]. 中国药师, 2004(12): 967-968.

[45] 钟革. 黄芩适宜加工条件初探[J]. 中国现代药物应用, 2008(13): 33-35.

[46] 盛朝晖. 浅谈中药炮制工艺与临床应用[J]. 湖南中医杂志, 2000(3): 69-75.

[47] 杨庆, 许腊英, 杨帆, 等. 正交试验筛选酒黄芩最佳炮制工艺[J]. 湖北中医学院学报, 2008(2): 48-49.

[48] 晋霞, 张家富. 正交试验优选麸炒白芍的炮制工艺[J]. 安徽医药, 2006(11): 817-818.

[49] 田源红, 张丽艳, 杨玉琴, 等. 综合评分法优化黑豆汁炖何首乌炮制工艺[J]. 时珍国医国药, 2007(3): 549-551.

[50] 韦晓华, 李银科, 蔡艳锋, 等. 何首乌的微波炮制工艺研究[J]. 西南民族大学学报(自然科学版), 2009, 35(3): 536-539.

[51] 陈美燕, 高佳, 巫庆珍. 盐巴戟炮制工艺研究[J]. 中国民族民间医药, 2009, 18(17): 28-29.

[52] 曾陈娟. 羌药铁棒锤特殊炮制技术及质量控制研究[D]. 成都: 成都中医药大学, 2010.

[53] 蒋世银, 叶桂存. 中药乳香炮制工艺改进[J]. 时珍国医国药, 2006(6): 1006.

[54] 杨彦春. 对中药炮制现状的几点思考[J]. 中国医药导报, 2009, 6(10): 161-162.

[55] 陈林生, 应燕, 肖杰明, 等. 中药炮制设备现代化的思路与方向探讨: 中华中医药学会四大怀药与地道药材研究论坛暨中药炮制分会第二届第五次学术会与第三届会员代表大会[C]. 中国河南焦作, 2007.

[56] 张健, 臧传军, 裴慧, 等. 中药炮制工艺存在的问题文献分析与对策[J]. 中国药房, 2013, 24(39): 3742-3744.

[57] 赵雪, 陈磊. 我国民族药发展亟须解决三个难题[N]. 科技日报.

[58] 王明军, 高金有, 叶定江. "八五"常用中药饮片研究述评[J]. 江西中医学院学报, 2001(1): 17-18.

[59] 李锦开, 赖銮娇. 中药饮片生产的困境与对策[J]. 中国中药杂志, 1993(6): 372-373.

[60] "九五"以来中药学科发展报告 第一部分 中药学科 中药炮制学[C]. 2008.

[61] 谢宗万. 中药品种传统经验鉴别 "辨状论质"论[J]. 时珍国药研究, 1994(3): 19-21.

[62] 李群, 卢炜, 王文兰, 等. 千金子炮制品中秦皮乙素含量的测定[J]. 中成药, 2000(2): 29-31.

[63] 丁青龙, 卢恒清. 丹参生药颗粒饮片及饮片提取颗粒中原儿茶醛含量的比较[J]. 解放军药学学报, 2000(1): 37-39.

[64] 余鹏. 乌梅饮片质量标准的规范化研究[D]. 武汉: 湖北中医学院, 2003.

[65] 谢晓梅, 余长柱, 徐衡, 等. 赤芍饮片质量标准研究——芍药苷的含量测定[J]. 中国中药杂志, 2004(8): 46-49.

[66] 严辉. 蒲黄饮片炮制规范化研究[D]. 南京: 南京中医药大学, 2005.

[67] 王丹红. 巫山淫羊藿化学成分研究及酒制淫羊藿初探[D]. 北京: 北京中医药大学, 2007.

[68] 周玥. 党参炮制原理及质量标准研究[D]. 北京: 北京中医药大学, 2007.

[69] 匡艳辉, 朱晶晶, 王智民, 等. 一测多评法测定黄连中小檗碱、巴马汀、黄连碱、表小檗碱、药根碱含量[J]. 中国药学杂志, 2009, 44(5): 390-394.

[70] 朱晶晶, 王智民, 匡艳辉, 等. 一测多评法同步测定人参和三七药材中多种人参皂苷的含量[J]. 药学学报, 2008(12): 1211-1216.

[71] 肖永庆, 杨滨, 姚三桃, 等. 防风质量标准的研究[J]. 中国中药杂志, 2001(3): 41-43.

[72] 龚千锋, 钟凌云, 张的凤, 等. 大蓟饮片、大蓟炭的炮制及质量标准研究[C]. 中华中医药学会第四届中药炮制分会学术会议, 中国江西南昌, 2004.

[73] 钟凌云, 吴皓. RP-HPLC测定天南星科药用植物中草酸钙针晶的含量[J]. 中成药, 2008(2): 260-262.

[74] 赵淑军. 高温炮制药材中丙烯酰胺含量测定及控制因素的研究[D]. 保定: 河北大学, 2008.

[75] 李先端, 毛淑杰, 程立平, 等. 大黄炭饮片质量标准研究[J]. 中国中医药信息杂志, 2006(6): 50-53.

[76] 李俊松, 王丹丹, 蔡宝昌. 马钱子炮制前后HPLC指纹图谱研究[J]. 中药材, 2009, 32(12): 1816-1819.

[77] 单鸣秋, 姚晓东, 丁安伟. 侧柏炭的HPLC指纹图谱研究[J]. 中成药, 2009, 31(12): 1808-1810.

[78] 于永军, 李俊松, 蔡皓, 等. 草乌炮制前后HPLC指纹图谱比较研究[J]. 现代中药研究与实践, 2009, 23(6): 46-48.

[79] 李文敏, 吴纯洁, 黄学思, 等. 电子鼻和电子舌技术及其在中药加工炮制中的应用展望[C]. 中华中医药学会四大怀药与地道药材研究论坛暨中药炮制分会第二届第五次学术会与第三届会员代表大会, 中国河南焦作, 2007.

[80] 许广桂. 基于仿生嗅觉的中药材气味指纹图谱研究[D]. 广州: 广东工业大学, 2008.

[81] 王珺, 谢坤, 申刚义, 等. 民族药质量标准建立的设想[J]. 山东中医药大学学报, 2009, 33(2): 111-112.

撰稿: 钟凌云 祝 婧

审稿: 曹 晖

4 2010～2014年中药炮制研究述评

中药炮制是我国独有的一项制药技术,具有悠久的应用历史和深厚的文化底蕴。2011～2014年是我国"十二五"规划制定和实施的关键时期,中医药产业迎来了改革创新的发展机遇,我国中医药工作者在中药炮制工艺传承和创新、中药饮片质量与标准提升、中药炮制化学与成分转化、中药炮制药性与毒性变化、中药炮制辅料、中药炮制设备与饮片智能化生产等方面取得了一系列的重要进展。本文旨在对该阶段的中药炮制研究进行总结和概述。

一、中药炮制工艺研究

炮制工艺是影响中药饮片质量的关键环节,如何建立规范、合理的炮制工艺,是保证中药饮片质量和临床疗效的关键。传统的中药饮片加工炮制以手工操作为主,缺乏量化参数,既不符合现代工业规范化生产的要求,也难以保证饮片质量的稳定性。因此,现阶段研究人员多采用单因素设计、正交设计、均匀设计、响应面设计等试验方法对中药炮制工艺进行研究,确定最佳炮制工艺参数,保证中药炮制工艺的规范化。

1. 净制切制

净制是中药炮制的首个工序,其主要目的在于除去非药用部位和杂质。黄新平等采用正交试验法,以湖北贝母净制后的水分、灰分、浸出物和贝母素甲多指标进行综合评价,确定湖北贝母的最佳净制工艺为加水量1倍,水洗次数2次,每次2 min,干燥温度50 ℃,干燥时间5 h,翻动2次[1]。切制是最常用的炮制方法,切制后的饮片有利于有效成分的溶出,便于调配和保存。规范净制、切制方法,对于保证饮片临床应用效果,建立科学、合理的炮制方法具有重要作用。邓捷圆等采用正交试验法优化得到苦参的切制工艺为浸泡20 min,软润20 h,100 ℃干燥[2]。刘婵等采用响应面法确定防风的切制工艺为切片厚度3～4 mm,60 ℃干燥时间2 h[3]。沈晓庆等采用单因素和正交试验优化黄连的切制工艺为每100 kg药材用60 L水软化48 h,切成1～2 mm的顶头片[4]。

2. 炒法

炒法属于火制法,炒制火候(温度、时间和程度)和辅料用量是影响炒法的关键因素。孟江等采用响应面法确定姜炭炒制工艺为炮制温度310 ℃,药材厚度0.55 cm,炒制时间15.5 min[5]。蔡银燕等采用正交试验优化得到麸炒白术中试工艺为炒制温度240 ℃,炒制时间

21 min，麦麸用量10%，炒制转数25 r/min[6]。

3. 炙法

殷放宙等采用多指标正交试验法优化得到盐补骨脂的工艺参数为每100 g补骨脂加2 g盐，闷润2 h，150 ℃炒10 min[7]。邓翀等以指纹图谱结合响应面法研究确定醋五味子的最佳炮制工艺为每100 g五味子加醋28.10 g，闷润1.95 h，蒸3.9 h[8]。周一帆等以淫羊藿苷和宝藿苷I为指标，采用响应面法优化淫羊藿油炙工艺，确定最佳工艺条件为160 ℃炒7 min[9]。刘效栓等采用正交试验法优化款冬花的最佳蜜炙工艺参数为加蜜量40%，闷润4 h，100～110 ℃炒6 min[10]。

4. 煅法

廖立等采用正交试验法优化荷叶炭的煅制工艺为初始温度140 ℃，加热时间20 min[11]。傅光坚等采用正交试验优选磁石的最佳煅淬工艺为600 ℃煅制0.5 h，煅淬3次[12]。

5. 蒸法、煮法

张英等以黄精多糖和浸出物含量为指标，采用均匀试验法优化黄精的最佳蒸制工艺为清蒸6 h，闷润12 h，70 ℃干燥[13]。赵超等采用正交试验法分别优化得到连翘的最佳蒸制工艺参数为蒸气温度105 ℃，蒸气压力0.08 MPa，蒸制10 min；最佳煮制工艺参数为煎煮时间8 min，煎煮温度100 ℃，加水量为鲜连翘的5倍[14]。

6. 复制、发酵、水飞法

王世华等采用正交试验法优化得到清半夏工艺参数为每200 g半夏加白矾10 g，浸泡2 h，水煮6 h[15]。牛丽颖等优化得到淡豆豉的发酵工艺为桑叶90 g、青蒿100 g，加入约饮片量18倍水煎煮3次，每次1 h，药液相对密度为1.10～1.12 g/cm³，拌入1 kg大豆中，蒸煮1.5 h，发酵温度（30±2）℃，发酵6～8天[16]。刘艳菊等采用正交试验法优选朱砂水飞工艺参数为加10倍量水，研磨30 min，研磨4次[17]。

二、中药饮片质量与标准研究

（一）中药饮片质量评价方法

1. 中药饮片数字化质量评价方法

随着数字化技术的发展，应用特定的化学传感器或生物传感器模拟人体感官对中药饮片性状进行量化表征逐渐得到业内的认可。Zhou等采用电子鼻建立半夏硫熏前后气味的表征方法，然后运用主成分分析（PCA）、判别因子分析（DFA）和偏最小二乘（PLS）建立判别模型，准确区分半夏硫熏与否[18]。陶欧等采用机器视觉技术和灰度共生矩阵建立了中药饮片横切面图像纹理特征参数的识别方法，并考察了不同采样方向、饮片完整性对于中药纹理特征参数的影响，进而建立了18种常用中药纹理特征参数的辨识模型，用于中药饮片的自动识别[19-20]。

2. 中药饮片质量整体评价方法

（1）中药饮片多指标定量：中药饮片多指标定量旨在建立有效成分群、毒性（效）成分群、指标性成分群的定量方法，多维度评价中药饮片的质量。目前已报道分别采用HPLC、HPLC-MS/MS、HPCE等技术建立山茱萸[21]、杜仲[22]、黄连[23]等饮片的多指标定量方法。中药饮片多指标定量分析需使用多种对照品，然而中药化学对照品具有分离难度大、单体不稳定、价格昂贵等特点，使得对照品供不应求。为此，王智民等根据中药化学成分内在函数和比例关系，提出了"一测多评"的方法，较好地解决了对照品供应的难题[24]。"一测多评"法已在当归等[25]饮片的质量控制中得到应用。

（2）中药饮片指纹（特征）图谱：中药指纹图谱可较为全面地反映中药化学成分的种类与数量，可从整体水平对饮片质量进行评价。崔妮等[26]建立了不同巴戟天炮制品中蒽醌类成分的HPLC指纹图谱，分别指认了巴戟天、巴戟肉、盐巴戟中的5个色谱峰和制巴戟中的6个色谱峰，为不同炮制品的质量评价提供依据。Zhu等[27]采用傅里叶变换红外光谱（FT-IR）结合SIMCA算法建立生、制玄参的鉴别模型，生、制玄参鉴别模型识别率分别为97.5%和97.5%，拒绝率均为100%。

（3）中药饮片指纹图谱结合多指标定量：指纹图谱结合多指标定量是在中药指纹图谱的基础上，建立关键性、指标性成分的定量方法，是中药饮片质量评价模糊与精确相结合、整体与局部相结合的有机统一。Zhang等[28]采用HPLC技术分别建立了生玄参、蒸玄参的指纹图谱和5-HMF、毛蕊花糖苷、angroside C、哈巴俄苷、肉桂酸等5种特征成分的含量测定方法。李木子等[29]采用HPLC-ESI-MS/MS技术，从栀子、炒栀子和焦栀子HPLC指纹图谱指认出山栀苷、羟异栀子苷、京尼平龙胆二糖苷、栀子苷、西红花苷Ⅰ、西红花苷Ⅱ、西红花苷Ⅲ和西红花酸8个特征峰，并进一步采用HPLC测定京尼平龙胆二糖苷、栀子苷和西红花苷Ⅰ的含量，为全面评价不同栀子炮制品的质量提供了方法支撑。

（4）中药饮片化学成分与生物活性评价结合：将中药化学成分与体内外生物活性评价相结合，采用化学计量学算法建立中药化学成分与生物活性间的数学模型，对于辨识中药饮片毒效成分，预测中药饮片生物活性，建立以临床功效为导向的质量评价方法具有重要作用。Zheng等[30]采用典型相关分析建立了附子、盐附子、黑顺片和炮附片UPLC指纹图谱和大鼠线粒体能量代谢的谱效关系模型，确定新乌头碱、苯甲酰乌头碱和苯甲酰次乌头碱是附子及其炮制品的主要活性成分。

3. 中药饮片质量生物学评价方法

中药质量生物学评价是继性状评价、化学评价之后，推动中药质量标准走进临床、关联疗效的有效途径和手段。肖小河等建立了基于最小致死量检测的乌头类中药的毒价测定法，为乌头类中药质量控制及合理用药提供了客观准确的技术保障[31]。罗云等采用酶免法测定人工麝香对环氧合酶Ⅱ（COX-2）的抑制率，构建了人工麝香对COX-2抑制作用的量效关系，建立了人工麝香体外抗炎效价测定方法[32]。

（二）中药饮片有害物质检查

中药饮片有害物质检查是保证中药饮片临床应用安全的有效措施。硫熏是中药产地初加工的一种方式，过度硫熏会使中药漂白、增色，还可能会导致中药化学成分的变化，影响临床疗效。《中国药典》2010年版中增加了二氧化硫残留量的测定。Liu等[33]采用HPLC指纹图谱和多成分定量结合的方法研究发现氧化前胡素和花椒毒酚是白芷硫熏前后的差异标志物，可用于鉴别白芷是否硫熏。Lou等采用一测多评法测定当归晒干饮片和硫熏饮片中阿魏酸、藁本内酯、洋川芎内酯A的含量，并利用聚类和PCA对当归晒干饮片和硫熏饮片进行区分[34]。

中药栽培过程中不合理地使用农药，导致中药饮片受农药残留污染的问题严重。中药饮片的农药残留检测分析和样品前处理难度较大，检测成本高，检测效率低。因此，不少学者通过探索简捷有效的前处理技术和高灵敏度、高精密度、高选择性的分析方法对中药饮片农药残留量进行检测，建立了中药饮片中50种有机氯及菊酯类农药残留的检测方法[35]和198种农药残留的前处理技术平台和检测方法[36]。

中药饮片在采收、加工、输出、储藏过程中易受黄曲霉毒素的污染。陈思颖等[37]采用亲和免疫柱层析建立天麻饮片样品前处理方法，并以超高液相色谱-三重四极杆串联质谱对天麻饮片中黄曲霉毒素B1、B2、G1、G2的含量进行测定，结果显示30批不同产地天麻饮片均未超限。聂福平等[38]采用液相色谱-质谱联用技术建立枸杞子、大青叶、陈皮、黄芪、金银花、甘草中黄曲霉毒素的含量测定方法。

（三）中药饮片分级标准

通过饮片生产和流通市场调查，以传统的药材和饮片分级方法为依托，在充分尊重和继承传统饮片分级方法的基础上，运用现代科学技术进行中药饮片规格和质量评价标准研究，对于建立中药饮片分级标准具有重要作用。欧小群等[39]结合黄连外在质量和内在品质，建立了黄连饮片等级划分的"二步法"。第一步测量不同批次黄连饮片的水分、总灰分、浸出物、成分含量（表小檗碱、黄连碱、巴马汀、小檗碱），剔除不合格者，采用SPSS软件进行聚类分析，确定部分统货；第二步测定大小（长度、宽度、厚度和质量）、颜色（外部颜色和内部颜色），综合分类结果确定优级和统货。

（四）中药材趁鲜切制及产地加工炮制一体化

中药趁鲜切制的概念自古有之，《雷公炮炙论》中收载了茜草等药材的趁鲜切制方法。与传统切制工艺相比，中药产地趁鲜切制具有有效成分不易损失、生产周期短、节约成本等优点。金传山等优选了白芍饮片趁鲜切制产业化生产工艺技术参数[40]。杨海玲等采用正交试验法优化了桂枝趁鲜切制的工艺[41]。王文凯等比较了传统切制法和趁鲜切制法制备的薄荷中挥发油和薄荷脑的含量，并研究确定了薄荷趁鲜切制的最佳方法[42]。

三、中药炮制化学研究进展

中药炮制的本质就是通过化学成分的增加、减少或转化实现减毒增效的目的。2010年，辽宁中医药大学贾天柱教授提出了"中药炮制化学与化学炮制学"的理论，论述了"中药炮制化学与化学炮制学"的定义、目标和内容，为从化学反应机理揭示中药炮制改变性味、归经、作用趋势的科学内涵奠定了基础[43]。

（一）各类化学成分在中药炮制过程的变化

1. 苷类成分的变化

中药苷类成分主要包括黄酮苷、三萜皂苷、甾体皂苷、香豆素苷、木脂素苷、二苯乙烯苷、蒽醌苷、环烯醚萜苷等，还包括含杂原子的苷和一些可水解鞣质。苷类成分在加热时易发生苷键水解反应，多数直接转化为苷元，少数转化为稳定的次生苷或苷元，苷类分解含量降低，苷元成分含量上升。如蒽醌类：大黄炮制后熟大黄和大黄炭中蒽醌苷总量分别降低了55%和95%，蒽醌苷元总量分别增加了75%和46%[44]。黄酮类：黄芩酒炙和炒炭后，野黄芩苷、黄芩苷和汉黄芩苷含量降低，黄芩素、汉黄芩素的含量明显升高，炒炭后千层纸素A含量明显升高[45]。芫花在醋炙过程中，黄酮苷水解生成苷元，使得木犀草素、羟基芫花素和芫花素的含量升高，毒性成分芫花酯甲含量降低，起到"醋炙减毒"的作用[46]。

2. 生物碱类成分的变化

附子的主要毒性成分为乌头碱、新乌头碱、次乌头碱等双酯型生物碱，经炮制后，双酯型生物碱水解成毒性较低的单酯型生物碱，达到"减毒存效"的目的[47]。延胡索不同炮制品中延胡索乙素的含量均高于生品，其中醋延胡索的含量最高，由于醋炙增强了延胡索乙素的溶解性，这可能是延胡索炮制增强疗效的主要原因[48]。酒黄连随着炮制温度的升高，小檗碱、巴马汀、药根碱、黄连碱、表小檗碱的含量先升高后降低，并在170 ℃时出现新的化学成分小檗红碱[49]。

3. 木脂素类成分的变化

五味子的主要活性成分为联苯环辛烯型木脂素，包括五味子醇甲、五味子醇乙、五味子甲素和五味子乙素等。五味子不同炮制品中五味子醇甲、五味子甲素、五味子乙素和五味子丙素等成分的含量均有不同程度的升高[50]。清炒、姜汁和酒制厚朴后厚朴酚与和厚朴酚的含量均有增加[51]。

4. 萜类成分的变化

白术主要含有苍术酮、白术内酯等成分。白术炮制后苍术酮转化为白术内酯Ⅰ、Ⅱ、Ⅲ等内酯类成分，苍术酮的含量降低，燥性缓和，白术内酯类含量增加，健脾的作用增强[52]。甘遂醋炙后毒性成分甘遂萜酯A和甘遂萜酯B的含量有所降低，达到醋炙减毒的作用[53, 54]。柴胡醋炙后柴胡皂苷含量的总和下降，醋柴胡中皂苷a、d的含量低于柴胡饮片，而皂苷b的含量明显高于柴胡饮片，可能是由于醋炙过程中柴胡皂苷a、d转化为柴胡皂苷b[55]。

5. 挥发油的变化

挥发油具有挥发性，炮制受热后含量会不同程度的降低。枳实醋炙和麸炒后柠檬烯含量明显降低[56]。苍术不同炮制品中挥发油的含量较生品明显降低，但苍术素的含量均有不同程度的升高[57]。顾娟娟等研究发现莪术醋炙后挥发油中莪术二酮、莪术醇、吉马酮和β-榄香烯的含量均明显降低[58]。

6. 多糖的变化

多糖是中药中一类重要的化学成分，大部分饮片炮制后多糖的含量升高，达到炮制增效的目的。知母不同炮制品中，盐制品多糖含量最高，其余依次为清炒品、酒炙品、麸炒品和生知母[59]。吴茱萸在甘草炙的过程中，甘草汁中的甘草多糖被吴茱萸吸附，使得吴茱萸多糖含量升高，起到协同增效的作用[60]。

7. 无机成分的变化

煅法、煅淬法能除去矿物药粒间吸附的水、自身的结晶水和部分硫、砷等受热易挥发物质，促使无机类成分发生脱水、氧化、分解和复分解等反应。炉甘石炮制后主要物相从单斜晶系的 $Zn_5(CO_3)_2(OH)_6$ 转化成六方晶系的 ZnO，碳酸根的伸缩振动及弯曲振动明显减弱；ZnO 的质量分数从 63.36% 增高到 82.95%[61]。自然铜经煅淬后，大部分 FeS_2 转化为 Fe_7S_8[62]。

（二）中药炮制化学成分的转化研究

中药炮制过程中常见的化学反应主要有水解反应、异构化反应、氧化反应、置换反应、分解反应、缩合反应、美拉德反应[63]，以及脱水反应、中和反应、去乙酰化等。贾天柱教授通过比较发现黄柏在炮制过程中，小檗碱通过化学键断裂可转化为新的成分小檗红碱[64]。贾天柱等研究发现狗脊炮制发生美拉德反应生成 5-羟甲基糠醛及其羟基缩合物、5-羟基-麦芽酚、3，5-二甲氧基麦芽酚和 2-(hydroxyacetyl)furan 等新成分，3-羟基-γ-吡喃酮在炮制后成分含量增加。美拉德反应产物具有抗炎和抗氧化活性，可能是狗脊炮制后能提高机体免疫能力而表现出补益功效增强的主要原因[65]。

四、中药炮制药性、药效变化研究进展

1. 中药寒热药性的变化

寒热药性是中药主要药性，如何用现代技术手段直观和客观地表征中药寒热药性的差异，以及炮制对药性药效的改变，一直是中医药理论研究的难点和热点。钟凌云等采用电镜观察大鼠舌体的结构发现，与生黄连组比，寒性较弱的酒黄连组大鼠舌体丝状乳头密度高，丝状乳头和蕈状乳头角质化程度重；寒性较强的胆黄连组结果相反。该结果与传统的"酒炙黄连以热制寒，缓和黄连苦寒之性；胆汁炙黄连使寒者益寒，增强黄连的苦寒之性"的理论相一致[66]。黄连和萸黄连组小鼠体现出"趋热性"，黄连组强于萸黄连组；萸黄连组小鼠的钠钾 ATPase 活力较黄连组有显著提高，说明黄连和萸黄连均体现出"寒性"，萸黄连比黄连的"寒性"减弱，与萸黄连"以热制寒"的"反制"传统炮制理论相符[67]。仙茅和酒炙仙茅均可有效降低氢化可的松致肾阳虚寒症模型大鼠血清中物质能量代谢、中枢神经递质和交感-肾上腺轴、环核苷酸水平及垂体-靶腺轴功能等 14 种指标的水平，且酒仙茅效果更加显著，说明仙茅酒炙后热性增强，"热者益热"理论成立[68]。

2. 炮制所致升降浮沉的变化

黄芩生用可用于治疗上焦湿热之证，酒炙后增强上行趋势，善于清头面目之热。酒黄芩中一些黄酮类化合物的 C_{max} 和 AUC_{0-t} 在大鼠上部组织（肺和心脏）中显著增加，在脾、肝和肾中，一些黄酮类化合物的C_{max}和AUC_{0-t}显著降低，说明酒炙引药上行[69]。黄柏酒制、盐制后能促进有效成分小檗碱的吸收，延长消除时间，盐制品下焦脏器中生物碱的占比有所提高，提示有一定入下焦的趋势，而酒制品在上焦的比例比生品高，提示有入上焦的趋势，说明了黄柏以辅料炮制后作用趋向发生了一定的改变[70]。

3. 通过炮制引药入经，增强对特定部位的功效

中药炮制很多都是以归经理论作指导的，特别是某些辅料对中药归经有明显的影响，如醋制入肝、蜜制入脾、盐制入肾等。柴胡醋炙后抗炎保肝的活性成分柴胡总皂苷溶出量增加，且柴胡皂苷 a 、d 部分转化为次柴胡皂苷和皂苷元，从而使促进胆汁分泌、调节雌激素E_2和抗抑郁作用增强。醋柴胡在提高正常大鼠和肝郁证大鼠雌激素水平上强于生柴胡，证明了生柴胡解表主入肺经，醋炙解郁主入肝经[71]。

4. 炮制对补泻的影响

病有虚实，药有补泻，虚则补之，实则泻之，这是中医治病的基本原则之一。中药补泻作用亦可通过炮制加以调整和改变。鲜地黄汁、生地黄水煎液和生地黄醇提物抗炎、清热作用优于熟地黄，而熟地黄增强免疫、补血和增强造血的功效优于生地黄[72, 73]，说明地黄炮制后增强补益作用，降低清泻作用；何首乌清蒸和黑豆汁蒸后可增强补益功能[74]。

五、中药炮制减毒研究进展

解毒增效是中药炮制的主要目的，炮制解毒技术则是中药炮制学科中最具特色的技术之一。如何能让毒性中药在发挥治疗作用的同时又保证其临床应用的安全性，大量学者从炮制对毒性成分、药效毒效及其作用机制等方面进行研究。

1. 炮制对药物毒性成分的影响

药物通过炮制使毒性成分结构发生改变、毒性成分含量降低或毒性成分晶型变化，从而达到炮制减毒的目的。如潘金火等[75]报道以关木通为代表的含马兜铃酸类成分的中药通过适宜的炮制方法降低马兜铃酸的含量，从而减轻对肾功能的损害。草乌、附子经炮制后，双酯型生物碱的含量大大降低而降低其毒性[76]。余悦等研究发现天南星科毒性中药炮制后药材中草酸钙针晶形态发生了变化从而实现减毒的效果[77]。半夏经乙醇浸润或采用长时间加热的方法均可降低其毒性成分"毒针晶"的刺激性[78]。

2. 炮制对药效毒性的影响

毒性中药炮制后能不同程度降低毒性，保证临床安全有效。如麸炒苍术炮制后挥发油的LD_{50}大幅增加，毒性降低[79]。月腺大戟醋制后有效成分狼毒乙素、狼毒丙素含量略有升高，而刺激性的成分岩大戟内酯B的含量降低，从而达到较好的减毒保效作用[80]。

3. 毒性药物的炮制解毒机制

乌头在炮制过程中，通过生物碱的变化影响了凋亡相关蛋白Caspase-3、Bcl-2的表达及

减少心肌细胞内的氧化损伤，从而降低了对实验大鼠心、肝、肾脏的毒性[81]。甘遂醋炙后可通过有效降低有毒萜类化合物的含量和抑制肝细胞凋亡的内在途径来降低甘遂的肝毒性[82]。Wu 等研究发现生何首乌水煎液具有强烈的亚急性毒性，且何首乌在黑豆汁蒸制或水蒸制后亚急性毒性显著降低。结合特征图谱的分析发现炮制后 2, 3, 4', 5- 四羟基二苯乙烯 2-O-β-d- 葡萄糖苷含量下降 55.8%，推测其毒性可能与 2, 3, 4', 5- 四羟基二苯乙烯 2-O-β-d- 葡萄糖苷的含量有关[83]。

六、辅料研究进展

1. 辅料质量标准

贾天柱等对全国各地麦麸进行分析测定，制定麦麸标准为辅料麦麸含水量应低于13.84%，总灰分含量低于3.16%，酸不溶性灰分含量低于0.52%，总黄酮含量不低于0.31%，砷盐和重金属盐含量符合限量标准，麦麸作为炮制辅料应采用粗粉[84]。丁家欣采用近红外光谱结合多元线性回归算法，建立葡萄糖和果糖定量分析模型，利用该模型可快速、准确地对掺杂蜂蜜进行定性鉴别和对蜂蜜的主要成分（葡萄糖和果糖）进行准确定量[85]。蔡翠芳等建议甘草汁的质量标准为pH值≥5.4，相对密度≥1.06，总固体≥10.0，甘草苷浓度≥0.6%，甘草酸浓度≥1.3%，甘草次酸浓度≥0.3%[86]，总灰分和酸不溶性灰分≤1.7 g/L，酸不溶性灰分≤0.1 g/L[87]。吴茱萸汁的质量标准为吴茱萸汁中吴茱萸内酯、吴茱萸碱、吴茱萸次碱的含量分别为6.964 mg/g、0.296 mg/g和0.133 mg/g[88]。食醋按生产工艺分为酿造醋、配制醋、再造醋。根据现有国家标准，酿造醋按发酵工艺分为固态发酵醋和液态发酵醋。孙立立等对市售食醋主要物质进行测定，15 批食醋可溶性无盐固形物的质量浓度为16.4～70.70 mg/mL，总酸质量浓度为38.0～59.2 mg/mL，乳酸质量浓度为1.16～9.71 mg/mL[89]。龚千锋等测定15种醋的总酸的含量范围是35.60～55.58 mg/mL，乳酸含量范围是2.48～23.40 mg/mL[90]。黄兰岚等采用GC法测定羊脂油中油酸甲酯的含量，并通过折算规定油酸的含量不得少于6.0%[91]。

2. 辅料制备工艺

炼蜜：李先端等参照国家食品蜂蜜标准（GB18796—2005），推荐炼蜜在80 ℃炼10 min以下为佳，并且要避免直火加热[92]。甘草汁：史辑等研究确定甘草汁制备工艺为甘草加8倍量水浸泡1 h，煎煮3次，每次1.5 h[93]。蔡宝昌等采用液体真空浓缩煎药机，设计L$_9$（3^4）正交试验优选甘草汁的中试制备工艺为甘草饮片加入10倍量水，煎煮3次，温度为100 ℃，时间为2 h。吴茱萸汁：蒋孟良等采用正交设计优选吴茱萸汁的制备工艺为浸泡60 min，提取2次，每次分别加12倍和9.6倍量水提取40 min，该工艺条件下吴茱萸汁的总生物碱含量最高[94]。

3. 炮制辅料应用研究

不同种类和品质的炮制辅料对中药饮片质量的影响不同，研究炮制辅料与中药饮片的相互作用对于深入探讨炮制原理、保证临床安全、高效用药具有重要的现实意义。周友红采用热浸法、醚溶性浸出物测定方法测定不同辅料用酒、蒸馏水炮炙的牛膝饮片及其生品饮片中浸出物的含量，结果发现水浸出物、不同浓度乙醇提取物的含量整体上随炮制辅料用酒的乙醇含量的升高而增加，生品水浸出物、不同浓度乙醇提取物的含量基本上都低于炙品，且白酒炙品水浸出物、不同浓度乙醇提取物的含量最高，可以初步得出牛膝水浸出物、不同浓度乙醇提取物的含量与炮制辅料用酒含醇量成正比关系，酒炙可以促进水浸出物、不同浓度乙醇提取物的溶出[95]。邓翀等采用HPLC-UV法测定不同厂家食醋炮制南五味子的五味子甲素、五味子酯甲的含量，结果发现以米醋为辅料炮制的五味子质量为佳[96]。

七、创新饮片与设备研究进展

（一）创新饮片研究

2010～2014年期间，中药行业开展了多种针对传统饮片相关产品的改革尝试，取得了一些进展。新型创新中药饮片主要有压缩饮片、冻干片、颗粒型饮片、超微粉饮片、配方颗粒饮片、流动性饮片及小包装饮片等。

1. 冻干饮片

冻干饮片是将饮片在较低的温度（–50～–10 ℃）下冻结成固态，然后在适当温度和真空（1.3 Pa～13 Pa）下使水分直接升华成气态，再用真空系统的捕水器（水汽凝结器）将水蒸气冷凝，经干燥脱水后得到的饮片。冻干饮片能保持良好的外观性状、色泽、气味，脱水彻底，复水性好，易于保存，便于粉碎。近年来，人参、三七、鹿茸等贵重中药都已被开发成冻干饮片，其外观、色泽及活性物质含量均较传统饮片有明显提高[97-99]。同时，冻干饮片还结合微波、破壁、超微粉等工艺，最大限度保存原药的药效成分和还原生药的性能，提高质量和药效。如金钗石斛𪸩制-冻干饮片[100]、金钗石斛微波-冻干饮片[101]。冻干饮片能有效减少活性物质在传统干燥工艺中的损失。但是，冻干饮片本身的粉性较强，口感不佳的问题仍有待解决。

2. 中药精准煮散饮片

中药煮散是将中药材粉碎成粗颗粒或粗粉后，以水煎煮，去渣取汁或连同药渣服用的一种用药形式。对中药饮片的形状规格进行微小化、均匀化处理，可使饮片批量规模稳定化，批内质量均一化，便于饮片分装、调剂和煎煮，保证中药剂量和汤剂质量更加精准。目前有学者对多种饮片单味和复方的精准煮散饮片的化学和药效进行研究。如化学研究：有学者以黄芩、葛根、黄连、炙甘草[102]等为研究对象，发现煮散水煎液的干膏率及有效成分的煎出量均高于传统饮片，其中，黄连煮散颗粒1 g中盐酸小檗碱煎出率相当于传统饮片1.57 g的煎出率，干膏得率相当于传统饮片1.87 g的干膏得率[103]。药效学研究：葛根芩连汤1/2煮散组在降低2型糖尿病大鼠血糖[104]、麻杏二陈汤煮散减半剂量在延长组胺致的哮喘潜伏期、降低组胺致收缩的气管平滑肌张力和平喘作用[105]方面与饮片相应组具有相同的临床疗效。此外麻杏二陈汤煮散[106]、银翘散煮散[107]等均具有与其对应的饮片汤剂相似的临床疗效。中药精准煮散饮片提取率和药效均高于或与传统饮片相当，但精准煮散饮片因切制及粉碎处理导致某些性状特征丧失产生"辨药之难"，还有待采用现有中药饮片质量评价标准、中药指纹图谱技术建立精准煮散饮片质量控制体系，实现煮散饮片的精准化鉴定和检测。

3. 定量压制饮片

定量压制饮片是采用机械压制方法，将花类、全草类、叶类等密度相对较小的、松泡难调的中药饮片，按配方所需的重量规格压缩成型的饮片。定量压制饮片制备方法简便，节约空间，便于包装、贮藏、运输、药房调剂，易于煎煮，同时还可减少饮片挥发性成分散失，避免散装饮片易吸潮、生虫、生霉、串味等问题。相关研究发现定量压制饮片其干膏收率、成分溶出率和溶出速度都优于传统饮片。如红花定量压制饮片压制前后的羟基红花黄色素 A 溶出行为相似，羟基红花黄色素 A 提取量和干膏收率的综合评分均高于传统饮片[108]。金银花压制饮片外观形态良好，溶出行为相似，压制饮片的干膏率和绿原酸提取量均略高于传统饮片[109]。定量压制饮片目前只是个别企业应用，还未大范围推广，还需进一步完善提高使其得到广泛应用。

4. 超微粉饮片

中药饮片经过超微粉碎后，药材的性质并没有改变，化学成分溶出量较传统饮片明显增加，其药效比传统饮片更显著，有助于提高临床治疗效果。如葛根芩连汤超微饮片水溶性浸出物含量是传统饮片的1.5倍，总生物碱含量是传统汤剂的1.74倍[110]。枸杞超微饮片水溶性及醇溶性浸出物分别是传统饮片的1.33和1.25倍，多糖溶出量是传统饮片的1.72倍[111]。超微粉饮片具有高溶出、高效的优势，但其饮片特征的缺失和长期服用后体内的安全性评价还研究较少，限制了其在临床的广泛应用。

5. 微波炮制饮片

韦相忠等[112]研究表明微波炮制法和传统炮制方法广西莪术炮制品中牻牛儿酮含量基本相同。程一帆等[113]采用微波方法炮制阿胶、鹿角胶、龟甲胶后的胶珠质量稳定，工艺可靠性高，优于传统炮制方法。微波炮制目前仅用于实验室研究阶段，在中试大规模生产方面应用还比较少，还有待于大型机械化设备的配套支持，促进其规模化生产。

6. 烘法炮制饮片

中药饮片在炒制过程中，温度变化剧烈，且不同饮片受热不均匀，可能导致饮片质量参差不齐。烘法具有通过加热烘箱内环境间接烘烤药物而使其温度缓和上升的特点，饮片在烘烤过程中受热均匀，避免了炒制时药物受热不均且温度变化剧烈的弊端。单鸣秋等[114]采用恒温干燥箱为加热设备，优选侧柏炭最佳工艺为在230 ℃下烘20 min，该条件下制备的侧柏炭的外观性状、指纹图谱与标准饮片最为接近。屈艳格等[115]比较了马钱子烘法和砂烫法，结果发现215 ℃烘烤15 min得到的马钱子制品与砂烫品相当。

7. 片型和小包装饮片

伴随着中医药流派的发展，中药饮片在保持片状的基础上，根据药材质地以及临床的需要，又发展出了诸如浙贝切成元宝片或肾形片，泽泻切成铜钱片，厚朴切成骨牌片、盘香片、瓦片或指甲片，枳壳切成纽绊片或凤眼片，川芎切成蝴蝶片，白芍切成顶头片，甘草切成柳叶片等形式多样的饮片规格[116]。再者现在常用小包装中药饮片，将加工炮制合格的中药饮片根据临床应用剂量，以聚乙烯塑料为包装材料，分装成不同规格小袋饮片，由药师直接调配或自动调配，而无需再称量[117]。但同时，分剂量包装会产生大量的"白色污染"，由于塑料包装不透明，调剂人员无法识别饮片，这些也都制约了小包装中药饮片的使用[118]。

8. 其他创新饮片

大连民大中药饮片有限公司开发了一种新的白术炮制工艺，首先采用茯苓汁浸制白术，增强益气健脾之功，并缓和燥性。然后采用可食用级别的双氧水炮制白术，促进苍术酮转化为白术内酯。最后用玉竹汁制，既达到了脱毒作用，又增强了其健脾益肺的作用。这种白术炮制的新工艺，通过药汁和氧化剂的加入达到了生物转化的作用，兼具成本低、易操作、效率高等优点[119]。大连民大中药饮片有限公司开发了泽泻新炮制工艺，通过加醋、用陈皮煎汁和麦麸高温炒制来促进泽泻中毒性成分的转化，从而降低了泽泻的肾脏毒性[120]。此外，鹿茸采用红枣水浸泡并煮沸，沥干干燥。该方法可有效解决鹿茸口感差、腥味重的问题，制成的鹿茸可直接用作饮片[121]。

（二）饮片设备

中药炮制设备是在中药炮制原理指导下，结合具体炮制工艺和饮片生产特点，运用现代科技手段制造而成的机械设备。

干燥设备：浙江大学申请翻板式烘干机、网带式烘干机、隧道式烘干机等，具有温度均匀、适合连续生产等优点，在中药饮片的生产中多有应用[122]。煅制设备：杭州海善制药设备有限公司申请设计了一种高温温控中药煅药炉，可实现对煅制准确有效的多段式自动化控制，使得煅制的火力满足煅制不同阶段的要求，提高煅制质量[123]。压制设备：新型压缩饮片压制设备[124]、实用新型的异形压制中药饮片[125]、压缩灭菌现代中药饮片压缩机[126]，不仅能定量地将中药饮片进行压缩，而且压缩后的中药饮片很好地保持了其原有的物理性状，成型后便于包装，可实现压缩灭菌现代中药饮片制备工艺的连续性。同时，压制设备采用电脑控制压力，压力均等，压缩成型后的中药饮片规范整齐，体积仅为传统饮片的1/5～1/8，便于储藏运输[127]，且在临床使用中清洁、卫生，利于改善环境，提高配方效率。小包装中药饮片自动化分装机：可实现小包装中药饮片的自动计量、分装，计量准确，自动化水平高，计量分装过程清洁，不易受污染，可大大提高工作效率，降低生产成本[128]。

八、中药饮片生产、调剂、煎制的自动化、智能化研究进展

中药饮片产业作为我国制药工业中的一部分，整体技术水平还比较落后。此阶段中药饮片行业在饮片生产的流程管控体系、产品溯源体系建设等方面都取得了一定成果，为中药饮片产业向智能化生产的发展提供了技术保障。

蔡宝昌等公开了一种中药饮片智能物联数字化控制系统及方法，利用计算机与自动化技术，对现有的炮制电气设备进行创新设计，构建智能化可控模块，运用计算机在线控制炮制工艺参数及其他信息，结合炒黄、炒炭、蒸制、蜜炙、醋炙、盐炙、煅制、麸炒等炮制工艺标准流程，可接受电子任务，定制操作规程，实现炮制过程规范化，饮片质量标准化，生产成本节约化[129]。郑萍等提出了一种基于PLC的综合控制系统，结合单台设备设计、网络交互控制层设计、上位及远程监控设计，以分布式控制、分层式网络结构、集中管理、远程监控的设计思想为目标，分析并确定了使用Kingview软件作为上位监控、Proribus-DP总线作为信

息交互网络以实现整个生产线自动化的生产方案[130]，最大程度地实现了中药饮片的自动化生产，提高了生产效率，保证了药品的质量，符合国家GMP认证标准。路海英发明的自动化中药药房，能够自动按照处方抓药，提高小包装中药饮片存储、发放效率和准确率，降低中药房的劳动强度，节省人力，降低抓药耗用的包装成本，提高医院药房服务质量[131]。谢佳东等根据国家GMP标准和中药饮片生产SOP流程，将物联网技术中的RFID技术、传感器技术、智能移动终端技术以及商务智能技术应用于中药饮片行业。基于物联网技术的中药饮片质量管理系统主要由RFID频标签平台、物联环境监测平台、生产执行系统、智能移动平台、质检管理平台以及商务智能平台六个部分组成，在应用层通过该系统各功能模块实现对饮片从"田头到口头"全过程的质量监管与追溯[132]。

九、中药饮片产业全过程物联溯源系统进展

中药质量和安全问题与中医药发展息息相关。中药质量问题涉及自身和人为两个方面，为防止人为的或非法的因素导致中药质量下降或安全风险出现，需要建立切实可行的制度体系[133]。2010年在第三届中医药现代化国际科技大会上，首次提出了"中药材质量可追溯体系"的概念。2011年，由成都中医药大学牵头，成都九洲电子和四川新创动力等共同联合研发的"中药溯源系统"在成都正式启动[134]。该系统由前端信息感知、后端数据服务与通信网络等子系统组成，在现有中药质量控制手段的基础上，利用射频识别等物联网技术，绑定责任人、质量参数、流通信息等关键数据，通过网络平台完成信息传递和校验，连接中药产业各质量控制环节，实现中药种植、加工、流通、使用全流程的质量监控。2012年，中华人民共和国商务部和财务部在河北保定市、安徽亳州市、四川成都市和广西玉林市开展中药材流通追溯体系建设试点。同年，商务部颁布了一系列关于中药材流通追溯体系建设的技术和管理指南，并建立了国家中药材流通追溯体系系统平台，从法定层面规范了中药质量追溯体系建设和发展。

针对中药饮片药效物质基础不明确、炮制机理不清楚、工艺路线不规范、质量不稳定等关键科学问题，现阶段研究人员利用多种分析技术从多方面、多维度开展系统研究，取得了丰硕的成果，为保证中药饮片临床应用的安全、有效，促进我国中药炮制学科的进步与发展起到重要作用。但是，现阶段的研究在中药饮片数字表征与内在质量关系、中药饮片（毒性中药、动物药、矿物药）质量标准、中药炮制辅料规范化生产、中药炮制与药理理论、中药新型炮制方法转化与应用、中药饮片智能生产等方面仍需进行深入探索。相信未来经过中药炮制人的不断努力，中药炮制学科会在新理论、新工艺、新辅料、新饮片、新设备等方面取得更加长足的进步和发展。

参 考 文 献

[1] 黄新平, 熊娟, 许腊英, 等. 湖北贝母的净制工艺[J]. 湖北中医药大学学报, 2011, 13(2): 28-30.

[2] 邓捷圆, 胡馨, 张英华, 等. 正交设计法优选苦参炮制工艺的研究[J]. 中成药, 2011, 33(7): 1206-1208.

[3] 刘婵, 张水寒, 黄惠泳, 等. Box-Behnken设计-效应面法优选防风炮制工艺[J]. 中国实验方剂学杂志, 2014, 20(5): 18-21.

[4] 沈晓庆, 曲胜军, 张凡, 等. 黄连软化与切制工艺优选[J]. 中国实验方剂学杂志, 2012, 18(18): 52-55.

[5] 孟江, 许舒娅, 卢国勇, 等. 星点设计-效应面法优化姜炭炮制工艺[J]. 中国实验方剂学杂志, 2012, 18(2): 8-11.

[6] 蔡银燕, 黄巧玲, 石婷婷, 等. 麸炒白术中试炮制工艺优选[J]. 中华中医药学刊, 2012, 30(2): 278-280.

[7] 殷放宙, 李林, 李伟东, 等. 多指标正交法优选盐制补骨脂饮片的炮制工艺[J]. 中国中药杂志, 2013, 38(3): 346-349.

[8] 邓翀, 郑洁, 宋小妹. 指纹图谱结合响应面法研究醋制南五味子炮制工艺[J]. 中成药, 2012, 34(8): 1563-1567.

[9] 周一帆, 胡昌江, 余凌英, 等. 星点设计-效应面法优选淫羊藿油炙工艺[J]. 中国实验方剂学, 2012, 18(16): 16-18.

[10] 刘效栓, 高小恒, 李喜香. 正交试验法优选蜜炙款冬花的炮制工艺[J]. 中国实验方剂学杂志, 2012, 18(24): 56-58.

[11] 廖立, 舒展, 李笑然, 等. 荷叶炭的止血作用与炮制工艺研究[J]. 中药材, 2010, 33(12): 1852-1855.

[12] 傅兴圣, 许虎, 刘训红, 等. 正交试验优选磁石炮制工艺[J]. 中国药房, 2012, 23(43): 4057-4058.

[13] 张英, 田源红, 王建科, 等. 均匀设计优化清蒸黄精的炮制工艺[J]. 中华中医药学刊, 2011, 26(8): 1862-1864.

[14] 赵超, 郑伶俐, 胡亚刚, 等. 陕西道地药材连翘鲜品蒸煮工艺研究[J]. 时珍国医国药, 2011, 22(2): 438-440.

[15] 王世华, 付靖, 刘少琴, 等. 正交试验优选清半夏的炮制工艺[J]. 中国实验方剂学杂志, 2014, 20(19): 25-28.

[16] 牛丽颖, 石素琴, 刘敏彦, 等. 淡豆豉炮制工艺的优化研究[J]. 中成药, 2010, 32(8): 1372-1376.

[17] 刘艳菊, 许康, 潘新, 等. X射线衍射法优选水飞朱砂炮制工艺[J]. 时珍国医国药, 2012, 23(1): 184-186.

[18] Zhou X, Wan J, Chu L, et al. Identification of sulfur fumed Pinelliae Rhizoma using an electronic nose[J]. Pharmacognosy Magazine, 2014, 10(37): 135-140.

[19] 陶欧, 张燕玲, 陈茜, 等. 基于灰度共生矩阵的中药饮片横切面图像纹理特征参数的提取[J]. 世界科学技术-中医药现代化, 2014, 16(12): 2531-2537.

[20] 陶欧, 林兆洲, 张宪宝, 等. 基于饮片切面图像纹理特征参数的中药辨识模型研究[J]. 世界科学技术-中医药现代化, 2014, 16(12): 2558-2560.

[21] Cai H, Cao G, Cai B. Rapid simultaneous identification and determination of the multiple compounds in crude Fructus Corni and its processed products by HPLC–MS/MS with multiple reaction monitoring mode [J]. Pharmaceutical Biology, 2013, 51(3): 273-278.

[22] 傅兴圣, 韩乐, 刘训红, 等. 高效毛细管电泳测定杜仲中桃叶珊瑚苷等5种指标成分的含量[J]. 中国药学杂志, 2012, 47(9): 720-723.

[23] Huang P, Qian X, Li J, et al. Simultaneous determination of 11 alkaloids in crude and wine-processed Rhizoma Coptidis by HPLC-PAD[J]. Journal of Chromatographic Science, 2015, 53(1): 73-78.

[24] 王智民, 高慧敏, 付雪涛, 等. "一测多评"法中药质量评价模式方法学研究[J]. 中国中药杂志, 2006, 31(23): 1925-1928.

[25] 田璐, 闫海霞, 傅欣彤, 等. 一测多评法同时测定川芎、当归饮片中多种化学成分的含量[J]. 药物分析杂志, 2014, 34(5): 848-854.

[26] 崔妮, 史辑, 贾天柱. 巴戟天不同炮制品HPLC指纹图谱研究[J]. 中草药, 2014, 45(13): 1871-1875.

[27] Zhu H, Cao G, Cai H, et al. Rapid and undamaged analysis of crude and processed Radix Scrophulariae by Fourier transform infrared spectroscopy coupled with soft independent modeling of class analogy[J]. Pharmacognosy Magazine, 2014, 10(39): 265-270.

[28] Zhang Y, Cao G, Ji J, et al. Simultaneous chemical fingerprinting and quantitative analysis of crude and processed Radix Scrophulariae from different locations in China by HPLC[J]. Journal of Separation Science, 2011, 34(12): 1429-1436.

[29] 李木子, 王京辉, 蔡程科, 等. 栀子饮片质量分析研究[J]. 药物分析杂志, 2014, 34(6): 1025-1032.

[30] Zheng Q, Zhao Y, Wang J, et al. Spectrum-effect relationships between UPLC fingerprints and bioactivities of

crude secondary roots of Aconitum carmichaelii Debeaux(Fuzi)and its three processed products on mitochondrial growth coupled with canonical correlation analysis[J]. Journal of Ethnopharmacology, 2014, 153(3): 615-623.

[31] 肖小河, 王伽伯, 吕旸, 等. 一种用于何首乌及其中药制剂肝毒性评价的生物毒性效价检定方法: CN103352069A[P]. 2013-10-16.

[32] 罗云, 金城, 周健, 等. 基于环氧合酶抑制作用的人工麝香质量评价方法[J]. 药学学报, 2011, 46(4): 438-442.

[33] Liu X, Liu J, Cai H, et al. Novel characterization of Radix Angelicae Dahuricae before and after the sulfur-fumigation process by combining high performance liquid chromatographic fingerprint and multi-ingredients determination [J]. Pharmacognosy Magazine, 2014, 10(39): 338-345.

[34] Lou Y, Cai H, Liu X, et al. Multi-component analysis in sun-dried and sulfur-fumigated Angelicae Sinensis Radix by single marker quantitation and chemometric discrimination [J]. Pharmacognosy Magazine, 2014, 10(1): S189-S197.

[35] 吴晓波. 中药中100种农药GC/GC-MSn测定方法研究[D]. 北京: 北京协和医学院, 2011.

[36] 王莹. 中药中GC-MS农药多残留的检测平台的建立[D]. 北京: 中国药品生物制品检定所, 2011.

[37] 陈思颖, 朱迪, 王永林, 等. 免疫亲和柱净化UPLC-MS-MS测定天麻药材中黄曲霉毒素的含量[J]. 中国实验方剂学杂志, 2014, 20(1): 51-55.

[38] 聂福平, 易廷辉, 唐柏彬, 等. 液相色谱-串联质谱测定枸杞、大青叶等中药材中6种黄曲霉毒素[J]. 检验检疫学刊, 2014, 24(4): 38-44.

[39] 欧小群, 杨秀梅, 王瑾, 等. "两步法"探索黄连饮片等级的划分标准[J]. 中国实验方剂学杂志, 2014, 20(20): 62-66.

[40] 金传山, 李素亮, 吴德玲, 等. 白芍饮片趁鲜切制产业化生产工艺研究[J]. 中国中药杂志, 2011, 36(24): 3444-3448.

[41] 杨海玲, 张振凌, 宋永龙, 等. 趁鲜切制桂枝饮片工艺研究[J]. 中药材, 2014, 37(7): 1167-1169.

[42] 王文凯, 贾静, 张正, 等. 薄荷趁鲜切制的可行性探讨[J]. 中国实验方剂学杂志, 2014, 20(17): 40-42.

[43] 贾天柱. 中药炮制化学与化学炮制学的提出及研究思路[J]. 世界科学技术-中医药现代化, 2010, 12(3): 337-342.

[44] 李丽, 肖永庆. 大黄饮片炮制前后物质基础变化规律研究[J]. 中华中医药杂志, 2012, 27(4): 803-813.

[45] 杨欣文, 吴德康, 李俊松, 等. 黄芩炮制前后6种黄酮类成分含量的比较[J]. 广东药学院学报, 2012, 28(3): 282-286.

[46] 李林, 关洪月, 殷放宙, 等. HPLC-MS测定芫花炮制前后5种成分含量变化[J]. 中国实验方剂学杂志, 2013, 19(24): 66-70.

[47] 李启艳, 朱日然, 张学顺, 等. 附子及其炮制品中生物碱类成分的ESI-MSn研究[J]. 中国实验方剂学杂志, 2011, 17(17): 90-93.

[48] 沈志冲. 元胡不同炮制方法对延胡索乙素含量的影响[J]. 现代预防医学, 2011, 38(21): 4454-4458.

[49] 降雪, 张凡, 赵佳丽, 等. 黄连酒炙过程中5种生物碱的变化研究[J]. 中国中医药信息杂志, 2011, 18(4): 51-53.

[50] 周艳, 祁英杰, 闫小玉, 等. 北五味子及其不同炮制品中6种木脂素类成分的含量测定[J]. 中国中药杂志, 2011, 36(24): 3449-3452.

[51] 丁广宇, 张振秋. 不同炮制方法对厚朴中厚朴酚与和厚朴酚含量的影响[J]. 中国实验方剂学杂志, 2010, 16(15): 66-68.

[52] 容穗华, 林海, 高妮. 白术炮制工艺及炮制原理的研究[J]. 中国中药杂志, 2011, 36(8): 1001-1003.

[53] 李征军, 李媛, 高兰, 等. 甘遂不同炮制品中二萜类成分的变化研究[J]. 中成药, 2011, 33(12): 2122-2125.

[54] 刘悦, 刘志强, 宋凤瑞, 等. 甘遂炮制的电喷雾质谱研究[J]. 质谱学报, 2010, 31(2): 72-78.

[55] 闫宇航, 王京辉, 范妙璇, 等. 柴胡饮片皂苷类成分变化及质量控制研究[J]. 药物分析杂志, 2014, 34(5): 836-843.

[56] 石继连, 蒋以号, 龚千锋. 枳实3种不同炮制品挥发油的GC-MS分析[J]. 北京中医药大学学报, 2010, 33(10): 676-680.

[57] 孟祥龙, 郭晓慧, 章茜茜, 等. 苍术炮制前后挥发油成分的分析和比较[J]. 世界科学技术 - 中医药现代化, 2014, 16(8): 1760-1767.

[58] 顾娟娟, 姜国非, 陆兔林, 等. 莪术不同炮制品挥发油中4种倍半萜类成分的比较[J]. 中草药, 2012, 43(4): 702-705.

[59] 李习平, 杨梓懿, 彭一波, 等. 不同炮制方法对知母中多糖含量的影响[J]. 中南药学, 2010, 8(3): 184-187.

[60] 李晓萌, 郭昊, 单琪媛, 等. 甘草炙吴茱萸炮制前后多糖含量比较研究[J]. 中华中医药学刊, 2012, 30(11): 2426-2427.

[61] 张杰红, 施学骄, 韦正, 等. 炉甘石炮制前后成分分析及热稳定性[J]. 中国实验方剂学杂志, 2011, 17(24): 16-18.

[62] 雷雨, 李伟东, 李俊松, 等. 自然铜炮制前后 X 射线衍射分析研究[J]. 中成药, 2010, 32(9): 1537-1539.

[63] 蔡宝昌, 秦昆明, 吴皓, 等. 中药炮制过程化学机理研究[J]. 化学进展, 2012, 24(4): 637-649.

[64] 祁东利, 贾天柱, 廉莲. 黄柏炮制后化学成分转化研究[J]. 中成药, 2010, 32(3): 443-447.

[65] 许枬, 贾天柱. 烫狗脊炮制过程的化学反应及产物研究[J]. 中国中药杂志, 2011, 36(15): 2066-2070.

[66] 孙莹莹, 钟凌云, 龚千锋. 基于大鼠舌体表面扫描电镜探讨黄连及其炮制品寒热药性[J]. 中药药理与临床, 2011, 27(1): 54-55.

[67] 杨伟鹏, 王怡薇, 王彦礼, 等. 吴茱萸汁炮制对黄连抗炎药效和苦寒药性的影响[J]. 中国中医药信息杂志, 2013, 20(8): 42-44.

[68] 周远征, 徐钢, 鞠成国, 等. 酒炙仙茅 "热者益热" 作用研究[J]. 中草药, 2014, 45(10): 1434-1438.

[69] Huang P, Tan S, Zhang Y, et al. The effects of wine-processing on ascending and descending: The distribution of flavonoids in rat tissues after oral administration of crude and wine-processed Radix scutellariae [J]. Journal of Ethnopharmacology, 2014, 155(1): 649-664.

[70] 张凡, 林桂梅, 沈晓庆, 等. 黄柏不同炮制品中盐酸小檗碱在大鼠体内组织分布的研究[J]. 中华中医药学刊, 2013, 31(7): 1547-1549.

[71] 汪巍, 陈映辉, 王丽娜, 等. 柴胡与醋柴胡疏肝解郁作用比较研究[J]. 中成药, 2014, 36(3): 617-619.

[72] 段卫娜, 张振凌, 孔莹莹, 等. 地黄生熟异用对增液汤降低糖尿病大鼠血糖的影响[J]. 中华中医药杂志, 2014, 29(1): 266-268.

[73] 段卫娜, 张振凌, 孔莹莹, 等. 地黄不同炮制品组成的增液汤降低糖尿病大鼠血糖血脂作用的对比研究[J]. 中国实验方剂学杂志, 2013, 19(6): 187-191.

[74] 易春霞, 蔡妮娜, 谭娥玉, 等. 何首乌不同炮制品对 H_2O_2 致 PC12 细胞损伤的保护作用[J]. 中成药, 2014, 36(7): 1530-1532.

[75] 潘金火, 严国俊, 宋娟. 关木通不同炮制品中马兜铃酸A的含量测定及其对大鼠肾功能的急性损伤试验[J]. 中药材, 2010, 33(8): 1228-1233.

[76] 吕颖, 王栋, 林燕, 等. 蒙药材草乌及其炮制品中几种双酯型生物碱的含量比较[J]. 时珍国医国药, 2010, 21(5): 1086-1088.

[77] 余悦, 黄玉梅, 吴志坚, 等. 天南星科毒性中药炮制前后草酸钙针晶的变化研究[J]. 中药材, 2014, 37(10): 1765-1767.

[78] 郁红礼, 朱法根, 吴皓. 半夏及掌叶半夏毒针晶中共性毒蛋白的研究[J]. 中华中医药杂志, 2011, 26(5): 1037-1042.

[79] 刘艳菊, 肖波, 季光琼, 等. 苍术炮制前后挥发油的急性毒性实验[J]. 中国医院药学杂志, 2013, 33(20): 1670-1673.

[80] 庄果, 李俊松, 蔡宝昌. 狼毒(月腺大戟)不同炮制品的HPLC图谱及狼毒乙素、狼毒丙素、岩大戟内酯B的含量变化研究[J]. 中国中药杂志, 2013, 38(10): 1526-1530.

[81] 刘智, 张大方, 曲晓波, 等. 炮制对乌头生物碱的影响及毒性作用研究[J]. 时珍国医国药, 2012, 23(5): 1113-1114.

[82] Yan X, Zhang L, Guo J, et al. Processing of Kansui Roots Stir-Baked with Vinegar Reduces Kansui-Induced Hepatocyte Cytotoxicity by Decreasing the Contents of Toxic Terpenoids and Regulating the Cell Apoptosis Path-

way [J]. Molecules, 2014, 19(6): 7237-7254.

[83] Wu X, Chen X, Huang Q, et al. Toxicity of raw and processed roots of Polygonum multiflorum [J]. Fitoterapia, 2012, 83(3): 469-475.

[84] 侯影, 张旭, 贾天柱. 辅料麦麸质量标准研究[J]. 中华中医药学刊, 2011, 29(6): 1258-1260.

[85] 丁家欣. 中药炮制辅料蜂蜜质量分析的近红外光谱实验研究[D]. 北京: 中国中医科学院, 2010.

[86] 蔡翠芳, 冀小君, 吕建军, 等. 炮制辅料甘草汁的质量标准研究[J]. 农业与技术, 2010, 30(1): 95-98.

[87] 钮正睿, 毛淑杰, 顾雪竹, 等. 中药炮制辅料甘草汁的质量标准研究[J]. 中国实验方剂学杂志[J]. 2011, 17(21): 100-105.

[88] 韩旭阳, 边宝林, 李娆娆, 等. 炮制辅料吴茱萸汁的质量标准[J]. 中国实验方剂学杂志, 2013, 19(17): 132-134.

[89] 石典花, 孙立立, 张军. 市售中药炮制用辅料醋的质量考察[J]. 中国药房, 2014, 25(35): 3297-3299.

[90] 龚飞鹏, 王晓崴, 龚千锋, 等. HPLC法测定中药炮制辅料醋中酸性成分的含量[J]. 江西中医学院学报, 2013, 25(5): 53-55.

[91] 黄兰岚, 杨立新, 石金敏, 等. GC法测定炮制辅料羊脂油中油酸的含量[J]. 中国实验方剂学杂志, 2013, 19(17): 70-73.

[92] 李先端, 钟银燕, 毛淑杰, 等. 中药炮制辅料炼蜜中成分测定及鉴别[J]. 时珍国医国药, 2011, 22(9): 2255-2258.

[93] 史辑, 景海漪, 卢莹, 等. 综合评分法优选辅料甘草汁的制备工艺[J]. 中国医药指南, 2014, 12(8): 40-41.

[94] 陈卫红, 蒋孟良, 刘晗, 等. 萸黄连的炮制辅料-吴茱萸汁的提取工艺优选研究[J]. 中国中医药信息杂志, 2010, 17(6): 56-58.

[95] 周友红, 吴国学, 呼海涛. 不同种类酒炮炙对牛膝饮片浸出物的影响[J]. 中国中医药现代远程教育, 2010, 8(11): 251-252.

[96] 邓翀, 高阿宁, 宋小妹, 等. 不同厂家食用醋蒸制南五味子化学成分差异分析[J]. 西北大学学报(自然科学版), 2012, 42(2): 267-269.

[97] 郭树国. 人参真空冷冻干燥工艺参数试验研究[D]. 沈阳: 沈阳农业大学, 2012.

[98] 周国燕, 张建军, 桑迎迎, 等. 三七真空冷冻干燥工艺研究[J]. 中成药, 2013, 35(11): 2525-2528.

[99] 刘军, 张世伟. 鹿茸的冻干新工艺及性质[J]. 真空科学与技术学报, 2011, 31(2): 229-233.

[100] 罗春丽, 廖晓康, 廖方华, 等. 金钗石斛煇制-冻干饮片加工工艺: CN103933369A [P]. 2014-07-23.

[101] 罗春丽, 廖晓康, 廖方华, 等. 金钗石斛微波-冻干饮片加工工艺: CN103920018A [P]. 2014-07-16.

[102] 刘起华, 文谨, 章军, 等. 根及根茎类中药煮散与传统饮片有效成分煎出量对比研究[J]. 中国新药杂志, 2014, 23(5): 591-595.

[103] 徐晓秋, 傅超美, 季宁平, 等. 星点设计-效应面法优化黄连煮散颗粒煎煮工艺及其与传统饮片化学计量对比研究[J]. 中药与临床, 2012, 3(6): 20-22.

[104] 张岩. 葛根芩连汤饮片煎煮与改良煮散对T2DM大鼠降糖疗效的对比研究[D]. 北京: 中国中医科学院, 2013.

[105] 陈金月, 周芳, 王力宁, 等. 麻杏二陈汤煮散与饮片止咳祛痰作用的比较[J]. 中医药导报, 2015, 21(17): 39-41.

[106] 王力宁, 冯春辉, 陈金月, 等. 麻杏二陈汤煮散治疗小儿特禀质咳嗽的临床研究[J]. 中医儿科杂志, 2012, 8(5): 32-35.

[107] 王力宁, 高冲, 陈金月, 等. 银翘散复方煮散治疗小儿感冒风热证的疗效及成本效益分析[J]. 中国中西医结合儿科学, 2013, 5(4): 303-305.

[108] 唐安玲, 贺宝莹, 王聪颖, 等. 红花定量压制饮片压制前后的煎煮效率比较[J]. 中国实验方剂学杂志, 2014, 20(15): 37-40.

[109] 宋英, 盛蓉, 陈佳, 等. 金银花压制饮片和传统饮片的比较[J]. 中国实验方剂学杂志, 2013, 19(16): 24-26.

[110] 佟丽, 张祥伟, 吴卓莹, 等. 葛根芩连方超微饮片与传统饮片总生物碱溶出量对比分析[J]. 南方医科大学学报, 2010, 30(9): 2185-2186.

[111] 闵建华, 陈有军, 曹旻旻, 等. 枸杞超微饮片与传统饮片枸杞多糖溶出量对比研究[J]. 湖北中医杂志,

2012, 34(11): 76-78.

[112] 韦相忠, 蔡卓, 李耀华, 等. 广西莪术微波炮制品中牻牛儿酮含量的研究 [J]. 时珍国医国药, 2010, 21(5): 1073-1074.

[113] 程一帆, 苟虹, 谭淇文. 正交试验优选阿胶、龟甲胶、鹿角胶的微波炮制胶珠工艺的研究 [J]. 中草药, 2010, 41(1): 45-48.

[114] 单鸣秋, 陈超, 姚晓东, 等. 基于UPLC指纹图谱相似度的侧柏炭烘制工艺研究 [J]. 中国中药杂志, 2010, 35(17): 2258-2260.

[115] 屈艳格, 陈军, 蔡宝昌. 烘法与砂烫法炮制马钱子的比较研究 [J]. 中成药, 2012, 34(9): 1759-1763.

[116] 陈缤, 王丽娜, 贾天柱. 中药饮片的历史沿革 [J]. 中医杂志, 2013, 54(8): 640-643.

[117] 马洁. 小包装中药饮片使用过程中的问题及建议 [J]. 光明中医, 2014, 29(7): 1546-1547.

[118] 黄倩, 徐惠芳. 小包装中药饮片应用概况 [J]. 亚太传统医药, 2014, 10(3): 114-115.

[119] 大连民大中药饮片有限公司. 一种减酮增酯的白术炮制新工艺: CN103638084A[P]. 2014-03-19.

[120] 大连民大中药饮片有限公司. 一种降低泽泻肾脏毒性的炮制新工艺: CN103623150A[P]. 2014-03-12.

[121] 山东东阿阿胶股份有限公司. 一种鹿茸的炮制工艺: CN104127440A[P]. 2014-11-05.

[122] 浙江大学. 隧道式中药材微波干燥设备及控制方法: CN102735036A[P]. 2012-10-17.

[123] 杭州海善制药设备有限公司. 一种高温温控中药煅药炉: CN201727740U[P]. 2011-02-02.

[124] 徐晓丽, 李衡. 新型压缩饮片压制设备: CN203815894U[P]. 2014-09-10.

[125] 张嵩, 王礼均. 一种异形压制中药饮片或中药材: CN202554512U[P]. 2012-11-28.

[126] 韩丰河. 一种重叠压制中药饮片或中药材的方法: CN106852941A[P]. 2017-06-16.

[127] 刘渊如, 刘彀, 刘蓓. 压缩灭菌现代中药饮片压缩机: CN202875824U[P]. 2013-04-17.

[128] 四川新荷花中药饮片股份有限公司, 四川省新荷花中药炮制工程研究有限公司. 小包装中药饮片自动化分装机: CN102887235B[P]. 2014-09-24.

[129] 南京海源中药饮片有限公司, 南京中医药大学. 一种中药饮片生产用智能物联数字化管控系统及方法: CN201310139041. 4 [P]. 2013.

[130] 金高松. PLC综合控制系统在中药饮片生产中的应用 [D]. 成都: 西华大学, 2010.

[131] 路海英. 小包装中药饮片自动化药房的储药装置: CN201110423994. 4 [P]. 2013-06-19.

[132] 谢佳东, 胡晨骏, 胡孔法. 基于物联网技术的中药饮片质量管理系统研制 [C] 中国中医药信息研究会理事大会暨学术交流会议, 2013.

[133] 蔡勇, 胡豪, 倪静云, 等. 中药质量追溯体系发展现状研究 [J]. 中国中药杂志, 2013, 38(22): 3829-3833.

[134] 施明毅, 温川飙, 王显倩, 等. 中药质量追溯体系研究现状 [J]. 成都中医药大学学报, 2016, 39(3): 109-113.

撰稿: 孟 江 孙 飞

审稿: 曹 晖

5 2015～2019年中药炮制研究述评

中药炮制是中医用药的一大特色和优势，传统炮制方法和理论都是历代医药学家在实践中总结而来。在现代，人们在继承中药炮制理论及技术的同时，应用现代科学技术对其进行研究、整理，逐步搞清炮制原理、改进炮制工艺、提高饮片质量。2015～2019年，饮片行业发展迅速，新技术新理念不断涌现，伴随着科学的进步和技术的普及，中药炮制研究得到了快速的发展，不仅炮制工艺、饮片质量标准的制定更为合理科学，而且在炮制解毒增效、成分转化的科学内涵研究上更为深入。本文对2015～2019年中药炮制研究论文进行全面的梳理，旨在使读者宏观了解此时期中药炮制研究的内容、技术和发展方向，以及现代科学技术在中药炮制研究中的应用情况，促进中药炮制的传承、发展与创新。

一、炮制历史沿革研究

2015～2019年，中药炮制历史沿革的文章内容愈来愈丰富，文章体系也更为完善。既有炮制理论、术语的历史研究，也有单味药、炮制辅料的炮制历史沿革，更有地域炮制特色的整理报告等。相关研究不仅着眼于厘清各历史时期炮制方法的发展与变迁，而且对现代研究情况进行分析总结。炮制历史沿革研究为传承古代炮制理论和经验奠定了良好的基础。

1. 炮制理论的历史沿革研究

2015年，陈缤[1]回顾了明清时期炮制新见和坚持炮制古法的医家之间的学术争鸣，意在为继承和发展传统炮制学提供参考。2017～2018年，唐廷猷[2, 3]梳理古代炮制理论并归纳现代炮制理论，意在将中医药基础理论与炮制理论、炮制原理结合起来，还其炮制理论本源。此外，多篇文章通过整理古代医药文献，探讨古籍中的炮制理论和炮制方法。例如，对《本草纲目》中毒性中药炮制法的整理归类[4]、对历代炒焦类中药及其"性味功用"变化的梳理[5]、对宋代《论炮炙三品药石类例》[6]和清代《制药论》[7]的译评。对前人炮制理论进行系统整理和总结，观其古代炮制原理的原貌，有利于炮制理论的追本溯源、承前启后，为后世炮制方法应用和研究奠定基础。

2. 炮制术语的历史沿革研究

对中药炮制体系和概念[8]、《本草纲目》中"修治"术语[9]等炮制术语进行考证。例如，关怀[10]考证了"雷公炮炙十七法"源于南宋末年的《事林广记》中《雷公药性论》，至明末缪希雍在《炮炙大法》中最终形成今天流传的"雷公炮炙十七法"。对炮制术语的考证，理清渊源，可为炮制学的发展历程研究提供重要参考。

3. 单味中药的炮制历史沿革

对荆芥、桂枝等三十余种中药的炮制历史沿革进行了文献研究。其中对吴茱萸、半夏等10种药物的炮制历史沿革进行了梳理和考证，分析炮制的原始意图和演变过程，如《金匮玉函经》始载炙甘草火炙方法，之后相继出现炒制、酒酥制、蜜炙、姜制等一系列不同的炮制方法和要求，其中蜜炙法沿用至今并广泛使用[11]。而更多的回顾研究既系统综述炮制历史沿革，又结合现代炮制研究的现状进行论证总结。例如不仅对历史上酸枣仁的生、熟变化沿革作出综述，而且对生、熟制品物质基础变化与药效变化进行梳理[12]。通过梳理郁金炮制沿革，对现有郁金的炮制方法进行修正，同时对郁金饮片质量评价方法进行综述[13]。追溯单味药的炮制起源和发展历程，分析炮制研究现状，可为该药进一步的深入研究提供思路与借鉴。

4. 炮制辅料的历史沿革研究

本时期重点研究了辅料盐和盐制法的历史沿革。从盐的历史沿革、盐制法的历史沿革、盐制法的现代研究等3个方面对相关文献进行系统整理，研究认为在不同的时期，盐制的中药品种、辅料盐的种类均有所不同，盐制法及其炮制辅料均尚缺乏相关的评价标准及质量标准。研究炮制辅料的发展历史，理清古今辅料使用差异，为辅料的规范化研究提供了更多线索[14]。

5. 地域特色炮制方法的整理

在2015年之前，鲜有关于地方炮制特色的历史沿革研究论文。2015～2019年，出现了数篇关于地方炮制特色的综述性论文。包括北京地区炮制特色[15]、樟帮炮制流派[16]、岭南中药炮制特色[17]、蒙药炮制[18]。在此时期地方炮制特色受到重视，挖掘整理地方炮制技术流派的方法和技艺，有利于促进特色传统炮制品的传承与创新。

二、炮制工艺研究

系统、科学、合理、具有可操作性的中药饮片生产工艺是保障饮片质量的基础。2015～2019年，炮制工艺研究论文的数量颇多，内容丰富，从产地加工到净、切、炒、炙、煅、蒸、复制等炮制工艺均有研究。此时期研究论文多以化学成分作为工艺的评价指标，建立多成分多指标综合评价，少数论文还以药理作用作为评价指标，目的是增强评价指标的科学性和合理性。有不少论文取得了稳定、可行的炮制工艺，能给予炮制生产一定参考。

1. 产地加工工艺研究

凡是在产地对药材进行的初步处理与干燥，都可称为产地加工。药材产地加工方法是影响中药品质的关键因素之一。这一时期产地加工工艺论文数量颇丰，内容涵盖了产地加工几乎所有的关键环节。如揉搓、"发汗"、蒸制/煮制、干燥、杀青、硫熏、无硫护色干燥、产地一体化加工工艺等。优化的产地加工工艺有利于提高药材的品质、保证饮片的质量、提高生产效率。例如：以黄芪药材产地初加工方法"揉搓"进行产地初加工处理，伴随"揉搓"次数的增加，黄芪药材外观性状自然弯曲形态消失，呈平直状态。药材质地与未揉搓的黄芪药材相比变得柔韧，不易折断。建立TOPSIS评价模型进行评价，结果表明，经过"揉搓"操作的黄芪药材质量均优于未揉搓的黄芪药材[19]；玄参"发汗"法加工样品中10种核苷类成分的综合含量高，明确玄参产地加工应进行"发汗"处理[20]；栀子采摘后直接烘干不能达到杀酶保苷的作用，栀子产地加工炮制蒸制的时间13 min、水煮（加明矾）8 min后，指标性成分降解的酶类基本被破坏，达到杀酶保苷的作用[21]。从硫熏工艺和硫熏标志物方面对天麻和牛膝质量和安全性进行了系统性研究，探讨了产地加工环节不同硫磺熏蒸工艺对硫熏天麻药材化学成分和二氧化硫残留量的影响，制定了一套合理可行的中药材硫磺熏蒸质量控制研究方案，并确定了天麻和牛膝药材的最佳硫熏工艺。该研究为其他硫熏中药材的质量控制和安全性评价提供思路[22]。

　　这一时期产地加工工艺研究的热点主要有两个方向：一是产地干燥工艺的研究。传统干燥方法（包括自然阴干、自然晾晒、熏炕干燥、盐水腌制后干燥、蒸煮后干燥）虽然干燥效率较低，但对某些药物来说，其保持外观性状较好，药效成分含量较高，因此传统干燥方法依然适用。如三七不同初加工干燥方法（阴干、晒干、冻干及热风干燥）对其外观性状和内在结构及其品质产生不同的影响，结果表明从外观性状、药效成分含量及成本等方面综合考虑，三七药材的产地加工方法以阴干为宜[23]。而更多的产地干燥工艺则是借助现代干燥设备摸索出众多现代干燥方法（定温烘干、变温烘干、微波干燥、真空冷冻干燥、远红外干燥、热风-微波联合干燥等）。如通过比较样品的性状、浸出物、有效成分含量，考察不同干燥方法对天麻药材质量的影响，结果表明天麻药材的产地加工干燥方法以热风干燥或热风微波联用干燥为首选[24]。研究干燥设备的变化从侧面折射出产地加工的现代化发展程度，现代干燥设备已逐渐应用与普及。但所进行的产地干燥方法研究，是否适合产地实际需求，比如，微波干燥、真空冷冻干燥能否在产地应用，尚需要通过扩大应用与实践加以论证。二是产地一体化加工工艺研究。产地一体化是将中药材产地加工环节和中药炮制有机结合，以减少生产重复环节、提高饮片质量，加强中药饮片生产过程质量控制，建立一体化生产关键技术体系。2015年国家中医药管理局启动了以南京中医药大学为牵头单位、20多家科研单位参与的"30种中药饮片产地加工与炮制一体化关键技术规范研究"行业专项，通过技术研究与集成创新，有机整合了中药材产地加工与炮制生产相关工序，形成了具有优化生产环节、便于储存运输、降低成本等优势的产地加工与炮制生产一体化的关键技术、规范和加工设备，提高了中药材产地加工过程的科技水平，促进了中药饮片产业的健康发展。如有研究以草酸钙针晶质量分数、水溶性浸出物得率及白矾残留量为指标，对姜半夏产地加工炮制一体化方法和工艺进行客观评价和优化，结果显示，优选的姜半夏产地加工炮制一体化方法和工艺能够降低刺激性毒性成分草酸钙针晶质量分数，提高饮片质量[25]。采用正交试验法，以知母皂苷B-Ⅱ、芒果苷含量及饮片外观性状为考察指标，对知母一体化加工工艺进行优选。并以酵母致热大鼠模型，比较一体化工艺与药典工艺所得知母饮片的解热作用，结果表明两者降糖作用无显著性差异，解热作用一体化饮片略优于传统饮片[26]。

2. 净制工艺研究

　　净制工艺是保证药材和饮片纯净度的重要环节。此时期研究的净制工艺主要有：清除杂质、去心、去皮、去节、去须根等。合理的净制工艺可以保证药材外观和内在质量。例如：三七趁鲜清洗后再干燥，既利于三七表皮脱水，缩短干燥时间，又改善了药材卫生和外观性状指标，并大幅降低药材内在成分的损失[27]，同时提出超声清洗作为一种新型的净制方法，适用于三七所有药用部位的清洗[28]。有文章对传统净制理论的合理性进行研究，如：麻黄"去节"后其水煎液中的化学成分和指标成分的含量均无变化，对其水煎液的质量基本无影响，为麻黄现代炮制工艺无需"去节"提供了一定依据，同时为麻黄饮片的工业化生产提供了一种可行的方案[29]。

3. 切制工艺研究

将净选后的药材进行软化，再切成一定规格的片、丝、块、段等，这种炮制工艺称为饮片切制工艺。切制工艺上既有趁鲜切制工艺研究，也有传统的干燥药材切制工艺研究。

趁鲜切制是将新鲜药材在产地直接切成所规定的饮片。研究的趁鲜切制代表药物有延胡索、何首乌、丹参等。趁鲜切制可省去药材再浸润软化工艺，减少有效成分损伤，同时节省人力、物力等。例如：对延胡索产地鲜切因素进行考察，确定最佳产地鲜切工艺为切片厚度为4 mm、干燥装载量为7 kg/m²、干燥温度为85 ℃、干燥总时间为（279.0±1.1）min，趁鲜切制能较好地保留延胡索中生物碱成分和浸出物，在保证较高质量的同时，降低能耗、提高效率[30]。另有研究趁鲜切制干燥对三七药材外观品质和内在成分的影响，结果显示，趁鲜切制后50 ℃烘干三七片的外观性状和内在成分含量均较好；趁鲜切制后冷冻干燥三七片与传统典籍记载差异较大，但其总皂苷和三七素含量较传统整根晒干分别提高16.51%、22.54%[31]。这一时期开展趁鲜切制工艺研究的品种并不多，不同品种的趁鲜切制工艺条件也不尽相同，工艺过程及技术参数的详尽程度仍有差异。但趁鲜切制的工艺评价指标大多较为单一，工艺验证不足，中试规模的验证缺失。因此应结合药材特性、传统经验和现代研究成果对趁鲜切制工艺开展更系统、深入的研究，并使工艺具有大规模工业化操作的可行性，为趁鲜切制操作规程及质量标准的制定提供依据。

传统的切制工艺包括软化、切制、干燥三个环节。研究的内容包括：常温洗润软化切制、湿热软化切制（蒸切、煮切）、干热软化切制（晒切、烘切）等。通过采用正交试验、星点设计-效应面法、归一距离评价法及相对差距和法等方法，建立合理的切制工艺参数，有助于减少药材有效成分的流失，从而保证临床用药可获得稳定的疗效。例如：在对不同软化方法、切片厚度、干燥工艺对羌活中5种成分含量影响的研究中，确定羌活饮片的最佳加工工艺为羌活药材经净制后，采用闷润法进行软化，每1 kg药材每隔2 h喷洒1/8量水，药材上部用洁净湿润的棉布覆盖，闷润12 h至药材内外软硬程度适宜后切厚片（2～4 mm），于50 ℃鼓风干燥4 h，其间翻动2次[32]。

4. 炒制工艺研究

炒法的历史悠久，应用最为广泛。炒法分为清炒法和加固体辅料炒法。2015～2019年间，炒制工艺的研究论文有40余篇。投药量、火力、火候等是影响炒制成品的重要工艺参数。炒制仪器设备的选择也决定了工业化生产的可参考程度。

在清炒工艺研究中，除少量药物使用炒药机、微波炉等现代炒制设备外，大部分药物仍采用传统炒锅设备进行手工炒制。研究的工艺参数常包含投药量、炒制温度、炒制时间、转速等，通过采用均匀设计、正交试验、响应面等多种方法，综合多指标来量化清炒工艺中"火力/火候"参数。例如：利用热重-微商热重（TG-DTG）技术模拟中药炮制过程，对荷叶药材粉末、醇浸出物、总生物碱提取物、总黄酮提取物，以及各成分对照品的热解特性进行研究，探讨荷叶炒炭的最佳炮制温度，结果表明荷叶炒炭过程中主要药效成分槲皮素等黄酮化合物相对含量增加，荷叶炒炭上限温度为320 ℃，最佳温度为280 ℃[33]。

固体辅料炒法工艺研究中，主要以有效成分含量为考察指标，通过考察辅料用量、炒制温度和炒制时间等因素优化炮制工艺。部分研究利用色差原理量化炮制品外观颜色变化，基本能够实现最佳炮制火候的客观量化判别。例如：通过样品色度值为形性指标，醇浸出物、多糖、党参炔苷及5-羟甲基糠醛含量为化学指标，优选米炒党参的最佳炮制工艺参数为采用粳米为原料，炒制温度140 ℃、炒制时间10 min、饮片与大米的比例为100∶30。同时研究发现形性指标与化学指标间呈显著正相关关系，能够作为米炒党参炮制过程中炮制品质量评价的依据[34]。

5. 炙法工艺研究

炙法是药物与液体辅料拌炒的炮制方法。"炙者取中和之性"，炙法工艺是否科学、稳定关系到临床疗效的发挥。这一时期炙法工艺研究内容多集中在基于传统常规炙法的工艺优化[35]，同时也对酒烘炙补骨脂[36]、醋马钱子[37]、甘草炙款冬花[38]、姜甘草[39]等非药典收载品种展开了工艺优化研究。樟帮、汉派等炮制流派及蒙、彝等少数民族从业者，深挖地域炮制特色，对鳖血制柴胡、黄连水炒吴茱萸、酒焖大黄等特色品种也深入开展了工艺研究。例如：在鳖血制柴胡的炮制研究中，以柴胡皂苷a、d之和为响应指标，鉴于柴胡皂苷a、d 的不稳定性，炒制温度不宜过高，结果表明鳖血柴胡的最佳炮制工艺参数为：鳖血用量15%（每100 g柴胡药材拌入15 g鳖血），炒制温度110 ℃，炒制时间15 min[40]。

6. 煅法工艺研究

煅法从古沿用至今，煅制能改变药物原有物理性状，使药物易于粉碎，便于调剂制剂，利于有效成分煎出。煅法工艺评价指标主要包括煅制品的物理性状（色泽质地、失重率、酥脆程度）和化学性质（物相组成、化学组成、钙离子溶出量）的变化。例如：采用热分析、电子显微镜、光谱分析、X射线衍射等技术手段，以石膏失重、结晶水去除、主要物相、化学组成、晶体结构、微量元素、钙离子溶出等理化性质及解热、抑菌作用的综合评分为指标，确定300～350 ℃为煅制石膏的适宜温度[41]。

7. 蒸法、煮法工艺研究

蒸法与煮法属于水火共制法。此时期的研究内容主要集中在乌头类（川乌、草乌、附子）和熟地黄两种药物的炮制工艺优化，体现了蒸煮法"减毒、增效"的炮制作用。例如：采用手提式压力蒸汽灭菌器进行热压蒸制川乌的工艺研究，以外观性状、三种双酯型和三种单酯型生物碱的含量、工时为指标筛选蒸制参数，再以智能热压蒸煮机开展中试研究，通过中试磨合，最终确定中试生产工艺为：净制，浸泡至内无干心后，热压0.125 MPa（121 ℃）蒸制1 h，晾至六成干，切片，60 ℃干燥。该研究采用大生产蒸制以放大和验证工艺合理性，使工艺更具有实用性和参考性[42]。有研究以地黄苷D、益母草苷、5-羟甲基糠醛（5-HMF）和毛蕊花糖苷为评价指标，采用响应曲面设计法考察地黄浸润时间、加黄酒量、炖制时间、干燥温度、干燥时间对酒炖熟地黄炮制工艺的影响，最终确定酒炖熟地黄的最佳工艺为每100 kg生地黄加入黄酒60 kg，浸润12 h，密闭炖制38 h，在76 ℃条件下干燥33 h[43]。

8. 发酵法与发芽法工艺研究

（1）发酵法：发酵法工艺研究中，既有传统自然发酵工艺研究，也有微生物菌体发酵工艺研究。在传统自然发酵工艺中，多考察发酵温度、湿度、时间对成品的影响。例如：采用机器视觉技术和电子鼻技术检测传统建曲发酵过程的颜色和气味，测定总糖、总蛋白含量，以及淀粉酶、蛋白酶、脂肪酶活力，结果表明发酵过程的最佳"火候"（发酵时间和温度）为在温度28~30 ℃、相对湿度70%~80%的条件下，最佳发酵终点为30~36 h[44]。微生物菌体发酵可以克服传统发酵易受杂菌影响的缺点。例如：采用Bacillus sp.DU-106菌研究发酵炮制巴戟天的优化工艺，确定发酵条件为沸水煮制巴戟天20 min，培养基葡萄糖添加量为2%，菌种接种量为10^{70} cfu/mL，发酵温度为26 ℃，在此工艺下，得到发酵巴戟天的多糖含量为5.44%，相比传统制法，多糖含量提高了22.44%[45]。

（2）发芽法：在麦芽炮制工艺的研究中，主要聚焦于发芽芽长的控制。分别从物质基础和药效指标对麦芽胚芽长度进行了限定：从化学成分角度出发，建议麦芽发芽芽长0.75 cm至1.00 cm；从回乳消食药效作用角度出发，建议麦芽发芽芽长0.75 cm至1.25 cm[46]。

9. 复制法工艺研究

复制法工艺较为复杂，多个工艺参数如辅料用量、浸漂时间、加热时间、干燥时间需进行考察优化，例如：《中国药典》2015年版记载的法半夏炮制工艺，在水浸泡这一环节，会造成半夏中鸟苷和腺苷大量损失。研究以鸟苷、腺苷含量作为考察指标，结合麻舌感、透心度和外观颜色，综合评价筛选出了最佳炮制工艺：每50 g半夏，在30 ℃的条件下，浸泡15 h达到内无干心后，再用200 mL甘草石灰液在20 ℃的条件下浸泡48 h，甘草和生石灰用量同《中国药典》2015年版[47]。

10. 水飞法工艺研究

该时期水飞法研究的药物主要有：雄黄、朱砂。随着技术的发展，水飞法研究考察的指标更为微观和客观量化，为水飞法的炮制作用提供更为科学的依据。例如：在比较雄黄的制备工艺研究中，不仅考察了样品中As_2S_2含量，而且采用扫描电镜-能谱仪观察样品微观形貌，从微观水平观察到水飞品及水洗品的微观形貌相似，而干研品的形貌与其他两种炮制品不同，结果表明水飞法的除杂减毒效果最好，水飞品质量优于水洗品和干研品[48]；利用激光散射法测定粉体粒径，采用电镜扫描法观察粉体的表观形貌，直接碘量法和二乙基二硫代氨基甲酸银法（Ag-DDC法）分别测定样品中As_2S_2与As_2O_3的含量，筛选纳米雄黄的最佳炮制方法，结果表明水飞法和酸水飞法均可降低其As_2O_3的含量，最佳炮制方法为酸水飞法[49]。

11. 其他制法工艺研究

本时期制霜法、煨法、"以药制药"法及特色炮制工艺也有研究，尤其以"以药制药"法研究较多。药汁制不仅能改变药物的性味归经，解毒增效，还能增加适应证，是饮片创新的良好源泉。例如：砂仁制地黄是药汁制炮制法的代表，但其炮制工艺尚不统一，通过建立"肾阴虚兼湿困脾胃"动物模型，考察不同配比的砂仁制地黄炮制效果，并在此基础上以毛蕊花糖苷、单糖含量为评价指标，优选的最佳炮制工艺为：每100 kg生地黄用黄酒30～50 kg，砂仁粉蒸制前后各用1 kg，黄酒、砂仁粉拌匀，润透，110～120 ℃蒸约4 h，至内外色黑如漆为度，取出，低温干燥至约八成干时，切片，干燥，用砂仁粉拌匀，即可[50]。优选的炮制工艺稳定可行，同时也阐释了砂仁制地黄增效祛腻的炮制机制。但目前药汁制研究中对于药汁的界定、制备方式、原药的选择、药汁加入方式尚无统一公认的标准，需要进一步揭示药汁制的合理炮制工艺，解析原理，深入研究。

三、中药饮片质量与标准研究

2015～2019年，随着《中国药典》2015年版质量标准整体水平的提高，中药质量标准的研究也同步前进，更多的新理念、新方法、新技术被运用到当前的质量控制方法中。尽管中药饮片质量与标准研究仍面临诸多难题，但研究者们对饮片质控模式研究的探索与革新从未停止。特别是迅速发展的多成分分析技术、中药指纹（特征）图谱、一测多评方法、液质联用技术，以及"质量标志物"概念、化学计量学、色差仪和电子鼻、生物学评价方法在饮片质量控制中的运用，进一步丰富了中药饮片质量评价的内容，也进一步形成了体现中药炮制特点的饮片质量控制方法。

（一）中药饮片质量评价方法

1. 中药饮片质量整体评价方法

2015～2019年间，中药饮片质控模式研究多样，质控方法不断推陈出新。不拘于单一成分含量的变化，将多指标成分或指纹图谱成分群与化学计量学结合，更有利于从整体成分变化探寻生、制饮片的差异性。例如：对黄芩3种饮片（生黄芩、酒黄芩、黄芩炭）的多级红外特征图谱进行比较分析，建立的多级红外特征图谱法可快速、有效、无损地分析和鉴定黄芩不同饮片[51]。建立紫苏子和炒紫苏子的HPLC指纹图谱，运用相似度评价、聚类分析及主成分分析对紫苏子炮制前后化学成分变化进行研究，结果发现峰1和峰2为炒紫苏子的特有峰，可用于区别紫苏子和炒紫苏子[52]。

2016年刘昌孝院士提出了中药"质量标志物（Q-marker）"的重要质控理念，引起了中医界的热烈讨论。Q-marker以中医理论为基础、以有效性为核心、以成分的特有性为依据，从可测性及可传递溯源等方面为中药质量监管提供参考依据。此研究思路对提升中药饮片质量控制产生了积极影响。有学者进一步提出"中药饮片Q-marker"的思路，将"中药Q-marker"的研究思路与饮片本身特点相结合，形成具有饮片特色的"中药饮片Q-marker"的质量控制新思路，有利于提高体现饮片专属性的质量标准。例如：基于饮片质量标志物的研究模式，通过UPLC/Q-TOF/MS技术对生、醋莪术饮片化学物质组进行辨识，明确其化学物质基础及炮制前后发生显著变化的差异成分，结合药效、药性及药动学研究以及物质基础的相关性分析，确定了莪术二酮、莪术醇、吉马酮、呋喃二烯、β-榄香烯5个化学成分作为生、醋莪术饮片的Q-marker[53]，该研究为中药饮片Q-marker研究模式提供了很好的示范。

中药经过炮制加工后，无论外在性状还是内在品质，均发生了变化。把传统外观与内在成分有机结合，凸显了饮片炮制的特色，为中药炮制质量控制提供了新思路。例如：基于"表里关联"研究米炒党参炮制过程质量传递规律，应用色差分析技术量化饮片表观颜色，并结合HPLC指纹图谱，结果发现峰1、2、3、4、6和15是米炒党参炮制过程中与表观颜色变化显著相关且含量变化明显的成分，可作为米炒党参炮制过程及质量控制的标志物[54]。

针对当前市场上的中药饮片质量参差不齐，可参考的质量等级标准相对较少且不全面的情况。创新中药饮片等级评价方法，对制定科学和适宜的饮片等级标准、规范市场行为、引导"优质优价"有积极作用。例如：采用中药质量常数评价方法评价牡丹皮饮片的等级，分别测定各批次牡丹皮饮片的外观性状指标和内在质量指标，计算其中药质量常数，并划分等级，结果证明了牡丹皮饮片传统质量评价与质量常数评价具有一致性，表明中药质量常数评价可成为饮片等级划分的一种新方法、新模式[55]。

本时期进一步进行了焦槟榔、制白附子等标准饮片的基础研究。标准饮片可以弥补以单体化学成分作为对照时出现的检测信息不足，较为全面地展示饮片内在质量，对生、制饮片的质量进行评价时更具专属性。例如：通过优选焦槟榔标准饮片均匀化的工艺，建立焦槟榔标准饮片的多成分含量测定方法和HPLC特征图谱，结果表明槟榔炒焦后化学成分发生变化，焦槟榔标准饮片能够全面综合反映饮片的质量，可用于饮片的特征性、整体的质量控制[56]。

2. 中药饮片质量数字化评价方法

中药的外观性状是评判中药质量的重要指标。随着智能化感官系统的逐步应用，2015～2019年中针对饮片色泽和气味数字化评价内容的论文数量开始增多。借助智能感官系统实现了饮片"形、色、气、味"的客观化表达，为饮片外在质量评价的实际应用提供一种新的参考方法。

饮片颜色数字化研究是通过智能感官技术结合模式识别，构建质量评价模型，以数字化表征饮片色泽性状。例如：为了区别麦冬和硫熏麦冬，针对麦冬滥用激素的情况，以长度为突破口，得出长度大于5 cm 的麦冬可能为激素麦冬，同时大量统计硫熏后麦冬的颜色，得出硫熏影响麦冬的颜色L*（亮度）、b*（黄色），当麦冬L* > 67或b* > 23时，可能被硫熏[57]。

"气味"作为中药的重要特征属性，不仅与其内在成分息息相关，同时也是中药质量的外在重要反映。饮片气味数字化研究表明，Heracles Ⅱ型快速气相电子鼻可以成功实现山楂及炮制品的气味信息客观化，并从气味角度对不同火候炮制品进行鉴别区分[58]。

3. 中药饮片质量生物学评价方法

饮片的生物学评价是以饮片的生物效应为基础，采用动物、微生物、细胞以及相关生物因子等作为实验对象，以评价饮片生物活性，从而达到控制或评价饮片质量的目的。以生物活性为切入点，体现了饮片功效内核，该评价方法较单纯的化学成分评价而言更具有合理性。例如：为了研究酒炙丹参炮制程度与药效的相关性，采用Pearson相关性分析法研究丹参及其不同炮制品颜色值与体外抗凝血活性的相关性。结果表明丹参随着酒炙程度的加深，色度值呈不同变化趋势，且炮制适中的酒丹参体外抗凝血活性最佳[59]。

（二）中药饮片标准制订及分级标准（含药典收载情况）

1.《中国药典》2015年版修订情况

《中国药典》2015年版于2015年12月1日起正式实施。《中国药典》2015年版一部收载的中药材及中药饮片品种总数为618种，其中新增品种3种（木芙蓉叶、红花龙胆和岩白菜），修订品种165种（火麻仁、菊花、川贝等），删除品种1种（紫河车）[60]。《中国药典》2015年版在保持药典科学性、先进性和规范性的基础上，重点加强了对药品安全性和有效性的控制要求，充分借鉴国际先进质量控制技术和经验，整体提升药典标准水平，较全面地反映出我国当前药品生产和检测技术的快速发展[61]。

《中国药典》2015年版更加注重中药材和中药饮片在安全性方面的控制。为防止滥用或过度使用硫磺熏蒸中药材及中药饮片，《中国药典》2015年版制定了中药材及中药饮片中二氧化硫残留量的控制项目，同时对因此给中药材性状带来影响的内容进行了研究与修订；对海洋药物如珍珠、牡蛎、蛤壳、海带和昆布增加了重金属和有害元素限量要求；对人参、西洋参增加了16种有机氯农药残留限量要求；对易霉变的柏子仁、莲子、使君子、槟榔、麦芽、肉豆蔻、决明子、远志、薏苡仁、大枣、地龙、蜈蚣、水蛭、全蝎14味中药材及其饮片增加黄曲霉毒素的限度检查要求；增加内源性有害物质的控制，如对苍耳子增加了羟基苍术苷限量检查，蓖麻子增加了蓖麻碱的限量检查；在药典四部中增加了对直接服用中药饮片的微生物限度检查要求[62, 63]。

《中国药典》2015年版一部采用了多种新技术和新方法，使得部分药品标准已达到甚至超越国际同类标准水平。例如：一测多评法在丹参、黄连、生姜药材中的应用，其中丹参药材项下采用一测多评法测定丹参酮类成分丹参酮ⅡA、隐丹参酮、丹参酮的含量，该方法被美国药典38版采用；采用LC-MS对胶类药材进行鉴别，建立肽类二级质谱特征图谱，能有效区别黄明胶（牛皮）、鹿角胶（鹿角）、新阿胶（猪皮）等其他胶类，龟甲胶（龟甲壳）的鉴别也采用了此法；采用PCR方法对川贝母药材进行鉴别检查，利用DNA分子鉴定技术有效区分川贝母和其他贝母；沉香和羌活2味药材设立特征图谱项目；北刘寄奴和山茱萸建立多指标成分含量测定[62-64]。此外，《中国药典》2015年版含量测定高效液相色谱法新增41项，且含量测定的方法更科学，指标选择更合理，专属性更强[62]。

但《中国药典》2015年版收载的饮片标准正文存在整体不统一、某些饮片标准的项目规定不合理、饮片缺乏独立标准等问题[65]。中药饮片据"依法炮制"的原则而制备，饮片质量应据"生熟有度"的标准而评价。《中国药典》2015年版中生、制饮片的含量测定项下往往"同药材"，这样的评价方法没有体现生、制饮片的质量特点。如何实现中药饮片的精准质控，药典标准提高仍然"在路上"[66]。

2. 地方饮片炮制规范收载情况

我国的中药饮片标准分为二级：一是国家标准，即《中国药典》；二是部省级标准，其中包括《全国中药炮制规范》（1988年版）和各省市编写修订的中药饮片炮制规范。按照2018年4月国家药品监督管理局发布的《省级中药饮片炮制规范修订的技术指导原则》的要求，《国家中药饮片炮制规范》编写完成后，各地方规范不能再重复收载《国家中药饮片炮制规范》中已收载的饮片品种，地方规范只收集真正具有地方特色而又具有临床特色应用的饮片[67]。至2015年，现行的省级炮制规范多参考药典品种，如湖南、浙江、安徽、河南等20余个省份的省级炮规；仅少数省市级的炮制规范如河北、广东等数个省份只收录本地方特色品种；各省市级的炮制规范饮片品种数量相差悬殊，地方收录品种数量最少的为70种，最多的达到1000余种[68]。同一品种的地方中药饮片炮制规范与《中国药典》标准存在着名称不一致、炮制方法不一致、质量控制标准不一致的现象，易使炮制规范的使用者产生混乱[68]。针对当前饮片标准多有重复及冲突等问题，建议应明确地方中药饮片炮制规范的定位，科学构建《中国药典》《国家中药饮片炮制规范》和地方中药饮片炮制规范相辅相成、各有侧重的饮片质量控制体系，从而规范中药饮片的监督、生产和应用。

3. 中药材趁鲜切制及产地加工炮制一体化研究

与传统炮制工艺相比，趁鲜切制及产地加工炮制一体化可以缩短炮制流程、减少成分流失、加快饮片上市时间，达到降低中药材加工成本和提高中药饮片质量的目的。因此，趁鲜切制及产地加工炮制一体化生产的饮片，其质量上是否有别于传统加工的饮片，以及如何建立其质量标准，需要加以研究和论证。例如：在产地加工炮制一体化与传统黄柏饮片的化学成分比较的研究中，采用HPLC法测定绿原酸、盐酸黄柏碱等指标性成分含量，发现产地加工与炮制一体化饮片所含的有效成分均优于传统加工的饮片，结果表明产地加工与炮制一体化黄柏饮片的质量较好，且操作工序简便，值得推广[69]。

四、中药炮制化学研究

中药炮制化学是运用现代科学技术，研究中药炮制过程中化学成分量变和质变规律及其与生物效应相关性，从而从更深层次揭示中药炮制的原理。当前，仍有很多中药的炮制前后化学转变机制尚未完全阐明，"瓶颈"问题仍待解除，这应是今后探寻中药炮制机制的重要课题。2015～2019年间，随着交叉学科的演进，随着色谱、质谱、生物信息学等技术的发展，中药炮制化学已向更深层次、更清晰的方向迈进，逐渐走出炮制成分变化/转化"说不清、道不明"的困境。五年来，中药炮制化学的论文数量在增加，研究的内涵也更深入，多个中药炮制过程的化学转化机理越来越明晰。本时期的研究可以分为四个方面：中药炮制化学成分"量变"研究、中药炮制化学成分"质变"研究、模拟炮制研究、炮制品化学成分系统分离和结构鉴定研究。

1. 中药炮制化学成分"量变"研究

炮制前后化学成分的含量变化历来是研究的热点。研究者们采用分光光度法、红外光谱法、高效液相色谱法等方法，结合代谢组学、蛋白质印迹法等技术手段，研究炮制过程中各类化学成分含量变化的情况，进而通过进一步的研究试图说明炮制转化机理。

研究准噶尔乌头中主要生物碱成分的水解机制，通过HPLC法测定4种生物碱的含量并研究其随炮制时间的变化，发现随着炮制时间增加，乌头碱相对峰高变化最显著，脱氧乌头碱逐渐消失，准噶尔乌头碱和12-表-欧乌头碱较稳定，在18 min和25 min出现了新色谱峰，结果表明准噶尔乌头中4种生物碱经过加热水煮炮制后均发生了水解[70]。该论文从成分的量变探知了生物碱的水解变化。

通过代谢组学发现瑞香狼毒经不同的炮制方法后毒性降低，具体表现为毒性成分总黄酮如查玛色酮、异查梅茉莉素、香豆素类成分瑞香素含量的下降，实验结果也表明经牛奶炮制的样品毒性最弱，由此认为黄酮类化合物，尤其是双黄酮类化合物的含量变化可能是瑞香狼毒饮片炮制减毒的重要化学基础[71]。

另有研究采用蛋白质印迹法（Western blot）半定量分析炮制对4种有毒中药半夏、掌叶半夏、天南星、白附子中毒性成分凝集素蛋白的影响，发现复制法以白矾浸泡及加热煮制的炮制方法可促使有毒中药中毒性成分活性凝集素蛋白的含量降低，这是4种有毒中药毒性下降的关键，该发现为阐明天南星科植物炮制解毒的共性机理提供了新的科学依据[72]。

2. 中药炮制化学成分"质变"研究

2015～2019年间，研究者们运用液质联用技术、气质联用技术、超高效液相色谱-飞行时间质谱联用技术、电子鼻、蛋白质组学等技术，对中药炮制前后的化学成分数量、类别、结构差异等进行分析，这些技术已成为中药炮制化学研究的重要手段。特别是质谱分析技术的进步，大幅提升了化合物结构鉴定的速度和准确度，极大地促进了炮制化学转化机制研究模式的创新和发展。

液质联用（LC-MS），以液相色谱作为分离系统，质谱作为检测系统，不仅对中药的已知成分进行定性定量的分析，而且对未知的成分也能够提供大量的结构信息。例如：采用HPLC-UV/ELSD、LC-HRMS/MS技术研究胆南星炮制前后成分变化，系统比较了发酵制法和混合制法炮制的胆南星与其原料的成分差异，显示发酵制胆南星中的成分与天南星和胆汁相比，都有显著改变，涉及肽键、糖苷键断裂等，并且研究还发现混合蒸制胆南星中胆酸类主要保留了结合型，而发酵制胆南星中结合型胆酸经分解主要以游离型存在，这为胆南星的炮制转化机理提供了新的证据[73]。

超高效液相色谱-飞行时间质谱联用技术（UPLC-Q-TOF-MS）通过对饮片一级代谢物、次级代谢物进行高通量检测，运用植物代谢组学技术对海量数据进行模式识别，可以对炮制品化学物质基础进行全面研究。例如：采用UPLC-Q-TOF-MS技术对不同形状女贞子盐制前后化学成分进行分析，并探讨差异性成分之间的变化规律，通过正、负离子质谱信息及元素组成分析，在女贞子肾形生品、肾形盐制品、圆形生品、圆形盐制品的潜在离子中，分别推定出19、21、28、24个化合物，证明了不同形状的女贞子存在差异性成分，经盐制后成分也存在变化[74]。

气质联用法（GC-MS）或顶空固相微萃取-气质联用技术（HS-SPME-GC-MS）是此时期分析炮制前后挥发油类/油脂类成分的量变和质变的常用方法。例如：采用HS-SPME-GC-MS技术对荆芥和炒荆芥的挥发性成分进行提取分析和鉴定，研究表明荆芥和炒荆芥共有挥发性成分有12个，与荆芥生品相比，炒荆芥中新增了14个成分，减少了15个成分，荆芥炮制后其挥发性成分的组成和含量均发生变化[75]。此外，也有利用电子鼻技术研究炮制前后"矫味"的物质基础。例如：应用超快速气相色谱电子鼻HeraclesII对蕲蛇药材、蕲蛇、蕲蛇肉及酒蕲蛇进行分析，结果表明：蕲蛇药材、蕲蛇、蕲蛇肉及酒蕲蛇中分别检测出7种、12种、12种和11种挥发性物质，其共有成分有6种，蕲蛇炮制以后气味改善可能与二硫化碳、己醛等成分的降低及3-甲基-1-丁醇等5种偏香味物质的出现有关，这为蕲蛇炮制矫味提供了科学依据[76]。

已有研究关注动物药炮制前后的蛋白质组学变化。例如：采用柱前衍生化AQC高效液相色谱法及非标记定量Label Free技术对龟甲及其炮制品的氨基酸、肽段、蛋白进行研究，发现龟甲生品与炮制品的共有蛋白为30个，其中16个蛋白在炮制品中有较大程度的降解，14个蛋白无明显差异，龟甲生品与炮制品的差异蛋白共39个，这为解析动物药炮制前后的化学变化提供了参考[77]。

3. 模拟炮制研究

中药炮制的化学转化机制复杂，而模拟炮制技术可以将复杂的问题在一定程度上简单化，先研究简单环境下主要药效、毒性成分或组分的模拟炮制情况，及其在炮制过程中成分的变化途径和规律，从而明确其化学转化机制。本时期应用模拟炮制技术对酒炙丹参、炒蒺藜、甘草制远志、荷叶炒炭等炮制过程的成分转化机制进行研究。例如：采用已知对照品模拟炮制技术，制备丹参酒炙前后5种化学成分（迷迭香酸、丹酚酸B、隐丹参酮、二氢丹参酮Ⅰ、丹参酮ⅡA）的模拟炮制品，采用UPLC-QE/MS法分析炮制后的产物，结果表明丹参酒炙后主要酚酸类成分和丹参酮类成分均发生了质变[78]。研究蒺藜炒制过程中蒺藜皂苷D转化规律，发现随着炒制温度与时间的延长，蒺藜的主要毒性成分蒺藜皂苷D发生逐级脱糖反应生成海柯皂苷元，这为进一步阐明蒺藜减毒机制提供依据[79]。通过远志6种化合物模拟炮制品的制备，发现在加水、加热的条件下，远志中寡糖酯类成分其分子结构中的酯键发生水解，生成其次级苷和（或）苷元，远志皂苷B发生结构重排转化为其异构体[80]。这些研究均采用对照品模拟炮制后进行成分鉴别分析，清晰、准确地分析了各化合物在炮制过程中的转化机制，为揭示炮制过程中成分的转化机制提供参考。

4. 炮制品化学成分系统分离和结构鉴定研究

利用中药化学的成分分离技术，通过柱色谱技术分离纯化、波谱数据分析鉴定化合物的结构，对炮制品的化学成分进行表征，从而揭示中药炮制化学转化的物质基础。例如：在确定西瓜霜甲醇提取物抗菌有效的基础上，对其进行了系统的分离和化学结构鉴定研究，分离并鉴定了6个化合物，其中生物碱类化合物4个，简单苯丙素类化合物1个，其他类化合物1个，其中有5个化学物均为西瓜霜中首次分离[81]。应用硅胶柱层析、Sephadex LH-20、ODS和MCI柱等色谱方法进行分离纯化，从姜炭中分离纯化了16个化合物，所有化合物均为首次从姜炭中分离得到，其中，化合物2、10、11和13是姜炭炮制过程中新生成的成分[82]。这些研究利用经典的柱色谱分离技术，为炮制新物质的发现提供了可靠依据。

五、中药炮制药效、药性变化研究

中药饮片的性能构成中药传统药性理论的核心，各种药物都有一定的药性和功能。同一种药物采用不同的炮制方法制成不同的饮片，药性及功能亦会产生一定的变化。2015～2019年间，学术界围绕中药炮制前后药性、药效学的变化进行了大量研究，由相对简单的药效学验证，拓展到药效学分子机制、药动学行为、代谢组学等多方位的综合研究，取得了长足进步，有力推动了炮制对性效影响的科学阐释。

1. 中药炮制药性研究

中药药性包括四气五味、升降浮沉、归经、有毒无毒、润燥、补泻等。2015～2019年间，研究者们从药效、生物热力学及能量代谢、代谢组学等多方位对中药药性开展研究，将中医药思维与现代技术相融合，试图从不同角度和维度解析炮制对药性的影响及机制。

四气五味药性研究　四气五味是药性研究的核心。学术界聚焦于炮制对四气五味的影响，研究模式上有所创新。例如：黄连作为典型寒凉药，为了研究姜汁对黄连药性的影响，研究发现黄连经干姜汁和鲜姜汁炮制后，对大鼠体重、肛温、饮水、能量代谢指标以及温度趋向性等行为学指标[83]、大鼠尿液的代谢组学[84]、大鼠舌象扫描电镜超微结构[85]均有不同程度的影响，结果均表明性热的干姜汁和性温的鲜姜汁炮制会不同程度地减弱黄连的寒性，该结果也与姜制黄连"缓寒"理论相符。这一系列研究将药性结合动物行为学、能量代谢、代谢组学、舌象变化进行综合研究，为体现不同姜汁炮制的药性特点提供了更全面的科学依据。

升降浮沉药性研究　药物炮制前后的升降浮沉药性也有关注。例如：大黄为典型的沉降药，为了比较大黄酒炙前后对上焦炎症的药理作用差异，构建大鼠醋酸灼烧创伤性口腔溃疡模型和大鼠肺炎链球菌性肺炎模型，结果表明，酒炙后大黄对上焦病症的治疗作用增强，结果与"酒制升提"的理论相符，同时实验观察到酒炙后对肝脏中能量代谢酶活性的抑制作用有减弱趋势，根据炮制中反制的理论，酒的热性可能缓和药物的寒性，使药物对体内能量代谢酶活性的抑制作用减弱[86]，研究体现了酒炙大黄"升提"和"缓寒"的特性。

燥性研究　炮制对中药燥性影响的研究受到了较多关注，在炮制"缓燥"的机制研究上更为深入。燥性具有除湿、治疗湿证等方面的作用，但燥性易伤津耗液，易伤肺胃。研究者们通过研究动物肝毒性、肠燥便秘作用、水通道蛋白（AQP）的变化或利用代谢组学变化等方法，研究炮制对单味药燥性的影响。例如：补骨脂辛温苦燥，补骨脂生品对大鼠肝功能有一定的损伤，盐炙后可能有所缓解，补骨脂经盐炙后引起肝药酶亚型活性改变及水通道蛋白mRNA表达降低，表明盐炙后缓和了补骨脂生品的燥性[87, 88]。又如：枳壳生品燥性较强，枳壳"燥性"及麸制减燥机制研究体现在水液代谢方面，长期高剂量服用枳壳生品能显著抑制正常大鼠胃肠道c-kit和SCF mRNA的表达，进而影响胃肠道Cajal间质细胞的数量和功能，从而造成肠燥便秘，麸炒枳壳与蜜麸枳壳均能有效缓和生品所产生的肠道燥性效应，且蜜麸炒品炮制减燥作用优于麸炒品[89, 90]。这些研究将"燥"的性能特点与生物作用相结合，拓展了人们对燥性的科学认识，也更进一步阐明了炮制"缓燥"的科学机制。

2. 中药炮制药效研究

中药炮制的重要目的之一是增强疗效。炮制中药之所以表现出增效作用，根本上与对机体产生的作用变化及由此产生的机体代谢行为有关。2015～2019年间，随着交叉学科的渗透，分子生物学、代谢组学、多元统计学、药代动力学技术的加速发展，不断革新中药炮制药效的研究理念和研究模式，研究者们多围绕这些新技术开展对炮制前后药效改变情况和机制的研究，为炮制对药效的影响提供了更全面、更深层次的科学依据。这五年，炮制药效的研究非常丰富，总体上，研究内容上由单一药物向药对、复方研究转变，研究方法上呈现由孤立药效学研究向药效与药动学结合研究转变，研究手段上由单一药效向"谱-效"结合分析转变,研究指标上由药效验证指标向分子生物学和组学机制研究转变。这些转变趋势更契合中医药的整体观。

药理效应研究 桑螵蛸对于治疗遗尿有显著疗效,为了研究蒸制和盐制对其药效的影响,通过复制肾阳虚多尿大鼠模型,发现桑螵蛸蒸品的抗利尿作用优于生品及盐炒品,其发挥抗利尿作用的主要药用部位为蒸品卵壳[91];通过复制肾阳虚大鼠模型,发现桑螵蛸经炮制后补肾助阳作用增强,盐炒品>蒸品>生品,其药效是通过增强下丘脑-垂体-甲状腺轴、肾上腺轴、性腺轴的功能来实现的[92]。研究从药效学角度为桑螵蛸"蒸制杀死虫卵、利于保存""盐制后引药入肾、增强疗效"的理论提供了有力支撑。

靶标通路和代谢组学研究 传统认为五味子生品善于敛肺止咳,醋品可增强保肝护肝、涩精止泻等作用。为了研究五味子炮制前后的药效变化,研究通过建立大鼠急性酒精性肝损伤和慢性酒精性肝损伤模型,发现五味子对酒精性肝损伤有治疗与预防的功能,能降低血清和肝组织 ALT、AST 等水平,且醋五味子组明显高于生五味子组,采用 Western blot、免疫组化法和 Real-time PCR 法检测 CYP2E1、Nrf2、HO-1、GCLM、NQO1 的蛋白和基因表达水平,五味子醋制是通过调控 CYP2E1 活性和 Nrf2/ARE 通路而发挥保肝作用[93];进而采用代谢组学方法研究血浆、胆汁代谢物,急性酒精性肝损伤大鼠的脂质代谢、胆酸代谢和氨基酸代谢等发生异常,给予生、醋五味子后可使上述标志物代谢水平向正常状态转归,且醋五味子的调节作用强于生五味子[94]。该研究从药效学、分子生物学、代谢组学机制角度丰富了五味子"醋制增效"理论的科学内涵。

肠道菌群研究 研究红曲的消食作用,通过建立脾虚食积证小鼠模型,对比红曲发酵炮制前后对脾虚食积证的作用,结果表明红曲发酵后能调节脾虚食积证小鼠的胃肠功能,其机制与调节胃肠激素水平、改善胃肠组织形态、恢复脾虚食积证小鼠肠道菌群结构、增加有益菌双歧杆菌属和乳酸杆菌属的相对丰度、降低有害菌大肠埃希菌-志贺菌的相对丰度有关[95]。该研究为"曲"类中药善于"健脾消食"的理论提供了科学依据。

谱-效关系研究 中药炮制的谱-效关系是将炮制前后的中药指纹图谱中化学成分的变化与中药药效变化建立关联,采用数据处理方法建立"谱-效"数学模型,从而探究炮制品的药效物质基础。炮制品的"谱-效"关系研究从 2015 年开始兴起,结合多元统计分析的"谱-效"研究方法既可对炮制品药效进行验证,也可实现药效物质基础的初步探索。例如:在生、熟大黄"生泻熟缓、生熟异治"的研究中,先建立"热结便秘"的动物模型对生、熟大黄"生泻熟缓"的功效进行验证评价,再通过谱效关系研究找出了生、熟大黄药效差异与以下几个化合物密切相关:大黄素甲醚-8-O-β-D-吡喃葡萄糖苷、番泻苷 B、没食子酸、儿茶素、大黄素甲醚,谱效关系证明了大黄炮制的物质基础与药效改变的相关性[96, 97]。

血清药物化学研究 中药血清化学是以药物化学研究方法和手段为基础,运用现代科学仪器的分离检测技术,分析鉴定口服中药后血清中移行成分,确定中药的药效物质基础并研究其在体内的变化过程。例如:由于蜜炙百部的入血药效成分尚不清楚,研究通过建立基于 UHPLC-QTOF/MS 技术的蜜炙对叶百部体内外成分分析方法,借助 MetaboLynx 数据处理技术提取口服蜜炙对叶百部后大鼠血浆中血中移行成分微量信息,鉴定主要血中移行成分及其代谢产物,结果鉴定与表征了大鼠血中移行成分 40 个,包括 12 个原形成分和 28 个代谢产物,入血成分及代谢产物可能为蜜炙对叶百部体内直接作用的药效成分[98]。

药动学-药效学研究 药物变化与机体应答的关联性是阐明中药炮制机制的关键环节。

中药经过炮制后，不仅其化学成分会发生变化，而且可能会影响成分在体内吸收、排泄、代谢等过程。2015～2019年间，研究者们通过运用在体肠灌流模型、Caco-2细胞模型、外翻肠囊法、药物代谢动力学方法研究炮制对物质成分的吸收转运机制，探讨其生物利用度变化对药效作用的影响。例如：研究淫羊藿经羊脂油炮制增效的机制，采用大鼠在体单向肠灌流模型和Caco-2细胞单层模型研究淫羊藿总黄酮在加入羊脂油自组装形成胶束后的肠渗透性，由于羊脂油中含有大量的长链脂肪酸类成分，这些成分具有一定的表面活性，因此，加入羊脂油促进了淫羊藿总黄酮自组装胶束的形成，自组装形成混合纳米胶束作为宝藿苷Ⅰ载体，增加宝藿苷Ⅰ的溶解度，改善宝藿苷Ⅰ的吸收，促进了有效成分的肠吸收转运，抑制了药物外排，从而起到了增效作用[99, 100]。该研究通过肠吸收模型，并结合体内药动学研究，深层次阐明了羊脂油炙淫羊藿传统理论的科学内涵。整合药动学-药效学研究，将体外化学成分的质变及量变与体内成分吸收、转运及代谢等结合，这种模式体现了炮制研究的整体观，可避免炮制后成分增减与其药效相悖的情况，有利于实现从体内外药物综合变化角度诠释炮制作用机制。

药对和复方的炮制药效研究　饮片入药和复方配伍是中医临床用药的两大特色。一直以来，炮制的药效学研究多集中于单味中药炮制本身，很少将其纳入复方中研究，脱离了中医药临床复方配伍用药的特点。2015～2019年间，将炮制品纳入药对及复方的研究热度不断增强，研究多以药味较少、功效明确的经典方剂为主。例如：为了研究平胃散中不同炮制品入药的药效差异，复制湿困脾胃证病理模型，将方中药物炮制前后分别组成平胃散进行药效学比较研究，结果表明，与模型组相比，各给药组均有明显的改善湿困脾胃证作用，平胃散中苍术和甘草炮制后，能更好地改善小鼠的食欲及体重，能更明显地增强小鼠胃排空、小肠推进及抗疲劳能力，说明平胃散在炮制后消食健脾及抗疲劳药效作用更加突出，平胃散中药物炮制入药具有合理性和科学性[101]。

六、中药减毒炮制及饮片安全性评价研究

（一）中药炮制解毒研究

毒性是中药的基本性能之一。合理利用毒性药物，并采用不同炮制方法趋利避害，满足临床使用是中医用药的特色之一。2015～2019年间，学术界聚焦炮制解毒研究，无论是体外毒性，还是体内急慢性毒性、脏器毒性、中枢神经系统毒性、局部刺激性等均有所涉及，扩展了炮制解毒研究的领域。另外，炮制解毒研究也紧密结合了最新的研究技术，综合运用分子生物学、代谢组学、模式动物（秀丽隐杆线虫/斑马鱼）等手段，使得炮制解毒研究又上升到新的高度，为合理解析炮制解毒原理提供了新的科学依据。

1.加热炮制解毒研究

加热炮制是常用的解毒方法，包括炒制、炙制、蒸制、煮制等。这一时期在一些单味药的炮制解毒研究上呈现出新的研究成果，进一步丰富了炮制解毒研究的理论和意义。

研究狼毒炮制前后毒性变化，以氯仿提取富集狼毒二萜类成分毒性部位，考察醋制前后狼毒的肠道毒性变化，结果表明狼毒氯仿毒性部位可导致小鼠腹泻、肠道水肿，其肠道毒性

作用与其干扰结肠中水通道蛋白的表达、促使肠道水液转运失常相关，醋制能够降低狼毒的肠道毒性，对小鼠结肠组织中水通道蛋白表达的干预作用减弱，肠道水肿现象明显减轻，同时粪便含水量也明显降低[102]。

随着何首乌肝损伤报道不断增加，何首乌炮制与肝毒性的关系是此时期研究的热点问题，在研究成果上取得了新的认识和突破。该时期研究发现何首乌炮制品在不同体质动物的肝毒性有差异，并进一步阐明了炮制解毒的机制。分别采用正常大鼠和免疫应激模型，结果显示，在正常大鼠上，何首乌炮制前后单次灌胃均未出现肝损伤，而在LPS特异质模型上，生首乌在接近临床等效剂量的情况下即可表现出肝损伤作用，经"九蒸九晒"炮制后在该模型上没有显示肝损伤，说明何首乌的肝毒性与动物应激状态有关，并且炮制确实可以降低何首乌的肝毒性；血清代谢组学结果显示，正常对照组、LPS组、LPS/制何首乌组和LPS/何首乌组血清代谢物谱得到明显分离，发现并鉴定了10个与肝损伤相关的潜在生物标志物，推测这些生物标志物可能与鞘脂代谢、亚油酸代谢、甾类激素生物合成、半乳糖代谢等10个代谢通路有关，故何首乌炮制解毒作用机制可能与调节这些代谢通路相关[103]。

有研究基于中医"有故无殒"的理论，在正常及病理状态的模型上同时进行炮制前后的毒性研究，使得研究更贴合临床药物的应用。例如：研究甘遂在正常及癌性腹水模型大鼠上的毒、效作用，结果表明在正常动物上，甘遂醋炙可降低毒性；在模型动物上，生、醋甘遂毒性显著降低，且均可显著缓解模型的损伤，同时生、醋甘遂均具显著的泻水逐饮功效，对癌性腹水模型大鼠有良好的症状改善作用，结果体现了中医"有故无殒，亦无殒"的理论[104]。

2. 复制法炮制解毒研究

附子为典型的"毒效双性"药物，兼具显著的药效和极强的毒性。附子炮制品种类最为繁多，但毒效差异尚不明确。本时期的研究进一步阐明了附子8种常见炮制品的毒效强弱规律，采用引起大鼠室性早搏（PVC）的最小量测定法评价8种附子炮制品的生物毒性，结果发现生附片醇提液的最小中毒剂量（MTD）为$0.16 \text{ g} \cdot \text{kg}^{-1}$，毒性远强于其余附片，其次为黑顺片、白附片、刨附片、炮附子与蒸附片，而炒附片与炮天雄未检测出心毒性，安全性好；进一步建立急性心衰大鼠+dp/dtmax测定法评价8种附子炮制品的强心活性，结果显示，生附片强心效果最强，给药15 min后大鼠心功能恢复正常，黑顺片、白附片等5种附片具有中等强度强心活性，而炮附子与炮天雄强心活性最弱[105]。

天南星科植物炮制解毒的作用也有较多关注。本时期对天南星炮制解毒作用机制的阐释提供了新的视角并取得了突破。为了进一步研究天南星的毒性及炮制解毒机制，采用天南星凝集素刺激巨噬细胞后，发现天南星凝集素可诱导氧化应激，生成过量ROS，进而激活NF-κB炎性信号通路并导致炎性因子大量释放；凝集素经白矾炮制后毒性降低，研究结果表明凝集素蛋白在白矾溶液中发生降解，这可能是矾制天南星解毒的机制之一[106]。

3. "以药制药"炮制解毒研究

"以药制药"是指用一种中药去炮制另一种中药，以加强药力或抑其偏性或毒性。雷公藤生品有较强毒性，可引起小鼠血清ALT、AST、Cr、BUN、TNF-α等水平升高，与雷公藤生品组比较，金银花制雷公藤、白芍制雷公藤、金钱草制雷公藤、甘草制雷公藤、绿豆制雷公藤5个炮制品组均不同程度地改善了以上指标的异常，表明雷公藤"以药制药"降低了肝、肾毒性[107, 108]。进一步基于生理状态及两种肿瘤（荷瘤S180和H22）模型开展研究，结果表明金钱草、金银花、绿豆、白芍、甘草对雷公藤均有解毒作用，且以金钱草作用最佳，金钱草、金银花、绿豆对两种肿瘤状态下的解毒作用均明显高于其对生理状态下的解毒作用，体现了中医"有故无殒"的思想[109]。

4. 其他制法炮制解毒研究

进一步阐明了巴豆制霜解毒的关键步骤和作用机制。研究巴豆制霜的解毒原理，比较巴豆不同炮制品的肠道毒性差异，毒性大小顺序为：巴豆＞冷压巴豆霜＞稀释巴豆霜＞热压巴豆霜；巴豆总蛋白刺激巨噬细胞释放炎症因子导致的肠道炎症与其破坏屏障功能有关，加热蒸制可降低巴豆总蛋白的毒性，热压法可致蛋白变性和降解，降低水溶性蛋白含量及改变其组成，因此加热蒸制是巴豆制霜过程中不可省略的关键步骤[110, 111]。

水飞法研究中，既有与传统理论相符的研究结果，亦有和传统理论不符的结果。例如：有研究显示，雄黄、朱砂水飞后硫离子水平升高及砷或汞水平的降低可能是雄黄、朱砂炮制解毒增效的原因[112, 113]。但也有研究显示，雄黄经水飞后，毒性稍有增强。急性毒性实验表明水飞雄黄的LD_{50}值较干研趋飞雄黄值小，水飞品其中毒反应时间及死亡时间明显短于干研趋飞品，但其半数致死量分别相当于药典规定人日常最大给药剂量的600～800倍，属于基本无毒矿物，结合水飞后可溶性砷的溶出增加，推测其药效也可能增强[114]。因此，水飞雄黄的炮制作用是解毒还是增效，值得研究者们进一步思考和探索。

5. 民族药炮制解毒研究

处理毒性药物时，不同民族医药理论采用不同的炮制方法，这些炮制方法在降毒增效上取得了独特的疗效。维吾尔族常采用牛奶冷浸渍或热浸渍工艺炮制马钱子，研究表明，维吾尔医牛奶热渍法和冷渍法炮制工艺能够增强马钱子对小鼠的镇痛作用，提高其对小鼠的LD_{50}，研究为阐释维医马钱子特色炮制法提供了实验依据[115]。

（二）饮片安全性评价研究

随着技术的发展，饮片相关产品的创新不断出现，饮片制法不拘于传统炮制法，饮片形式不拘于"片、段、丝、块"。由于炮制方法已有别于传统，因此有必要开展现代新型饮片的安全性评价研究。例如：对附子3种新型炮制品（附子高压蒸制品、高温烘制品和微波炮制品）煎煮液的毒性和药效进行考察，在急毒实验及回阳救逆、回阳通脉、强心作用方面，3种新型饮片与传统炮制工艺黑顺片煎煮液的作用无明显差异，说明这3种新型炮制工艺的附子炮制品是安全有效的[116]。又如：考察红景天、丹参破壁饮片对小鼠肠道微生态的影响，发现2种饮片均对小鼠肠道菌群无不良影响，在合理使用下还对肠道菌群有正向调整作用，从肠道微生态角度证明了红景天和丹参破壁饮片的安全性[117]。

硫熏工艺对饮片的安全性亦有关注。进一步阐明了硫熏前后对动物长期用药后的影响。通过对大鼠进行90天灌胃处理，观察无硫山药与硫熏山药的亚慢性毒性，结果显示，硫熏山药组出现了亚慢性毒性表现，与对照组相比，肺脏、脾脏和肾脏显著增大且伴有水肿；而无硫山药组未见亚慢性毒性，与对照组相比各脏器无明显差异。此外，研究发现无硫山药能够延缓免疫器官胸腺和脾脏的退化，有利于提高免疫力[118]。

七、辅料研究进展

中药炮制辅料是中药炮制技术的重要组成部分。长期存在的中药炮制辅料标准体系缺失、炮制辅料研究基础薄弱等问题，制约了中药炮制辅料的管理和应用。因此，加强中药炮制辅料研究显得越来越迫切和重要。在2015~2019年间，中药炮制辅料研究主要集中在辅料制备工艺、辅料的化学成分、辅料的质量标准、辅料质量对中药成分和药理的影响这几个方面，所取得的成果对推动炮制辅料标准的制定、提升炮制辅料质量起到了良好的促进作用。

1. 辅料制备工艺研究

当前中药炮制辅料的制备规范尚不完善，存在操作随意性大的问题。例如：蜜糠是建昌帮的传统炮制辅料，但其制备的传统工艺经验性很强，导致辅料蜜糠质量难以控制。以总黄酮、阿魏酸、醇浸出物、水浸出物、水分量及外观性状为指标，采用L9（3⁴）正交试验考察加蜜量、加水量、炒制时间和温度对蜜糠制备工艺的影响，确定最佳制备工艺，结果蜜糠最佳制备工艺为加谷糠量30%的蜜，加蜜量50%的水，在90 ℃下炒制120 s，优选的蜜糠制备工艺切实可行，为蜜糠的规范性生产提供了依据[119]。

2. 辅料的化学成分研究

中药炮制辅料的质量对中药饮片的质量控制至关重要。若仍不清楚辅料本身的化学特性，就无法科学、合理地评价辅料的质量。例如：醋是液体辅料之一，醋有黑醋和白醋之分，《中国药典》2015年版只注明为米醋，对中药炮制用醋未明确规定。通过研究33批市售米醋的指纹图谱，发现黑醋和白醋指纹图谱差异较大，各批白醋几乎只有一个醋酸峰，说明白醋成分较为单一，而各批黑醋指纹图谱相似度差异较大，说明黑醋所含化学成分较为丰富，并且不同批次黑醋所含化学成分不同[120]。相关研究为米醋质量标准的制定奠定了基础。

3. 辅料的质量标准研究

当前不同辅料品种质量标准的基础工作并不平衡，有的已有较完善的药用标准（如滑石粉），有的有国家药典标准但缺乏相应的操作工艺标准（如蜂蜜、食盐等），有的已有食品国家标准（如酒、醋等），有的仅有其他行业的标准（如河砂）。中药炮制辅料作为中药饮片的一部分，建立有炮制特色的辅料质量标准有利于保证中药饮片的质量。针对这些问题，本时期研究者们对辅料盐、麦麸、大米、姜汁的质量标准开展研究，在中药炮制辅料的质量控制上提出了新思路、新观点。例如：大米作为米炒法的固体辅料，历版《中国药典》未明确规定炮制辅料米的原料类型，辅料米尚无明确的质量标准，中药饮片生产采购的大米仅依据国家食品标准。为了研究炮制辅料大米的质量标准，对辅料大米的理化性质及含量测定指标进行考察，得出粳米与籼米在红绿色值a*、粒型参数纵横比、粒型参数圆形度、千粒重、碎米率、直链淀粉含量、蛋白质含量7个方面差异有统计学意义；通过判别函数进一步分析及综合考虑，最终确定红绿色值a*、圆形度、千粒重、直链淀粉含量、蛋白质含量这5个指标可作为炮制辅料大米的质量评价指标[121]。

4. 辅料质量对中药成分和药理的影响研究

研究辅料质量（浓度、种类或产地等）对被炮制中药成分的影响以及药理作用的差异，是开展辅料研究的基础性工作，也是制定辅料质量标准的依据。研究通过比较不同姜汁的药理作用差异，采用观察动物高岭土异嗜行为探究各种姜汁的止呕作用，结果表明，生姜榨汁、生姜煮汁和干姜煮汁均有促进胃肠动力作用，其中以生姜煮汁的胃肠推动和止呕作用最强，但3种姜汁均无抗腹泻作用，通过研究明确了3种姜汁对胃肠作用的差异，为后续选用适宜的姜汁炮制药物以发挥更好的药效提供依据[122]。

八、饮片相关产品及创新设备研究

1. 饮片相关产品研究

传统中药饮片经过几千年的传承和临床实践，经久不衰，流传至今，是我国独特的宝贵财富。传统的饮片形式除了"片、段、丝、块"外，在古代还出现过中药煮散、饮片粉末的入药形式。在不同历史时期，不同的饮片形式具有各自的特点，也具有时代的烙印。一方面，随着新技术在中药饮片领域应用，压制饮片、微型饮片等饮片相关产品不断涌现；另一方面，在"传承精华、守正创新"思想的背景下，中药煮散等传统饮片形式开始加强研究和应用。因此，在2015～2019年间的饮片相关产品研究中，不仅有基于新形式的饮片相关产品的研究，也有基于传统饮片改革的饮片形式的研究。研究者们积极进行饮片相关产品的制备并进行质量评价，促进了中药饮片的守正创新发展。

2. 定量压制饮片研究

定量压制饮片是用紧压技术将中药饮片（尤其是花类、全草类、叶类中药饮片）定量压制成一定形状，在临床中直接调配的一种饮片形式。其具有体积减小、有利于含挥发性成分饮片贮藏的优点。因其质地紧密，压制前后对成分溶出的影响，以及贮运过程中的稳定性是研究中重点关注的问题。通过对桑叶压制饮片和传统饮片进行比较，结果显示二者在单味煎煮和复方水煎液中芦丁含量及干膏收率相近，无明显差异，表明压制并不影响桑叶饮片的煎煮效果[123]。比较中药压制饮片和传统饮片的质量稳定性，选择薄荷、紫苏叶、首乌藤、陈皮为研究对象，研究表明压制饮片中指标成分的含量损失率均低于传统饮片，饮片经压制后不影响其质量[124]。

3. 微型饮片研究

微型饮片是指直径在0.5～1.0 cm左右的丁块状饮片。更加精细的切制，可以使饮片更小更均匀，更有利于饮片的称定和有效成分的煎出。微型饮片的切制工艺是研究的关注点。采用正交试验优化肉苁蓉微型饮片的切制工艺，以饮片截面直径、厚度、软化时间、干燥温度为影响因素，以休止角、浸出物、毛蕊花糖苷、松果菊苷、异类叶升麻苷含有量为评价指标，结果显示最佳切制工艺为饮片截面直径3～4 mm，厚度1～2 mm，软化时间2 h，干燥温度70℃，优化的工艺合理可行，适用于肉苁蓉饮片的切制及应用[125]。

4. 定尺寸饮片研究

定尺寸饮片是将药材切制成定尺颗粒或块状，有利于实现饮片规格的均一性，提高调剂精准性。探索定尺寸饮片切制的可行性及其质量评价是研究的着眼点。在生大黄定尺寸饮片研究中，将鲜大黄药材净制去皮，先纵切成厚度为5 mm的薄片，再将薄片切制为长×宽=8 mm×8 mm的定尺寸饮片，45℃干燥8 h，即得。与大黄常规饮片相比，大黄定尺寸饮片的工艺简单易行、规格均一、质量稳定，并且番泻苷A溶出率较高，质量稳定性良好[126]。

5. 中药煮散研究

中药煮散入药是自古以来就存在的一种饮片应用形式，煮散强调"细而不粉"。本时期还进一步提出了中药"精准煮散饮片"[127]的概念。从物质形态看，精准煮散饮片与传统中药煮散并无不同，仅改变了中药饮片的形状规格，但其内涵已远远超越了传统中药煮散。它采用中药DNA条形码鉴定体系，解决了中药饮片因切制及粉碎处理导致某些性状特征丧失产生的"辨药之难"问题，并与现有中药饮片质量评价标准、中药指纹图谱技术构成精准煮散饮片质量控制体系，实现了煮散饮片的精准化鉴定和检测[127]。在对制何首乌精准煮散饮片的评价研究中，结果显示制何首乌煮散饮片较原饮片的药物成分煎出率、质量均一性均显著提高，ITS2序列对何首乌药材可实现准确鉴定，从有效节约中药资源、提高临床疗效等方面考虑，制何首乌精准煮散饮片的推广应用，无疑是一种有益的尝试[128]。

6. 中药粉末饮片研究

中药粉末饮片应用历史悠久，自古以来就存在。粉末饮片是将适宜全成分利用的中药饮片粉碎至一定粒度的粉末状，以适应调剂和制剂的需要或直接服用。僵蚕粉末饮片是僵蚕经米泔水漂制，烘干后粉碎的炮制品，其制法来源于《雷公炮炙论》。通过开展僵蚕粉末饮片抗惊厥作用研究、炮制工艺研究、质量标准研究，为僵蚕粉末饮片的应用、质量控制和评价提供实验依据，为源于古法的僵蚕粉末饮片的科学性提供了有力支撑[129]。

九、饮片生产的自动化、智能化研究

在2015年后，随着大健康产业的蓬勃兴起，中药饮片产业也保持了较高的发展速度。2016年中药饮片市场规模达1956亿元，2017年中药饮片市场规模达2165.3亿元，未来几年也在持续增长。与此同时，为适应行业大生产的需求，中药饮片生产的设备在不断革新发展。2015～2019年间，炮制创新设备主要着眼于产地一体化加工设备的研制和炮制设备智能化的研制这两个方面。饮片生产的自动化智能化改革，有利于促进中药饮片生产由传统行业向高科技行业转型，丰富中医药现代化的内涵。

由于中药材种植越来越趋于规范化、集约化，因此，能适应大批量药材的产地加工设备的研制备受关注。如何实现规模化、工业化产地加工，降低生产成本则是必须解决的关键技术问题。创制中药材产地加工的联动生产线是解决方案之一。中药材产地加工洗切烘联动线等成套设备的创制，对常见的根茎类、块状类和花草类中药材采用联动线进行生产，既可以保证中药饮片的质量，提高生产效率，符合规模化生产的需要，又可以节约水、电、气等能源[130]。

随着工业技术的进步，对饮片企业炮制设备的升级转型是此时期研究的导向标。随着GMP规范的实施，全国规模以上的中药饮片企业剩下千家左右，然而，尽管企业规模有所扩大，但多数企业的炮制生产仍然采用作坊式的生产模式，炮制生产过程的科技含量不高，人为因素影响较大[131]。因此，开发智能化的新型中药炮制设备，解决炮制工艺参数的设置和应用问题，提高生产效率，成为饮片企业技术升级的制高点。通过建立煅制、蒸制、复制中"火力""火候"、压力、时间、辅料用量等共性技术参数，将经验式的生产过程用规范化、标准化技术参数取代，研制出电气两用蒸药箱、自动润药机、节能减排的程序控温煅药炉等设备，能够实现中药炮制过程智能化、信息化控制[131]。采用当下先进的信息化技术，基于人工智能及大数据技术对中药饮片生产质量管控，从炮制流程和质量检测两个方面构建中药饮片生产质量管控系统，该系统规范了饮片生产炮制流程，提高了饮片外观质量检测水准，为全面提升中药饮片生产质量、提高饮片企业生产效率提供了技术支持[131]。

十、中药饮片产业全过程物联溯源系统进展

在饮片行业蓬勃发展的同时，中药饮片质量问题也引起了全社会的广泛关注。《中药材保护和发展规划（2015—2020年）》中明确指出"构建中药材质量保障体系""建立覆盖主要中药材品种的全过程追溯体系"。"中药饮片产业全过程追溯体系"是建立从中药材源头开始的全过程追溯体系，实现中药饮片产品品种、产地、采收时间、生产企业、生产批号等各环节信息的追溯管理，有利于实现中药饮片"来源可溯、去向可追、责任可究"。2015～2019年，饮片行业对"中药饮片产业全过程追溯体系"的理念已达成了共识，在建设上取得了一些成果，同时也发现实际应用中还存在着一些问题和瓶颈。本时期的研究重点关注了全过程物联溯源系统的设计和开发、核心技术的改进和应用，提出了一些新思路、新方法。

"物联网技术"是研究中关注的重点。基于物联网技术设计和开发中药饮片生产质量追溯系统，通过生产加工单元、溯源服务器、数据库服务器构建中药饮片溯源生产管理系统，采用人工录入与数据采集终端自动采集相结合的方式，显著提高了饮片生产质量监管能力，为中药种植-生成-流通全链条信息可追溯提供了便利[132]。RFID技术是物联网的核心技术，然而在一些实际应用过程中存在一些缺陷，如何有效地清洗在实际应用中RFID产生的冗余数据是需要解决的问题，通过分析比较不同算法的效果，针对白芍饮片溯源系统的需求，结果证明改进后的MDSMU RF算法提高了多标签动态的阅读效率、增强了冗余数据的清洗效果[133]。研究以RFID射频标签作为信息的载体，将传感器技术应用于中药材种植、加工以及仓储环境的监测，通过RFID射频标签、无线传感器节点、条形码、智能移动终端，获取中药饮片生产过程相关的各种信息，实现中药饮片生产全过程的质量信息追溯[134]。

2015～2019年的中药炮制研究广泛而丰富。中药炮制的内涵与奥秘，吸引着广大研究者进行研究探索。五年时间里，中药炮制历史研究和考证更为细致和全面，炮制工艺的评价更为科学、实用，饮片质量标准更为完善，炮制化学的转化机理更为清晰，炮制在调整药性、增效、解毒方面的机理更为透彻，炮制产业越来越繁荣，炮制研究的视野越来越广阔。随着

研究技术和方法的提升，运用多学科理念、方法、手段进行跨学科协作，许多研究已达到了一定的深度和高度，炮制科学内涵研究正逐渐深入化、全面化、精细化。虽然中药炮制的研究日新月异，但同时也存在许多问题亟待解决。尽管有些中药的炮制机理研究较为透彻，但仍有很多中药的炮制机理还没有完全解释清楚，中药炮制科学内涵仍需进一步地挖掘。炮制机理的阐明如何指导生产和应用，如何提升饮片的质量和促进生制饮片的合理使用，仍有很长的道路需要探索。为此，科研工作者仍需立足传统，聚焦前沿，以期更全面和深入地揭示中药炮制的科学内涵。研究本是一个不断探索和完善的过程。古老而年轻的中药炮制学科，博大精深的理论和技术，在研究者们的赓续前行下，必将焕发更大的活力和光彩！

参 考 文 献

[1] 陈缤, 贾天柱. 明清时期关于中药炮制工艺理论的争鸣[J]. 中华医史杂志, 2015(2): 79-82.

[2] 唐廷猷. 中药炮制理论炮制原理研究史初探(清代前部分)[J]. 中国现代中药, 2018, 20(2): 230-238.

[3] 唐廷猷. 中药炮制原理研究史初探(新中国部分)[J]. 中国现代中药, 2017, 19(11): 1639-1642.

[4] 郑文杰, 王振国.《本草纲目》中毒性药物的炮制[J]. 时珍国医国药, 2018, 29(8): 2007-2009.

[5] 王玉霞, 徐瑶, 夏满琼, 等. 炒焦类中药历史沿革及差异性分析[J]. 中华中医药学刊, 2018, 36(2): 357-360.

[6] 唐廷猷. 宋代官药局炮制规范《论炮炙三品药石类例》[J]. 中国现代中药, 2015, 17(7): 730-733.

[7] 唐廷猷. 清代徐大椿《制药论》译评[J]. 中国现代中药, 2017, 19(9): 1315-1317.

[8] 胡林锋. 中药炮制概念体系及概念诠释[D]. 成都: 成都中医药大学, 2016.

[9] 郑文杰.《本草纲目》中"修治"术语的探讨[D]. 北京: 中国中医科学院, 2016.

[10] 关怀. "雷公炮炙十七法"探源[J]. 中华中医药杂志, 2019, 34(9): 4237-4239.

[11] 吴萍, 张志国, 郭爱枝, 等. 炙甘草历代炮制方法考证[J]. 中华中医药杂志, 2019, 34(12): 5824-5828.

[12] 朱晓钗, 刘晓, 汪小莉, 等. 基于"生效熟增"论探讨酸枣仁炮制方法历史沿革及其镇静催眠作用物质基础[J]. 中药材, 2017, 40(8): 1991-1995.

[13] 陈志敏, 权亮, 周海婷, 等. 郁金炮制沿革及质量评价方法研究现状[J]. 中草药, 2018, 49(16): 3969-3976.

[14] 王蕾, 燕彩云, 乐智勇, 等. 盐制法及炮制辅料盐的炮制历史沿革研究[J]. 中国中药杂志, 2017, 42(20): 3880-3885.

[15] 顾选, 刘青, 隋丞琳, 等. 北京地区传统中药饮片特色品种初探[J]. 中药材, 2018, 41(3): 581-584.

[16] 钟凌云, 于欢, 祝婧, 等. 炮制技术流派-樟树帮药文化探究[J]. 中国实验方剂学杂志, 2017, 23(2): 1-6.

[17] 夏荃, 鲍倩, 高巍. 从岭南医学特点探讨岭南炮制特色[J]. 中药材, 2017, 40(6): 1318-1321.

[18] 吕颖, 张海涛, 郭文芳, 等. 论传统蒙古族药炮制的继承与发展[J]. 中国中药杂志, 2019, 44(13): 2742-2747.

[19] 张瑛. 黄芪药材产地初加工方法与质量评价研究[D]. 兰州: 甘肃中医药大学, 2018.

[20] 王胜男. 玄参药材的品质评价研究[D]. 南京: 南京中医药大学, 2017.

[21] 梁献葵, 王艳慧, 雷敬卫, 等. 不同产地加工炮制方法对栀子质量的影响[J]. 中国中药杂志, 2018, 43(16): 3285-3290.

[22] 康传志. 硫磺熏蒸对天麻和牛膝药材质量的影响[D]. 北京: 中国中医科学院, 2018.

[23] 刘勇, 徐娜, 陈骏飞, 等. 不同干燥方法对三七药材外观性状与内在结构及其品质的影响[J]. 中草药, 2019, 50(23): 5714-5723.

[24] 朱仕豪, 阳楠, 欧梓轩, 等. 天麻主要活性成分分离和鉴定及产地初加工方法对其含量的影响[J]. 湖南农业大学学报(自然科学版), 2019, 45(2): 194-198, 204.

[25] 梁君, 刘小鸣, 张振凌, 等. 姜半夏产地加工炮制一体化方工艺研究[J]. 中草药, 2015, 46(9): 1302-1306.

[26] 黄琪, 贾鹏晖, 吴德玲, 等. 知母产地加工与饮片炮制一体化工艺研究[J]. 中草药, 2018, 49(20): 4760-4766.

[27] 陈骏飞, 徐娜, 金艳, 等. 趁鲜清洗和干制后清洗对三七药材质量的影响[J]. 中国药学杂志, 2017, 52(14): 1227-1233.

[28] 刘梦楠, 薛雪, 熊慧, 等. 不同净制工艺对三七质量的影响[J]. 世界中医药, 2019, 14(2): 297-300, 305.

[29] 张丹, 饶小勇, 席毅, 等. 麻黄饮片及其"去节"饮片水煎液化学成分的比较研究[J]. 中药新药与临床药理, 2019, 30(9): 1112-1117.

[30] 杜伟锋, 罗云云, 石森林, 等. 延胡索产地鲜切加工工艺响应面优化研究[J]. 中草药, 2019, 50(5): 1111-1116.

[31] 刘勇, 陈骏飞, 徐娜, 等. 趁鲜切加工对三七药材干燥速率和质量的影响[J]. 中国中药杂志, 2019, 44(7): 1381-1391.

[32] 孙振阳, 王英姿, 聂瑞杰, 等. 羌活饮片生产加工工艺规范化研究[J]. 中国中药杂志, 2017, 42(23): 4510-4513.

[33] 马俊楠, 孟祥龙, 薛非非, 等. 热分析技术和HPLC法研究荷叶炒炭工艺[J]. 中成药, 2016, 38(3): 613-620.

[34] 陈江鹏, 戴俊东, 裴纹萱, 等. 基于功效成分与形性指标相关性分析的米炒党参炮制工艺标准化研究[J]. 中国中药杂志, 2018, 43(12): 2543-2551.

[35] 刘忠全. 川芎酒炙前后川芎嗪含量变化的研究与分析[D]. 兰州: 甘肃中医药大学, 2018.

[36] 陈李东. 补骨脂炮制工艺优选的研究[D]. 济南: 山东中医药大学, 2017.

[37] 蒋丽芸. 醋马钱子炮制工艺的探究和质量标准研究[D]. 广州: 广州中医药大学, 2016.

[38] 薛非非. 基于药效成分及肝毒性成分的款冬花炮制工艺与炮制机理的研究[D]. 晋中: 山西中医药大学, 2018.

[39] 谢晓婷. 姜甘草的炮制工艺关键技术及其对束缚水浸应激性胃粘膜损伤大鼠的预防作用研究[D]. 合肥: 安徽中医药大学, 2019.

[40] 叶耀辉, 郑红梅, 张博文, 等. Box-Behnken响应面法优化鳖血柴胡炮制工艺[J]. 中药材, 2017, 40(2): 334-337.

[41] 李妍. 煅制温度对石膏理化性质及药理作用的影响研究[D]. 北京: 北京中医药大学, 2017.

[42] 费淑琳. 川乌热压蒸制工艺规范化研究[D]. 北京: 北京中医药大学, 2015.

[43] 王勃, 张晓燕, 吕辰子, 等. 多指标-响应曲面法优选酒炖熟地黄最佳炮制工艺[J]. 中草药, 2019, 50(9): 2065-2073.

[44] 胥敏, 刘玉杰, 解达帅, 等. 建曲发酵过程的最佳"火候"[J]. 中成药, 2017, 39(1): 136-142.

[45] 代文豪. 发酵法炮制巴戟天工艺优化及其活性成分变化研究[D]. 广州: 华南农业大学, 2018.

[46] 何晶. 基于回乳与消食作用的麦芽炮制工艺及芽长研究[D]. 武汉: 湖北中医药大学, 2018.

[47] 崔海龙. 法半夏炮制工艺与废水处理研究[D]. 郑州: 河南大学, 2019.

[48] 张慧, 高岩, 熊慧, 等. 采用扫描电镜-能谱仪比较水飞法、水洗法及干研法对雄黄饮片质量的影响[J]. 中国实验方剂学杂志, 2018, 24(11): 22-26.

[49] 程佩佩, 方玉, 夏叶, 等. 纳米雄黄炮制方法的探讨[J]. 中国实验方剂学杂志, 2016, 22(22): 22-25.

[50] 王芳, 于欢, 李凤琴, 等. 砂仁制地黄的炮制工艺分析[J]. 中国实验方剂学杂志, 2018, 24(18): 5-10.

[51] 陈影, 刘慧, 李普玲, 等. 黄芩不同炮制饮片的红外光谱特征分析[J]. 中国实验方剂学杂志, 2015, 21(22): 77-81.

[52] 李燕, 刘聪, 许润春, 等. 基于HPLC指纹图谱的紫苏子及其炮制品的质量研究[J]. 中药材, 2019, 42(7): 1589-1592.

[53] 郝敏, 童黄锦, 张季, 等. 中药饮片质量标志物(Q-marker)研究: 莪术饮片质量评价研究及质量标准探讨[J]. 中草药, 2019, 50(19): 4673-4682.

[54] 王清浩, 王云, 张雪, 等. 基于"表里关联"的米炒党参炮制过程质量传递规律研究[J]. 中草药, 2019, 50(12): 2848-2855.

[55] 颜梅, 石佳, 沈立, 等. 中药质量常数用于牡丹皮饮片等级划分研究[J]. 中国中药杂志, 2019, 44(19): 4179-4184.

[56] 李水清, 孙萌, 梁生旺, 等. 焦槟榔标准饮片均匀化方法及质量控制研究[J]. 中药材, 2018, 41(7): 1698-1701.

[57] 解达帅. 基于智能感官技术和模式识别的中药炮制"火候"的研究[D]. 成都: 成都中医药大学, 2017.

[58] 韦志强. 基于外观性状-内在成分-药效的山楂炮制机制研究[D]. 成都: 成都中医药大学, 2019.

[59] 奚亚亚, 郑文华, 曲丛丛, 等. 基于形性与生物活性结合的酒炙丹参炮制程度研究[J]. 中药材, 2019, 42(11): 2538-2541.

[60] 魏惠珍, 罗小妹, 刘文霞, 等. 2015版《中国药典》一部增修订概况[J]. 江西中医药大学学报, 2016, 28(4): 115-119.

[61] 石上梅. 逐步完善中药质量标准体系和质量控制模式——解读2015年版《中国药典》(一部)[J]. 中国药学

杂志, 2015, 50(20): 1752-1753.

[62] 赵维良. 中国药典2015年版一部中药材饮片增修订概况及应用[J]. 中国现代应用药学, 2016, 33(5): 605-608.

[63] 石上梅, 于江泳, 王旭, 等. 解读《中国药典》2015年版一部[J]. 中国药品标准, 2015, 16(6): 403-405. .

[64] 杨洋, 黄良永, 朱美玲等. 一测多评法在中国药典2015年版中的应用[J]. 中南药学, 2017, 15(12): 1738-1741.

[65] 张南平, 余坤子, 张萍, 等.《中国药典》2015版(一部)饮片标准规范研究[J]. 中国药事, 2018, 32(4): 459-462.

[66] 曹晖, 黄璐琦. 关于中药饮片质量和质量标准及《中国药典》2020年版饮片标准修订的思考与建议[J]. 中国食品药品监管, 2018(6): 11-16.

[67] 张村, 刘颖, 肖永庆. 中药炮制规范修订、执行及监管的相关问题探讨[J]. 中国实验方剂学杂志, 2019, 25(19): 195-197.

[68] 申明睿. 地方中药饮片炮制规范制定的现状研究与建议[D]. 北京: 北京中医药大学, 2015.

[69] 张凡, 吴琦, 鞠成国, 等. 产地加工炮制一体化与传统黄柏饮片的化学成分比较研究[J]. 中草药, 2018, 49(20): 4748-4752.

[70] 姜婷, 轩辕欢, 付玲, 等. 准噶尔乌头中4种生物碱在炮制过程中的含量变化[J]. 中成药, 2016, 38(12): 2641-2646.

[71] Yang W, Ma X, Wang L, et al. Exploring Chemical Basis of Toxicity Reduction for Processed Roots of Stellera chamaejasme L. Using Ultraperformance Liquid Chromatography-Triple Quadrupole Tandem Mass Spectrometry[J]. Int J Anal Chem. 2019: 4854728.

[72] 郁红礼, 王卫, 吴皓, 等. 炮制对天南星科4种有毒中药毒性成分凝集素蛋白的影响[J]. 中国中药杂志, 2019, 44(24): 5398-5404.

[73] 李瑶. 胆南星炮制前后成分变化及质量标准研究[D]. 南京: 南京中医药大学, 2018.

[74] 肖雪, 许思敏, 高映敏, 等. 盐制女贞子化学成分的UPLC-Q/TOF MS鉴定研究[J]. 现代食品科技, 2019, 35(10): 253-260.

[75] 龚敏, 卢金清, 韩怡. HS-SPME-GC-MS分析荆芥及其炮制品的挥发性成分[J]. 中国现代中药, 2019, 21(8): 1041-1044.

[76] 田连起, 乐智勇, 曹晖等. 基于电子鼻技术的中药蕲蛇饮片炮制矫味物质基础研究[J]. 中医学报, 2019, 34(4): 785-789.

[77] 徐清. 基于Label Free与高通量测序技术对龟甲及其炮制品的质量研究[D]. 北京: 北京中医药大学, 2019.

[78] 崔伟亮, 李慧芬, 张学兰, 等. UPLC-QE/MS法分析丹参酒炙前后5种质变化合物[J]. 中成药, 2019, 41(4): 844-849.

[79] 袁芮, 苏彤, 张超, 等. 基于模拟炮制技术的蒺藜炒制过程中蒺藜皂苷D转化规律研究[J]. 中国中药杂志, 2019, 44(14): 3049-3054.

[80] 曲丛丛, 吴鹏, 张学兰等. HPLC-TOF/MS法研究远志炮制过程中寡糖酯和皂苷类成分的转化机制[J]. 中药材, 2018, 41(3): 576-580.

[81] 李斌. 西瓜霜有效发酵菌种筛选及其抗菌有效部位的化学成分研究[D]. 哈尔滨: 黑龙江中医药大学, 2016.

[82] 孙萌, 杨宇萍, 李拥军, 等. 姜炭化学成分的初步研究[J]. 中药材, 2016, 39(2): 307-311.

[83] 邓玉芬, 钟凌云, 孟振豪. 基于大鼠宏观行为观察的不同姜汁对黄连寒热药性的影响研究[J]. 世界科学技术 - 中医药现代化, 2016, 18(3): 516-521.

[84] 钟凌云, 苏丹, 祝婧, 等. 基于代谢组学的不同姜汁制黄连药性的比较研究[J]. 中国中药杂志, 2016, 41(14): 2712-2719.

[85] 邓玉芬, 钟凌云. 大鼠舌象扫描电镜探究不同姜汁制黄连的差异性[J]. 中国实验方剂学杂志, 2016, 22(1): 6-9.

[86] 王亚, 芮天奇, 杨军辉, 等. 酒炙对大黄作用于上焦炎症及肝脏能量代谢的影响[J]. 中药材, 2015, 38(1): 53-57.

[87] 梁灿璨. 补骨脂盐炙缓和燥性炮制机理研究[D]. 成都: 成都中医药大学, 2018.

[88] 夏亚楠. 补骨脂盐炙缓和燥毒之性的物质基础研究[D]. 成都: 成都中医药大学, 2016.

[89] 祝婧. 江西特色枳壳炮制品比较及蜜麸枳壳炮制机制研究[D]. 南昌: 江西中医药大学, 2019.

[90] 祝婧, 钟凌云, 童恒力, 等. 基于调控大鼠胃肠 c-kit 和 SCF mRNA 表达的枳壳燥性及炮制减燥机制分析 [J]. 中国实验方剂学杂志, 2018, 24(21): 14-19.

[91] 贾坤静, 贾天柱. 桑螵蛸炮制前后及不同药用部位对肾阳虚多尿大鼠的抗利尿作用比较 [J]. 中国药房, 2016, 27(7): 879-882.

[92] 贾坤静, 艾雪, 贾天柱, 等. 桑螵蛸生、制品对肾阳虚大鼠的补肾助阳作用比较 [J]. 中药材, 2016, 39(7): 1516-1520.

[93] 汪丽君. 基于 Nrf2/ARE 通路的五味子醋制增强保肝效应机制研究 [D]. 南京: 南京中医药大学, 2016.

[94] 苏联麟. 基于 UPLC-Q-TOF/MS 技术的生、醋五味子抗肝损伤效应物质基础及代谢组学研究 [D]. 南京: 南京中医药大学, 2017.

[95] 罗佳, 孙强, 马祖兵, 等. 红曲发酵炮制前后对脾虚食积证小鼠的胃肠调节作用 [J]. 中国实验方剂学杂志, 2019, 25(22): 108-114.

[96] 吴晓青. 生、熟大黄"生泻熟缓、生熟异治"炮制机理研究 [D]. 成都: 成都中医药大学, 2015.

[97] 祝婷婷. 基于谱效相关方法研究熟大黄活血化瘀作用的物质基础 [D]. 南京: 南京中医药大学, 2017.

[98] 董巍, 郝修洁, 王超众, 等. 基于 UHPLC-QTOF/MS 和 MetaboLynx 分析的蜜炙对叶百部血清药物化学研究 [J]. 药学学报, 2016, 51(9): 1458-1463.

[99] 李杰, 孙娥, 谭晓斌, 等. 羊脂油促进淫羊藿总黄酮吸收转运的研究 [J]. 中草药, 2015, 46(16): 2439-2444.

[100] 顾慧敏, 孙娥, 李杰, 等. 炮制辅料羊脂油对宝藿苷 I -胆酸盐自组装胶束形成与吸收的影响 [J]. 中国中药杂志, 2019, 44(23): 5143-5150.

[101] 张美, 龚晓猛, 熊瑞, 等. 平胃散中药物炮制前后药效学比较 [J]. 中国实验方剂学杂志, 2016, 22(2): 17-20.

[102] 刘莲, 郁红礼, 王奎龙, 等. 狼毒醋制前后对小鼠肠道毒性及结肠水通道蛋白表达的影响 [J]. 中国中药杂志, 2018, 43(12): 2516-2521.

[103] 李春雨, 何琴, 唐进法, 等. 免疫应激介导的何首乌"九蒸九晒"炮制减毒作用及代谢组学研究 [J]. 药学学报, 2017, 52(7): 1069-1076.

[104] 曹亮亮. 醋甘遂二萜类成分群泻水逐饮效应及毒性"有故无殒"探究 [D]. 南京: 南京中医药大学, 2016.

[105] 张定堃, 赵志浩, 李春雨, 等. 基于生物毒效检测的附子不同炮制品质量评价研究 [J]. 药学学报, 2019, 54(12): 2169-2177.

[106] 王卫, 毛善虎, 单雪莲, 等. 基于 ROS/NF-κB 信号通路的天南星凝集素致炎机制及炮制对蛋白的影响 [J]. 中华中医药杂志, 2018, 33(5): 1740-1746.

[107] 王君明, 李金洋, 张月月, 等. 基于 PCA 和 GCA 分析方法初步评价雷公藤"以药制药"炮制减毒作用 [J]. 时珍国医国药, 2018, 29(6): 1349-1352.

[108] Wang JM, Li JY, Cai H, et al. Nrf2 participates in mechanisms for reducing the toxicity and enhancing the anti-tumour effect of Radix Tripterygium wilfordii to S180-bearing mice by herbal-processing technology[J]. Pharm Biol. 2019, 57(1): 437-448.

[109] 王君明, 李金洋, 蔡泓, 等. 雷公藤"以药制药"炮制减毒作用的整体评价 [J]. 时珍国医国药, 2019, 30(9): 2152-2155.

[110] 单雪莲, 郁红礼, 吴皓, 等. 巴豆不同炮制品肠道毒性差异及炮制对巴豆脂肪油、总蛋白的影响 [J]. 中国中药杂志, 2018, 43(23): 4652-4658.

[111] 单雪莲. 不同炮制方法制备巴豆霜对巴豆蛋白毒性的影响 [D]. 南京: 南京中医药大学, 2019.

[112] 霍韬光, 郭婧潭, 张颖花, 等. 水飞法炮制对雄黄中可溶性硫和砷含量的影响 [J]. 辽宁中医杂志, 2016, 43(2): 360-361.

[113] 郭婧潭, 张颖花, 霍韬光, 等. 水飞法炮制对朱砂中可溶性硫和汞的影响 [J]. 中华中医药学刊, 2015, 33(5): 1113-1115.

[114] 李莎莎. 雄黄水飞炮制机理及其饮片质量研究 [D]. 北京: 北京中医药大学, 2016.

[115] 地力努尔·吐尔逊江, 史玉柱, 杨巧丽, 等. 维医传统牛奶浸渍炮制工艺对马钱子镇痛作用及毒性的影响 [J]. 中药材, 2015, 38(2): 267-270.

[116] 沈玉巧. 附子现代炮制品的急性毒性及药效学评价研究 [D]. 广州：广州中医药大学，2015.

[117] 曾桂梅. 红景天、丹参破壁饮片对小鼠肠道微生态的影响 [D]. 广州：广州中医药大学，2015.

[118] 刘丽芳. 硫熏对山药的内在质量影响及无硫护色工艺研究 [D]. 南昌：南昌大学，2017.

[119] 王文凯，张晓婷，张正，等. 多指标正交设计优选建昌帮炮制辅料蜜炙谷糠的制备工艺 [J]. 中草药，2016，47(14)：2460-2464.

[120] 陆金兰，朱星宇，刘玲，等. 中药炮制辅料米醋的指纹图谱研究 [J]. 南京中医药大学学报，2017，33(5)：463-469.

[121] 王清浩，王云，张雪，王国有，等. 米炒法中辅料大米的质量标准研究 [J]. 中国中药杂志，2019，44(9)：1814-1821.

[122] 钟凌云，吕沐，何平平. 作炮制辅料用的不同姜汁对胃肠作用的差异比较 [J]. 中国实验方剂学杂志，2017，23(6)：19-22.

[123] 曹蕾，单丽芳，杨红梅，等. 桑叶压制饮片与传统饮片的对比研究 [J]. 时珍国医国药，2015，26(11)：2668-2670.

[124] 谈静，宋英，唐安玲，等. 压制中药饮片的质量稳定性评价 [J]. 中国实验方剂学杂志，2015，21(12)：12-15.

[125] 李祥溦，李喆，任晓航，等. 肉苁蓉微型饮片切制工艺优化 [J]. 中成药，2019，41(2)：459-463.

[126] 谭鹏，张海珠，张定堃，等. 大黄趁鲜加工工艺：定尺寸饮片的研制及其质量评价 [J]. 中草药，2017，48(12)：2407-2414.

[127] 陈士林，黄志海，丘小惠，等. 中药精准煮散饮片 [J]. 世界科学技术-中医药现代化，2016，18(9)：1430-1440.

[128] 白俊其，黄志海，黄娟，等. 根茎类中药精准煮散饮片探索实例—制何首乌 [J]. 世界科学技术-中医药现代化，2017，19(1)：95-100.

[129] 程雪娇. 僵蚕粉末饮片炮制工艺与质量标准研究 [D]. 成都：成都中医药大学，2018.

[130] 秦昆明，蔡皓，李伟东，等. 优质中药饮片质量控制体系的构建与产业化应用示范研究 [J]. 世界科学技术-中医药现代化，2018，20(3)：383-389.

[131] 周明. 基于人工智能及大数据技术对中药饮片生产质量管控的研究 [D]. 南京：南京中医药大学，2018.

[132] 唐瑞弦，施明毅，温川飙，等. 基于物联网技术的中药饮片生产质量追溯系统设计与实现 [J]. 科技创新导报，2018，15(20)：144-146，148.

[133] 圣光磊. 一种基于白芍饮片溯源的 RFID 动态多标签数据清洗改进算法 [J]. 贵阳学院学报（自然科学版），2019，14(1)：75-79.

[134] 徐雪松，徐佳，郭立玮，等. 基于商务智能的中药饮片生产质量控制技术 [J]. 数学的实践与认识，2015，45(5)：138-145.

撰稿：曾春晖　刘舒凌
审稿：张振凌

6 2020～2023年中药炮制研究述评

2020～2023年，科研人员秉承"传承不泥古，创新不离宗"思想，在中药炮制的传承与创新、工艺规范、原理解析和质量标准提升以及饮片创新与智能化生产设备研制等方面持续深入探索。本部分分析了中药炮制相关领域的研究进展，探讨中药炮制研究的热点及前沿问题，明晰中药炮制学科今后的发展方向，以期推动中药炮制学科更快、更好地发展。

一、中药炮制技术的传承与创新

中药炮制传承包括中药炮制技术以及中药炮制传统理论的传承，2020～2023年，学者们对区域特色炮制技术进行充分的文献整理和工艺复现，开展大量以现代科学技术阐释中药炮制传统理论的科学研究工作。相继对葛根、蛇床子、干姜、黄精、青蒿等70余种常用中药饮片的历史沿革进行梳理考证，理清其炮制工艺演变脉络，为这些中药饮片的炮制工艺优化和创新研究提供理论依据。值得借鉴的是，部分学者在文献查阅、调研及数据分析中使用可视化分析手段，通过拓扑分析和雷达图对比等手段对黑芝麻炮制历史沿革进行梳理，明确了黑芝麻的炮制技术在古今应用中的演变过程，为炮制历史沿革的整理工作提供新思路[1]；从临方炮制的角度对白芍炮制历史沿革进行了探索[2]；基于古代经典名方中饮片不同炮制品的应用情况，对组方中炮制品种的历史沿革进行考证，如经方参苓白术散中薏苡仁的炮制品种使用情况，紫雪散中制芒硝的炮制方法演变历史沿革，更加凸显出中药炮制与临床应用的相关性[3, 4]。

在此期间，炮制研究人员对蒸制、煮制、炒制、煅制、药汁制、砂烫法、麸炒法等炮制技术的历史演变过程进行文献整理，并对九蒸九晒法和炆制法等传统特色炮制技术的历史沿革及现代研究概况进行了充分的梳理。此外，研究人员逐渐重视炮制辅料的使用情况，对炮制辅料醋、米、黑豆、灶心土以及蜜麸的应用方式、炮制作用等均进行文献考证，为现代炮制辅料的合理使用以及质量保证提供了文献支撑[5, 6]。传统炮制理论方面，研究人员继续整理和归纳中药传统炮制理论的相关研究资料，探讨"酒制升提""醋制入肝"以及"盐制入肾"等经典炮制理论的现代研究进展，促进了中药炮制技术的传承与创新[7-9]。

2020～2023年，经过新一轮中药炮制传承基地的建设，中药炮制的理论传承、人才传承、技术传承、文化传承等方面均取得了骄人的成果。全国各级中医药院校、医疗机构组织了各地、各级别的中药炮制技能培训和比赛，有力推动了中药炮制技能专门人才的培养建设。河南、安徽、黑龙江等省份成立了省级中药炮制学会，并建立了中药炮制技术博物馆，豫药炮制、齐鲁炮制、汉派炮制以及海派炮制等微信公众号相继推出，极大地促进了中医药文化的科普宣传，提升了中药炮制的社会影响力。

二、中药炮制工艺规范化研究

中药炮制工艺规范化研究对于保证中药饮片的质量及临床疗效具有重要价值。近年来，研究人员持续进行中药炮制工艺参数的优化研究，并在饮片产地趁鲜切制、产地加工一体化及炮制辅料质量提升及规范化生产等方面进行积极探索，多样化的创新饮片不断涌现，推动中药饮片产业的持续快速发展。

1. 中药炮制工艺优化研究

2020～2023年，炮制研究人员采用单因素试验、均匀设计、星点效应面法结合多指标综合评分法（权重法）以及指纹图谱等技术对蜜远志、煅灯心草、酒黄精、炖山茱肉、蜜甘草、蜜款冬花、醋香附以及炆地黄等40余种中药饮片的炮制工艺进行了优化研究。为更好地传承传统中药炮制技术，研究者对何首乌、黄精、地黄、山茱萸的"九蒸九晒"技艺，绿豆药汁制黄药子、绿豆煮马钱子等传统炮制技术参数进行优化；进一步挖掘传统的临方炮制技艺，如对胆黄连的临方炮制工艺进行了优化。

研究人员为建立具有合理性、稳定性、科学性与先进性的炮制工艺，更加注重指标选择以及评价方式的科学性。指标选择方面，注重饮片颜色变化与内在质量的相关性，将色度值与饮片的有效成分进行关联，进行酒白芍、酒黄精、酒地黄、醋延胡索、焦栀子、炒莲子、麸炒山药、麸炒薏苡仁等饮片炮制工艺的优化研究[10-12]；指标评价方法上，采用多指标权重分析、指纹图谱以及活性成分与药效作用相结合的方式。研究人员在进行多指标权重分析时采用了主观赋权方法，如G1法、主观层次分析法（AHP）等；采用客观赋权方法，如变异系数法、熵权法及熵权-逼近理想解排序法（TOPSIS）和CRITIC法，甚至将主客观赋权方法相结合，以保证指标选择评价的合理性。学者对盐车前子、醋炙夏天无、蒸制酒茱肉、九蒸九晒黄精、酒炙巴戟天、醋制三棱、炒桂枝、四制香附、白附片、焦远志、小米炒党参等30余种饮片的炮制工艺进行了优化研究[13-18]。通过建立炮制工艺的数学模型或者活性成分的权重函数，采用仿生技术、智能感官分析技术以及靶标循环放大等策略对干姜、当归、薏苡仁、大黄和何首乌等饮片在炮制过程中的颜色、气味变化进行监测，对这些饮片的炮制工艺进行评价[19-23]。

特别指出的是，炮制研究人员对西汉海昏侯墓出土的米蒸地黄炮制工艺的复原，已成为传承中药炮制技术的经典案例[24]。研究者依据古籍记载，对经典名方研究中涉及的桔梗、半夏、桑白皮、雷公藤和侧柏叶等饮片的炮制工艺进行了"复原"[25-27]。

为提高中药饮片生产的科技含量，研究者们对中药炮制工艺的研究思路及技术手段均有所创新。采用低场核磁共振与成像技术（LF-NMR/MRI）研究了地黄、黄芪以及当归润制及干燥过程中水的相态及分布变化，并应用质构仪研究药材质构特性的变化，再将水的相态分布和质构特性的变化进行非线性拟合，可直观量化表征药材的润制及干燥过程[28, 29]。将微波、高压、减压、球磨等技术应用于蜜桂枝、炮附子、酒仙茅、黄芩、酒女贞子、水飞朱砂以及煅制白矾等饮片的炮制工艺。这些相关研究对于推动中药饮片质量的提升和规范生产工艺具有积极的意义。

2.产地加工与炮制一体化研究

中药饮片产地加工与炮制生产一体化是将中药材产地加工环节和中药炮制有机结合,以减少生产重复环节,提高饮片质量,加强中药饮片生产过程质量控制,建立一体化生产关键技术体系。一体化概念的提出,旨在通过改变传统的加工模式,从源头保证饮片质量,以提高饮片临床安全性和疗效。近年来,国家重点研发计划中医药现代化专项资助的产地加工与炮制一体化项目,相继对100余种产地加工炮制一体化中药进行了研究,推动了产地加工一体化研究的发展。虎掌南星、茯苓、白芍、姜半夏等10余种中药大品种以及滇黄精、唐古特大黄、黄丝郁金等地方特色品种的产地加工一体化研究,对于推动中药饮片产业生产模式的变革具有积极的意义[30-32]。

3.中药炮制用辅料规范化研究

中药炮制用辅料在饮片生产的过程中起到协同增效作用。研究人员相继对酒、醋、蜜等常用且拥有食品标准或制剂用辅料标准的炮制辅料进行了深入、全面的质量标准研究,厘清炮制用辅料与制剂或食品用辅料的关系,明确炮制用辅料的重要性。对土粉、蛤粉及河沙等暂无食品、药品标准的炮制辅料,明确其作为炮制辅料应符合的规格及标准。目前,已对蜂蜜、胆汁、醋、羊脂油、黑豆汁、姜汁、甘草汁、土、麦麸、蜜麦麸、生石灰等炮制辅料的制备工艺、化学成分和质量标准进行了系统研究;确定了具有民族特色的炮制辅料黑矾、黄矾的基原,建立了葡萄醋的质量标准。研究人员通过整合药理、毒理、分子生物学、材料学、化学、信息学等多学科技术,对炮制辅料在炮制过程中的作用进行深入研究,如不同辅料对何首乌的化学成分、药效作用以及毒性作用的影响[33]。在此期间,制定了部分炮制用辅料的应用指导原则,推动了炮制用辅料标准化进程。

三、中药饮片质量标准研究

中药饮片质量标准是中药质量控制和评价的依据,建立生制饮片差异性、专属性质量标准,对中药饮片质量提升具有推动作用,有助于保证中医临床用药的有效性和安全性。近年来,研究人员开展了大量的中药饮片特征性专属性质量标准提升研究,旨在解决常用中药饮片专属性质量识别问题。

(一)中药饮片各级标准修订情况

《中国药典》2020年版进一步完善了中药饮片标准体系,突出了中药炮制"生熟异治"的特色,但在中药饮片质量控制方法的科学性、指标选择及限度制定的合理性、标准的实用性和可行性等方面有待完善。

1.《中国药典》2020年版修订情况

《中国药典》2020年版针对《中国药典》2015年版中不规范、不完善的饮片品种和炮制方法,重点补充或修订完善了人参、山药、地黄、黄精、白及、当归、黄芪、党参、白芍、白术、罗汉果、莲子、延胡索、女贞子、苦杏仁、荆芥穗、红花等40余个重点品种的饮片炮制方法，饮片炮制前后产生变化的专属性成分的鉴别方法以及符合饮片特点的含量测定及限度检查方法。此外，《中国药典》2020年版在制定新增饮片品种、规范饮片名称、规范新规格饮片性状、确定饮片特色项目等指导原则的基础上，结合中药材新增品种、中药材产地加工和趁鲜切制等指导原则，重点补充完善人参叶、附子、半夏等280余个具有中药饮片特色的"五项基本指标"（性状、杂质、水分、灰分、浸出物）质量标准。

2.《国家中药饮片炮制规范》出版发行

2022年12月30日，国家药监局发布关于实施《国家中药饮片炮制规范》有关事项的公告。2023年1月9日，国家药监局公布第一批22个国家中药饮片炮制规范品种，即炒槐花、炒栀子、车前子、醋南五味子、煅牡蛎、胡芦巴、槐花、决明子、莱菔子、牡蛎、南五味子、牛蒡子、女贞子、牵牛子、青皮、青葙子、砂仁、石榴皮、石榴皮炭、菟丝子、五味子、栀子。截止到2023年底，《国家中药饮片炮制规范》已公布品种增至61个，分别为女贞子、砂仁、白芍、丁香、玉竹、泽泻、五味子、牵牛子、炒白芍、九香虫、瓜蒌皮、盐泽泻、牡蛎、莱菔子、酒白芍、山楂、关黄柏、射干、煅牡蛎、菟丝子、白鲜皮、三七粉、盐关黄柏、浙贝母、青皮、槐花、地榆、大蓟、关黄柏炭、桑白皮、青葙子、炒槐花、黄柏、生石膏、防己、蜜桑白皮、胡芦巴、车前子、盐黄柏、自然铜、防风、南五味子、牛蒡子、淡竹叶、煅自然铜、皂角刺、醋南五味子、石榴皮、蒲公英、侧柏叶、青礞石、栀子、石榴皮炭、磁石、侧柏炭、煅青礞石、炒栀子、决明子、煅磁石、生草乌、天花粉。

此次《国家中药饮片炮制规范》的修订是我国药监部门首次将中药国家标准的制定任务委托社会第三方组织实施，在标准起草过程中以企业为主体，体现了国家药监部门对中药监管方式的创新，更体现了标准的实用性。该规范弥补了饮片炮制规范国家标准的空白，未来将与《中国药典》、省级炮制规范共同构建完善的中药饮片标准体系，为提高中药饮片质量、保证临床用药安全有效、促进饮片产业健康发展和促进中药饮片全国大流通提供标准支持。

3. 中药饮片国际标准及其他标准现状

2020年10月，国际标准化组织（ISO）正式发布了《ISO18662-2：2020中医药-术语-第二部分中药炮制》国际标准，该标准为世界首个中药炮制类术语国际标准。本标准建立了中药炮制学术语概念体系、中药炮制学术语库和知识库，除收录涉及中药炮制技术、炮制原理、炮制辅料等相关炮制术语外，首次收录了生物炮制、化学炮制等术语，并发布了中药炮制化学新理论，炮制术语国际化标准的发布在中医药国际标准化基础类标准领域发挥了标志性的作用。自2020年起，ISO共发布了24项中药材国际标准，如中医药-柴胡，中医药-地黄，中医药-板蓝根，中医药-枸杞子等。

（二）中药饮片质量分析技术研究

近红外光谱、指纹图谱、色谱-质谱联用等分析技术结合多元统计分析的信息融合辨识技术广泛应用于中药生、制饮片的质量评价[34-36]；低场核磁共振与成像技术具有快速无损、精确安全的特点，可用于鉴别物料结构与水分相态分布，也用于中药饮片质量的整体评价[37]；颜色、气味是判断炮制火候和饮片质量的重要指标。传统饮片的色味大多由人的经验判断，主观性强、重复性差，使得质量标准的客观性和准确性难以保证。电子鼻、电子眼、色差仪、视觉分析仪等特定的传感器和模式识别系统被用于饮片的性状识别，可快速提供被测样品的整体信息和隐含特征，将颜色、气味等传统主观经验转换为中药饮片质量控制的可量化指标。利用视觉分析与多种光谱或色谱技术结合，可将炮制过程中饮片颜色变化与内在质量进行关联，并应用于酒白芍、麸炒山药、焦栀子、炮姜、姜炭、"九蒸九晒"黄精及醋莪术等中药饮片的质量评价研究[10-12]；鉴于气味是衡量饮片质量的重要指标，人为评判缺乏客观性，超快速气相电子鼻技术也被用于麦芽和苦杏仁炮制过程的质量分析[38, 39]。这些分析技术的广泛应用对于提升中药饮片的质量控制能力具有重要的价值。

（三）中药饮片质量标准研究

近年来，研究人员在饮片整体质量评价、指标选择以及多指标综合分析方法建立等方面不断完善中药饮片的质量控制体系，建立了"性状-质量标志物-生物效应"的饮片质量整体识别体系[40, 41]。建立了茯苓、苦参、防风、皂角刺、米炒沙参、麸炒六神曲、桔梗、五指毛桃等饮片质量标准体系，加强对民族特色饮片，如俄色叶和红花臭牡丹等饮片的质量标准研究；进一步完善醋炙荷叶、醋两头尖、焦白术、丹皮炭、蜜远志、制水蛭、米炒北沙参等炮制品以及知母、穿心莲、余甘子、白果、桐叶、槐角炭等饮片的质量标准[42-44]。

此外，随着新型饮片的大量出现，相关质量标准研究也迅速跟进，丹参、薏苡仁、红芪精准煮散饮片质量标准逐步完善[45, 46]。随着对经典名方等的研究不断深入，涉及标准汤剂的研究逐渐增多，建立了板蓝根、淫羊藿、栀子、葛根、熟地黄、麸炒枳壳、黑顺片和制半夏等50余种中药饮片标准汤剂质量标准，丰富了中药饮片质量标准体系的内容[47]。

四、中药炮制化学研究进展

饮片在炮制过程中，由于发生复杂的化学反应而引起药效物质的变化，并引起性味、功效改变，阐明炮制过程中化学成分变化机制是中药炮制原理研究的重要内容，是目前中药炮制学科研究的热点。

1. 中药炮制过程中化学成分体外变化的研究

在对中药饮片炮制前后化学成分进行研究时，常采用GC、HPLC等常规分析检测手段进行，近年来，诸多学者采用多维的色谱（光谱）联用技术来进行定性分析，并结合多元统计分析技术，筛选差异性物质（潜在化学标志物），如采用气相色谱-离子迁移色谱法结合分光测色仪技术分析不同胆汁及其所制胆南星的差异性，确定了猪、牛、羊胆汁制胆南星挥发性成分的差异[48]。此类研究更多得益于中药饮片质量分析技术的发展，在此不赘述。

2. 中药炮制化学成分的转化机制研究

既往研究中，有学者总结了相同或相近的炮制过程可能发生相似的化学反应，如苷类成分易发生脱糖基水解[49]，包括黄酮苷、三萜皂苷、蒽醌苷、环烯醚萜苷等；含多糖类成分较高的补益类中药，常会在蒸制等加热过程中发生美拉德反应。如党参中生物碱和萜类成分含有邻二醇羟基、酚羟基、酯键以及苷类物质，在加热过程中易发生糖苷键和酯键的断裂、氧化分解和水解等反应。炮制可使党参多糖和低聚糖成分受热解聚或脱水，生成5-羟甲基糠醛或糠醛衍生物，与含氮类氨基酸发生美拉德反应，生成褐色的类黑素聚合物，使得饮片色泽加深[50]。研究人员在对饮片小分子物质炮制前后变化规律比较清晰的基础上，逐渐关注多糖、动物蛋白、多肽等大分子物质的变化规律及转化机制。但此类物质结构较难解析，发挥药效作用机制更加复杂，弄清炮制转化机制是待解决的研究难题。

3. 饮片化学成分经炮制后的体内变化研究

饮片炮制后化学成分吸收入血成分以及代谢产物的暴露程度直接影响饮片功效和毒性的发挥。炮制后中药活性成分的体内吸收、代谢、转运途径、时量关系等研究已成为中药炮制机制研究的热点。采用在体封闭肠环法结合高效液相色谱串联质谱技术对生草乌、制草乌、诃子汤制草乌提取物，依次进行肠壁吸收、肠道菌吸收代谢、肝代谢分段检测，分析其中的活性成分及代谢产物，发现诃子汤炮制草乌可使药效（毒性）成分的吸收变缓慢且代谢加速，缓解了因毒性成分吸收过快而使血药浓度快速升高所导致的中毒情况，另一方面又加速代谢毒性成分降低血药浓度避免中毒，起到减毒效应[51]，该研究为中药炮制解毒机制提供新的思路。

五、中药炮制对药效作用与毒性变化影响的研究

中药经过炮制后，可以增强药效、降低毒性、改变或缓和药性。近年来，学者对中药炮制改变药性及毒性的机制进行积极有益的科学探索，取得一定的突破。

1. 炮制对中药药效作用影响的研究

近年来，随着生物学、化学、代谢组学、医学信息学等学科快速发展，以及学科间的交叉融合，更多的前沿技术以及方法手段被应用于中药炮制原理解析中。"生熟异用""生峻熟缓""生泻熟补"等传统炮制理论、"以热治寒""以寒制热"等药性变化理论、辅料作用论的科学内涵得到一定程度的阐释。研究人员分别对葛根煨制前后降糖作用、北苍术米泔水制前后以及党参米炒前后健脾止泻作用、苗药了哥王汗渍前后抗肿瘤活性、黄药子甘草或当归煎汤炙或绿豆汁炙或白芍药汁炙减毒效果、黑顺片以及白附片的减毒作用、乌梅制炭止血作用及五味子醋炙前后对急性肝损伤保护作用进行了比较研究及作用机制的探索，为临床合理应用提供理论依据[52-54]。

2. 炮制对中药药性的影响

科研人员从药代动力学、药效学、生物热力学、能量代谢等多方位对中药药性展开研究，试图从不同角度探讨炮制对中药药性影响的科学内涵。学者发现黄柏经过辅料盐水炮制后，能明显促进小檗碱、黄柏碱在体内的吸收，延长消除时间；灌胃给予盐黄柏后，生物碱类成分在大鼠下焦区域的含量明显高于生品，说明盐制可以促进有效成分入下焦趋势，而酒黄柏中有效成分则更趋向于分布于上焦，说明酒制可引药上行[55]。地黄炮制过程中环烯醚萜苷类成分的变化与其药性和药效的变化紧密相关；天南星经与牛胆汁发酵后制成胆南星，药性由温热转为寒凉；酒炙黄芩苦寒之性得到缓和等炮制理论的科学内涵得到阐释[56]。

3. 中药炮制前后药效作用机制研究

随着高分辨质谱辨识、高通量筛选、体内代谢分析、系统生物学、生物信息学等新技术在中药炮制科研中大量应用，药效作用机制研究呈现出从体外到体内、从宏观效应到微观机制的探索趋势，形成了以多靶点、多通路药效作用研究为基础，结合体内微生态环境、代谢组学、蛋白质组学、转录组学等技术的药效机制研究模式。

肠道菌群　肠道菌群与机体的生理及病理状态密切相关，且肠道菌群在碳水化合物发酵过程中产生的短链脂肪酸，可对宿主产生扶正作用。目前从肠道菌群结构及丰度变化的角度对麸煨葛根、蜜炙黄芪、麸炒苍术、麸炒白术、百药煎的药效作用机制进行了探究。

代谢组学　代谢组学技术具有整体性、全面性、动态性的特点，与中医药的整体观念不谋而合。利用代谢组学的方法对麸炒白术、麸炒苍术、麸炒枳壳、酒蒸黄芩、酒蒸女贞子、蒸制天麻炮制前后对模型动物的体内代谢通路及差异性内源性代谢物进行比较分析。采用UPLC-Q-TOF-MS^{E}技术对生柴胡与鳖血柴胡"清肝退热"作用的效应机制进行对比分析，发现鳖血柴胡回调发热大鼠的肝脏代谢标志物更显著，代谢通路主要涉及嘌呤代谢和脂肪酸代谢[57]。代谢组学技术也用于探究炮制与配伍对复方的药效作用影响研究中，发现四逆散经过炮制与配伍可通过调节核苷酸代谢、能量代谢及氨基酸代谢发挥对抑郁症大鼠的干预作用[58]。

蛋白质组学　蛋白质组学技术是从蛋白质水平上探究疾病发生的机制，目前也用于中药炮制药效作用机制研究中。研究者运用iTRAQ标记技术联合LC-MS/MS测定虚寒性出血证大鼠给予姜炭提取物后其血清蛋白变化，发现姜炭给药组与模型对照组之间具有显著性差异的蛋白共有156个，其中上调60个，下调96个；作用的主要信号通路为RAP1信号通路、血小板活化通路及凝血级联通路，关联到通路上的关键蛋白包括Fermt3、Actb、talin、aIIbβ3、Fga、Fgb、Fgg、FXIIIb、Kng、PLC-β等[59]。

4. 有毒中药炮制解毒机制及共性规律研究

科研人员对毒性中药炮制解毒和临床应用的安全性和有效性持续给予高度关注，对毒性中药的炮制解毒技术、解毒原理、解毒机制进行了深入探索。2021年南京中医药大学吴皓教授中标国家自然科学基金重点项目"蒙药巴格-塔日奴（京大戟）等3种有毒中药炮制解毒共性机制研究"，该项目作为中药炮制领域的首个重点研究项目，对毒性中药的解毒机制进行深入探索。此外，采用恰当的炮制技术降低淫羊藿、黄精、何首乌、大黄等中药的副作用以及对雷公藤、黄药子、苍耳子、草乌等毒性中药的炮制解毒机制也进行了深入系统的研究[60-62]。这些研究成果可为传统中药炮制解毒技术的科学性、合理性提供佐证，为毒性饮片标准的制定、炮制工艺的规范、炮制技术的改革与创新奠定坚实的理论基础。

六、创新饮片与设备研究进展

随着大健康产业的迅速发展，中药产业持续迎来利好政策，中医药工作者相继推出冻干饮片、鲜切饮片、微型饮片、精准煮散饮片、小包装饮片等新型饮片。伴随着饮片产业的持续壮大，互联网技术和人工智能的快速发展，饮片加工生产、调剂、煎煮的全产业链逐步从机械化、电气化迈向自动化、智能化阶段。

1. 饮片相关产品的研究

针对传统饮片在服用过程中存在的不便，研究人员对饮片形制规格不断创新，规范了白术、白芷、鸡血藤、肉苁蓉、羌活、天花粉等中药微型饮片的制备工艺[63, 64]。部分名贵中药品种如石斛、三七等冷冻饮片的市场规模也日渐扩大。对当归、夏枯草和红芪传统饮片与精准煮散饮片的指纹图谱及有效成分含量进行了比较研究。

全国各省、自治区均对中药趁鲜切制品种进行了明确规定，研究人员完成了大黄、葛根、川白芷、防风和黄芪等中药趁鲜切制工艺研究[65-67]。

2. 饮片相关产品生产设备的研究

工业控制器和传感器逐渐应用于中药炮制设备制造中，饮片生产企业投入大量经费用于炮制设备在线控制产品和炮制单元连续制造及智能化的研发。"电子眼""电子鼻""电子舌"、近红外等现代分析技术已基本实现对中药炮制各工序的在线监测[68-70]。随着区块链、互联网安全、追溯技术等的应用，探索建立基于区块链技术的中药饮片生产追溯体系也成为中药饮片生产的重要方向。围绕自动调剂设备应用过程中出现的异常识别、复核质量低等问题，充分利用图像识别、射频及视频等机器视觉技术，并与卷积神经网络分析相结合，不断提升调剂系统的安全性和准确性[71-73]。2022年2月，由北京东华原医疗设备有限责任公司提案，联合一批国内知名中医药机构共同起草《中药饮片自动调剂系统通用技术要求》；2022年2月1日，由浙江厚达智能科技股份有限公司牵头制定的《中药自动化煎制系统》国家行业标准即将正式实施，实现了中药自动化煎制领域标准制订零的突破。相信随着相关硬件设备的不断完善，以计算机、网络、物联网技术为核心的智能化调剂与煎煮系统将成为发展趋势。

中药炮制是中医药最具特色的研究领域之一，2020年以来，中药炮制学科在技术传承与创新、中药炮制工艺规范化、中药饮片差异性质量标准建立、炮制前后化学成分及药效作用的变化研究以及中药炮制原理解析等方面均进行了深入的探索，在中药炮制化学、化学炮制、有毒中药炮制解毒机制，炮制用辅料规格及规范化以及生物医学新技术的应用等方面取得了相当多的成绩。

炮制研究人员注重中药炮制理论与技术的传承，不断丰富中药炮制理论，完善炮制工艺，制定饮片质量标准，提升中药临床疗效；传统炮制技术得到快速发展，诸多操作简便、节能高效、安全可控的创新炮制技术不断涌现，对于提升和稳定饮片品质、创新中药产业发展具有重要意义；在炮制过程中化学成分转化、活性成分的体内过程变化、有毒中药减毒规律、加辅料炮制增效减毒机制及生物医学新技术应用等方面取得了显著的进展；采用现代药理学与分子生物学技术、谱效相关技术研究炮制引起的药性及药效变化；中药炮制原理解析的研究更注重从整体层面探究炮制机制，多组学技术逐步应用于中药炮制机制研究中，逐步形成化学成分的体外转化与体内吸收、转运与代谢相结合，宏观机体生物效应与微观细胞、分子、靶点、通路相结合的研究模式，阐明了多味中药的炮制机制，初步形成了中药炮制机制现代系统研究体系；中药炮制技术与装备迅速升级，逐渐向高效、环保、集成化及自动化方向发展，极大地促进中药饮片的产业化及现代化。

为进一步推进中药炮制学科发展，科研工作者需立足原始创新，持续凝练中药炮制的科学问题，借助多学科交叉技术改进传统中药炮制研究策略，深入探索中药炮制的科学内涵。后续的中药炮制研究中，需充分考虑中医药临床需求，结合中药药性，重视中药饮片活性成分对疾病状态的作用方式、效应强度，顺应中医药临床用药的特点，充分利用系统生物学整体观的思路与方法，从传统中医药理论及中医药临床用药特点深入剖析中药炮制机制；研究人员需遵循炮制技术与炮制机制研究"双向促进"的顶层设计，基于临床，基于炮制目的，基于饮片自身特性，优选炮制技术，在炮制机制解析的基础上，推动炮制技术创新，实现中药饮片产业化及现代化，为中医药的发展作出贡献。

参 考 文 献

[1] 张江山, 张振凌, 林秀敏, 等. 基于可视化思维探讨黑芝麻炮制历史沿革及现代研究进展 [J]. 中国中药杂志, 2020, 45(18): 4528-4536.

[2] 张晓鸣, 张晶, 蒋婷. 孟河医派临方炮制白芍历史沿革研究 [J]. 今日药学, 2022, 32(6): 431-433.

[3] 付建武, 杨明, 钟凌云, 等. 参苓白术散中薏苡仁炮制品种的考证 [J]. 现代中药研究与实践, 2021, 35(5): 91-94.

[4] 赵晨, 张蓓, 杜菁, 等. 紫雪散处方中制芒硝及其炮制方法的历史沿革 [J]. 中国药房, 2022, 33(6): 764-768.

[5] 严淑婷, 樊浩, 李若岚, 等. 中药"九蒸九晒"的历史沿革及现代研究 [J]. 中国药师, 2020, 23(1): 136-141.

[6] 宋金菊, 钟凌云, 解杨, 等. 中药特色炮制炆法的历史考证与现代研究 [J]. 中成药, 2021, 43(11): 3108-3112.

[7] 刘新月, 陈乐乐, 孙鹏, 等. 中药"盐制入肾"炮制理论的研究进展 [J]. 中国中医基础医学杂志, 2023, 29(7): 1224-1229.

[8] 李昱, 秦宇雯, 张伟, 等. 中药"醋制入肝"理论的科学内涵及思路探讨 [J]. 中华中医药杂志, 2023, 38(9): 4391-4395.

[9] 杨锦妮, 刘新月, 张艳. 中药"酒制升提"炮制理论的研究进展与探讨 [J]. 中草药, 2023, 54(18): 6139-6149.

[10] 王杨, 甄臻, 隆毅, 等. 基于颜色变化的酒白芍质量标准及炮制工艺研究 [J]. 中药材, 2020, 43(9): 2141-2145.

[11] 夏梦雨, 王云, 郑颖豪, 等. 基于颜色-成分关联分析比较焦栀子炮制过程不同炒制形态质量变化规律 [J]. 中国中药杂志, 2021, 46(9): 2197-2206.

[12] 丁宁, 任榕霞, 王杨, 等. 色空间法结合化学计量学研究麦麸含水量、粒径及其用量对麸炒山药外观颜色的影响 [J]. 中草药, 2023, 54(19): 6286-6294.

[13] 严丽萍, 于欢, 李潮, 等. 基于Critic-G1法结合响应面法优选夏天无醋炙工艺 [J]. 中药材, 2020, 43(10): 2407-2413.

[14] 钱怡洁, 皮文霞, 朱广飞, 等. 基于熵权法结合层次分析法和反向传播神经网络优选酒萸肉蒸制工艺 [J]. 中草药, 2021, 52(22): 6816-6824.

[15] 刘梦云, 秦祎苒, 刘秋怡, 等. 基于正交试验设计-熵权逼近理想解排序法 (TOPSIS) 优选巴戟天酒炙工艺及炮制前后药效对比研究 [J]. 中草药, 2021, 52(20): 6208-6215.

[16] 杨青松, 王继森, 高天慧, 等. 基于熵权-TOPSIS模型优选三棱醋制方法 [J]. 中草药, 2022, 53(23): 7414-7420.

[17] 陈发贵, 李翠华, 庾洋, 等. 基于CRITIC结合Box-Behnken响应面法优选桂枝炒制工艺 [J]. 中药材, 2022, 45(8): 1838-1842.

[18] 郭福贵, 兰子君, 张月, 等. 基于AHP-CRITIC权重分析法和热分析技术的小米炒党参炮制工艺研究 [J]. 中华中医药学刊, 2023, 41(12): 211-217, 294-295.

[19] 周逸群, 胡斯佳, 邹会品, 等. 干姜炮制火候数学模型的建立及验证研究 [J]. 湖南中医药大学学报, 2022, 42(9): 1470-1475.

[20] 王莹, 孙嘉辰, 李霞, 等. 基于建立成分活性权重函数的当归酒炙工艺评价研究 [J]. 中草药, 2022, 53(10): 3014-3021.

[21] 陈鹏, 肖晓燕, 梅茜, 等. 基于仿生技术对薏苡仁麸炒过程中色泽气味变化研究 [J]. 中草药, 2022, 53(14): 4285-4297.

[22] 刘涛涛, 代悦, 于淼, 等. 基于智能感官分析技术的九蒸九晒大黄饮片气味表征 [J]. 中国实验方剂学杂志, 2022, 28(20): 116-121.

[23] 高涵, 刘史佳, 庞会明, 等. 基于靶标循环放大策略的双色荧光传感体系探索何首乌"九蒸九晒"炮制过程中不同蒸制次数对肾细胞的减毒作用 [J]. 中草药, 2022, 53(8): 2383-2389.

[24] 吴梦茜, 朱慧, 南铁贵, 等. 西汉海昏侯墓出土米蒸地黄炮制工艺的研究[J]. 中国中药杂志, 2022, 47(6): 1567-1572.

[25] 许海樱, 李兰清, 刘先琼, 等. 经方《养胃汤》中半夏的炮制工艺研究[J]. 湖北中医药大学学报, 2020, 22(6): 35-38.

[26] 于浩, 包永睿, 王帅, 等. 槐花散中侧柏叶的遵古炮制及现代炮制方法比较研究[J]. 中南药学, 2021, 19(10): 2063-2066.

[27] 李军鸽, 王永春, 赵莹, 等. 温经汤中牛膝的酒炙工艺及炮制前后药效学对比研究[J]. 中国现代应用药学, 2023, 40(1): 18-24.

[28] 吴梦玫, 张英, 吴孟华, 等. 干燥动力学结合低场核磁共振和物性分析技术的地黄饮片干燥过程表征[J]. 中草药, 2022, 53(15): 4645-4652.

[29] 贺亚男, 陈露梦, 黄伟, 等. 微波炮附子炮制工艺影响因素研究[J]. 中草药, 2020, 51(12): 3157-3164.

[30] 曹淼淼, 朱建光, 张振凌, 等. 虎掌南星加工炮制一体化工艺优化[J]. 中成药, 2020, 42(5): 1269-1275.

[31] 张玖捌, 张伟, 王彬, 等. 基于Box-Behnken响应面法的白芍产地加工与炮制生产一体化工艺研究[J]. 中草药, 2022, 53(18): 5657-5662.

[32] 邹婷, 王晶, 武旭, 等. 产地加工与炮制一体化工艺对玄参质量的影响[J]. 西北药学杂志, 2023, 38(6): 15-22.

[33] 刘亚蕾, 郜丹, 李晓菲, 等. 不同辅料对何首乌炮制减毒效果对比研究[J]. 中草药, 2020, 51(2): 330-337.

[34] 屈文佳, 苏佳明, 徐文娟, 等. 基于多成分定量分析的市售红参药材质量评价研究[J]. 中国中药杂志, 2022, 47(21): 5855-5862.

[35] 戴胜云, 蒋双慧, 董静, 等. 基质辅助激光解吸电离成像质谱法可视化分析制川乌炮制过程生物碱空间分布的研究[J]. 中国药学杂志, 2022, 57(10): 834-839.

[36] 李亚飞, 汤璐璐, 赵明方, 等. 基于Heracles NEO超快速气相电子鼻麸炒白术炮制全过程气味变化识别研究[J]. 中草药, 2023, 54(15): 4812-4822.

[37] 刘沁荣, 韦睿斌, 张志强, 等. 低场核磁共振与成像技术在中药质量控制与评价的应用[J]. 中华中医药学刊, 2022, 40(5): 184-188, 279.

[38] 蒋孝峰, 谢辉, 陆兔林, 等. 基于Heracles Neo超快速气相电子鼻技术的麦芽炒制过程气味变化物质基础研究[J]. 中草药, 2022, 53(1): 41-50.

[39] 张国琴, 李娜, 郝冰玉, 等. 基于超快速气相电子鼻结合化学计量学比较不同方法炮制苦杏仁的挥发性成分差异[J]. 中华中医药杂志, 2023, 38(10): 4670-4675.

[40] 秦宇雯, 费程浩, 毛春芹, 等. 基于"性状-质量标志物-生物效应"的饮片质量整体识别研究思路[J]. 中草药, 2022, 53(5): 1294-1302.

[41] 叶洞, 梁琪, 王丹, 等. 中药饮片质量标准性状数字化研究的进展[J]. 世界中医药, 2022, 17(9): 1240-1245.

[42] 陈两绵, 高慧敏, 刘晓谦, 等. 关于《中国药典》2020年版穿心莲药材和饮片质量标准的修订建议[J]. 中国中药杂志, 2020, 45(17): 4221-4229.

[43] 梁文仪, 张秋楠, 常子豪, 等. 余甘子药材及去核饮片质量标准修订研究[J]. 中国药学杂志, 2021, 56(19): 1600-1606.

[44] 王苗苗, 周雅倩, 顾渲, 等. 中药特色临方炮制品种挖掘-胆黄连饮片的炮制工艺及质量标准研究[J]. 中草药, 2023, 54(22): 7421-7428.

[45] 张前亮, 罗铮, 邓雯, 等. 丹参破壁饮片物理属性的质量评价[J]. 中国实验方剂学杂志, 2020, 26(23): 145-152.

[46] 李硕, 俱蓉, 杨秀娟, 等. 红芪精准煮散饮片HPLC指纹图谱建立及3种指标成分测定[J]. 中草药, 2022, 53(16): 5020-5025.

[47] 白婧, 石燕红, 杨莉, 等. 制半夏配方颗粒质量评价[J]. 中成药, 2023, 45(3): 729-733.

[48] 武旭, 钟恋, 王晶, 等. 基于气相色谱-离子迁移色谱法结合分光测色仪技术分析不同胆汁及其所制胆南星的差异性[J]. 中华中医药杂志, 2023, 38(12): 5700-5708.

[49] 杨丽, 杨冬平, 孙静, 等. 大黄炭炮制过程中"增效"和"减毒"潜在质量标志物的变化规律研究[J]. 中医药导报, 2023, 29(11): 66-73.

[50] 王艳. 党参炮制前后化学成分分析与功效相关性研究[D]. 兰州: 兰州大学, 2022.

[51] 策力木格, 许良, 松林, 等. 基于UPLC-Q-TOF/MS技术结合序贯代谢法研究诃子汤炮制草乌机理[J]. 世界科学技术-中医药现代化, 2022, 24(8): 2995-3013.

[52] 钟凌云, 邓小燕, 黄艺, 等. 葛(葛根、粉葛)不同炮制品的药效与肠道菌群研究[J]. 中国中药杂志, 2021, 46(17): 4403-4409.

[53] 李春帅, 辛洁萍, 王海丽, 等. 乌梅炒炭前后化学成分与药效变化及其炒炭止血原理研究[J]. 中草药, 2022, 53(24): 7714-7720.

[54] 葛宏霞, 李思琪, 梅景晨, 等. 基于中药炮制"醋制入肝"理论醋五味子对急性肝损伤作用谱效关系研究[J]. 药物评价研究, 2023, 46(9): 1897-1907.

[55] 阙涵韵, 罗秋林, 王楠, 等. 盐黄柏炮制历史沿革和机制的研究进展及其质量标志物(Q-Marker)预测分析[J]. 中草药, 2022, 53(22): 7242-7253.

[56] 杜亚朋, 王美, 李璐遥, 等. 基于化合物稳定性探讨炮制对含环烯醚萜类成分中药药性及功效影响的研究进展[J]. 中草药, 2021, 52(16): 5039-5051.

[57] 宁艳梅, 任远, 吴国泰, 等. 基于代谢组学技术探讨鳖血柴胡"清肝退热"作用的"物质-效应"机制[J]. 中草药, 2022, 53(24): 7763-7773.

[58] 张雅婷, 蔡皓, 段煜, 等. 基于代谢组学探究炮制与配伍对四逆散抗抑郁作用的贡献[J]. 中国中药杂志, 2021, 46(19): 4993-5004.

[59] Wang L, Liang Q, Zhang Y, Liu F, et al. iTRAQ-based quantitative proteomics and network pharmacology revealing hemostatic mechanism mediated by Zingiberis Rhizome Carbonisata in deficiency-cold and Hemorrhagic Syndrome rat models[J]. Chem Biol Interact. 2021, 343: 109465.

[60] 郁红礼, 张元斌, 刘冰冰, 等. 模拟醋制法研究狼毒(月腺大戟)主要萜类效应成分醋制过程结构转化机制[J]. 中国中药杂志, 2022, 47(24): 6596-6606.

[61] 王硕, 钟凌云, 王卓, 等. 何首乌的肝毒性分析及炮制减毒研究[J]. 中华中医药学刊, 2023, 41(2): 231-237.

[62] 李炳印, 王君明, 宋玲玲, 等. 白芍药汁炙黄药子的炮制减毒工艺及其机制研究[J]. 中国中药杂志, 2023, 48(9): 2455-2463.

[63] 林桂梅, 来有雪, 鞠成国, 等. 黄芪、木香微型饮片切制工艺优选[J]. 中国民族民间医药, 2024, 33(1): 22-25.

[64] 张颖琦, 张凡, 贾天柱. 鸡血藤微型饮片的制备工艺研究[J]. 药学研究, 2022, 41(6): 387-390.

[65] 吴红伟, 李东辉, 宋沁洁, 等. 黄芪趁鲜切制饮片与传统饮片化学成分及体外抗氧化活性比较研究[J]. 中草药, 2022, 53(22): 7039-7047.

[66] 廉婧, 张超, 华悦, 等. 不同规格羌活微型饮片质量评价[J]. 中成药, 2022, 44(3): 856-863.

[67] 俱蓉, 杨秀娟, 李响, 等. 当归精准煮散饮片指纹图谱建立及4种成分含量测定[J]. 中国中医药信息杂志, 2022, 29(2): 93-97.

[68] 代悦, 于定荣, 刘颖, 等. 基于智能感官分析技术探讨古代经典方法炮制过程中苦参的气味和味道变化规律[J]. 中国中药杂志, 2021, 46(24): 6410-6416.

[69] 李建军, 常筱沛, 马静潇, 等. 电子眼、电子鼻和电子舌鉴别不同品种、不同产地生地黄[J]. 中成药, 2022, 44(11): 3549-3554.

[70] 姜宇, 栾雅格, 李晴霞, 等. 基于仿生感官技术对不同产地六神曲的质量评价[J]. 中华中医药杂志, 2023, 38(4): 1526-1531.

[71] 孙嫣, 王刚, 缪霞, 等. 全流程智能化调剂模式在住院药房中的应用[J]. 中国药房, 2021, 32(14): 1780-1784.

[72] 陈成群, 任清华, 王松, 等. 数字化药房建设与智慧调剂系统的应用与实践[J]. 中国现代应用药学, 2022, 39(21): 2770-2774.

[73] 侯富国, 刘瑞新, 王小鹏, 等. 新技术新方法在中药饮片调剂复核中的应用探索[J]. 医药导报, 2023, 42(3): 353-356.

撰稿: 史　辑　单国顺

审稿: 吴　皓　贾天柱

5

第五章
中药炮制学科发展思路

纵观新中国成立以来的炮制文献，尽管存在炮制学科队伍整体较小、多学科交叉新技术引入相对有限等不足，但炮制工作者们在学科传承、饮片炮制原理研究、炮制工艺规范化、饮片质量标准化、炮制设备智能化以及智能调剂和煎煮等方面均取得了较显著的成就。随着数字科技的日新月异以及在各个领域应用的不断拓展，炮制学科未来将以"四新八化"这一学科发展战略与创新纲领为依据和引擎，充分发挥创新这一学科发展驱动力，整合"数字+炮制"新质生产力，持续推进中药炮制在学科传承、理论、工艺、质量标准、设备和人才队伍等方面的新突破。

一、进一步挖掘炮制传统文献与技艺，为炮制学科的 创新发展筑牢传承基础

作为我国独有且最具传统特色的制药技术，中药炮制学科的发展必须优先重视对其传统文献与技艺的挖掘与传承。当前，虽然对中药炮制经典文献以及帮派技术的挖掘与传承取得了一定的成就，但仍然存在区域特色炮制技术未得到充分挖掘与重视、掌握传统炮制技术的人员偏少且老龄化现象严重、炮制文化大众普及度有待提高等问题，因此，未来应在现有炮制文献挖掘的基础上，着重从以下几方面入手进行深入挖掘：

1. 尽快推进炮制文献全国性基层普查，尤其要重视民族药炮制文献挖掘

我国幅员辽阔，不同地域都有着各自独特的药材，并构建了独特的医药理论体系，如苗药、维药、蒙药、藏药等，其中包含各自独特的药物炮制理论、器具、辅料和技艺。上述民族药物炮制理论与技艺在长期传承过程中，已成为当地中药传统炮制的特色与亮点。当前，随着标准化在各个领域的渗透和实施，传统且富有地方特色的炮制技术受到一定程度的忽视，尽管通过国家中药炮制技术传承基地建设，挖掘了部分特色炮制技术，但由于时间紧、经费少和覆盖面的局限性等原因，仍有部分具有地域特色中药炮制技术面临传承不到位、衰退甚至濒临失传的问题。如奶制马钱子、奶制大戟等仍存在炮制减毒原理尚不清楚，炮制工艺不规范、炮制品质量标准不完善等问题。

炮制源于临床医生的用药需求，炮制技术既具有共性也具有地方区域特色，是非常重要的制药技术资源。在中药炮制的发展中，虽有《雷公炮炙论》《炮炙大法》《修事指南》等专著，但仍有许多的炮制资料散落在民间，需要更大规模的集中统一整理和管理。新中国成立以来，对中药材资源进行了4次全国普查，但作为最有特色的中药制药技术，炮制因其相对小众，虽然部分省份编撰了自己的炮制规范，但尚缺少系统性、持续性的全国范围炮制文献挖掘与技术普查。因此，未来应对炮制文献进行全国性的文献与技术普查，对非药典收载的临方炮制技术以及民族药炮制文献进行深入系统的挖掘、整理与完善，为炮制学科的创新发展奠定坚实基础。

2. 持续推进炮制传承人理论与技艺的深入挖掘与传承

饮片作为临床处方用药和中药制剂的原料药，整体行业利润有限，从业人员整体薪资待遇吸引力不足。其中，传统炮制技术，又因其操作相对粗糙且工序繁复等原因，对年轻人的

吸引力有限，面临后备人才队伍不足的困境，同时，目前能够掌握相关技艺的多为老药工，且年龄偏大。

作为一门制药技术，炮制技艺的传承需要从业人员的代代相传。目前掌握传统炮制技术的传承人老龄化严重，亟需持续加强对老中药炮制专家学术思想和传统炮制技术经验的系统挖掘、整理与传承。在各级中药炮制传承基地建设中，应特别重视炮制传承后备人才队伍的培养，持续扩大中药炮制专业人才队伍规模。同时，鉴于不同地域生态环境、人员体质、文化传统存在差异，不同区域，尤其是少数民族区域都构建了自己独特的中药炮制理论体系，其道地药材、炮制器具、辅料和技艺都独具特色，如藏药、蒙药、苗药、维药等，因此应着重加强具有区域特色炮制理论与技术的全面挖掘与传承，尤其是要重视区域特色炮制技术传承人的培养，以利相关炮制理论与技艺的有效传承，在为临床作出相应贡献的同时为后续创新发展筑牢基础。

3. 借助"元宇宙"整合技术，强化炮制可视化进程，扩大炮制文化大众普及度

相较于其他各国植物药等天然药物的应用，炮制是最具有中药特色的制药技术，国内大众对中药炮制有较好的接受度。但目前的炮制研究与应用多局限于高校、研究院所与企业，且由于相关技术的局限，可视化、易理解的炮制科学普及工作相对薄弱，不利于全民健康知识普及。

当今，数字经济为各行各业的创新发展注入了活力，可视化展示为行业知识普及带来了极大便捷。"元宇宙"概念的提出与应用，又将5G、人工智能、大数据等一大批新技术整合，通过虚拟仿真、增强现实、虚实相融等手段，增强了沉浸式体验。因此，借助"元宇宙"等一系列最新信息技术与整合平台，在注重知识产权保护的前提下，加快推动中药炮制传统文献的数字化、炮制传统技术的标准化、中药炮制核心技术的标准化和规范化进程，扩大炮制理论、炮制技术、炮制文化的社会化普及，增强民众对炮制理论、炮制技术、炮制文化的亲身体验感。从而实现炮制学科的数字经济效益与文化效益，助力炮制学科的创新发展。

二、持续立足炮制过程化学转化，深入揭示炮制原理并创新发扬

中药炮制的实质是通过化学成分含量的增减（量的变化）甚至转化（质的改变）而增强、缓和或改变药性从而实现其减毒、增效作用。阐明炮制过程中化学成分的转化是揭示炮制原理的重要基础，亦是后续炮制工艺优选与饮片质量标准制定的依据，更是创新炮制原理的必要条件之一。

近年来，得益于国内外化学、生物学、信息学、材料学等各学科的良好发展，炮制学科在基于炮制化学揭示中药饮片炮制原理的领域做出了较多探索，但仍有大量饮片炮制机理尚未清晰。因此，持续立足炮制过程中的化学转化，协同生物学、药理毒理学、信息学等多学科研究力量，充分利用纳米材料应用、肠道菌群检测、蛋白质组学、基因组学、代谢组学等技术，借助在体、实时影像学等检测手段，搭建中药炮制生物效应变化与现代医学科学之间的研究平台，着重开展饮片"量-效-时-毒"的协同研究，深入阐释中药炮制减毒/增效机制。在充分理解古人炮制原始意图的基础上，以传统炮制方法制备的饮片为参照，基于临床

实践，选择与饮片中医临床应用相适应的动物模型，基于炮制化学，协同药效学和分子生物学开展研究，从分子水平阐明饮片炮制作用物质基础与作用机制，揭示炮制所致中药药性变化。并在此基础上，进一步探讨中药炮制共性技术的炮制机理以及在炮制减毒/增效新理论、定性与定向炮制新工艺、化学炮制新辅料等方面的可行性。

三、深入推进炮制工艺数字化研究进程，确保炮制工艺稳定可行

作为一项制药技术，工艺是保证中药饮片质量、体现炮制作用的重要基石。近年来，中药饮片生产已取得了较大进步和发展，但整个行业工艺技术的数字化程度相对较低，工艺数字化进程相对较慢，工艺稳定性较差，饮片批间、批内存在较大质量差异。部分工艺研究仍然主要停留在选择简单指标、简单工艺筛选后即进入大生产阶段，导致工业化大生产的工艺可能与前人饮片炮制原始意图无法完全吻合，饮片质量欠佳，饮片炮制作用无法充分实现，饮片临床疗效无法有效发挥。

得益于国家、高校、科研院所与饮片生产头部企业的共同努力，部分饮片实现了生产数字化。但行业整体数字化程度有限，因此，未来应整合高校、研究院所、生产企业的科研、生产力量，组建中药饮片炮制工艺研究联合体，搭建饮片炮制原理-炮制设备-炮制辅料-炮制工艺研究平台，在深刻理解前人炮制意图的基础上，协同攻关。基于相对清晰的炮制原理，选择适宜的指标并充分利用数字技术，对工艺参数进行数字化优化，以确保炮制工艺稳定可行，为制定国家标准提供依据。过程中应充分考虑大生产设备与前人作坊用工具间的差异及现有炮制辅料与传统的差异，以使所得大生产工艺与传统小规模下炮制工艺相吻合。同时着力开展生物炮制、定性炮制、定向炮制等饮片炮制新技术研究，积极创新发酵技术和酶促技术，创建生物炮制研究新模式，探索氧化炮制、酸性辅料炮制、碱性辅料炮制等的技术可行性。选择大宗代表性饮片，整合食品、机械、信息技术等多学科优势，在清晰阐述饮片炮制机理的基础上，通过规范化生产管理，开展微波、红外、冷冻、高压、烘焙等新炮制工艺的数字化研究，创新炮制工艺。

四、深入揭示炮制辅料作用原理，完善辅料国家标准，扩大辅料可用范围

炮制辅料作为饮片炮制的重要组成部分，其质量标准近年来越来越受到重视。目前虽然对部分炮制辅料进行了相关标准的研究，但仍有较多中药炮制辅料仅采用食品标准而无炮制用标准，有的辅料甚至无标准，如土粉、蛤粉及河砂等，从而导致各地饮片生产用辅料质量欠统一，辅料的作用也不够明确，不能有效保证中药饮片质量和临床疗效的稳定性。又如蜂蜜，《中国药典》只规定了其中果糖和葡萄糖的总量与比值，因此，极易被不法商贩造假。且对于重要的炮制辅料炼蜜，目前尚缺少权威标准。而解决相关问题，首先要揭示炮制辅料作用原理，这是突破该领域发展瓶颈、实现炮制辅料有标准可依的关键。在此基础上，方能制定契合生产、临床需求的炮制辅料标准。因此，未来应多学科协同研究，深入揭示炮制辅

料作用原理，在此基础上，建立常用中药炮制辅料的专项质量标准，解决其检测关键技术，同时进行炮制新辅料的研究，扩大炮制辅料的可用范围。

可选择最有代表性的常用炮制辅料，在深入细致研究文献的基础上，整合药理、毒理、分子生物学、材料学、化学、信息学等多学科手段，明确辅料的炮制作用。在辅料炮制作用相对清晰的基础上，全国范围内收集各种规格样品，着力开展炮制用辅料质量标准的深入研究。针对不同类型炮制辅料，采用不同对策。对酒、醋、蜜等常用且拥有食品标准或制剂用辅料标准的炮制辅料，进行深入、全面的质量标准研究，规范其作为炮制用辅料的标准，并与食品标准或制剂辅料标准相区分，厘清炮制用辅料与制剂或食品用辅料的关系。对土粉、蛤粉及河砂等暂时无食品、药品标准的辅料，应明确可供炮制用的规格。在上述研究基础上，制定炮制用辅料的指导原则，推动炮制用辅料标准化发展，完善相关国家标准，制定并不断修订"中药炮制用辅料通用要求"，以填补中药炮制辅料长期缺乏国家标准的空白。同时以炮制辅料标准为引导，规范辅料生产。

同时，鉴于中药炮制辅料多为传统辅料，部分目前已较少使用，科技进步使多种材料可作为炮制辅料应用已成为可能，未来应着力开展中药炮制新辅料方面的研究，解决中药饮片新辅料满足饮片炮制工艺和质量需求等关键技术。开发生物辅料、化学辅料，实现炮制辅料的多样化，探索如医用乙醇、乙酸、蔗糖水、甘油、葡萄糖、果糖等有可控质量标准的现代辅料作为炮制辅料的可行性。整合化学、材料学、药效学、毒理学、分子生物学、分子影像学等多学科手段，多层次探寻炮制新辅料的作用机制，从而充分发挥辅料的减毒、增效及转化等作用。研究中应尤其注意新辅料本身的毒副作用，炮制用新辅料本身应无毒副作用并能促进饮片炮制后的增效和减毒作用，使化学成分向高效、低毒方向转化，以有效保证中药饮片临床应用稳定性及满足中药饮片炮制生产现代化、国际化的需求。在辅料炮制作用相对清晰的基础上，以产学研相结合的企业为试点，整合化学、药学、食品学、机械工程、信息学等多学科手段，探索炮制新辅料智能化生产工艺，从而保证新辅料生产的一致性。并融合化学、生物学手段，开展炮制新辅料质量标准的系统研究。保证炮制新辅料质量的安全性、可控性和稳定性，从而为保证饮片临床应用安全有效提供保障。

五、进一步提升饮片质量控制技术，规范饮片标准

虽然关于饮片质量标准的文献较多，但目前多数中药饮片与原药材、生饮片与制饮片之间的质量标准较为相似，缺乏不同炮制品饮片质量标准的特征性和专属性，即便是药典收载的饮片标准也多数是"同药材"，不能有效反映中药饮片的内在质量，也不能满足中药饮片生产现代化、国际化的需求。为了有效区分生、熟饮片，保证生、熟饮片临床安全有效应用，应着力开展中药饮片特征性质量标准研究，解决常用各类中药饮片专属性质量识别关键技术，从而制订专属性、差异性强的"制"饮片质量标准。

未来，将从评价方法、评价模式、快检设备等方面深化中药饮片质量标准研究，规范饮片质量标准。应积极探索适合中药饮片多成分作用特点的、以药效物质基础为核心的一测多评、指纹图谱、特征图谱等整体性和特征性相结合的质量评价方法，对中药饮片生产全过程进行质量控制。探索新型自动化、智能化和高效分离、分析技术，以及DNA条码鉴定技术、

代谢组学技术、多元统计分析技术、多维色谱技术等在中药饮片质量标准中的应用，完善中药饮片质量评价模式。以生、制饮片临床功用差别为导向，合理制订生、制饮片质量标准。应用化学、生物学、信息学多学科交叉融合的策略，进行中药饮片质量标准的研究，通过综合评价方式建立生、制饮片专属性、差异性、特征性强的质量标准，着重开发与饮片临床功效相吻合的生物鉴别及测定方法，并充分注意现代质量标准与以外观性状为主的传统分级标准之间的合理统一。持续完善药典收载品种中药饮片质量标准，制订生、制饮片专属性、差异性强的质量标准。基于炮制机理与稳定的生产工艺，通过对中药生、制饮片质量的系统研究，明确中药生、制饮片质量显著性差异点，建立中药生、制饮片质量识别关键技术，有效区分中药生、制饮片的质量。进一步修订完善各省市地方炮制规范。鼓励全国各地完善《中国药典》中未收载而在该地方生产、经营、使用中常见、常用、具有地方炮制特色的中药饮片标准。研制药材及饮片质量快速检测设备，进一步保证饮片质量，从而净化药材及饮片市场。

六、深入智能化改造，提升炮制设备及饮片生产全链条智能化水平

得益于仪器仪表、机械设备领域的发展和"互联网+"、《中国制造2025》理念的不断深入，目前中药炮制设备已初步开展了智能化改造，但行业整体仍存在生产效率相对低下、智能化程度低等问题，不能有效提高中药饮片生产效率及满足中药饮片生产现代化、国际化需求。同时，因为缺少小型化炮制设备，高校、科研院所进行科学研究或小试时的设备与大生产有较大出入，导致相关实验参数转移存在较多壁垒，阻碍了炮制设备的智能化改造进程。

在当今万物互联的大背景下，设备智能化及生产全链条的智能化是提升行业科技附加值、提高生产效率的必由之路。中药炮制行业的智能化虽然进行了一定的探索，但相对其他行业，整体水平还有待进一步提高，未来应持续深入开展中药炮制用智能设备方面的研究，通过智能集成、创新创优炮制新设备解决常用中药设备智能化相关关键技术问题。

众所周知，设备的先进可以体现工艺的先进、行业的先进，并提升产品质量。由于当前中药饮片生产设备在自动化及信息化方面均处于起步阶段，因此，应加速工程学与信息学在炮制设备中的融合应用，整合中药炮制、食品加工、机械设备、大数据挖掘等多行业技术，通过借鉴食品、化学药品等相关产业的实际经验，加快提高炮制设备的智能化水平。选择代表性炮制技术，开展炮制智能化生产设备的深入研究。创新饮片切制技术、实现无软化切制，创新炒药机、炙药机、蒸药箱、煅药炉等单元炮制设备，实现炮制设备智能化的普及，从而实现先进设备-先进工艺-行业进步的良性循环。以生产线为研究单元，探索炮制设备智能化联动。建立集生产-科研-财务管理于一体的计算机智能管理控制系统，实现饮片生产、检测、输送、包装一体化。同时，积极推进智能调剂设备与智能煎煮设备的研发应用。中药饮片智能调剂设备的发展则应以提高仪器的精度与生产效率为目标，结合实验研究和饮片剂型改革的成果来进行设备改造，生产出可满足不同规模医疗机构的高精度、高效率的饮片调剂系统；而中药饮片智能煎煮系统的发展则应兼顾个性化和产业化两个方面的需求，通过考察煎煮容器、火力等因素对煎煮效率与汤剂效果的影响，明确煎煮过程中的主要因素，并以此为基础进行设备升级，生产出可满足家庭及医疗机构需求的智能化煎煮设备。

未来，中药饮片仓储及汤剂物流运输智能化体系构建将成为饮片行业发展新的增长点，中药饮片智能生产、智能仓储、智能调剂、智能煎煮及智能化物流体系相互融通，共同构成中药饮片智能制造的完备产业链，也将全力推动中药饮片产业与应用智能化的实现。而要保证中药饮片智能生产、智能调剂及智能煎煮体系合理、有序的发展，还应对"三智"设备的技术和生产标准、从业人员的行为和管理规范等建立科学、先进的行业标准，使中药饮片产业的智能化发展规范有序。

七、开展饮片创新研究，注重古法炮制品的再开发

传统中药饮片流动性差、口感欠佳、应用复杂及全草类饮片均匀性欠佳，应着力开展新型中药饮片的研究，实现提升中药饮片流动性、均匀性，改善口感，使其便于储藏保管和临床应用的目标。

学科协同、传承创新发展新型饮片。坚持基础研究与临床应用相结合，秉承"饮者喝也、片者型也"的炮制传统，以提高临床疗效为根本，以方便临床应用为目标，以饮片形制创新为手段，以现代技术体系为支撑，通过对代表性中药品种的深入研究，探索微型、即食型、浓缩型、压缩型、熏香型等新型饮片应用的可行性。整合食品、设备、信息技术、临床等多行业、多学科精华，着力解决新型中药饮片炮制中辅料、工艺、质量及临床疗效等的关键问题，确保新型中药饮片临床应用的安全性、有效性和便捷性。

另一方面，也要重点关注古法炮制中药饮片品种的开发应用，尤其是很多临方炮制品种，前人有所记述，但目前临床并未应用，应结合临床需求，采用现代科技手段，阐明其炮制机理和炮制工艺的科学性，建立饮片品种古法炮制技术现代标准，开发应用临床"古法新用"饮片，更好地服务临床。

八、开展药材产地加工与饮片炮制一体化研究，
实行低碳绿色、高质低耗炮制

中药炮制素以"水""火"为特征，除了净制、切制等工艺外，大部分的炮制工艺需要用到加热处理，能源消耗较大，同时"炭药"的加工又带来较多环境污染。习近平总书记向全世界庄严许下了"碳达峰、碳中和"的承诺。因此，如何优化炮制工艺、改进炮制设备，实现低碳、绿色炮制，还需所有炮制领域人员共同的努力。虽然现在对部分饮片开展了药材产地加工与饮片炮制一体化研究，但行业整体的低碳、绿色炮制还有待深入研究。

原有药材饮片加工往往经历先由鲜药材干燥成干药材，到饮片厂后，再将干药材经过水处理、加热干燥炮制。这一过程中，存在重复加热干燥的问题，整体能耗较大。而中药材产地加工与炮制一体化可避免二次水处理和干燥，相比分段工艺，能降低能耗，更加绿色可持续。目前，中药材产地加工与炮制一体化产品打破了过去的农业和医药行业的藩篱，但当前仍然面临着监管、产品界定的问题，中药材产地加工与炮制一体化的行业归属和界定存疑。当前，除少量药材品种《中国药典》允许趁鲜切制外，很多中药材产地加工与炮制一体化产

品不符合现行《中国药典》的规定，合法性存在问题，需要积极与药政管理部门沟通，促使中药材产地加工与炮制一体化发展的合法化。

一体化加工产品因减少了加热干燥的次数，其产品性状往往与分段式加工产品不同，在没有权威认可的情况下，很难得到市场的广泛接受。因此，应从药效角度不断深化中药材产地加工与炮制一体化饮片质量与分段式加工饮片质量的对比研究，加强一体化产品的市场认可度。同时，应不断改善一体化加工条件及加强中药材产地加工与炮制一体化生产关键技术规范与标准建设，从而规范相关生产。未来，通过中药材产地加工与炮制一体化规范的有效实施，药材产地资源与饮片加工企业的优势能够得到科学合理的整合，将推动中药饮片加工行业形成特色优势品种，最大限度地优化中药饮片加工资源，引导中药饮片加工生产及市场逐步向全国一体化市场和大企业、大规模、大物流、大营销、国际化、标准化、集约化的方向发展，根本性改变饮片加工行业当前所处的类似小农经济式的单品种量少、但每个企业都尽可能生产更多品种的经营状况。从而推动中药饮片加工生产强势企业和优势产品的快速成长，为中医药及市场用药提供药效有保证、质量稳定的优质中药饮片，推动我国中医行业进入国际市场，为人类健康事业作出更大贡献。

九、继续强化人才培养，构建高水平学科创新团队

学科要发展，人才是关键。高素质的人才是学科发展的重要基础。近年来，随着社会各界对中药炮制重要性认知度和关注度的提高，在国家有关主管部门和行业实体的大力支持下，炮制学科迎来了有史以来最好的发展机遇并取得了较为丰硕的研究成果。但由于历史，目前全国从事中药炮制研究的整体人员队伍规模较小，研究人员的学科组成也有待进一步优化。更为重要的是，作为人才培养重要阵地的高等学校，炮制方向博士学位点屈指可数，高水平炮制学科创新团队更是凤毛麟角。因此，未来应多方面支持，整合力量，优化炮制人才梯队，强化炮制人才队伍建设，打造高层次炮制学科创新团队，充分发挥人才和科技作为第一生产力的作用。

应尽快通过行业主管部门在全国范围内开展中药炮制专业人才调查，登记注册，摸清家底，建立全国性的中药炮制技术人才库。政策引导、多策联动，通过多学科交叉，培养中药炮制研究队伍，在全国按大区布局炮制创新中心。中药炮制研究，涉及原理研究、工艺、设备、辅料、质量控制、过程控制等多学科，因此应鼓励炮制研究团队的多学科交叉培养。

加大经费支持，加大对中药炮制研究的投入，对课题设立给予政策倾斜和持续支持。并通过学科交叉融合等方式，鼓励跨学科联合培养研究生。多策联动，夯实中药炮制研究人才培养体系。强化中药炮制研究导师队伍建设，通过政策扶持及自我提升，提高导师研究能力，扩大导师队伍，保证中药炮制各层次研究生导师队伍的质与量，从而吸引更多有潜质的学生投身到中药炮制研究领域，构建学士-硕士-博士多层次中药炮制研究人才培养体系。在培养过程中要着力强化学生中医药思维的养成，强化中药炮制与中医临床的密切联系，通过本科阶段炮制教学熏陶、研究生阶段高水平炮制科研训练，拓宽学生视野，培养学生严谨的科学态度和创新的实践能力，引导学生培养中药炮制研究思维和科研能力，为中药炮制创新

团队建设夯实人才基石。鼓励优秀专家通过"师带徒"方式培养传承人。进一步加强继续教育。对不同层次的在职人员进行培训，提高在职人员的综合素质，强化中医住院医师中药炮制规范化培训的监管等，为传统中药炮制技术的传承奠定人才基础。可邀请各省市国医大师、炮制专家、老字号企业的老药工等担任技术顾问和客座教授，请他们将具有鲜明地域特色的炮制绝技，针对其沿用和曾用的炮制品种、炮制方法、炮制辅料等进行系统传授；通过交流式、展览式、观摩式、讲座式等方式进行师生互动，将传统中药炮制技术强调的"品味虽贵必不敢减物力，炮制虽繁必不敢省人工"的工匠精神和职业要求有机融合，传承炮制的人文情怀。

学科的发展，离不开政策的支持。作为最有特色的中药制药技术，中药炮制学科的发展一定要积极服务国家战略，将自身学科的发展与国家战略需求融为一体，在完成国家战略任务的同时实现自身学科的良性发展。为此，学科人员应积极加强与药政管理部门的沟通，建言献策，争取有利学科发展的政策的制定出台。习近平总书记在十九大报告中提出"实施健康中国战略"。众所周知，几千年来，中医药护佑了中华民族的健康繁衍，其中的中药饮片，既是中药制剂的原料，又可直接入汤剂，部分药食两用饮片亦可作为功能性食品的原料，因此，中药炮制应在健康中国国家战略的实施过程中大展身手，亦应积极响应习近平总书记"把论文写在祖国大地上"的号召，全方面提升学科发展质量、促进行业产业发展，造福国民。中药炮制的研究与发展，一定要遵照国医大师王琦院士提出的"中医药要转型不转基因"的原则，去改进创新。

未来中药炮制将在原理、工艺、辅料、设备、标准、智能化等方面全面创新，提升中药炮制学科的发展速度和水平，开创全新的炮制学科，并推动中药饮片产业的智能化生产成为中国制造的"名片"。

撰稿：张 丽
审稿：丁安伟 贾天柱

6

第六章
中药炮制分会发展轨迹

中药炮制分会是中华中医药学会下属的一个二级分会。中华中医药学会是我国成立最早、规模最大的中医药学术团体，成立于1979年5月18日，当时名称为"中华全国中医学会"，1992年1月1日更名为"中国中医药学会"，2002年1月20日更名为现用名"中华中医药学会"。

中华中医药学会的成立是中医药界的一件大事，对于团结中医药队伍、丰富中医药学术活动、继承和发展中医药学、振兴中医事业发挥了重要作用。自那时起，由于"文革"而中断的地方中医学会如北京、上海、广东、天津、山西、内蒙古、黑龙江、江苏、湖南、青海等省、自治区、直辖市中医学会相继复会，到1980年底，除台湾外全国30个省、自治区、直辖市均建立了分会，有些地区还建立了地级、县级支会，在全国范围内初步形成了密切联系、相互配合的学术活动网络。同时，相继成立了各个分科学会。

一、炮制分会成立前的学术活动

时光进入20世纪80年代，医药卫生行业正逢发展的春天。中药炮制学这门古老而年轻的学科也以矫健的身姿展现在中医药舞台上。当时，从事中药炮制教学、科研的人员甚少，被形象地称为"熊猫队伍"，大家非常渴望有一个交流的平台，以促进中药炮制学科的发展。那时，中药炮制人参与全国性的学术交流渠道主要有三个途径。

1. 中国药学会中药和天然药物专业委员会平台

1980年8月，中国药学会在云南昆明召开中药和天然药物学术会议，成立了全国第一届"中药和天然药物专业委员会（时称'中药和天然药物分科学会'）"，楼之岑院士任首届主任委员。该分科学会下设六个专业组，分别为炮制组、栽培组、资源组、化学组、海洋组和民族药组，并推举了各专业组负责人，炮制组为张炳鑫，栽培组待聘，资源组为徐国均，化学组为孙南君，海洋组为关美君，民族药组为曾育麟。在张炳鑫的组织下，1982年5月27日，由中国药学会中药和天然药物专业委员学会主办、中国药材公司等承办的"中国药学会全国中药炮制中药制剂学术会议"在庐山召开。这是新中国成立以来首次召开的中药炮制、中药制剂盛会，到会代表来自全国29个省、自治区、直辖市，包括中药炮制、制剂和相关学科的科教、生产、管理等部门的领导、教授、专家和技术人员165人。中国药学会秘书长楼之岑等分别讲了话。

代表们通过座谈紧密结合生产实际，回顾新中国成立以来的研究概况，提出了研究方向。冯宝麟研究员（时任山东省中医药研究所助理研究员）、徐楚江教授（时任成都中医学院炮制、制剂教研室副主任）、金世元教授（时任北京卫生学校讲师）、王爱芳教授（时任上海中医学院炮制教研组副主任）、曹春林教授（时任北京中医学院中药系副主任）等进行了大会报告。

中国药学会中药与天然药物专业委员会在随后的几年里，分别于1984年10月23～26日在山东泰安举办了"全国首届中药饮片学术讨论会"、1990年11月2～6日在广西南宁召开了"第二届全国中药饮片炮制工艺改革提高质量学术会议"，这些学术会议的召开，为中药炮制的学术交流和学术发展发挥了积极作用。

中国药学会中药和天然药物专业委员会成立后，全国各省也相继成立了地方"中药和天然药物专业委员会",除了举办一些综合性的中药学术会议外,也组织了一些炮制专业学术会议。特别是山东分会,于1987年11月25～27日在山东青州市、1990年8月21～24日在山东淄博市举办了中药炮制专业学术会议。有的省还进行了炮制技术培训工作,如1983年四川分会、贵州分会、新疆分会均举办了中药炮制培训班或学习班。

2. 中华全国中医学会中药学会平台

1979年中华中医药学会(时称中华全国中医学会)成立后,学会相继成立了不同的分科学会,但大多是临床方面的分会。为了促进中药学科的发展,许多中药专家提议成立中药分会,经过酝酿、筹备,1987年3月10日,"中华全国中医学会中药学会"在北京成立,这是中医药界的一件大事,为1987年全国中医十大新闻之一。中华全国中医学会副会长、名老中医王绵之教授任主任委员,凌一揆、龙致贤、栗福民、肖培根、胡世林、王孝涛、李仪奎、陈继良、臧堃堂、金世元、姜允贤等任副主任委员,龙致贤兼任秘书长,张世臣任副秘书长,中央顾问委员会常委黄火青等17名同志被聘请为顾问。中央和有关部门的领导崔月犁、沈其震、段云、胡熙明、于若木、王群等也到会祝贺。来自全国各省、自治区、直辖市和解放军的100多位中药专家、教授欢聚一堂,共商中药发展大计。卫生部部长崔月犁及各民主党派领导人出席了开幕式并讲话,并为大会题写了"中医中药密切结合为振兴中医药事业共同奋斗"的贺词。新华社、《人民日报》社、《光明日报》社、中央人民广播电台、中央电视台、北京电视台、《健康报》社及《中国中药杂志》(原《中药通报》)等新闻媒体到会报道了大会盛况。中药学会的成立,让全国中药工作者精神振奋,与会的专家、学者呼吁大家团结一致,同心同德,勤奋努力,开拓创新,为中医药事业的振兴和发展作出更大贡献。

中药学会成立后,中药学术交流越来越多。举办的会议既有中药综合会议,又有中药分科会议,比如中药学会举办的首届会议就是综合会议,于1987年12月6～9日在武汉举行,会议名称为"中华全国中医学会中药学会首届学术会议",到会代表150名。曹春林副教授、江文君副研究员、李仪奎副教授、洪筱坤副教授、李钟文副教授、胡世林副研究员等分别为大会做了报告。

中药学会也组织了许多分科会议。中药炮制方面的分科会议,主要是时任中药学会副秘书长的张世臣教授组织举办的。中药学会成立后,分别于1988年和1993年举办了两次全国性的中药炮制学术会议。

第一次是1988年11月24～29日在我国江南药都——樟树市召开的。会议名称为"中华全国中医学会中药学会首届全国中药炮制学术会"。会议的宗旨是"团结合作中药炮制在科研、教学、生产方面的技术力量,在中医药理论指导下,保持与发扬中药的传统特色,充分利用现代科学技术条件,检阅中药炮制学科的队伍和科研成果,交流研究工作经验,加速中药炮制学科的发展步伐"。

出席这次学术盛会的有来自全国17个省、自治区、直辖市的大专院校、科研单位、医院、药检所、中药厂等单位的中药炮制专家、教授、工程师、中药师共88人,中华全国中医学会中药学会会长王绵之教授、中药学会秘书长北京中医学院副院长龙致贤副教授和中药学会副主任王孝涛研究员分别向大会发来了贺信。江文君教授、叶定江教授、张世臣教授、史久良教授等做了大会报告。代表们认为这次会议是新中国成立39年来,全国中药炮制界的第一次盛会，提出了建立中药炮制基金和在全国开展"药都杯"中药饮片炮制技术竞赛活动的建议。

第二次是1993年4月25～27日在湖北宜昌举行的。会议名称为"全国第二届中药炮制学术会"。会议总结了自第一次会议以来中药炮制取得的进步和成果，对炮制研究中存在的热点问题，如饮片炮制工艺的系统规范化研究、饮片质量标准化研究等进行了探讨，并提出了重视中药知识产权等问题。

3. 中药炮制科学研究会平台

中药炮制科学研究会是由王孝涛、叶定江、史久良、徐楚江、姚达木、原思通等发起并成立的中药炮制科学研究学术交流团体。

1982年4月，在由中国药学会中药及天然药物分科学会主办的中药炮制、中药制剂庐山会议上，炮制界的专家、学者就提出，能否成立一个中药炮制方向的专业学术团体，以加强中药炮制学术交流，促进行业发展。1986年12月卫生部药典委员会工作会议在杭州举行，会议期间，炮制专业组的委员王孝涛、叶定江、史久良、徐楚江、姚达木等同志提议，中药炮制学科应当成立一个学术交流团体，以加强中药炮制学术交流（后称此次会议为第一次筹备会）。回到北京后，以王孝涛、原思通为主要发起者，开始积极筹备建会事宜。1987年7月5日，在无锡市南京军区101医院招待所召开了第二次筹备会，出席会议的人员有王孝涛、史久良、徐楚江、叶定江、王琦、于留荣、应钶、原思通。会议议题有三项，一是成立研究会常务理事会；二是讨论第一批会员名单；三是讨论学会名称和学会章程等事宜，确定1987年研究会工作计划。

会议最后形成决议：①常务理事会理事长由王孝涛担任，副理事长由徐楚江、史久良、叶定江担任；秘书长由原思通担任，副秘书长由于留荣担任；②确定了第一批会员名单，他们是张瑞、史久良、傅宝庆、王孝涛、原思通、吴连英、江文君、李铁林、张静修、徐楚江、黄维良、李文惠、郭润康、陈绪论、熊少希、于留荣、赵思競、潘三红、王兴法、王爱芳、应钶、叶定江、沈海葆、王琦、冯宝麟、庄立品、姚福汉、姚达木；③确定了学会名称为"中国中药炮制科学研究会"（简称"中药炮制科学研究会"），学会的宗旨是"团结全国中药炮制科技力量，开展学术交流，推动中药炮制科学研究生产发展，加速中药炮制学的发展"，并起草了研究会章程（草案）。

经过近两年的酝酿和筹备，中药炮制科学研究会于1988年5月17日在杭州成立，同时召开了首届学术研讨会。来自全国长期从事中药炮制科学研究、教学及生产，并对本学科的发展作出过一定贡献的专家学者30余人作为本会第一届会员出席了大会。研究会挂靠单位的领导——中国中医科学院（原中国中医研究院）高德副院长和中国中医科学院中药研究所胡世林副所长专程来到杭州参加大会，并对研究会的成立发表了热情洋溢的讲话。

与会代表交流了学术经验，研讨了如何提高中药炮制科研水平及加速本学科发展等中心问题，修订了研究会章程。会议采用大会发言和分组座谈等形式，对如何加强科研协作、组织会员联合攻关以及开展对外学术交流等问题进行了热烈讨论。

会议选出理事会成员，王孝涛研究员任会长，徐楚江教授、史久良研究员（时任副研究员）、姚达木副主任药师、叶定江教授（时任副教授）、姚福汉经理任副会长，原思通研究员（时任副研究员）任秘书长，于留荣教授（时任副教授）、王琦研究员（时任副研究员）、张世臣教授（时任副教授）任副秘书长。经理事会研究决定，聘请中国中医科学院（原中国中医研究院）高德副院长为本会名誉会长，中国中医科学院中药研究所胡世林副所长、辽宁中医药大学（原辽宁中医学院）傅宝庆教授、广州中医药大学（原广州中医学院）赵思兢教授、湖北中医药大学（原湖北中医学院）陈绪伦教授和山东省中医药研究所冯宝麟研究员为本会名誉副会长。

大会通过了研究会章程，确定本会是群众性学术团体。以团结全国高层次中药炮制科技力量、开展学术交流、提高中药炮制科学研究水平、加速中药炮制学的发展为宗旨。依靠本会学术优势，协调本学科的科研协作，组织会员承接国家急需的科研招标项目与开发任务，开展技术咨询服务，促进科研、教学、生产等横向联系，通过技术转让，加速科研成果转化。

与会代表一致呼吁国家制定有利于发展中药炮制的相应政策，设立中药炮制科研基金，加强中药炮制科研力量，改善各地饮片厂的生产条件，加速中药炮制向现代化迈进。加速中药炮制事业的发展，保持和发扬中医药特色及其在国际上的优势。

中药炮制科学研究会成立后，对当时"七五"，特别是"八五"国家科技攻关项目的实施和完成发挥了积极作用。

1990年12月11日，中药炮制科学研究会又在郑州召开了第二届学术研讨会。会议由中药炮制科学研究会会长王孝涛研究员主持。代表们首先听取了12位专家关于中药饮片质量标准的研究报告，然后就中药炮制饮片质量评价的内容及质量标准的内涵是什么、如何制定确实可行的饮片质量标准、如何加快中药饮片炮制科研工作的步伐、如何加强中药饮片工作的科学管理等中心议题展开讨论。从科研、生产、检验、管理等各个不同角度论述了饮片工作的现状及存在的问题，并就"八五"期间中药饮片工作的发展规划和如何实施有效的检测工作提出了许多建设性意见。并建议在适当时候，在全国范围举行中药饮片质量评比活动，以交流经验，共同提高。

二、中药炮制分会的成立及学术活动

中药炮制分会于1994年成立（据《中国中医药年鉴·2003》），主任委员张世臣教授、副主任委员王孝涛研究员、秘书长江文君研究员组成了第一届中药炮制分会领导成员。但张世臣教授随后调任卫生部药政局副局长，后转任国家药监局注册司司长。直到2003年，中药炮制科学研究会并入中华中医药学会，并更名为"中华中医药学会中药炮制分会"，形成合力，同时产生了第二届中药炮制分会领导成员。

第二届中药炮制分会的改选暨学术研讨会是2003年10月在北京举行的。按照中华中医药学会章程和换届程序，确定了第二届领导成员。王孝涛任名誉主任委员，原思通任主任委员，丁安伟、于留荣、任玉珍、孙立立、孙秀梅、肖永庆、张振凌、贾天柱、顾振荣、龚千锋、蔡宝昌任副主任委员，肖永庆兼任秘书长，李飞任副秘书长。

大会对中药炮制发展方向、中药饮片炮制标准化、中药炮制科研思路、中药炮制原理，及饮片产业发展等问题进行了研讨。

自此开始，中药炮制分会基本上每年组织举办一次学术会议。2004年学术年会12月10～13日在江西南昌召开。2005年学术年会8月在广东普宁召开。2006年学术年会8月5日在山东淄博召开。

2007年中药炮制分会进行了换届工作，产生了第三届领导集体。10月17～19日，中华中医药学会中药炮制分会换届改选暨学术年会在"四大怀药"之乡河南焦作市召开。200余名代表出席了会议，卫生部副部长兼国家中医药管理局局长王国强同志向大会发来了贺信，黄璐琦研究员、贾天柱教授、边宝林研究员、石任兵教授、蔡宝昌教授、龚千锋教授、张振凌教授及李娆娆博士分别做了大会报告。

论坛结束后，由中华中医药学会学术部主任孙永章主任主持了中药炮制分会的换届改选会议。第二届主任委员原思通教授作了题为"挖掘传承、研究提高，努力开创中药炮制发展新局面"的工作报告，然后按照学会管理办法，从85名委员中选出常务委员25人。又从常务委员中选出主任委员、副主任委员和秘书长，原思通教授当选为第三届中药炮制分会名誉主任委员，边宝林研究员当选为主任委员，丁安伟、贾天柱、龚千锋、孙秀梅、孙立立、张振凌、任玉珍、蔡宝昌、顾振荣、马兴田、袁小平等11人当选为副主任委员，任玉珍当选为秘书长，李飞、王祝举当选为副秘书长。

本届委员会认为饮片质量是饮片行业的灵魂，饮片产业的发展必须从提高饮片质量开始，于是在2008年10月11～14日于江西樟树举办的学术年会上首次向饮片行业发布了"生产优质饮片"倡议书，并邀请了老药工进行饮片切制表演，向业界展示老一辈在饮片质量方面的工匠精神。

2009年学术年会于11月27～30日在湖北武汉举行。2010年学术年会于10月30日—11月1日在四川成都举行。2011年学术年会于12月9～12日在贵州贵阳举行。2014年学术年会于11月14～16日江苏南京举行。

三、中药炮制分会第四、五、六届委员会

2015年7月，中药炮制分会在辽宁大连换届选举，产生第四届中药炮制分会委员会，边宝林任名誉主任委员，贾天柱任主任委员，丁安伟、任玉珍、江云、李飞、吴玢、吴皓、张义生、张村、张学兰、张振凌、龚千峰任副主任委员，高慧教授任秘书长，挂靠单位为辽宁中医药大学。在本届换届选举会议上，制订了炮制分会的宗旨和目标，标志着中药炮制分会开始进入一个新的时期。

分会宗旨：禀雷公之法，扬炮炙精华。

分会目标：带领炮制行业实现四新八化（新工艺、新辅料、新设备、新理论；来源基地化、工艺规范化、标准国际化、原理清晰化、辅料多样化、规格一致化、产用智能化、流通网络化）。

分会任务：开展三一工程，即带动一个学科（炮制学科），推动一个行业（饮片行业），发展一个产业（饮片健康产业）。

分会精神：亲力亲为、自强自立、团结团队、共兴共祺。

核心思想：树正气、立规矩、干实事。

2019年9月，中药炮制分会在天津换届选举，产生第五届中药炮制分会委员会，王孝涛、张世臣、边宝林任名誉主任委员，贾天柱任主任委员，王祝举、刘艳菊、江云、李飞、吴

皓、吴纯洁、宋平顺、张村、张丽、张学兰、金传山、钟凌云、禹志领、曹晖、窦志英任副主任委员，高慧教授任秘书长，继续挂靠在辽宁中医药大学。

2023年10月，中药炮制分会在辽宁大连换届选举，产生第六届中药炮制分会委员会，贾天柱教授任名誉主任委员，江云、李飞、吴皓、张村、张学兰、金传山、吴纯洁、宋平顺、曹晖任名誉副主任委员，高慧教授任主任委员，王祝举、刘艳菊、张丽、钟凌云、禹志领、窦志英、朱月建、朱建光、李向日、李越峰、孟江、黄勤挽、曾春晖任副主任委员，鞠成国教授任秘书长，继续挂靠在辽宁中医药大学。

几年来，炮制分会秉承宗旨、目标和任务，发扬分会的精神，开展、开创了系列学术、党建活动。

（一）中药炮制分会学术年会

中药炮制分会学术年会每年举行一次，多在下半年举行。参会人员为全国从事中药炮制教学、科研、生产、临床应用、药检、药监等方面的专家学者、企业家、研究生等。会议主题鲜明，每次会议的大会背景配有主委撰写的楹联，学术报告精彩纷呈，影响力逐渐攀升。每次年会均有论文集存档。

2015年中药炮制分会学术年会暨换届选举会议在辽宁大连召开，由中药炮制分会、辽宁中医药大学承办，四川新荷花中药饮片股份有限公司、王孝涛传承工作室协办，大会主题是"禀雷公之法，扬炮炙精华"，大会楹联为"承雷公续大法循指南彪炳千秋大业，开新宇明目标确方向拓展万世宏图"。大会共收到论文投稿166篇，评出优秀论文22篇，28位专家学者做学术报告。

2016年中药炮制分会学术年会在河南禹州召开，由中药炮制分会、禹州市政府承办，河南中医药大学协办，大会主题是"新饮片、新标准、新设备"，大会楹联为"新工艺新标准开创炮制新时代，新饮片新质级奠定治削新巨石"。大会共收到论文投稿206篇，评出优秀论文19篇，20位专家学者做学术报告。

2017年中药炮制分会学术年会在广州召开，由中药炮制分会、王孝涛炮制传承工作室广东分室承办，康美药业股份有限公司协办，大会主题是"科技炮制、创新炮制、绿色炮制"，大会楹联为"科技炮制打造精品饮片，创新治削开辟㕮咀新型"，进一步明确了炮制的发展方向。大会共收到论文投稿155篇，评出优秀论文16篇，26位专家学者做学术报告。由于分会活动较多，故本次年会与雷公论坛合并召开。

2018年中药炮制分会学术年会在山东济南召开，由中药炮制分会、山东省中医院承办，山东百味堂中药饮片有限公司、山东博康中药饮片有限公司、亳州市沪谯药业有限公司协办，大会主题是"中药炮制四新八化战略实施"，大会楹联为"施四新八化修事可现代，行三智五传炮制能提高"。大会共收到论文投稿205篇，评出优秀论文20篇，24位专家学者做学术报告。三智即饮片的智能生产、智能调剂、智能煎制；五传即炮制的技术传承、理论传承、人才传承、文化传承、应用传承。

2019年中药炮制分会学术年会暨换届选举会议在天津召开，由中药炮制分会、中国中药协会中药饮片专业委员会、天津盛实百草药业有限公司共同承办，大会主题是"共建，共享，创业，创新"，大会楹联为"重整河山　共建共享甄饮片，再添羽翼　创业创新唯智能"。本次大会作为第七届中药材基地共建共享交流大会的一部分，同时也是首届全国中药饮片炮制大会，即：中华中医药学会炮制分会与中国中药协会的炮制专委会共同召开，盛况空前。总结提出：炮制人不能总做别人不愿做的事情，要做别人做不了的事情。实干是炮制人的优良传统，创新是炮制人的唯一出路，发展是炮制人的共同期望。大会共收到论文投稿135篇，评出优秀论文13篇，30位专家学者做学术报告。

2020年中药炮制分会学术年会在浙江杭州召开，由中药炮制分会、浙江厚达智能科技股份有限公司承办，大会主题是"中药炮制新传承、新技术、新观点、新饮片"，大会楹联为"炮制传创功万代，饮片产用利千秋"。因受新冠疫情影响首次以线上线下结合的方式举办，参会者对会议的满意度很高，分会被评为当年中华中医药学会学术年会优秀分支机构。除学术报告外，会上举办了《2018—2019中医药学科发展报告：中药炮制》首发式。大会共收到论文投稿155篇，26位专家学者做学术报告。会后委员们还参观了浙江厚达智能煎制生产线，很受鼓舞。贾天柱在讲话中提出：饮片一定要高品质、高流动、高煎出；低成本、低污染、低毒性。同时鼓励各省成立炮制专委会。

2021年中药炮制分会学术年会在甘肃兰州召开，会议由中药炮制分会、辽宁中医药大学、甘肃省药品检验研究院共同承办，甘肃中医药大学、甘肃药业集团圣源中药材有限责任公司协办，大会主题是"好药材，好炮制，好饮片，好疗效"，大会楹联为"好药材唯有好炮制，好饮片成就好疗效"。会议以线上线下结合的方式举办，首次增加青年论坛。因炮制分会历届学术年会的高质量、高人气，本次学术年会被推荐为中国科协2021年重要学术会议。会议期间进行了中药炮制分会标志和"水火炮制杯"及炮制分会会歌的发布，贾天柱主委说明了会徽的设计理念以及会歌歌词，倡导炮制人要"捧着一颗心来，不带半根草去"。大会共收到论文投稿146篇，26位专家学者及12位青年教师做学术报告。

2022年中药炮制分会学术年会受新型冠状病毒感染影响在线上召开，会议由中药炮制分会、辽宁中医药大学、广西仙荣中药科技有限公司承办，广西中医药大学协办，大会主题是"南药与各地特色炮制技术及质量提升"，大会楹联为"南药特色照华夏，北药炮爁耀九州"。贾天柱在讲话中提出：你不敬业，业不兴你；业以人兴，人以业荣。来自全国30余所中医院校、综合院校，以及企业、医院的专家、老师和研究生等近800人参加会议。大会共收到论文投稿212篇，23位专家学者及5位青年教师做学术报告。根据炮制分会大群的学科发布内容，启动了《中药炮制学科发展集萃》的编写。

2023年中药炮制分会学术年会暨换届选举会议在辽宁大连召开，会议由中药炮制分会和辽宁中医药大学共同承办，大会主题是"中药炮制传承创新发展大会"，大会楹联为"弘扬非遗文化，誓为炮制创新"，来自全国各地从事中药炮制教学、科研、产业的从业者共450余人参加了本次会议，参会人数再创线下参会历史新高。大会共收到论文投稿183篇，21位专家学者及6位青年教师做学术报告。

炮制分会申报的《中药炮制学科发展集萃》成功中标国家科学技术学术著作出版基金。贾天柱主任委员简单总结了近8年的分会工作，并提出："一年春作首，万事行为先。能走多快，由水平决定；能走多远，由人品决定。我希望每个炮制人都要从一而终，用心去追求发展炮制事业。"

（二）"雷公论坛"

除每年的学术年会外，中药炮制分会于2016年首创"雷公论坛"。"雷公论坛"每年上半年举办一次，同时召开常委会，现已成为中药炮制分会的名片。论坛为邀请制，邀请中药炮制领域的知名专家代表及炮制分会常委参加，"借雷公之名，行传承之实，发创新高见"。每年均有论文集存档。雷公论坛的内涵为：论坛是传承者的基地，论坛是创新者的引擎，论坛是授业者的道场，论坛是成长者的习所，论坛是交流者的平台，论坛是开拓者的油站。

2016年4月，中药炮制分会首届雷公论坛在辽宁大连成功举办，由中药炮制分会、辽宁中医药大学承办，论坛主题是"传承与创新"，论坛楹联为"开论坛广发传承高见，言心语众筹创新良谋"。

第二届雷公论坛于2017年11月与炮制学术年会同时在广州召开。

第三届雷公论坛于2018年5月在陕西咸阳召开，由中药炮制分会、陕西中医药大学、辽宁中医药大学共同承办，论坛主题是"开启中药饮片产用三智时代"，论坛楹联为"开启饮片产用三智时代，创造中药炮制四新佳期"。本次论坛具有里程碑的意义，极大地推动了行业发展。

第四届雷公论坛于2019年5月在四川成都召开，由中药炮制分会、四川新荷花中药饮片股份有限公司、辽宁中医药大学共同承办，论坛主题为"饮片创新与产业对接"，论坛楹联为"饮片改革洪波起，炮制创新连天漪"。

第五届雷公论坛原计划在2020年5月召开，因受新型冠状病毒感染影响，分会将论坛改为线上形式召开，以"中药炮制工艺和原理研究孰先孰后"为论题开展讨论，大家积极踊跃参加。

第六届雷公论坛于2021年在安徽亳州召开，由中药炮制分会、亳州市沪谯药业有限公司、辽宁中医药大学共同承办，论坛主题是"饮片与相关设备如何创新"，论坛楹联为"饮片创新必由路，设备升级须智能"。会议提出中药炮制不能靠保护和特色活着，要靠自强和创新发展，同时提出"低碳炮制"的方向。

第七届雷公论坛于2022年9月在安徽亳州召开，由中药炮制分会、安徽普仁中药饮片有限公司、辽宁中医药大学共同承办，论坛主题是"论饮片改革与快速发展途径"，楹联是"饮片改革不平路，炮制创新成坦途"。全国近20所中医院校的炮制分会常委代表、医院药局代表、企业代表等70余名炮制专家线上/线下参会，共商饮片发展大计。

第八届雷公论坛于2023年4月在海南海口召开，由中药炮制分会、辽宁中医药大学、海南蕳氏盛泰药业有限公司承办，海南省中医药学会中药专业委员会、海南医学院、海南医学院第一附属医院协办，论坛主题是"中药生制饮片专属性差异标准制订"，楹联是"创新炮制建伟业，饮片标准筑根基"。全国多所中医院校的炮制分会常委及特邀代表、《中国中医药报》记者等近百名专家出席。

（三）"雷公杯"全国中药炮制青年教师授课与技能大赛

中药炮制分会首创"雷公杯"全国中药炮制青年教师授课与技能大赛，为隔年举办，其宗旨是"禀雷公之法，扬炮制精华。育人先强己，解惑当自佳。"

2017年7月，首届"雷公杯"全国中药炮制青年教师授课与技能大赛暨中药炮制传承与创新沙龙在辽宁大连举办，由国家中医药管理局科技司支持，中药炮制分会、辽宁省中医药学会中药炮制专业委员会、四川新荷花中药饮片股份有限公司共同承办。山东中医药大学李慧芬老师、天津中医药大学王晖老师获综合一等奖。

2019年11月，第二届"雷公杯"全国中药炮制青年教师授课与技能大赛暨中药炮制传承与创新沙龙在福建福州举办，由中药炮制分会、福建中医药大学、辽宁中医药大学共同承办。辽宁中医药大学张凡老师、暨南大学马志国老师分别获教学授课一等奖、操作技能一等奖。

两次会场均悬挂"比授课看谁是育人解惑高手，赛技能观孰为传承创新精英"的楹联。该活动极大地促进了中药炮制青年教师教学技能的提升，真正实现了以赛促教、以赛促建、以赛促承、以赛促新。

（四）全国本科院校中药炮制教研室主任论坛暨培训

中药炮制分会首创"全国本科院校中药炮制教研室主任论坛暨培训"，为隔年举办，其宗旨是"主任优秀、团队自强，优秀一个、带动一片"。对全国各高校炮制教研室主任进行教学法研究、教研室建设、现代与传统操作技术等相关培训，带动全国中药炮制师资队伍的进步。

2018年7月、2021年7月在辽宁大连举办两届全国本科院校中药炮制教研室主任论坛暨培训，各位教研室主任在素质、知识、技能等三个方面有所提高，培训鼓励各位教研室主任成为教学的典范、科研的典范、创新的典范、团结的典范、奉献的典范、树正气的典范、守规矩的典范、干实事的典范。

（五）"2018—2019中医药学科发展报告：中药炮制"项目

中药炮制分会作为中华中医药学会唯一代表，圆满完成"2018—2019中医药学科发展报告：中药炮制"项目。项目由中国科协统一部署组织实施，由中华中医药学会负责，中药炮制分会具体承担编撰任务。贾天柱教授作为首席科学家，组织来自全国各中医院校的63名中药炮制专家组成编写团队，经过大调查、大总结、大提高，历时两年编写出版了《2018—2019中医药学科发展报告：中药炮制》。该报告因为编写质量高，并一次成稿，受到中国科协的高度评价，为中华中医药学会争得了荣誉。中药炮制分会于2020年中药炮制分会学术年会上举办了《2018—2019中医药学科发展报告：中药炮制》首发式。该学科发展报告不但反映了行业发展概况，同时极大地激发了炮制人的教学与科研热情。

（六）中药炮制分会党的工作小组

按照总会"学会分支机构党的工作小组全覆盖"的总体要求，2019年中药炮制分会学术年会期间，分会成立中药炮制分会党的工作小组。贾天柱教授任组长，江西中医药大学钟凌云教授、辽宁中医药大学高慧教授任副组长。2023年党的工作小组换届，高慧教授任组长，江西中医药大学钟凌云教授、甘肃中医药大学李越峰教授、广西中医药大学曾春晖教授、辽宁中医药大学鞠成国教授任副组长。

2020年炮制学术年会期间，主任委员贾天柱利用午休时间给大家上了题为"学习十九届五中全会公报，开辟炮制创新航程"的党课，使参会人员提高了对"四个意识、四个自信和两个维护"的认识。2021年"七一"前夕，分会近百名党员齐聚云端，以线上形式举办了"讲党课、唱红歌、做实事、庆百年华诞"的主题活动。贾天柱主委带领党员同志们共同重温了入党誓词，副主任委员江西中医药大学钟凌云教授、秘书长辽宁中医药大学高慧教授分别讲授题为"学党史感悟思想，明大德坚定信仰""党领导中医药发展的百年历程"的党课。党员委员们自编自演，献上了非常好的节目，举办了一场别开生面的盛会。

2022年"七一"前夕，分会以线上形式开展了主题为"传承红色文化，共庆党的生日"的主题党日活动，主任委员贾天柱教授首先为大家讲授了题为"如何发挥党员的先锋模范作用"的简短而生动的党课。来自全国各地的中药炮制同仁们以诗朗诵、个人分享、经典推荐、歌曲演唱等多种形式重温党的历史，讲好党的故事，弘扬主旋律，传播正能量。活动于2022年7月1日由中华中医药学会公众号推出，并被人民日报全国党媒信息公共平台转载。2023年"七一"前夕，分会以线上形式开展了主题为"发扬炮制精神，共庆党的生日"的主题党日活动，中药炮制分会特邀辽宁省阜新市彰武治沙学校的老师，为分会党员委员上了一堂生动的微党课，甘于奉献的彰武"治沙精神"犹如一面旗帜，指引我们脚踏实地，用汗水浇灌收获，以实干笃定前行。

（七）中药炮制科学传播专家团队

2020年成立中药炮制科学传播专家团队，贾天柱教授任团长，浙江中医药大学梁泽华教授任管理员。

2021年1月、9月在线上举办两次中药炮制科普论坛，分会副主委刘艳菊教授、吴皓教授、吴纯洁教授，常委吴镝教授、曾春晖教授进行了精彩的分享，图文并茂，深入浅出。

2023年4月、10月在线上举办两次中药炮制科普论坛，钟凌云、梁泽华、李慧芬、高慧、李越峰5位老师进行了分享交流。

（八）青年人才培养

分会积极推荐中华中医药学会中青年创新人才和青年托举人才。浙江中医药大学曹岗、杜伟峰分别入选2018年度中华中医药学会中青年创新人才、2018年度中华中医药学会青年托举人才。广州中医药大学苏桃入选2022年度中华中医药学会青年托举人才。湖北中医药大学许康、成都中医药大学陈志敏入选2023年度中华中医药学会青年托举人才。

以贾天柱为主任委员的第四届、第五届中药炮制分会委员会成绩瞩目，在其努力下，中药炮制分会工作蒸蒸日上，把炮制事业推向了新的高度。建设了炮制人自己的宣传平台"雷公网"，制订了饮片发展规划，提出了很多新观点，如三必（传承是必要的、创新是必须的、智能化是必然的）、三一（把眼界放远一点、把思路放宽一点、把格局放大一点）、饮片的三高三低（高品质、高流动、高煎出，低损耗、低污染、低毒性）。

中药炮制分会工作得到了总会的高度肯定。中药炮制学术年会从2020年起连年被中国科协确定为国家级重要学术会议。贾天柱教授于2019年、2023年两次被评为中华中医药学会任期届满分支机构优秀主任委员。2020年总会分支机构年度考核，中药炮制分会荣获学术年会优秀分支机构；2021年总会分支机构年度考核，中药炮制分会荣获年度优秀分支机构、党建工作优秀分支机构、学术年会优秀分支机构、财务管理优秀分支机构；2022年总会分支机构年度考核，中药炮制分会荣获党建工作优秀分支机构。

第六届炮制分会委员会将继续以"禀雷公之法　扬炮炙精华"为宗旨，发扬炮制分会"亲力亲为、自强自立、团结团队、共兴共祺"的精神，继续开创中药炮制学科的新局面。

撰稿：王祝举　高　慧
审稿：贾天柱

四、各省直辖市中药炮制专委会简介

山东省中医药学会中药炮制专业委员会

由山东省中医药研究院主导的中药炮制学术交流会主要分为三个阶段，其中第一阶段（1987～2001年）是以山东省中药学会副会长、中药炮制研究会会长王琦研究员为主组织举办的8次山东省中药炮制学术会议，第二阶段（2012～2016年）是以孙立立研究员为主组织举办的5次国家级和省级中药炮制继续教育项目，第三阶段（2020年至今）是以石典花研究员为主组织举办的3次山东省中药炮制继续教育项目，并于2023年6月牵头成立了山东中医药学会中药炮制专业委员会。

第一阶段（1987～2001年），以王琦研究员为主组织举办了8次山东省中药炮制学术会议，具体包括：

1987年12月，首届山东中药炮制学术交流会在山东省青州市召开。1988年11月，山东中药学会和山东中药炮制科学研究会成立大会暨第二届炮制学术交流会在山东省济南市召开。王琦研究员任中药炮制研究会会长。之后每隔2～3年，在不同城市召开一次学术年会。

第二阶段（2012～2016年），以孙立立研究员为主组织举办了5次国家级和省级中药炮制继续教育项目，除2015年外，每年在济南或青州举办。

第三阶段（2020年至今），以石典花研究员为主组织举办了4次山东省中药炮制继续教育项目，分别在济宁、平邑举办。2022年线上举办。

山东中医药学会中药炮制专业委员会成立 基于我院在中药炮制学术活动丰富的经验，2022年5月，山东省中医药研究院作为发起单位，石典花研究员作为发起人，联合山东中医药大学张学兰教授、山东中医药大学第一附属医院马传江主任药师、山东中医药高等专科学校刘波教授向山东中医药学会提交成立山东中医药学会中药炮制专委会的申请，山东中医药学会于9月份通过批准。经过精心筹备，山东中医药学会中药炮制专业委员会于2023年6月2～3日正式成立，石典花研究员为首届山东中医药学会中药炮制专业委员会主任委员，挂靠单位为山东省中医药研究院。顾问：孙立立、张学兰、刘波、宋希贵、邵林，副主任委员（按姓氏笔画排序）：王斌、白小英、许旻、孙宗森、李明、李慧芬、宋磊、张超、张磊、周倩、贺玉莲、袁忠、徐中利、曹广尚、崔彦伟、韩光明、路继刚。专委会成立同时举办了山东省中医药继续教育项目中药饮片炮制、质量鉴定及临床使用培训班（项目编号：20230089），特邀辽宁中医药大学贾天柱教授、南京中医药大学陆兔林教授、山东省中医药研究院孙立立研究员、山东中医药大学张学兰教授、山东省中医药高等专科学校刘波教授、山东中医药大学王加峰教授、山东中医药大学邵林主任药师、山东中医药大学附属医院张学顺主任药师、济南市药品检验所宋希贵主任药师等省内外知名专家进行了精彩授课。

撰稿：石典花
审稿：贾天柱

上海中药炮制专业委员会

1989年11月18日中国药学会上海分会中药炮制学会成立，上海市药材公司经理许锦柏任主任委员，上海中医学院炮制研究室主任王智华任副主任委员。举行了第一届中药炮制学术经验交流会，收到论文34篇，大会报告了"从国外中药加工状况谈本市中药饮片发展方向"（许锦柏），"中药炮制研究方法进展"（华卫国），"上海市饮片炮制规范30年"（袁俊贤）和专题论文报告15篇，交流了中药炮制工艺研究、技术革新、饮片的养护和保管、包装改革、炮制与质量关系的探讨等方面的技术和经验。

1995年12月9日上海市药学会第七届会员代表大会选举产生第七届理事会。通过决议，将中药炮制专业委员会改成中药专业委员会。专委会成员由从事中药学研究为主的专业人士组成，来自高校、科研机构、医院药剂科和制药企业，包括教师、科研人员、药学人员和企业高管等。专业委员会主要涉及中药饮片、中药鉴定、植化成分研究、药剂、质量分析、科研情报、企业管理、生产、销售开发和临床应用等领域，有利于中药各有关单位和科研人员的横向联系和学科的渗透，有利于中药的研究和开发。自此，中药炮制方面的活动在中药专委会的指导下开展。历任的中药专业委员会主任委员：1989年、1995年、2001年三届为许锦柏，2006年、2011年两届为陶建生，2016年、2020年两届为徐宏喜。

2022年10月8日，上海市药学会中药学专业委员会中药炮制学组成立，炮制学组成员共26人，董志颖教授担任炮制学组组长。上海市药学会中药学专委会积极助力中药炮制技术传承创新平台建设，推进中医药传承创新发展，中药炮制学组的成立有利于开展中药炮制创新研究、培养中药特色人才。

撰稿：修彦凤

审稿：贾天柱

北京市中药炮制专业委员会

1999年2月21日，第一届北京中医药学会中药炮制专业委员会成立，著名中药炮制专家原思通担任主任委员，副主任委员为张世臣，秘书为迟萍，委员有梁大哲、梁大雪、刘振启。

原思通（1937～2012年），研究员，博士生导师。第四批全国老中医药专家学术经验继承工作指导老师，享受国务院政府特殊津贴。1963年毕业于河南中医学院中药系。先后任广西中医学院中药炮制制剂教研室主任、河南中医学院中药炮制制剂教研室主任、中药系副主任等职。1986年，调入中国中医研究院中药研究所工作，历任中药炮制研究室主任、中药所副所长、所长，中药所学术委员会主任委员，中药所高级专业技术职务评审委员会主任委员等职。2007年，被中国中医科学院聘为首批著名中医药专家学术经验传承博士后合作导师。

2005年2月21日北京中医药学会第二届中药炮制专业委员会换届会议召开，北京中医药大学李飞担任主任委员。

李飞，教授，硕士生导师。国家级中药学教学团队学术顾问和指导教师。获国家中医药管理局中医药科学技术进步奖二等奖、中华中医药学会科学技术奖一等奖、北京市高等教育教学成果奖一等奖等奖项，被评为北京市高等教育自学考试三十周年优秀命题教师。1984年毕业于北京中医学院（现北京中医药大学），留校后一直从事中药炮制的教学和科研工作。历任中药炮制教研室副主任、主任，中药制药系副主任，中药炮制系主任兼炮制教研室主任等职。兼任教育部高等学校中药炮制学课程联盟副理事长。曾任中华中医药学会中药炮制分会副主任委员，中国中药协会中药饮片质量保障专业委员会副主任委员兼主任助理，中国中药协会中药饮片专业委员会副秘书长，中华中医药学会中药调剂与合理用药分会常务委员等职。

2008年6月22日召开北京中医药学会第三届中药炮制专业委员会换届会议。北京人卫中药饮片厂刘振启担任主任委员。

刘振启，1989年毕业于北京中医药大学，曾任北京人卫中药饮片厂董事长兼厂长。2005年被北京市药品监督管理局聘请参加《北京市中药饮片炮制规范》的修订工作。2011年，拜国医大师金世元先生为师，成为金老的第三批弟子。曾担任中国中药协会中药饮片专业委员会副理事长、中国中药饮片GMP生产企业同盟副主席、药事专业委员会副主任委员、北京药协会理事。至今已累计发表文章73篇，并在文章中阐述了自己多年来对中药饮片炮制和中药材品种鉴别的独到见解。

2016年6月22日北京中医药学会第四届中药炮制专业委员会换届大会举行，国医大师金世元担任总顾问，北京同仁堂饮片厂徐宝成担任顾问，北京同仁堂药材参茸投资集团王志举为主任委员，解放军总医院第五医学中心中西医结合中心中药房张萍为秘书长。

王志举，主管药师，1975年进入北京同仁堂学徒至今，从事中药工作40余年。曾任北京同仁堂药材参茸投资集团总经理、党委副书记，北京医药行业协会商业分会副会长，北京保健品协会理事、副会长，国家参茸产品质量监督检验中心专家委员会委员，全国参茸产品标准化技术委员会委员，医药协会调剂委员会副主任，中药协会调剂委员会副主任。2011年，拜国医大师金世元先生为师，成为金老的第三批弟子。擅长中药材、中药饮片、人参、鹿茸等贵细药材的鉴别。

2023年4月22日，由北京中医药学会主办、首都医科大学附属北京中医医院承办的北京中医药学会第五届中药炮制专业委员会换届大会暨中药炮制技艺交流与实践学术会议在北京召开。专委会聘请金世元、刘清泉、翟胜利、李京生、于葆墀、苏桂云为第五届中药炮制专业委员会顾问，王志举为名誉主任委员，大会通过无记名投票选举产生第五届中药炮制专业委员会委员、常务委员、青年委员。北京中医医院药学部主任吴剑坤任主任委员。吴剑坤主任委员分别从指导思想、组织结构以及整体规划三方面介绍第五届中药炮制专业委员会的工作计划。

吴剑坤，女，主任药师、副教授，首都医科大学硕士生导师。兼任中国中医药信息研究会中药调配与监测分会副秘书长，北京中医药学会药事管理专业委员会副主任委员，北京中医药学会中药资源与鉴定专业委员会副主任委员，北京市第二批中药骨干人才培养项目指导老师。发表论文多篇，参编《中药调剂学》，主编《本草纲目对症药膳速查全书》《本草纲目中药蔬果养生速查全书》《本草纲目排毒养颜药膳速查全书》。获中国药学会2019年优秀药师奖，被评为首都医科大学附属北京中医医院2018～2019学年优秀教师。

2012年11月，专业委员会与北京市人力资源和社会保障局、中共北京市委组织部合作举办了"北京市第三届职业技能大赛—中药炮制技能决赛"。

本届委员会承办多项学术活动：2016年12月，合作举行"北京市第四届职业技能大赛—中药炮制与配制工决赛"；2017年11月，举行"挑战'大工匠'系列赛—中药炮制工挑战赛"；2018年8月，合作共建"燕京中药炮制技术传承基地"；2018年11月，合作举办"第二届中药炮制理论与技术提高培训班"；2019年4月，主办"传承中药炮制技艺之古法炮制胆南星"培训活动；2019年11月，合作举行"改革与改善同步，中药技术大赛—中药炮制单项赛"。

撰稿：李　飞

审稿：贾天柱

甘肃省药学会中药炮制专业委员会

甘肃省药学学会中药炮制专业委员会是甘肃省药学学会下属的专业委员会之一，成立于2012年，主任委员单位为甘肃省中医院，2023年3月顺利完成了第三届委员换届工作，委员来自省内14个市州的36家医疗单位、科研院所、中药饮片企业。在主任委员刘效栓主任药师的带领下，专业委员会团结甘肃省各级医疗机构、科研院所、企业等中药炮制从业人员，开展省内外中药炮制学术交流工作。自专业委员会成立以来，每年参与协办中药炮制相关学术继续教育培训班，累计培训学员3000多人次，先后协办了2次全省中药特色技术大赛，协助完成2次甘肃省委重点人才项目，开展了甘肃省中药饮片调剂处方应付调研工作等。同时，充分发挥医院临床优势，在医院药讯中开展了常见中药炮制品临床合理应用宣传，推广临方炮制技术，促进中药炮制品的临床合理应用。

甘肃省中医院自1953年建院始，设有药局，一直从事中药饮片净制、切制、炮炙等工作，其技术特色沿袭当时兰州的中药炮制技术，以京帮为主，融汇了陕帮、川帮、樟帮等传统中药加工炮制特色。进入21世纪以来，随着国家中药饮片监管政策的改变，医院临方炮制受到较大影响，净制、切制逐渐式微，至2016年医院投资成立了甘肃陇中药业有限责任公司，该公司于2017年12月通过了中药饮片GMP生产认证。2010年医院承办了甘肃省首届中药炮制大赛，很好地促进了甘肃省中药炮制学术交流与人才培养。医院中药炮制历经70年发展，形成了以王子义为代表的中药炮制技术传承体系，培养了一批中药炮制技术人才，团队在长期中药炮制实践工作的基础上，挖掘整理京帮中药炮制技术，先后出版了《京帮炮制新义》《京帮青囊存珍集》《岐黄医药纵横》专著。同时，医院重视中药炮制品的临床合理应用，依托临床，开展中药炮制品合理用药培训宣传，整理出版了《中药炮制品临床应用指南》《中药炮制与临床》专著。

专委会宗旨：全面贯彻党的二十大精神，以习近平新时代中国特色社会主义思想为指导，深入贯彻实施科教兴国战略、创新驱动发展战略，秉持"传承精华，守正创新"和"炮制虽繁，必不敢省人工；品味虽贵，必不敢减物力"的精神，团结广大的中药炮制工作者，坚持科学态度，弘扬雷公炮制技艺，为发展我省乃至我国中药炮制事业作出新的贡献。

专委会主要任务：①加强对传统炮制技术及老药工经验的继承，整理我省中药特色炮制技术；②利用现代科学技术，探讨中药炮制的理论内涵，创新中药炮制方法；③举办中药炮制学术交流活动，培养中药炮制人才，规范中药饮片加工炮制操作；④开展中药炮制科普宣传，普及中药炮制知识，推广中药炮制品临床应用，保障临床用药的安全有效。

甘肃省药学会中药炮制专业委员会第一届专业委员会 主任委员：刘效栓；副主任委员：李开贵 靳子明 马慧萍 李芸；秘书：李喜香。

甘肃省药学会中药炮制专业委员会第二届专业委员会 主任委员：刘效栓；副主任委员：李喜香 李越峰 靳子明 马慧萍 肖吉元；秘书：黄清杰。

甘肃省药学会中药炮制专业委员会第三届专业委员会 主任委员：刘效栓；副主任委员：李喜香 李越峰 靳子明 马慧萍 肖吉元 马中森 唐缠缠 冯金梁；秘书：黄清杰 单翔。

撰稿：李 芸
审稿：贾天柱

辽宁省中医药学会中药炮制专业委员会

辽宁省中医药学会中药炮制专业委员会于2016年7月16日在沈阳成立。贾天柱教授担任名誉主任委员，高慧教授担任主任委员，于德超、才谦、王金辉、王铁军、孙文范、李可强、宋平、初贵金、张会宗、贾淑娟、高慧媛担任副主任委员，史辑任秘书长，项海芝、鞠成国任副秘书长。专业委员会成立同期举办了辽宁省中医药学会中药炮制专业委员会首届学术年会。辽宁中医药大学贾天柱教授作了题为"中药炮制的四新八化与系统炮制学"的报告，介绍了中药炮制的四新和八化，对系统炮制学、自动配方机、微型饮片等进行了简要介绍。北京华清科讯公司肖庚戌研究员、沈阳药科大学王金辉教授、沈阳飞龙药业有限公司王景刚研究员、辽宁中医药大学许枬教授、辽宁中医药大学袁子民副教授分别做了报告，报告内容涵盖了"中药饮片全自动调剂系统研制""中药炮制过程中化学成分的变化研究""MVR浓缩器及其在中药前处理中的应用""中药生熟异用饮片研究进展""中药新技术与新剂型研究进展"等。

辽宁省中医药学会中药炮制专业委员会第二届学术年会于2017年10月在大连召开，会议由辽宁省中医药学会主办，辽宁省中药炮制专业委员会、辽宁中医药大学承办。辽宁省中医药管理局佟海明副局长、辽宁中医药大学贾天柱教授、高慧教授、才谦教授、许枬教授、鞠成国教授，以及沈阳药科大学高慧媛教授做了报告分享。

辽宁省中医药学会中药炮制专业委员会第三届学术年会暨国家饮片发展规划制订与辽宁省中药炮制技术规范研究培训会于2018年10月在丹东市召开。会议由辽宁省中医药学会主办，辽宁省中药炮制专业委员会、丹东市卫生和计划生育委员会、丹东市检验检测认证中心承办，会议得到了辽宁省食品药品监督管理局、辽宁省中医药管理局的大力支持。本次大会的主题为"国家饮片发展规划制订与辽宁省中药炮制技术规范研究培训会"，大会主题报告均围绕这一主题展开。首先由贾天柱教授作了"辽宁省中药炮制规范编写思路"的报告，指出本省饮片行业应该抓住国家的种种利好政策，深挖辽宁道地药材产业，优化生产、使用及管理等环节存在的问题；对本省炮制规范修订工作的重要性以及编写原则进行了详细的介绍，强调我省炮制规范的编写一定要"体现辽宁特色，提高辽宁标准"。辽宁中医药大学中药炮制团队的成员张振秋教授、高慧教授、许枬教授、史辑教授、张凡老师、单国顺老师，以及沈阳药科大学高慧媛教授分别结合自身的科研工作做了学术分享。

辽宁省中医药学会中药炮制专业委员会第四届学术年会与辽宁中医药大学附属医院传承

人才培训同时召开，辽宁中医药大学中药炮制团队贾天柱教授、才谦教授、高慧教授、许枬教授、史辑教授等做了学术报告。

2020年以来，受新型冠状病毒感染影响，辽宁省中医药学会中药炮制专业委员会未召开学术年会，初步定于2022年下半年辽宁省中医药学会换届后召开中药炮制专委会换届会议暨第五届学术年会。

撰稿：高 慧

审稿：贾天柱

福建省中医药学会中药炮制分会

2017年9月10日，在中华中医药学会中药炮制分会贾天柱主任委员的提议和精心指导下，福建省中医药学会中药炮制分会成立大会在福州市中医院顺利召开，中华中医药学会中药炮制分会主任委员贾天柱、福建省中医药学会秘书长苏彩平、福州市中医院院长张峻芳、副院长郑立升及来自全省中药炮制领域的知名专家、学者等60多位代表参加。

福建省中医药学会秘书长苏彩平主持了福建省中医药学会中药炮制分会第一届委员会选举大会，选举产生了主任委员1名、副主任委员5名、常务委员21名、委员65名。福州市中医院李丹主任药师当选为第一届主任委员，郑立升（福州市中医院副院长）、程心玲（福建省人民医院副院长）、徐伟（福建中医药大学药学院副院长）、倪立坚（福建中医药大学附属第二人民医院主任中药师）、苏志坚（厦门市中医院主任中药师）当选副主任委员，刘玉凤为分会秘书。

选举结束后，贾天柱教授作了题为"净制切制进展与临床相关性"的专题报告，参会委员与贾教授进行了深入的沟通。

2022年12月11日上午，福建省中医药学会中药炮制分会通过线上与线下同步方式召开了换届选举大会，福建省中医药学会会长刘建忠、常务副秘书长肖钦、福州市中医院院长杨晓煜及80多位候选委员参加会议。肖钦副秘书长主持了现场选举工作，经民主投票选举，产生了新一届主任委员1名、副主任委员4名、常务委员27名、委员89名。福州市中医院李丹主任药师当选为新一届主任委员，福建中医药大学药学院徐伟副院长、福建中医药大学附属第二人民医院倪立坚主任药师、厦门市中医院苏志坚主任药师、漳州市中医院林向前主任药师当选为副主任委员，黄汉明副主任药师、刘玉凤主管药师为分会秘书。

中药炮制分会成立以来积极组织开展学术交流、科学普及、继续教育等工作，推广新知识、新理论、新技术、新方法及适宜技术；努力做好炮制分会各项工作，促进中药炮制技术传承与创新，推动中药炮制学术进步。具体工作如下：

（一）中药炮制分会开展的工作

1. 组织开展学术交流和继续教育

中药炮制分会举办分会年会3场，深入探讨了传承与发展中药炮制特色技术的途径、方向。主委单位积极建设国家中医药优势特色（中药炮制方向）培训基地，目前已举办十余期全国中药特色技术传承人才培训班，培训国家级传承人才近千人。

2. 开展对福建省中药炮制技术的历史文献资料研究、整理与分析工作

汇总漳州、泉州等闽南地区，宁德等闽东地区，莆田仙游、三明等闽中地区，南平等闽北地区，福州永泰、长乐、北峰、闽侯等地的中药炮制特色技术相关信息，录制优势特色教育培训精品教学视频5门，并开展了相关培训与推广。

3. 指导省内各地市分会有关专业学术活动

2019年，漳州市中医药学会中药炮制分会成立，福建省中医药学会中药炮制分会常委林汉钦担任该学会主任委员，开展漳州市名老药工工作室建设与师承教学工作，完成组织评选首届"漳州市名老药工"9名和"漳州市名老药工"经验技术传承人21人工作。

2020年，漳州中药炮制特色技术成功入选漳州市级非物质文化遗产保护名录，分会常委林汉钦获评第七批漳州市市级非物质文化遗产（漳州中药炮制特色技术）代表性传承人荣誉称号。漳州市中医院专门设置了漳州中药炮制特色技术展览厅以宣传漳州特色的中医药文化。

2022年，漳州中药炮制特色技术成功入选福建省级非物质文化遗产保护名录。

2022年，福州市中医药学会中药分会成立，李丹主任药师当选主任委员，李玲慧当选学会秘书、常务委员。同期举办了市级继续教育培训项目"青草药临床推广应用培训班"并开展青草药辨识实践活动。

4. 积极开展中药科普活动，推进中医药文化进校园

分会成员积极参与科普义诊和中医药文化进校园活动，通过中药临方炮制现场演示，指导中学生了解中药饮片的基础知识，让大家感受中医药文化，受到一致好评。分会成员荣获福建省中医药文化传播使者优秀奖等。

5. 建立中药炮制特色品种操作标准及规范

整合本省中药优势特色资源，总结提炼形成了中药炮制优势特色学术思想和技术专长，建立5项中药优势特色技术操作标准及规范，分别为蜜炒酸枣仁技术、九蒸九晒熟地黄技术、砂炒薏苡仁技术、盐炒杜仲技术、糖尿病药膳主食馒头技术的操作标准及规范。

6. 积极组织分会委员参加省内各项技术比赛

分会委员牵头举办"2021年全省药膳制作技能大赛"，组织分会委员积极参加2021年的"福建省中药传统技能大赛""全省药膳制作技能大赛"等，取得了优异成绩。

7. 出版中药炮制相关书籍

分会委员作为主编，分别于2022年1月、8月出版中药炮制专著《中药临方炮制》和《漳州中药传统炮制技术》。

8. 持续开展中药炮制非物质文化遗产保护项目的系列宣传活动

分会协助福州市非遗办和福建卫生报拍摄相关视频。

9. 积极围绕中药炮制主题开展科学研究，发表相关论文

10. 积极开展协助抗击新型冠状病毒感染工作

主委单位推出系列"防疫香囊"和"防疫方"等，发挥中医药优势特色，帮助市民预防新型冠状病毒感染，为疫情防控贡献中医药力量。

（二）中药炮制分会主要成员简介

1. 主任委员

李丹　主任中药师、兼职教授、福州市中医院门诊部主任，兼任中华中医药学会中药炮制分会常务委员、医院药学分会委员，福建省中医药学会理事、中药炮制分会主任委员、中药临床合理用药分会副主任委员、中药分会与中医膏方分会常务委员，福州市中医药学会副主任委员、中药分会主任委员。国家中医药优势特色教育培训（中药）福建基地负责人，国家级中医重点专科临床药学协作组成员单位项目负责人，黄秋云全国名老中医药专家传承工作室负责人，中药临床药学重点专科负责人，全国中药特色技术传承人才，第七批全国老中医药专家学术经验继承工作指导老师，福建省第二批基层老中医药专家师承带徒指导老师。从事临床中药学工作三十余年，参与编写多部中医药专著，主持多项科研课题，发表数十篇专业学术论文。

2. 副主任委员

徐伟　福建中医药大学药学院院长，教授，博士生导师。福建省特支"双百计划"科技创新领军人才，省优秀教师，兼任福建省中医药学会中药分会主任委员、省药学会副会长，长期从事闽产道地特色药材资源及药效物质基础研究。主持国家自然科学基金、省高校产学合作重大项目等10余项，参与多项国家科技支撑计划及国家重点研发计划等。研究成果获得省教学成果奖一等奖；省科技进步奖二等奖、三等奖各1项；中国民族医药学会科技进步奖二等奖2项。

倪立坚　福建中医药大学附属第二人民医院药学部副主任、主任药师。2014年全国中药特色技术传承人才，福建省科技厅重点实验室（福建省医疗机构中药制剂重点实验室）主任，福建省第七批省级中医重点专科中药制剂室学术带头人。从事医院药学工作近三十年，主要从事中药制剂工艺和质量标准研究、中药炮制、药事管理等工作；主持并完成福建省科技厅课题 2 项，参与多项省厅以上科研课题。社会任职：福建省中医药学会中药炮制分会副主任委员、福建省中医药学会中药分会常务委员。

苏志坚　1988年7月毕业于福建中医学院中药学专业，主任药师。首批全国中药特色技术传承人才。中华中医药学会中药炮制分会常务委员，福建省中医药学会中药炮制分会副主任委员，中国中药协会中药质量与安全专业委员会委员，福建省药学会中药与天然药物专业委员会委员，厦门市医学会医疗损害技术鉴定专家库成员，福建中医药大学附属厦门中医院授课教师。主要从事药事管理、临床中药学、中药质量管理、中药临方炮制、地方青草药、中药制剂、临床安全用药、合理用药的质控管理等工作。主持完成课题2项，参与在研课题1项。撰写论文四十余篇，分别发表于《药物不良反应杂志》《药物流行病学杂志》《中国药师》《光明中医》《福建中医学院学报》《福建中医药》《海峡药学》等杂志上。

林向前　1989年7月毕业于福建中医学院中药系中药学专业，漳州市中医院药学部主任兼制剂中心主任、主任中药师、副教授。主要从事中药制剂、中药炮制、中药科研、中药临床管理等工作,至今已有30余年。漳州市中医院中药制剂炮制流派第二代主要传承人、福建省中医药学会中药分会常务委员、福建省中医药学会中药炮制分会第二届副主任委员、漳州市中医药学会中药炮制分会名誉会长、首届漳州市名老药工、漳州市中药药事管理质量控制中心主任、福建省第二批基层老中医药专家师承带徒工作指导老师、漳州市非物质文化遗产评审专家。长期从事中药炮制、中药制剂生产工艺与质量标准研究,先后以第一作者或独立作者身份在《中国药业》《中医正骨》《时珍国医国药》等科技核心期刊发表十多篇专业论文,参与或主持多项省市课题研究,其中《颈康片挥发油的提取及其包合物的制备工艺研究》获得漳州市第八届自然科学优秀论文三等奖。主编《漳州市中药传统炮制技术》书籍1部,2012年出任由江苏教育出版社凤凰职教出版的《中药专业综合实训工作页》副主编等。

3. 秘书

黄汉明 副主任药师,福州市中医院药学部副主任,福建省中医药学会药膳分会常务委员、膏方分会委员,福州市临床用药质控中心成员。从事临床药学工作十余年,主要研究方向为临床药学、中药制剂等。作为骨干,参与国家中医药优势特色教育培训(中药)福建基地、国家级中医重点专科临床药学协作组成员单位项目、中药临床药学重点专科建设及"临方炮制"市级非物质文化遗产传承保护等工作,参编《中药临方炮制》等中医药专著,主持省市级科研课题多项,发表专业学术论文多篇。

刘玉凤 主管中药师,硕士研究生学历,毕业于福建中医药大学。福建省中医药学会中药炮制分会秘书,福建省中医药学会中药临床合理用药分会委员,黄秋云全国名老中医药专家传承工作室成员,福建省级中医重点专科中药临床药学建设成员。主持厅局级课题3项,参与多项省市级课题,发表论文多篇,研究方向为中药药效物质基础研究,中药药膳、膏方制作工艺研究。荣获2021年福建省药膳制作技能大赛团队一等奖,荣获福建省金牌工人称号。

我们希望通过福建省中医药学会中药炮制分会这一平台,大家能够互相学习与广泛交流,研究探讨传承中药特色技术的思路与方法,共同推动中医药事业的发展。

撰稿:李 丹

审稿:贾天柱

河北省中医药学会中药炮制专业委员会

河北省中医药学会中药炮制专业委员会成立于2019年10月18日,成立之初,得到了中华中医药学会中药炮制分会主任委员贾天柱、全国名老中医药专家传承工作室指导老师孙宝惠和河北省中药材中药饮片专业委员会副主任委员韩士凯等知名学者的亲临指导。中药炮制专业委员会第一届委员由选举产生,共160多人,其中石家庄市中医院郑倩任主任委员,河北中医学院郑玉光、河北省药品检定院段吉平、河北省中医院程杰、安国市场监督管理局韩士凯为副主任委员,孙宝惠、刘永利、闫国强、关胜江为专委会顾问,李昌为专委会秘书。所有委员均来自全省各级医疗机构、中医药院校、中医药科研单位、药品监督机构、检验机构和中药质量鉴定部门。

中药炮制专业委员会自成立以来，致力于推进河北炮制事业的传承、创新与发展，积极组织学习新知识、新技能、新方法，提高中药炮制从业人员专业技术水平，确保临床中药材及饮片质量。2019年10月18日，专业委员会成立的同时举办了丰富多彩的学术专题讲座，并组织参观考察了河北中医学院全国中药炮制技术传承基地。专委会成立之后开展了诸多工作，包括2019年建立中药炮制专委会专属微信交流群，便于专业委员会成员交流工作经验和科研成果，构建信息化交流平台。2020年推荐委员参加中药特色技术传承人培训项目和河北省儿童医院临床药师培训，搭建人才培养平台。2020年11月15日至12月31日，专业委员会与河北省中医医疗质量管理控制中心和河北省药学会共同承办了河北省医院中药学线上技能培训暨云杏计划第二期培训项目。专业委员会努力克服疫情影响，2021年12月28日在河北中医学院召开线上中药炮制专业委员会年会暨"中药质量与中药炮制技艺传承"培训班。2022年度专业委员会组织参加广播电台节目录制，为人民群众介绍疫情防控中药应用及常用传统中药鉴别知识。参与中华中医药学会中药饮片处方审核与点评技术规范团体标准和中药标准汤剂制备技术规范标准草案的意见征集，并结合工作实际提出修订意见。

除此之外，面对新型冠状病毒感染肆虐的情况，专业委员会依托石家庄市中医院平台，积极参与甄选新冠病毒感染预防方中药品种、产地及炮制品，开展医学隔离观察人员的中医药干预模式探讨，借助互联网开展线上中药预防、治疗新冠肺炎专题讲座等一系列工作。

路漫漫其修远兮，吾将上下而求索。专业委员会将把工作重点放在增加中药炮制学术交流活动次数、提高学术活动质量和进一步扩大专业辐射范围及影响力上。总结创新，培养中药炮制人才，发扬传统炮制技术，全面推动中药炮制传统技艺的挖掘整理和现代中药炮制机理研究，为祖国中医药学的发展贡献力量。

撰稿：郑　倩

审稿：贾天柱

广东省中医药学会中药炮制专业委员会

广东省中医药学会中药炮制专业委员会于2019年11月在深圳市成立，首任主任委员为广州中医药大学教授、博士生导师、深圳市宝安纯中医治疗医院中药学科带头人、主任中药师梅全喜教授，副主任委员分别为孙冬梅、杨光义、陈康、林华、钟希文、原文鹏、唐洪梅、曹晖等8人，常务委员20人，初始委员73人，青年委员17人，秘书2人，为黄冉、杨洋。

炮制专业委员会成立之时便举办了国医大师金世元教授中药炮制经验传承学习班（省级Ⅱ类及市级Ⅱ类继续教育项目）暨广东省首届中药炮制学术交流会议，会上邀请金世元国医大师中药传承工作室翟胜利主任中药师、广东省中医药学会副会长金世明教授、暨南大学药学院曹晖教授、中国中医科学院中药资源中心金艳研究员、广州中医药大学中药炮制教研室主任陈康教授、广州中医药大学第一附属医院药学部唐洪梅主任中药师、深圳市人民医院原文鹏主任中药师、深圳市宝安纯中医治疗医院梅全喜教授等专家围绕中药炮制的传承创新、中药炮制与安全应用、新版药典中药饮片标准修订及葛洪《肘后备急方》对中药炮制贡献的探讨等内容进行大会报告。省内外200余名药学专家汇聚一起开展学术活动，共话中药炮制的发展。

2020年10月举办了"国医大师金世元教授中药炮制经验传承学习班（省级Ⅰ类继续教育项目）暨广东省中医药学会中药炮制专业委员会2020学术年会"。国医大师金世元教授，全国中药炮制专委会主任委员、辽宁中医药大学教授贾天柱，全国中药炮制专业委员会副主任委员、江西中医药大学教授龚千锋，广州中医药大学中药学院院长、教授詹若挺，成都中医药大学中药炮制教研室教授李楠，广东药科大学中药炮制教研室教授孟江，暨南大学岭南中药传统中心教授张英，广东省中医药学会副会长金世明以及国医大师弟子翟胜利、金艳、梅全喜、杨光义等10多位来自全国各地的中医药知名专家学者围绕中药炮制与临床疗效、中药饮片发展现状与未来趋势、樟帮和建昌帮中药炮制特色与发展、岭南特色中药饮片炮制研究等内容进行了学术报告和广泛交流。320余名参会代表出席线下大会，来自全国中医药领域8200余名代表线上注册观看大会直播。

2021年11月主办了"国医大师金世元教授中药炮制经验传承学习班（国家级继续教育项目及省级Ⅰ类继续教育项目）暨广东省中医药学会中药炮制专业委员会2021学术年会"。国医大师金世元、中华中医药学会中药炮制分会主任委员贾天柱、原中国中医研究院中药研究所副所长胡世林研究员、广东省中医药学会副会长金世明、香港浸会大学中医药学院讲座教授赵中振、中国中医科学院中药资源中心副研究员金艳、广州中医药大学中药学院院长詹若挺教授、成都中医药大学教授李楠、《亚太传统医药》杂志执行主编王尚勇、国医大师金世元教授弟子罗容、杨光义、梅全喜等专家围绕中药炮制的传承与创新、半夏的鉴别与炮制、国医大师金世元中药炮制观点浅析、鲜药的应用与保鲜技术、附子的炮制研究等内容进行学术报告和交流。参会人数远超前两届，影响力不断扩大，同步观看线上直播者超过9.3万人次。

2022年12月主办了"国医大师金世元教授中药炮制经验传承学习班（省级Ⅰ类及市级Ⅰ类继续教育项目）暨广东省中医药学会中药炮制专业委员会2022学术年会"。国医大师金世元教授、深圳市宝安区中医院杨光义教授、中国科学院上海药物研究所宣利江研究员、中国中医科学院金艳副研究员、广州中医药大学中药学院夏荃教授、中国科学院上海药物研究所吴婉莹研究员、深圳市宝安纯中医治疗医院中药学科带头人梅全喜教授、深圳市宝安纯中医治疗医院陈琴华教授先后展开学术报告。会议采用线上线下同步参会的方式进行，炮制分会多年来积极举办中药炮制培训班及学术交流会议，取得了较好的效果，产生了显著的社会效益，为推动中药炮制学科的发展及中药炮制工作的开展发挥了积极作用。

同时专业委员会也积极组织有关单位开展附子、何首乌等炮制科研项目，获得各级科研立项10余项，获得资助经费200多万元；主持编写《广东省中药饮片炮制规范》，主编出版中药专著多部，发表论文30多篇，其中SCI论文10多篇；专业委员会主任委员梅全喜教授带领常务委员、委员、秘书深入中小学校等开展中药科普讲座，面向学生及市民开展中医药健康文化体验活动——名贵中药鉴别、中药香囊制作，深受学生和市民的欢迎。为推动中药传承与创新工作的开展、推动中药炮制工作开展、提高中药临床疗效以及保障广大民众的身体健康发挥了积极作用。

撰稿：梅全喜
审稿：贾天柱

河南省中医药学会中药炮制分会

（一）成立时间及情况

河南省中医药学会中药炮制分会于2019年申请筹备，2020年被河南省中医药学会批准成立，由于疫情原因，推迟至2023年6月18日召开成立大会。

（二）主委、副主委情况

1. 主任委员

河南中医药大学张振凌，女，教授，博士生导师，国家中医药管理局中药炮制技术传承基地（河南中医药大学）负责人。

2. 副主任委员

河南大学李钦，男，博士，教授，博士研究生导师。河南中医药大学第一附属医院唐进法，男，博士，主任药师，博士研究生导师，药学部主任。河南省中医院赵旭，男，主任药师，硕士研究生导师，河南省中医院副院长。河南省洛阳正骨医院（河南省骨科医院）吴晓龙，男，主任药师，河南省洛阳正骨医院副院长。

3. 秘书

河南中医药大学李凯，男，博士，教授，博士研究生导师。

（三）开展活动情况

1. 学术交流

2023年6月17～18日，由河南省中医药学会主办，河南中医药大学药学院、河南省中医药学会中药炮制分会、国家中医药管理局中药炮制技术传承基地（河南）承办的河南省中医药学会中药炮制分会成立大会暨学术研讨会在郑州召开。河南省中医药学会张智民会长、河南中医药大学原校长、全国名中医郑玉玲教授，河南省卫生健康委员会中医处姬渐伟处长，河南省中医药学会胡超群副秘书长，河南中医药大学副校长徐江雁教授等受邀出席成立大会开幕式。中药炮制界专家、学者及学会代表共180余人参加此次大会。

开幕式后进行河南特色炮制技术及特色饮片展示，并开展主题报告和学术交流。国家药典委员会委员、中华中医药学会中药炮制分会副主任委员、中国中医科学院张村研究员，国家药典委员会委员、国家药监局中药材中药饮片重点研究室李振国主任药师，中华中医药学会中药炮制分会副主任委员、安徽省炮制分会主任委员、安徽中医药大学金传山教授，河南大学李钦教授，河南农业大学周艳副教授，河南省中医院汪坤博士，河南中医药大学王瑞生博士分别做大会学术报告。

2. 科技服务

组成河南省科技特派员团队，深入我省中药产地及相关企业，开展中药产业服务活动。

如7月1日，赴许昌禹州河南华夏药材公司，指导有毒饮片生产；7月24日，赴三门峡玉皇山制药有限公司指导黄精饮片蒸晒炮制；7月26日，赴驻马店进行中药材种植科技服务。

撰稿：张振凌
审稿：贾天柱

安徽省中医药学会中药炮制专业委员会

为进一步传承发展中药炮制事业，提升安徽中药饮片产业集群的优势与品质，为中医临床合理使用相关中药炮制品提供支持，给从事中药炮制及相关工作的学者们提供学习和学术交流的平台，2023年2月24～25日由安徽省中医药学会主办的安徽省中医药学会中药炮制专业委员会成立大会暨学术年会在合肥召开。来自全省各地的高等院校、医院、饮片企业共150余人参加会议。经全体委员选举产生首届中药炮制专业委员会组成人员，安徽省首届名中药师、安徽中医药大学金传山教授担任主任委员，安徽中医药大学第一附属医院朋汤义主任中药师担任常务副主任委员，安徽协和成药业饮片有限公司董事长李素亮副研究员、芜湖市中医医院中药炮制室主任祁俊主任中药师、安徽普仁中药饮片有限公司副总经理朱月健副研究员、中国科学技术大学附属第一医院唐丽琴主任药师、安徽华润金蟾药业有限公司高波高级工程师、五河县中医院万立夏主任中药师担任副主任委员，常务委员38人，委员100人，安徽中医药大学张伟、安徽中医药大学第一附属医院马燕为秘书，并聘请安徽省中药炮制学专家庞国兴老师为专业委员会顾问。

中药炮制专业委员会将在中医药理论指导下，完善徽派中药炮制学术思想，着力打造"徽派中药炮制"品牌，引导中药饮片企业与高校、科研院所合作，加强徽派特色炮制技术推广。会同全省监管、科研、教学、临床、中药饮片生产及相关领域的专家、学者及企业家，促进产学研深度交流合作，积极搭建政产学研用的桥梁和学术交流平台，共同交流研讨中药炮制的传承与发展，从而提升安徽中药炮制科技创新水平，为全省、全国中药饮片产业高质量发展作出新的贡献。

撰稿：金传山
审稿：贾天柱

各省直辖市中药炮制论坛简介

1. 津门炮制论坛（天津中医药大学）

天津中医药大学的国家中医药管理局中药炮制技术传承基地于2022年10月29日召开了"津门炮制论坛"（第一期），全国知名专家学者和企业同仁共聚云端，主要针对中药炮制的人才传承、技术传承、理论传承、文化传承和应用传承进行了交流和研讨。天津市药监局刘雪莹总监、天津市卫健委中医处于春泉处长分别致辞，天津中医药大学邱峰副校长莅临会议现场并致辞，会议特邀中药炮制专家和企业家杨明、吴皓、张振凌等共13位嘉宾。以上嘉宾分别做了学术报告，老一辈炮制专家江西中医药大学龚千锋教授、南京中医药大学丁安伟教授、辽宁中医药大学贾天柱教授对中药炮制人才培养和传承基地的发展给出了重要建议。特别是贾教授，对于从事中药炮制的学者的建议是：学方法、开思路、见行动；对于中药炮制传承基地的建议是：找差别、做原理、改工艺、定标准。

本次论坛主旨是将传承工作做实、做细，推动天津地区中药炮制学科的发展，促进天津饮片行业的进步，做好传承基地的建设开局工作。

天津中医药大学的国家中医药管理局中药炮制技术传承基地于2022年11月13日召开了"津门炮制论坛"（第二期），此论坛以"医药名家共论饮片应用与研究"为主题，邀请了十余位医药名家共同交流探讨饮片应用与研究问题。天津市卫健委中医处刘光宗处长、天津中医药大学郭义副校长分别致辞。会议特邀贾英杰、孙增涛等4位临床专家做了饮片临床应用的报告，李向日等6位炮制专家做了炮制研究方面的报告，精彩纷呈。最后，炮制前辈贾天柱教授做了总结，用刘禹锡的诗句"千淘万漉虽辛苦，吹尽狂沙始到金"作为结语，指出中药炮制应该在创新中去发展，深入挖掘才会发现新的宝藏。

本次论坛旨在推动对名老中医药专家经验、临方炮制品种的收集、整理、归纳工作，总结中药饮片生熟异用的临床应用原则。更要加强医药融合，尽可能做到"医精于药，药助于医"，才能更好地让中药生熟饮片合理、科学、精准地应用于临床。

（窦志英）

2. 川派中药炮制守正创新论坛

2022年12月3日，为深入挖掘"川派中药炮制"特色，论坛成员依托成都中医药大学的国家中医药管理局中药炮制技术传承基地、国家中医药管理局中药炮制学重点学科，采用线上和线下相结合的方式开展了"川派中药炮制守正创新论坛"。本次论坛以川派炮制特色为主题，以名老中医药专家经验、临方炮制品种应用特色、川产道地药材全产业链管理规范及质量标准提升示范工程、本草中川派炮制品考证、冷冻干燥技术及人工智能技术在炮制中应用等为例进行介绍，助力发掘四川地区临床所需优势特色品种，明确中药生熟异用的临床应用原则，更好地指导饮片临床使用。

胡昌江教授作"中药炮制与中医临床的关系"报告，举例介绍了临床中根据中医辨证使用不同炮制品的情况；何畏主任作"川产道地药材全产业链管理规范及质量标准提升示范工程介绍"，解析了药材品种的三标准、五规范、二体系内容；汤朝晖副教授作"肿瘤治疗中的炮制饮片应用经验"，分享了多年临床肿瘤治疗的中药配伍经验；黄勤挽教授作"川派附子炮制历史沿革和品规探究"，系统介绍了川产附子的加工方法演变及炮制方法分类；余凌英副教授作"冷冻干燥技术在中药炮制中应用"，探讨冷冻干燥技术在中药炮制中应用的影响因素和应用实例；李楠教授作"中药炮制传承与创新研究进展"，从现状与发展、存在的主要问题、对策与思考等方面对中药炮制及创新展开论述；高原副教授作"人工智能技术在中药炮制中的应用"，展望了人工智能技术在中药材的图像处理、特征提取等方面的应用；蒋森博士作"基于本草学的川派黄连炮制考证研究"，通过查阅历代本草及现代医药文献，对黄连炮制的历史沿革进行归纳分析。

线上参与论坛讲座的同行近400人次，通过调查问卷的反馈，大家均表示收获颇多。本次论坛的顺利召开，为四川炮制的临床应用与科学研究、生产实践搭建桥梁，促进了四川的中药炮制学科和传承基地更深更广的发展。

（黄勤挽）

3. 金城炮制论坛（甘肃中医药大学）

为进一步促进中药炮制学科创新发展，加强学术交流，深入挖掘中药炮制特色，甘肃中医药大学李越峰教授团队以甘肃省中药炮制技术传承基地为依托，于2023年1月7日举办了主题为"名家荟萃，共研炮燧承新"的"金城炮制论坛"。本次论坛邀请了10余位省外炮制领域的名家做报告，专家们分别是中华中医药学会中药炮制分会主任委员、辽宁中医药大学博士生导师贾天柱教授，第二届全国名中医、世界中医药联合会中药饮片质量分会副会长、江西中医药大学博士生导师龚千锋教授，中华中医药学会中药炮制分会副主任委员、江苏省海洋药用生物资源综合利用重点实验室主任、南京中医药大学博士生导师吴皓教授，中华中医药学会炮制分会副主任委员、河南中医药大学博士生导师张振凌教授，教育部中药炮制工程中心主任、南京中医药大学博士生导师陆兔林教授，中国中医科学院中药研究所炮制研究中心主任、中国中医科学院博士生导师张村研究员，中华中医药学会中药炮制分会副主任委员、江西中医药大学博士生导师钟凌云教授，中华中医药学会中药炮制分会副主任委员、湖北中医药大学博士生导师刘艳菊教授，中华中医药学会中药炮制分会副主任委员、天津中医药大学博士生导师窦志英教授，中华中医药学会中药炮制分会秘书长、辽宁中医药大学博士生导师高慧教授，广东高校中药质量工程技术研究中心主任、广东药科大学孟江教授。在论坛开幕式上，中华中医药学会中药炮制分会主任委员、辽宁中医药大学贾天柱教授致辞，贾天柱教授代表中华中医药学会炮制分会对甘肃中医药大学在新年伊始顺利召开金城炮制论坛表示祝贺，他分析了炮制学科的发展现状，强调了学术交流的重要性，表达了希望炮制论坛越来越好的美好祝愿。

此次论坛采用线上线下结合的方式开展，围绕影响中药饮片高质量发展等方面的问题，以中药材特色炮制技术、中药炮制机理研究、中药特色炮制方法机制研究、陇药及其炮制品种应用特色及中药炮制传统理论解析、传承与创新等为例进行介绍，助力发掘临床所需优势特色品种，明确中药生熟异用的临床应用原则，更好地指导中药饮片临床使用。

本次论坛的交流环节精彩纷呈，中华中医药学会中药炮制分会主任委员贾天柱教授和河南中医药大学张振凌教授，分别从经方研究当中的问题和临方炮制两个方面对《伤寒论》的研究进行了阐述；南京中医药大学陆兔林教授和天津中医药大学窦志英教授，分别对中药饮片质量控制的关键环节、标准建立等方面进行了分析和展望；南京中医药大学吴皓教授、广东药科大学孟江教授、湖北中医药大学刘艳菊教授、江西中医药大学钟凌云教授，分享了半夏、姜炭、南北苍术、巴戟天的炮制工艺、原理及质量控制等研究；中国中医科学院张村研究员从临床应用的角度，阐述了中药炮制的发展中存在的问题和解决方法；辽宁中医药大学高慧教授将中药炮制与文化自信联系起来，对中药炮制学的发展提出了自己的见解。交流环节结束后，贾天柱教授和龚千锋教授对本次论坛做了总结并寄予了希望，希望炮制人能够齐心协力，力争行业的更大发展，为健康中国作出更大贡献。

本次论坛不仅促进中药炮制学科发展、加强学术交流，而且推动甘肃中药炮制技术传承基地更深更广地全面发展。

（李越峰）

7

第七章
中药炮制分会科普与相关文化

习近平总书记指出："科技创新、科学普及是实现创新发展的两翼，要把科学普及放在与科技创新同等重要的位置。"科学普及是培养科学技术人才和提高全民科学素质的重要途径，越来越受到国家重视。2023年国务院办公厅发布《中医药振兴发展重大工程实施方案》《"十四五"中医药文化弘扬工程实施方案》等，进一步彰显了国家对于传承和弘扬中华优秀传统文化的重视和把祖国宝贵的文化遗产保护好、传承好、发展好的决心。

中华中医药学会十分重视科普工作，炮制分会积极响应。由浙江中医药大学梁泽华教授负责分会的科普工作，几年来做得有声有色，蒸蒸日上。

虽然炮制不难，但很多人不知道炮制是怎么回事，所以我们要加大宣传力度。炮制科普工作要重点把握三个面向，即：面向专业人士，面向临床医生，面向大众群体。让不同层面的人士都了解炮制，并用好饮片，这样就可起到促进炮制行业发展的作用。科普要选题正确，内容好，还要片子做得好，讲得好，并非易事。

一、炮制分会的科普工作

炮制分会通过学会代表会议、学术会议、炮制年会等专题学习《中华人民共和国科学技术普及法》，进一步提高学会委员及全体会员对炮制科普工作的认识，推动炮制科普工作健康发展。同时，大力开展各类学术培训和交流活动，参加总会科普周活动，组织学会成员在线参加培训，通过学习、借鉴其他分会的科普活动的经验，进一步提升炮制分会科普活动质量；在炮制年会上开设炮制科普主题报告，以期达成共识，让更多的炮制专业人士投身炮制科普工作，营造浓厚的讲炮制、爱炮制、学炮制、用炮制的宣传氛围，增强炮制科普宣传教育的吸引力和感召力。通过炮制年会、科普论坛等活动聚集各地炮制专家，围绕中药炮制传承和创新，从思路、策略、实践等方面深入研讨交流，发创新高见，解炮制难题，加强中药炮制学术交流，促进中药炮制产业创新发展。

互联网和新媒体为科普传播提供了前所未有的机会，也为所有对炮制学科感兴趣的学者提供了一个广阔的知识天地。中华中医药学会中药炮制分会利用网络技术通过录制电视广播节目、拍摄科普宣传片、在炮制分会的雷公网搭建中药炮制科普宣传平台等多途径进行科普，拓宽科普传播阵地，以浅显易懂的方式传递中医药知识，让更多人更加客观地了解中医药、认识中药炮制；通过走进机关单位、大型活动、社区、校园进行实地科普，宣传中药炮制技术，让中药炮制切实走进日常生活。

炮制分会共开展4期专题中药炮制科普论坛，邀请12位专家密切围绕炮制主题开展了形式丰富的科普宣讲，受益人群达2000余人，不断强化炮制学科知识的普及。

第一期是2021年1月20日，长春中医药大学吴镝主任药师结合节气以"小小香囊里蕴含的炮制技艺"为主题把古老的炮制技艺用艺术的形式进行展示，引起了听众极大的兴趣；天津中医药大学窦志英教授以"食物的烧生为熟和中药炮制异曲同工"为主题，以药食同源的药物为例生动讲解了炮制原理，使听众了解到原来深奥古老的中药炮制也可以如此生动；湖北中医药大学刘艳菊教授以"哑巴吃黄连有苦说不出——话黄连"为主题，将大家耳熟能详的歇后语作为导入，带着大家一起重新认识了湖北的道地药材黄连。

第二期是2021年9月28日，成都中医药大学吴纯洁教授通过"话说红曲"介绍了传统的发酵工艺，让大家更好地了解了红曲的前世今生；南京中医药大学吴皓教授以"传世炮制"为主题，系统全面地介绍了中药炮制，精美的画面和专业的介绍，燃起了大家对传统文化的热爱；广西中医药大学的曾春晖教授制作的"中药炮制之'米'踪探寻"形式活泼有趣，对中药炮制辅料稻米的来源、应用、作用做了全面介绍，让大家对稻米刮目相看。

第三期是2023年4月6日，江西中医药大学钟凌云教授以"话说阴、阳附片"为主题，由浅入深地介绍了樟帮、建昌帮的炮制工艺特色以及地方特色饮片阴、阳附片的特点和疗效；浙江中医药大学梁泽华教授以"话说陈皮茶"为主题，从日常生活着手围绕茶文化展开介绍，重点介绍药食两用陈皮茶的功效与作用；山东中医药大学李慧芬教授以"普通食材炮制好药"为主题，生动地讲述了鸡蛋黄的炮制方法，详细地介绍了如何将生活中常见的食物鸡蛋黄炮制为蛋黄馏油。

第四期是2023年10月8日，辽宁中医药大学高慧教授制作的动画片"中药炮制的奥妙"通过生动的形象展示了深奥的炮制机理；甘肃中医药大学李越峰教授结合道地药材做了"'芪'养人生"的报告，让经历了三年疫情大考的人们对健康有了新的认识。

系列科普论坛的举办对于推进中药炮制课程建设和教学团队建设起到积极作用，为国家中药炮制传承基地、教育部课程虚拟教研室和课程联盟建设提供了强有力支撑。

二、各省、自治区、直辖市的科普工作

炮制分会不仅积极开展科普工作，还带动各省、校开展科普工作。这些举措有力推动了炮制分会及各个地区科普工作发展与建设，深受群众好评。不少炮制分会会员也通过现场讲座、义诊、社会实践、科技特派等不同渠道送科普下学校、下街道、下乡镇，上广播、上电视、上杂志，在当地开展了形式多样的科普活动。

1. 成都中医药大学科普活动

2020年，成都中医药大学胡昌江教授及团队受邀参加文化和旅游厅联合省中医药管理局举办的"非遗传承健康生活——中医药之美专题展"；参加成都市非物质文化遗产保护中心联合推出的非遗系列节目《岁月留痕》，节目拍摄了"胡昌江：不容小觑的炮制"；2021年8月，胡昌江所作"川派炮制　本草与火的淬炼"在《四川日报》上展现中药炮制传统文化的魅力和风采；2022年11月胡昌江、陈志敏在成都非遗传承传播活动非遗大讲堂讲解"川派中药炮制技艺传承与发展"；2022年制作《川派中药炮制技艺非遗文化惠普民生》动画科普视频，获首届全国说医解药科普大赛四川分赛区一等奖，并推送全国在"央视频"上进行展播。

2. 山东省中医药研究院科普活动

山东省中医药研究院积极响应山东省中医药管理局号召，多次参加了"中医药特色疗法进机关"及"四送四进四提升"活动，通过展板对王不留行、金银花、山楂等中药进行现场炮制演示，宣传推广中药炮制；还通过中医药文化进基层活动等大型活动走进社区、校园等，给群众和学生讲授"我们身边的中医药"；研究院录制了《名医话健康》《中药炮制与养生》《代茶饮有讲究》等电视节目,《健康山东》之《百姓健康》——《香料的秘密》等广播节目,通过这些科普活动宣传中药炮制,以浅显易懂的方式传递中医药知识;在省卫健委领导的协调下,研究院参与中药煅炭技术纳入省中医药非遗宣传片——《走进中医药非遗》《姜保生中药炮制》《传承中药炮制煅炭技艺精湛》的录制,对推动中药煅炭技术下一步纳入省级非物质文化遗产项目具有重要意义;还搭建了饮片标本室、传统炮制演示室、中药炮制展示馆等中药炮制科普宣传平台,已宣教达30余次,取得了良好的文化宣传和科普效果。此外,研究所人员撰写的《药食同源 炮制有方》科普文章在神农本草精英荟公众号进行发布。同期,石典花获批成为2023年山东省中医药文化科普巡讲专家,12月获批设立山东省科普专家工作室——石典花中药炮制科普工作室。

3. 贵州中医药大学科普活动

贵州中医药大学药学院举办中药民族文化节,在岐黄广场展示传统中药炮制工具、炮制图片及饮片标本等;设立炮制技艺展,现场向1000名本校学生及200余名低年级小学生展示炒王不留行、蛤粉炒阿胶炮制技艺。同时,在校内开展"探索解密传统炮制工艺'九蒸九晒'""薏苡仁的炮制"微课堂,微课堂面向全校学生,使同学们通过眼观、手摸、鼻闻、口尝等方式亲身感受炮制给饮片带来的变化。同时,学科致力于技术服务社会,李玮、林昶等培训饮片企业、中药材种植基地及合作社员工共计1500余人。

4. 江西中医药大学科普活动

江西中医药大学药学院"赣药先锋"志愿服务队与南昌师范附属实验小学九龙湖校区建立"中医药文化宣传教育基地",定期组织学院党员、教师、志愿者开展中医药文化进校园活动,持续开展中药知识培训讲座,丰富校园课程及实践活动等,让中医药文化在中小学真正落地生根。自2014年起,江西中医药大学就启动了中医药文化进校园育人活动,在2023年举办了第五届江西中医药大学大中小学教师中医药文化宣传教育培训班,截至目前已覆盖大中小学校50余所,培养中小学教师骨干260余名,积极探索了中医药文化科普进校园的新经验。

5. 辽宁中医药大学科普活动

2023年11月13日,辽宁中医药大学药学院开展中医药文化进校园活动,大中小学50余名师生参与了此次活动,此次中药科普活动包括中药知母的采挖及炮制。中药炮制技术传承基地积极参与此次活动的组织和实施,向现场师生展示了中药的切制和炮制,让中小学生在游学过程中领略了中药背后的炮制故事。

6. 陕西中医药大学科普活动

陕西中医药大学中药炮制学科以"科学使用中药,炮制宣传先行"为主题开展中药炮制科普宣传活动。学科组在咸阳市统一广场和沣西吾悦广场针对广大市民开展了"加强保健意识,科学使用中药"的中药炮制科普宣传活动。活动现场通过悬挂横幅和宣传彩页、分享药茶包等形式向广大市民宣传"秦药"的中药炮制文化,人参和三七等常见保健中药和毒性中药附子的加工处理相关知识,详细解答了大家在日常中药煎煮使用等方面提出的问题,并提出了专业性建议,让大家进一步了解中药文化,引导群众科学用药,减少中药中毒现象。宣讲结束后，大家纷纷表示受益匪浅。

7. 湖北中医药大学科普活动

2022年湖北中医药大学中药炮制学科团队的许康、刘艳菊2位老师在《大学科普》第3期，发表了题为"烹炮同理，食药相近——中医药的特色瑰宝'中药炮制'"的科普论文。论文从目的、方式、理念3个方面阐述了烹饪与炮制之间的相似之处。以通俗易懂的方式向广大的民众科普了什么是"中药炮制"。2023年湖北中医药大学校长刘松林在《大学科普》第4期，发表了题为"道地药材——护佑人类健康的高品质'中国药'之源"的封面故事，让大众一起领略了"十大楚药"的魅力。

8. 河南省科普系列活动

河南省教育厅开展2023年"出彩中原"大学生社会活动基地试点项目——"道承岐黄逐梦杏林"，以弘扬中医药文化为主题，通过多种形式引导河南20所高校的50名大学生走近中医药、认识中医药、坚定文化自信。在研学活动中同学们观看《精诚大医》，叩响心灵之门；在讲解员的带领下通过各种标本了解河南优质的中药材资源情况；体验"蒸、炒、炙、煅、炮、炼、熬、烧、研、锉"等传统中药炮制方法，亲手制作中药饮片，探秘让中药脱胎换骨的神奇方法；研习中医传统健身功法八段锦，体验推拿、艾灸、针灸、拔罐等疗法，感受中医传统疗法的神奇，体验新型国潮养生方式；学习心肺复苏技术、海姆立克急救法和AED的使用方法，普及自救、互救知识，了解"急救白金十分钟自救互救"的重要意义，提高同学们的应急救援能力，拯救生命；体验非遗中医药版画雕刻，将中药与艺术相结合，引导学生亲身体验、感悟、制作，感悟中医药与传统艺术文化碰撞的魅力。

9. 浙江省科普系列活动

浙江省中医药学会利用媒体平台开展防治新冠主题科普宣传，共发布12篇专题科普文章，联合《养生大国医》共同推出3期"中医药构筑防疫'保护盾'"特别节目，出版《如何应对呼吸道病毒感染：居家自我康复中医手册》；利用微信公众号累计发布中医药文化科普类文章60余篇；发行"瓯江诗路之旅"专题《学会中医》，与浙江开放大学合作策划老年教育精品课程"生活中的中医药"共计20节课；联合浙报集团潮新闻、浙江广播电视集团（浙江城市之声）建立"浙江中医药潮鸣智库"，打造"浙江大国医"项目，推出浙江中医药文化全媒体访谈栏目《对话大国医》；在省科协的支持下，先后新建"天台服务站""岱山服务站""兰溪人民医院创新驿站"等3个学会服务站，下派专家68人次，服务百姓近5000人，发放科普资料900余册；针对"三八妇女节""5·30全国科技工作者日""端午节""建党节""杭州亚运会"等重要节日策划了系列主题鲜明、内容丰富的科普活动，营造了浓厚的中医药文化科普氛围。

撰稿：梁泽华
审稿：贾天柱

三、炮制分会相关文化

一个国家有国徽、国旗和国歌，一个军队有军徽、军旗和军歌。这些都是国家和军队的象征，都是凝聚人心、引领前进的标志。当一个中国人看到国徽、国旗并唱起国歌的时候，他会无比激动，更会被激发无限的能量，去为祖国的强大而奋斗。一个集团或团体也是如此。中华中医药学会有自己的标志，部分分会也有自己的标志。中药炮制分会为了凝聚人心，引领行业进步，特意设计了会徽、会旗和会歌，亦可振奋人心，鼓励炮制人永远向前。

一个学会，除了拥有成员们优秀的教学科研成果之外，也有独特的文化追求，学会成员们擅长诗词歌赋、琴棋书画，展现出诸多才艺。针对会徽、会歌，我们也开展了征集活动，但收到的作品数量不多，经过炮制500人大群投票，决定以下会徽和会歌。会徽和会歌的基础设计思路由贾天柱提出，最后由专业人士设计而成。

1.中药炮制分会会徽

整体是仿鼎字形设计，寓意中药炮制的传承发展千秋鼎盛。以水火两个汉字拼音的S、H组成，中间是变形的S，两边与中间结合就是变形的H。上下双山，下山代表炮制历史悠久，基石稳固；上山代表炮制人勇攀高峰。整体还有个"中"字的含义，以示中国中药炮制。中药炮制是所有中药学科中唯一一个在国外没有对应学科的学科。水和火都是人类生活必须

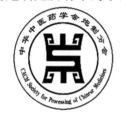

图7-1 中药炮制分会会徽

的，水制、火制、水火共制都是中药炮制的基本技术。水火是两个神，水神是共工氏，火神是祝融氏。因此，中药炮制就是水火二神的"神操作"。又有"上善若水，水善利万物而不争"的含义，寓示炮制人在默默地奉献、奋斗。所以，中药炮制必将振兴，独步天下。做成实物，就是"水火炮制杯"。外圈的汉字表示炮制分会是在中华中医药学会领导下开展活动的学术组织（见图7-1）。

2.中药炮制分会雷公论坛徽标

中药炮制分会雷公论坛于2016年4月在大连创办，且越办越好，已经成为炮制分会的名片。之所以冠名"雷公论坛"，就是取自第一部炮制专著《雷公炮炙论》的作者雷公，炮炙的祖师——雷敩。

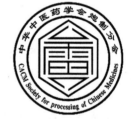

徽标的设计思路：中间是雷公的雷字，上边是公字的变形，为了对称，下边取其镜相，整体还喻有苯环的含义，

图7-2 中药炮制分会雷公论坛徽标

寓示炮制的实质不只是药性的变化、功用的变化，更是化学成分的变化（见图7-2）。

3.中药炮制分会和雷公论坛的会旗

中药炮制分会的会旗是在天蓝色的彩旗的左上角印上中华中医药学会的会徽，中间是炮制分会的会徽，表示炮制分会在中华中医药学会领导下开展学术活动（见图7-3）。雷公论坛的旗帜是在大蓝色的彩旗的左上角印上中华中医药学会的会徽和炮制分会的会徽，中间是雷公论坛的徽标，表示雷公论坛在中华中医药学会中药炮制分会领导下开展（见图7-4）。

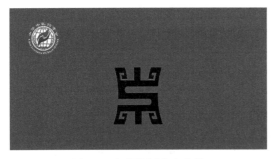

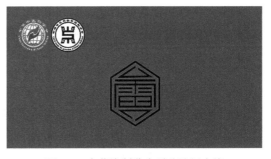

图7-3 中药炮制分会会旗　　　　　图7-4 中药炮制分会雷公论坛会旗

每届年会及论坛之后都举行会旗交接仪式，在仪式上，本届举办者把会旗交给主委，主委再将会旗转交给下届承办者，三方各自发表感言，现场气氛热烈而祥和，大家热情高涨、干劲十足。

4. 中药炮制分会会歌——炮制之歌

炮 制 之 歌

1= F　4/4

贾天柱词
安九六曲

（进行曲　坚定有力的）

2/4

（ 1̲6̲ 7̲1̲ | 1 - | 1̲6̲ 7̲1̲ | 1 - | 1̲6̲ 7̲1̲ | 1̲7̲ 1̲4̲ | 3 - | 3 #5̲ | 6 6̲ | 6 6 ）

3 - 6̲.̲6̲ | 5 4̲.̲5̲ 4 3 | 2 - 5̲.̲2̲ | 5̲.̲4̲ 4 3 | 3 - 6̲7̲ 1̲3̲ |
我 们 是 神农的 使者 我 们 是 雷公的 传人 远 古的文明

5 6̲.̲5̲ 5 4 | 2̲7̲ 1̲2̲ 2̲7̲ 1̲3̲ | 4̲2̲ 3̲4̲ 4̲2̲ 4̲6̲ | #5 - - - |
近 代的 韬瑜 悬壶济世 先饮片 水火 交响 奏神 曲

[6 6 5̲ 6.̲ | 4̲.̲4̲ 5̲4̲ 4 - | 5 5 6̲5̲ 2̲ | 4̲.̲4̲ 5̲3̲ 3 - |
3 3 3̲ 3.̲ | 2̲.̲2̲ 3̲2̲ 2 - | 2 2 4̲2̲ 2̲ | 2̲.̲2̲ 2̲7̲ 7 - |
亲力亲为 团结奋进 自强自立 传承创新
6 6 5̲ 6.̲ | 4̲.̲4̲ 5̲4̲ 4 - | 5 5 6̲5̲ 2̲ | 4̲.̲4̲ #5̲3̲ 3 - |
1 1 1̲ 1.̲ | 6̲.̲6̲ 6̲6̲ 6 - | 7 7 7̲7̲ 7̲ | 6̲.̲6̲ 6̲#5̲ 5 -]

[6 6 5̲ 6̲3̲ | 4̲.̲4̲ 5̲4̲ 4 - | 2̲3̲ 4̲2̲ 2̲3̲ 4̲6̲ | #5 - - - |
3 3 3̲ 3̲1̲ | 2̲.̲2̲ 3̲2̲ 2 - | 7̲1̲ 2̲7̲ 7̲1̲ 2̲4̲ | 3 - - - |
亲力亲为 团结奋进 自强自立 传承创新
6 6 5̲ 6̲3̲ | 4̲.̲4̲ 5̲4̲ 4 - | 2̲3̲ 4̲2̲ 2̲3̲ 4̲6̲ | #5 - - - |
1 1 1̲ 1̲1̲ | 6̲.̲6̲ 6̲b7̲ 7 - | 7̲1̲ 2̲7̲ 7̲1̲ 2̲2̲ | 7 - - -]

└─── 结束句 ───┘

[3̲.̲3̲ 3 6 0 :|| 3 - #5̲7̲ | 6 - - 5̲6̲ | 6 - - - | 6 0 0 0 ||
2̲.̲2̲ 2 3 0 :|| 2 - 2̲3̲ | 3 - - 3̲3̲ | 3 - - - | 3 0 0 0 ||
传承创新 传 承创 新 创新
3̲.̲3̲ 3 6 0 :|| 3 - #5̲7̲ | 6 - - 5̲6̲ | 6 - - - | 6 0 0 0 ||
7̲.̲7̲ 7 1 0 :|| 7 - 7̲2̲ | 1 - - #1̲1̲ | #1 - - - | #1 0 0 0 ||]

创作会歌目的就是要团结、凝聚炮制从业者的心，提振士气，共同奋斗，开创炮制美好的未来。炮制之歌中没提一个炮制，却如实反映了炮制的古今及其理想和决心。

炮制之歌歌词解释

我们是神农的使者：以示我们是搞中药的。

我们是雷公的传人：以示我们是搞中药炮制的。

远古的文明：中药炮制是一项古老的制药技术，可以说有中药就有炮制，最早的炮制应该就是"㕮咀"。这在《五十二病方》和《黄帝内经》都有记载。因此，说远古的文明当之无愧。

近代的韬瑜：炮制或饮片的过去虽然很辉煌，但近代却被其他学科掩盖了光芒。用"韬瑜"另有韬光养晦的含义，也有下苦功夫打磨璞玉，即雕璞成瑜的意思。让饮片重新放出光彩，泽被天下。

悬壶济世先饮片：这里指中医临床首先使用的是饮片，即便现在也可以说大多国医大师都是用饮片成名的。有医无药医不灵，有药无医药无用。这里的药就是饮片，也说明了饮片和临床的关系。先饮片的"先"是双关语，既表示首先使用饮片，也是取"仙"字的谐音，意喻饮片作用的良好而神奇。

水火交响奏神曲：中药炮制自古就是一部水火交响曲，这里说的是炮制所用的两种最基本的物质和能量——水和火。当然现在和将来的炮制绝非仅限于水和火，之所以强调水火，用意在于不忘本源。其实水和火不仅仅是物质和能量，也并非仅用于饮食，在古代神话传说中，它们更是两位被神话的角色：水神是共工氏，火神是祝融氏。火星车名为"祝融号"的缘由便在于此，武汉的雷神山、火神山医院同样取其寓意，借"雷劈、火烧"之意表达对抗病毒的决心。现在我们要更好地利用水火特性及现代科学去创造新的炮制技术，向智能化方向发展，创造饮片的神奇功效，奏响炮制的神曲。神曲这里也属双关语，既代表炮制技艺所达到的超凡境界，如同奏响高雅的阳春白雪，更是指中药的神曲，哪个层面理解都恰如其分。

正是：吸天地之精华，受日月之灵熹，得水火之交融，成饮片之神奇。

亲力亲为　团结奋进：这便是炮制分会的精神："亲力亲为、自强自立、团结团队、共兴共祺"。除了自己努力，没有人会帮你。就有如中国的崛起，只能靠中国人自己，美、欧、日能帮你吗？他们围追堵截还来不及呢！炮制的发展同理。

自强自立　传承创新：同样是炮制分会的精神内核，就是打铁还需自身硬。不自强，就永远不能自立。所以要传承赓续，不断创新。传承创新是炮制行业乃至所有传统行业永恒的主题，也是炮制发展的唯一出路！我们要在自强中自立，在传承中创新，在创新中提高，在提高中发展。

——贾天柱

四、中药炮制学科相关文化作品

1.《本草纲目》赞

煌煌巨著古今证，东璧卅年磨砺成。博大精深中医药，家学渊源不了情。

继承传统融己验，疗效凿凿世称颂。冰壶玉鉴辨毫发，金谷芳园琳琅精。

西红花译撒法兰，域外珠玑纳园中。一八九二动植矿，科学前沿内容丰。

形态分类早林奈，鸡鱼进化发先声。金井玉栏组织解，黑暗白暗已分明。

三七化血分真伪，水火物化已先行。人参赝伪咀奔走，气息如常是真形。

矿物晶型影响大，黑色朱砂不药用。无机合成炼丹术，有机提取樟脑精。

苍术性燥去其油，挥发醇酮今认清。药物功效动物试，药效毒理有提升。

十万锦方医名著，效如桴鼓救众生。医药科学边缘广，本草纲目集大成。

海纳百川求进步，一生奋斗未稍停。博物百科丰功伟，世界科学已认同。

多种文字出译著，寰宇传播本草名。东方圣者欧人敬，莫大雕像仰慕情。

伟大宝库蕴科技，发扬光大待后生。中华民族传永世，时珍万代留英名。

——张世臣《本草纲目》刊行四百周年纪念，一九九六年

2. 华祖颂

中国中药协会中药饮片专业委员会于2008年10月8日在华佗故里亳州召开"继承华佗精神，制药务求精良——全国中药饮片座谈会"，立碑铭志，而撰此碑文。

吾祖羲皇，神农之邦；黄帝内经，医药煌煌；

逮至汉魏，张华名扬；机主伤寒，外科佗当；

刮骨疗毒，剖腹割肠；曹操顽疾，手到效彰；

神医妙术，英名远扬；外科始祖，世人敬仰；

医术奇矣，更赖神方；药服麻沸，剖割无妨；

麻醉肇始，世界首创；解困救厄，临危还阳；

死生之战，谱写华章！道传环宇，普世共享。

佗逢乱世，人少安康；兵连祸结，世多疾创；

号哭泣血，令人心伤；一心赴救，志向岐黄；

拒受功名，利禄不想；心无旁骛，只祈民康；

惟念疗疾，业求精当；自辟药园，施药疗伤；

自制药品，务求精良；术用麻沸，救死扶伤；

效如桴鼓，举世传扬；针药导引，共臻寿康；

一代人俊，大医之光。

名医名药，出在谯乡；大医英名，亳州增光；

人杰地灵，旧都成汤；继承传统，早成药乡；

古时集散，今成市场；亳州大地，到处药香；

流通全国，责任承当；医药共生，互促成长；

医求疗效，药是保障；种遵道地，质保周详；

炮制得法，饮片精良；质量保证，才入处方；

斟酌饮片，锱铢分两；处方得宜，疗效始彰！

饮片炮制，中药之光。

吾侪谒祖，诚恐诚惶；病家所恃，医处良方；

良方所据，饮片质量；医药共识，继承发扬；

秉承传统，本强体壮；发扬光大，同尘和光；

华祖回庵，不负所望！

——张世臣二〇〇八年七月十六日

3. 中药炮制歌括

草根树皮叶花果，种藤动矿原料药。传统炮制方法多，辅料作用亦明确。

净选除杂挑筛簸，弃伪留真保品质。药材软化慎把握，少泡多润勿水过。

药透水尽刀切锉，片丝块粉定规格。炒煅蒸煮炉笼锅，形色气味标优劣。

性味成分应结合，饮片安全功效卓。理论原理须突破，传承创新结硕果。

——王琦2012年5月1日

4. 中药炮制源流三字经

中医药	越千年	佑中华	惠友邦
药之初	神农尝	医之源	本岐黄
本草经	明药性	内经出	医道彰
商臣相	厨子身	试汤药	说五味
张太守	撰伤寒	辨六经	是经典
汉华佗	精外科	麻沸散	为人先
炮炙论	托雷公	饮片作	生熟分
孙思邈	多良方	贵医德	号药王
李时珍	精本草	著纲目	传万国
缪希雍	重修治	十七法	切实用
张仲岩	统制法	订指南	后世遵
张锡纯	晚清人	中西药	相并论
新中国	保国粹	传统药	又逢春
屠呦呦	获诺奖	青蒿素	不离宗
炮制药	菩萨心	真精新	能活人

——杨锡仓 李芸 胡芳弟 《中国中医药报》2019年1月24日

注：限于篇幅，未保留注释。

5. 雷公论坛创词

雷公者，炮炙鼻祖也，雷公论坛，借雷公之名，行传承之实，发创新高见。依论坛之平台，解炮制之难题，扬炮制之精华。故开办雷公论坛，共商炮制发展大计。

雷公者，炮炙往圣也，为往圣传绝技，乃继承也；为万民制好药，乃济世也。在继承中升华，为创新；在创新中提高，为发展。继承是根本，创新是灵魂。非继承无以升华，非活用无以创新，非开拓无以发展，非实干无以兴业。中医药适逢天时地利人和，更要传承好、发展好、应用好。炮制亦到关键时刻，经60年打磨积淀，方得今朝沧桑巨变。然前路仍多艰难险峰，同志仍须奋力攀登。论坛为你开路明志，年会为你斟酒壮行，正所谓：开论坛广发传承高见，言心语众筹创新良谋。

春回中医药，论坛饮片花。饮片是药材的成品，是成药的原料，更是临床中医师的处方药，其重要性自不待言。而饮片应用之广、疗效之好、作用之快、配伍之灵活，更是药材和成药无法可比的。然饮片的调剂不便、煎煮费时、良药苦口等，亦是亟待解决之难题。炮制研究随着国家投入的逐渐加大，必将掀开新的一页。我们一定要借助炮制传承基地建设的东风，弘扬技术传承、理论传承、人才传承、文化传承、应用传承。同时，工艺必须创新，标准必须区分生熟，辅料必须规范多样，设备必须智能，生产必须上线，也就是必须实现炮制的四新八化，炮制学科才能发展，行业才能进步。推动饮片行业发展的出路是：必须提高炮制技术的科技含量，向饮片要更多的成分，因土地有限、药材有限、饮片自然有限。我们除了亲力亲为、自强自立，别无选择。因此，提出科技炮制、创新炮制、绿色炮制，为建设三个炮制要踏实工作。

朋友们，我们开创雷公论坛的意义是什么呢？论坛是传承者的基地，论坛是创新者的引擎，论坛是授业者的道场，论坛是成长者的习所，论坛是交流者的平台，论坛是开拓者的油站。

历科学研究，经论坛交流，带动学科发展，推动行业进步。众推炮制向高地，齐造饮片出精品。让我们携手共创中药炮制新天地，把雷公论坛办成中药炮制的新名片。

——贾天柱，2016年4月16日炮制分会雷公论坛创办讲话

6. 雍斆楼赋

脑神笃，博引出，汗水进，雍斆成。楼中有阁，阁内涵堂。仲元大医，辉映华章。斆者炙之祖，雍者斆次第。铸雷公大鼎，凝众人石英。金牌浸血汗，铜鼎响云霄。秦车汉马，挂液体壁纸。玉门窗棂，筑中古风姿。日月水火释道匮，金瓷五彩制药碑。雷公炮炙成千古宗圣，历代判削遵万载斆雍。

三大支柱，吸天地之精华，受日月之灵熹，得水火之交融，成饮片之神奇。材者才多多，剂者才济济，炙者人渺渺。泪花飞溅，感知烟熏火燎；满面疮痍，回想雨打风摇。酸寒往事谁人解？我自耕耘向天笑。

校惜志厉行，赏液气流式，旧貌换新颜。局传承基地，送时雨润兹，新颜复再秀古。技术传承、理论传承、人才传承、文化传承、应用传承，一应俱承。传承是火，创新是尧；传承是根，创新是魂。非传承无以发展，非创新无以提高。开论坛办大赛搞培训，炮制学气蒸蒸日上；明理论练技术提能力，炙切水平渐渐图强。学会学科基地，网站年会并齐。承雷公续大法循指南彪炳千秋大业，开新宇明目标确方向拓展万世宏图。

古炮制：寒者热制、热者寒制；升者降制、降者升制，逆制也。寒者寒制、热者热制；升者升制、降者降制，顺制也。蒸炒炙煅，得水火辅料之融合；芽醇煮辉，达生熟异用之惠泽。今升华：定性炮制、定向炮制、生物炮制、化学炮制、皆转化之新法，诠机理之后发。

一生只为修事争口气，半世终得治削见神奇。不争气者受气，不受累者受罪。时间属诸

君，业绩善其身。亲力亲为，自强自立，成炮制精神。育人强己，解惑自佳，怀教师仁心。四新八化、智能生产，立总体方针。

人生路漫漫，写自己历史。创业径迢迢，书团队奇志。

时逢炮制传承基地建成，感慨万千，特撰雍敩楼赋，永志发展，代代相传。

2016年国家中医药管理局在全国建立中药炮制传承基地，辽宁中医药大学的基地取名"雍敩楼"。是取第一部炮制专书《雷公炮炙论》作者雷敩的"敩"和第二部炮制《炮制大法》作者缪希雍的"雍"组合而成。中药炮制学科最具传统特色，我年轻时是在一个破烂不堪、八面透风、仅有四个砖砌煤炉子的地方上课，激励我前进的是门口的对联"烟熏火燎何所惧，雨打风吹不动摇"。传承是根，创新是魂。某日，当我站在雍敩楼牌匾前凝望时，眼睛突然湿润了，有感而发，故作雍敩楼赋。

——贾天柱，原文载《中国中医药报》2018年4月27日

7. 雁来声远——贺王孝涛研究员九十大寿

我因在新疆讲课，错过了当面为王老祝寿的机会，深表歉意！我在这里谨代表中华中医药学会中药炮制分会遥祝王老健康长寿，寿比松鹤；万顷洪福，福如大洋。您的健康就是我们炮制人的福分，您的长寿就是我们炮制人的期盼。衷心祝愿王老振泰山之威，发北斗之光，永远领航炮制事业，把中药炮制推向新的巅峰。

为大会助兴，特赋诗一首：

雁来声远

雷公治削曾兴盛，后人合和敩乃初。

雁来声远成修事，鸿飞信进汇典殊。

朝起地黄书增效，夜伏半夏释减毒。

银丝毫釐忧饮片，天下炮制望北都。

——贾天柱，2017年6月

8. 累年躬耕渺兴治

平生赋得修事业，四新八化梦未圆。

炮熰咀剉陈五味，制度飞伏几多难。

提分升结拂晨露，缓改减增戴玉盘。

累年躬耕渺兴治，一朝唯祝重扬帆。

——贾天柱，2023年10月14日中药炮制分会大连换届选举交班及学术年会

9. 中药炮制药性变化论

药性始于神农，炮制盛于雷敩。药性者寒热温凉，苦酸甘辛咸，归经，补泻，有毒无毒是也。炮制者净切炒炙飞霜煅、蒸煮煇提芽酵干。

药以治病，因性为能。性之所存，药之固有。性之所现，功用相托。性之根本，物质所在。性之不同，其质迥异。寒不及则无以清热，热不足则无以祛寒。酸不足无以收敛固涩，苦不及无以燥湿清泄，辛不足无以发散行气，甘不及无以补虚和中，咸不足无以软坚散结。然而，药性太过必损所及，寒过伤阳，热过伤阴。酸过损齿伤筋，苦过伤胃耗液，辛过损津耗气，甘过生湿助满，咸过易助痰湿。药性之太过或不及，均可炮以制之，过者抑之，弱者

扬之，促药性之变，应临床之需。医家治病必依药性辨证施治，寒者热之，热者寒之，寒因寒用，热因热用乃药性之所治。药家制药亦遵药性辨质修事。药性之变，炮制所致。增性、缓性、改性也。增性者从制也，亦即寒者寒制，即寒药同制，谓之寒者益寒，胆汁制黄连是也；热者热制，即热药同制，谓之热者益热，酒制仙茅是也。辛甘淡制益辛甘淡，苦酸咸制益苦酸咸。缓性者、改性者反制也，亦即寒者热制，得生寒熟温，酒制地黄是也；热者寒制，成生热熟凉，胆汁制南星是也。均谓缓性或改性。辛甘淡者制以苦酸咸，苦酸咸者制以辛甘淡，亦缓改其味也。缓性者轻制，改性者重制。

制沉降者用升浮之品，制升浮者以沉降之辅。升者引以咸寒，则沉而直达下焦，谓之生升熟降，盐制砂仁即是；沉者引之以酒，则浮而上至巅顶，谓之生降熟升，酒炙大黄是也；升者引之以酒，则升者益升，酒制黄芩是也；沉者引以咸寒，则降者益降，盐制黄柏是也。

归经者炮以改之，生姜发散而入肺，干姜回阳而入心，煨姜暖脾止泻而入脾胃，炮姜温经止血则专入脾。酒制上行走头面，盐制下行益肾助阳，醋制入肝行气止痛，蜜制入肺脾止咳益气。一药制法不同，归经各异，乃内涵之变。

补泻者制可互换，干地黄制为熟地黄，由清泻转为滋补。生首乌蒸为制首乌，则泻下变为补肝肾。均为缓性改性之典型。

有毒者制以减之，川乌草乌马钱子之类，乃毒性物质水解，开环氧化所致。无毒者制以增效，比比皆是。减毒增效，两大作用，乃物质基础之变，炮制转化清晰之日，则是炮制登雅之时。

炮制奥妙，古人之创。探析原理，今人之解。理清新法立，技精业丰成。

——贾天柱，原文载《中成药》，2019，41（2）：470-471

10. 西江月——修事启心

昨日炙面青紫，今朝淡语只言，修事大业无等闲，明晨鸿光是盼。

育人必应强己，解惑亦当自贤，雷公祖师启高原，后生换得新片。

——贾天柱，2021年课程联盟授课

11. 炮制

千虫百草石上花，水火交融效乃佳。古来修治多少事，皆为毒效法升华。

——贾天柱，2023年课程联盟授课

跋

　　本书封笔之际，编者不禁浮想联翩。这本书到底是"萃"还是"草"？不得而知。该问题只能由读者及后来的炮制人评说。无论是"萃"还是"草"，有一点是毫无疑问的，那就是该书凝聚着炮制人的心路历程，是用心血写就的。

　　炮制人通过自己的亲身经历、对老专家访谈及查阅文献，梳理出了学科和学会的发展轨迹，展现了老一辈炮制人的精神，重现了行业发展中历经风雨的场景，重现了烟熏火燎的时刻，这必将成为后生奋斗的动力源泉。

　　对于中药炮制学科，每个炮制人都有满满的回忆，满满的激情，满满的期望，满满的决心。当年我们筚路蓝缕，蹒跚走来，那坎坷之行，那披荆斩棘的经历；走过多少弯路，就淌过多少汗水；受过多少苦累，就有过多少收获；有过多少付出，就有过多少回报。无论怎样，炮制人的热情却从未衰减，他们一直在艰苦奋斗、苦心追求，一直在寻找新的思路和突破口。

　　我们传承基地悬挂着一幅先人哲语"物必先腐而后虫生，人必自侮而后人侮之，家必自毁而后人毁之，国必自伐而后人伐之"。这几句话出自苏轼的《范增论》和孟子的《离娄上》，用在炮制人身上再合适不过了。这正是炮制人的精神"亲力亲为、自强自立、团结团队、共兴共祺"的源头。不争气者受气，不受累者受罪。炮制人从不言弃，他们的成功秘诀就是：成功=悟性+功夫。炮制人的精神还可以用杨慎的一句话来表达："临利不敢先人，见义不敢后身。"

　　炮制学科起步晚，人员少，科研实力亦不强，虽然与自身相比，取得了巨大的进步，但我们从未沾沾自喜。与其他学科相比，我们还有很大差距。尽管我们没有国外对应学科的研究可借鉴，但同仁们下定决心会努力赶上。

　　中药炮制的发展方向就是"四新八化"，要建立新的炮制工艺，寻找新的炮制辅料，研制新的炮制设备，提出新的炮制理论。八化最主要的是"产用智能化"，在饮片的生产、仓储、调剂、煎制等环节，均要实现智能化。用好新质生产力，以智提质。新的炮制工艺和理论就是要"从测其变到让其变，从知其用到解其用"。"让其变"就是我们提出的"定向炮制之炮制转化"，这也是今后炮制人要深入研究，并解析原理的必由之路，更是炮制人的期望与追求。一旦达到这个程度，将会展现给世人一个全新的炮制学科。炮制的成品是饮片，饮片也是炮制的代名词，更是中医临床的处方药。因此，饮片在中医临床具有不可替代的作用。但饮片要想实现现代化、智能化还有很长的路要走。道阻且长，行则将至。

　　写到这里我突然想起一句话：绝不能让为众人抱薪者冻毙于冰雪，更不能让为炮制开路者困顿于荆棘。这或许就是中药炮制的传承吧！一个学科若要想长盛不衰，就必须做到薪火相传。

2025 年 2 月